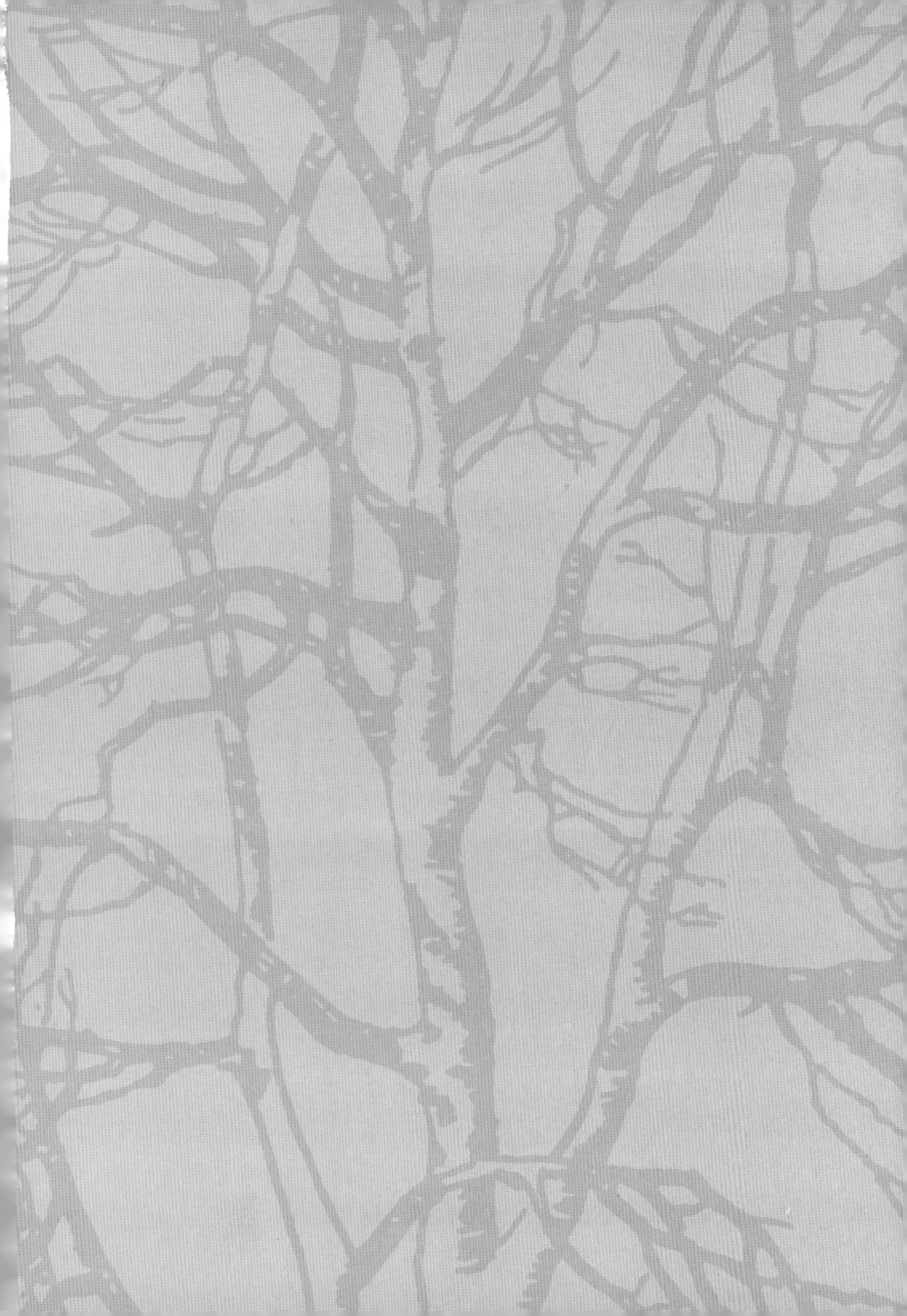

나무의 번식 및 한방 약효비방

나무 동의보감

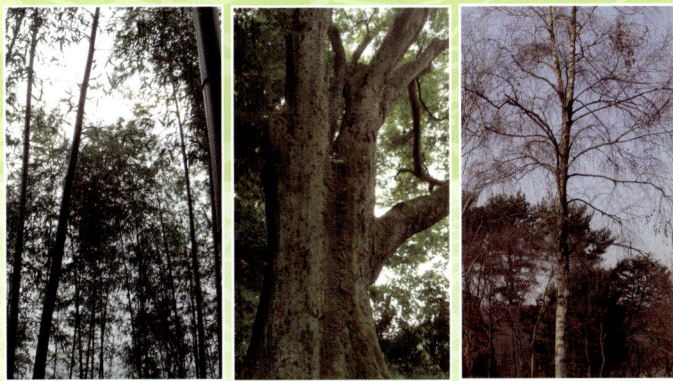

글·사진_ 약산(藥山) 정구영(한국토종 약초나무연구회 회장)

글로북스

✚일러두기

1. 우리나라 산과 들에서 자생하는 목본식물과 덩굴식물 중 꼭 알아야 할 나무를 선별하여 자연분류 방식을 떠나 편의상 실었고, 나무의 쓰임새에 따라 항목별로 묶었다.
2. 전체적으로 나무에 대한 이해도를 높일 수 있도록 사진과 함께 꽃이 피는 시기와 종자를 채취하는 시기를 설명하였고, 본문에서 나무에 관련된 상징과 전설을 비롯하여 건강적으로 도움이 되도록 이야기식으로 전개하였다.
3. 필자가 나무마다 상징을 부여하였고, 상징은 한국문화상징사전편찬위원회의 『한국문화상징사전』과 참고문헌에서 발췌하여 전개하였고, 한방과 민간은 배기환의 『한국의 약용식물』, 안덕균의 『한국 본초도감』, 김태정의 『한국의 산야초』, 정구영의 『효소 동의보감』에서 발췌하였고, 꽃말은 『한국 꽃 예술학회』와 그 외는 편의상 부여하였다.
4. 본문 하단 팁은 혼돈하기 쉬운 나무류를 구분할 수 있도록 설명하였고, 번식하는 방법을 실었다.
5. 나무가 우리 선조의 고유한 문화유산임을 깨우치게 하고 나무를 통해 국민건강을 도모하는 목적이 있다.
6. 이 책은 한의학 전문 서적이 아니므로 여기에 수록된 약선이나 효소를 제외한 약용식물을 응용해서 달여 먹는 것은 한의사의 처방을 받아야 한다.

추천의 글

정재서 _ 이화여대 중문과 교수

약산(藥山) 정구영 선생은 필자의 오랜 지인(知人)으로 다방면에 걸쳐 남들이 지니지 못한 재주를 품고 있는 인재이다. 약산은 약초농장과 자연치유학교를 경영하면서 이미 『산야초도감』, 『효소동의보감』, 『몸을 알면 건강이 보인다』 등 약초, 효소, 양생 등에 관한 많은 책을 저술하여 그 방면의 전문가로 유명하거니와 이외에도 기공, 웃음 치료, 풍수 등에 대해서도 상당한 조예를 지니고 있는 그야말로 팔방미인의 재사(才士)라 할 것이다.

약산이 뛰어난 것은 이 모든 분야를 단순히 지식으로 섭렵한 것이 아니라 스스로의 몸을 단련하여 체득했다는 데에 있다. 아울러 약산은 이러한 깨달음을 자신에 한정하지 않고 전국 방방곡곡에 이르는 수많은 강연, 신문, 잡지 등의 칼럼과 저작 등을 통하여 국민들에게 전파하는 데에 힘써 왔다.

이번에 문세(問世)하는 『나무 동의보감』은 이름부터 흥미를 끌 만 하거니와 나무를 생활, 약용, 미관(美觀), 벽사 등 여러 종류의 특징으로 나눈 다음 해당 나무에 대한 모든 지식을 알기 쉽도록 설명하였는데 특히 스토리의 측면에 주목하여 그 나무와 관련된 신화, 역사 전설, 민담 등을 망라, 수록한 것은 이 책만이 갖는 장점이라 할 것이다.

인간은 이야기하는 본능을 지닌 동물이라 할 만큼 우리에게 스토리는 중요하다. 우리는 아득한 옛날부터 신화를 통해 세계 창조의 원리를 설명하고 고대에는 전설을 통해 역사의 법칙을 이해했다. 오늘날에도 스토리텔링은 현대를 살아가는 중요한 능력으로 부각된 지 오래이다.

약산은 일찍이 스토리텔링에 뛰어난 소질을 발휘하여 『약용식물 이야기』, 『성경 속 식물 이야기』 등 각종 식물을 이야기로 재미있게 소개한 책을 펴낸 바 있는데 『나무 동의보감』은 이들 책의 뒤를 이어 약산의 그간의 나무에 대한 모든 지혜를 응축시킨 노작이라 할 것이다.

독자들이 약산의 이 책을 통하여 나무에 대한 재미있는 스토리와 풍부한 지식을 얻는데 그치지 않고 약산의 자연에 대한 각별한 사랑, 전통 문화에 대한 확고한 신념, 건강법과 양생에 대한 독특한 견해 등을 감득(感得)하는 데에 까지 이르기를 기대하면서 두서 없는 말로 추천의 글에 대신하고자 한다.

2014년 2월 1일
큰 고개 연구실에서 정재서 삼가 씀

서문
사람은 식물을 떠나서는 살 수 없는 존재

우리가 살고 있는 지구는 식물의 공(球)이고 식물 덕분에 살고 있다. 남미 원주민인 인디언 '라칸돈'은 "만약 식물이 없다면 우리 인간도 아무것도 아니다"라고 한 것처럼 나무에서 생명의 근원인 공기와 각종 생활 속 자원과 사람에게 유익한 의약품을 추출하고 있듯이 나무는 사람에게 생명이고 사람은 나무를 떠나서는 살 수 없는 존재다. 우리네 어린 시절 산야(山野)에 지천으로 널린 이름 모를 들풀과 꽃과 나무를 벗 삼고 동네 정자나무 아래서 시간 가는 줄 모르고 마음껏 뛰어 놀았다. 삶의 언저리에는 항상 나무가 있었고, 그런 나무는 우리의 삶에 희망과 위안을 주고 추억을 간직하게 한 우리들의 쉼터였다.

우리 선조들은 해마다 철따라 피는 꽃과 더불어 살면서 꽃문화를 형성하고 집 안 정원이나 담에는 반드시 꽃과 나무를 심었고, 꽃과 나무를 통해 상징과 신화를 비롯하여 생로병사(生老病死)를 논하고 삶을 건강하게 하는 데 활용하였다. 세상의 생명체와 피조물은 다함께 숲에서 만들어 내는 공기를 마시고 생명을 유지하고 있지만 고마움을 잊고 살고 있다. 3000년 전에 노자는 '천지불인(天地不仁)'이라 하여, "하늘과 땅은 사람의 것이 아니다", "동물과 식물과 피조물과 더불어 함께 얼마간 사는 곳일 뿐이다"라고 경종을 했지만, 아랑곳하지 않고 사람들은 산과 들(野)을 깎아 그 위에 아파트를 짓고 있다. 식물이 없는 아파트는 죽은 아파트나 다름없다. 날이 갈수록 아파트 공화국으로 변해 가고 있다는 현실 속에서 인간은 이제 자연과 멀어져도 너무 멀어지고 있다는 사실에 탄식만 나올 뿐이다.

우리나라는 산이 70%나 되는 산국이다. 1970년대까지만 해도 대다수 농촌에서는 나무를 베어서 땔감으로 사용했기 때문에 산이 온통 민둥산이어서 초등학교 때부터 어김 없이 식목일에는 산에 가서 나무를 심은 덕분에 오늘날 숲과 나무가 무성하기 때문에 사람들은 도심에 살면서도 건강을 위해 산을 찾고 있다.
우리 조상의 고유 유산인 숲과 나무가 잘려 나가는 것에 무심한 사람도 있지만, 우리 주위에는 나무와 함께 한 사람과 숲해설가를 비롯하여 수없이 많은 사람이 있기 때문에 숲과 나무가 주는 고마움을 안다. 지금 우리는 목숨의 소중함을 느낄 줄 모르고 생각할 줄도 모르고 자연을 훼손하고 겁 없이 물과 공기를 오염시키고 있는 중이다. 아파트로 하늘을 가리려 하고 있고, 땅을 마구 훼손하는 인간으로 전락하고 문화적 최면에 걸려 신음하고 있는 중이기 때문에 나무들끼리 교감을 한다는 사실을 모른다. 나무는 인간이 듣던 말든 날씨에 대해, 동물에 대해, 가끔은 위대한 영혼에 대해서도 말을 해 준다는 사실을 깨닫는 게 시급하다.

필자는 월간 조선에서 『나무 이야기』 연재할 때, 울산에서 70살이 넘으신 어른께서 전화가 왔다. 이번에 전원에 집을 짓고 정원에 동백나무를 심으려고 하는데 심으면 어떠냐는 질문이었다. 저는 동백나무는 집

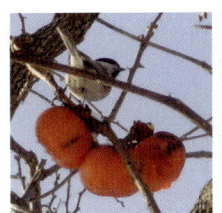 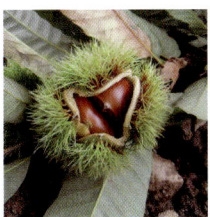 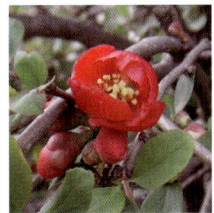 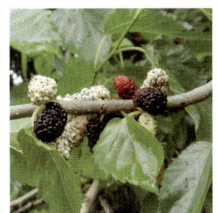 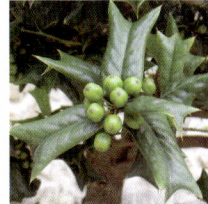

안에 심지 않는 나무라고 설명을 해 주니 감사하다고 했다. 사실 동백꽃은 꽃이 질 때 꽃봉오리가 통째로 뚝 떨어진 후 송이채로 아름다움을 유지한다.

예로부터 예상치 못한 불행한 일을 춘사(椿事)라고 하는 것은 동백꽃이 갑자기 떨어지는 데서 유래한 말이다. 이처럼 불길함과 급사(急死)를 상징하기 때문에 병(病)문안을 갈 때는 동백꽃을 선물하지 않고, 도둑이 든다 하여 집 안에 심지 않듯이 본문을 읽다 보면 나무에 얽힌 재미있는 여행을 할 수 있다고 본다.

다양한 새가 서식하는 곳은 건강한 숲이다. 어떻게 하면 건강한 숲을 만들 수 있는가? 벌레의 천적인 새를 불러들여야 한다. 광릉 국립수목원이나 원광대학교 자연식물원처럼 환경을 잘 보존해서 수많은 종류의 새가 공존하며 살 수 있도록 환경을 만들어 주어야 한다. 한번 자생력을 갖춘 나무는 베어 내지 않는 한 절대 병들어 죽지 않는다.

흙탕물을 가라앉히기 위해서는 일정 시간 기다려야 하듯이, 나무를 재목으로 쓰기 위해서는 10년은 앞서 생각하고 기다릴 줄 알아야 한다. 나무를 키우는 일은 끊임없이 '기다림의 과정이다'라는 것을 깊이 깨닫고, 삶에 적용해야 삶을 재조명할 수 있다.

감나무는 꽃이 필 때와 감이 열릴 때는 사람들이 모르고 있다가, 가을에 단풍이 들고 잎이 떨어지고 감이 붉게 익었을 때 비로소 감을 생각하듯이 내 마음에 숲과 나무를 건성으로 보면 '나무가 사람에게 생명'이라는 것을 깨달을 수 없다. 나무는 기(氣)에 의해 심어진 '기립지물(氣立之物)'이어서 이동을 못 하고 한 곳에서 살아야 한다. 한 번 땅에 뿌리를 내리면 평생 그 자리를 떠날 수 없지만 결코 불평하거나 자신의 삶에 대해 최선을 다한다. 인간은 의학의 발달로 인하여 100세 수명을 살고 있지만, 나무처럼 장수의 비밀은 베일에 감추어져 있다. 사람은 건강 속에서 120년을 넘기기가 어렵지만, 나무는 1,000년을 넘게 사는 게 많다.

지금부터라도 각박했던 우리의 삶에 꽃과 나무가 주는 의미를 깨닫고, 산과 우리 주변에 있는 꽃과 나무들과 교감을 하고 삶의 지혜를 깨닫고 삶을 리모델링 업그레이드해야 너도나도 산다.

이 책은 그동안 잊고 살았던 숲과 나무는 우리 조상의 고유한 유산이기 때문에 보호를 받아야 하고 '사람에게 생명'이라는 인식을 주고, 나무와 관련하여 상징, 문화, 신화, 전설, 생활, 건강을 비롯하여 형태와 번식하는 방법 등을 사진과 함께 실용적으로 도움을 주었다.

2014년 1월 1일 부안십승지에서 약산 정구영

차례

일러두기 • 4
추천의 글 • 5
서문 • 6

✚ 우리나무_11

한국인이 가장 좋아하는 한국 문화수 _ 소나무 • 12
미련없이 박수칠 때 떠나는 순교수 _ 동백나무 • 17
선비의 절개를 간직한 군자수 _ 매실나무 • 21
오염된 인체를 해독하는 해독수 _ 벚나무 • 26
축귀의 상징 벽사수 _ 복숭아나무 • 30
사랑을 상징하는 애수 _ 사과나무 • 33
봉황이 쉬었다는 봉황수 _ 오동나무 • 36
우리나라의 꽃과 나무의 상징 국화수 _ 무궁화 • 40
결혼식 폐백에 등장하는 다산수 _ 대추나무 • 45
五節과 五常과 五色과 七德을 간직한 미덕수 _ 감나무 • 50
천연기념물이 가장 많은 고목수 _ 은행나무 • 55
사군자의 상징 군자수 _ 대나무 • 59

✚ 생활 속 나무_65

고향을 생각나게 하는 고향수 _ 느티나무 • 66
내 마음이 머무는 영혼수 _ 향나무 • 70
남성을 상징하는 남성수 _ 밤나무 • 73
나무 중의 나무 진수 상수리나무 _ 참나무 • 78
신선이 먹는 신선수 _ 산수유나무 • 83
노아방주와 함께 한 전설수 _ 잣나무 • 86
창호지를 만드는 한지수 _ 닥나무 • 91

물고기를 잠시 기절시키는 기절수 _ 때죽나무 • 93
향기와 수형을 간직한 정원수 _ 모과나무 • 95
단풍의 추억을 떠오르게 하는 추억수 _ 단풍나무 • 98
건강의 파수꾼 건강수 _ 포도나무 • 102

✚ 꽃이 아름다운 나무_106

단종의 비운에 등장하는 비운수 _ 진달래 • 108
봄을 선사하는 춘화수 _ 개나리 • 111
고택과 명문가의 정원수 _ 능소화 • 113
100일 동안 꽃을 피우는 백일수 _ 배롱나무 • 115
여인의 마음을 아는 여심수 _ 명자나무 • 118
꽃이 아름다운 왕화수 _ 모란 • 120
꽃이 병을 거꾸로 놓은 모습 병화수 _ 병꽃나무 • 122
꽃으로 황홀하게 하는 황홀수 _ 수국 • 124
흰쌀밥을 담아 놓은 백미수 _ 조팝나무 • 126
영국의 국화수 _ 장미 • 129
산야를 아름답게 수 놓는 산야수 _ 철쭉나무 • 131
꽃에 꿀이 많아 양봉수 _ 아카시아나무 • 133
벌과 나비를 부르는 향수 _ 좀작살나무 • 136

✚ 한국의 토종나무_138

은수사에 이성계가 심은 왕수 _ 산돌배나무 • 140
호두나무의 사촌인 사촌수 _ 가래나무 • 142

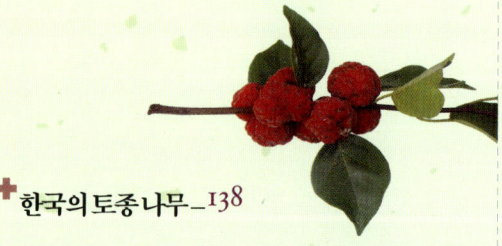

감나무를 접목하는 접목수 **고욤나무** • 144
우물가에 웃음을 주는 희수 **앵도나무** • 146
겨울 숲의 귀부인 귀족수 **자작나무** • 148
곧은 기상의 우주수 **전나무** • 151
버릴 게 하나도 없는 유익수 **뽕나무** • 155
향이 좋아 향수 **생강나무** • 159
겨울에도 생명을 돋우는 동수 **겨우살이** • 162
살아 천 년 죽어 천 년 천년수 **주목** • 166
왕을 예언한 예언수 **자두나무** • 169
영롱한 소리를 내는 목탁수 **살구나무** • 171

✚ 상징과 문화를 의미하는 나무_173

여성호르몬이 풍부한 여성수_ **석류나무** • 174
마음을 치료해 주는 심수_ **배나무** • 177
뇌를 좋게 하는 뇌수_ **호두나무** • 180
크리스마스에 등장하는 예수(야소)_ **호랑가시나무** • 184
피톤치드가 가장 많은 산림수_ **측백나무** • 188
성경에 가장 많이 언급된 성경수_ **무화과나무** • 192
석가가 득도한 득도수_ **보리수나무** • 195
가롯 유다가 목매 죽은 자살수_ **박태기나무** • 197
꽃잎이 십자가 모양인 십자수_ **산딸나무** • 199
원예용으로 가치가 높은 원예수_ **자목련** • 201
나무 줄기가 화살모양인 화살수_ **화살나무** • 203
여인의 정절을 간직한 시냇가의 풍치수_ **버드나무** • 205
입하 때 꽃이 피는 입하수_ **이팝나무** • 210

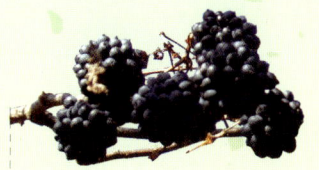

✚ 화두를 주는 나무_212

밤에만 잎이 붙는 애정수_ **자귀나무** • 214
염료에 좋은 염료수_ **누리장나무** • 217
봄을 알리는 전경수_ **목련** • 219
사랑을 주고받는 사랑수_ **등나무** • 222
여성과 남성을 상징하는 성수_ **으름덩굴** • 225
땅을 덮는 토수_ **담쟁이 덩굴** • 228
사랑하는 사람을 그리워 하는 사랑수_ **해당화** • 231
비행접시를 닮은 귀족수_ **사철나무** • 234
껍질이 흰색인 백수_ **백송** • 236
정조 대왕이 가장 좋아한 애고수_ **반송** • 238

✚ 벽사를 의미하는 나무_240

악귀를 쫓는 도깨비 방망이 엄달수_ **엄나무** • 242
칠의 대명사 도료수_ **옻나무** • 245
액운과 귀신을 쫓는 행운수_ **산사나무** • 249
담배를 끓을 있는 금연수_ **청미래 덩굴** • 253
생선의 독을 해독하는 해독수_ **산초나무** • 257
매의 발톱을 닮은 조수_ **매발톱나무** • 260
향이 좋은 향료수_ **초피나무** • 262
윷을 만드는 당수_ **탱자나무** • 265
아이들에게 요긴한 간식수_ **찔레나무** • 268
미식가가 찾는 별미수_ **두릅나무** • 270

차례

✚ 약용으로 쓰는 나무_273

오장 육부를 좋게 하는 오미수_ 오미자나무 • 274
스태미나에 좋은 정력수_ 구기자나무 • 278
하늘이 내린 선약수_ 오갈피나무 • 280
나무의 산삼수_ 가시오갈피 • 283
각종 암에 좋은 항암수_ 꾸지뽕나무 • 286
중국 판다곰이 즐겨 먹는 죽순수_ 죽엽(조릿대) • 289
뼈를 좋게 하는 골리수_ 고로쇠나무 • 292
혈액을 정화하는 산포도수_ 왕머루 • 295
酒毒을 해독하는 명약수_ 칡 • 297
風을 다스려 주는 중풍수_ 독활 • 300
기관지에 좋은 폐수_ 마가목 • 302
노인의 수염을 닮은 노인수_ 개오동나무 • 304
뼈에 좋은 골수_ 골담초 • 306
종기에 좋은 종기수_ 느릅나무 • 308
당뇨에 좋은 소갈수_ 다래나무 • 310
정력에 좋은 정력수_ 복분자딸기 • 312
간에 좋은 간수_ 헛개나무 • 315
건강에 유익한 건강수_ 차나무 • 317

✚ 부록 I _319

예덕나무 • 320
소태나무 • 321
참빗살나무 • 322
황벽나무 • 323
개산초나무 • 324

물푸레나무 • 325
비자나무 • 326
순비기나무 • 327
왕가래나무 • 328
산뽕나무 • 329
가막살나무 • 330
칠엽수 • 331
주엽나무 • 332
쥐똥나무 • 333
접골목 • 334
청사조 • 335
자금우 • 336
소귀나무 • 337
녹나무 • 338
털조장나무 • 339
참가시나무 • 340
비수리 • 341
싸리 • 342
개다래나무 • 343

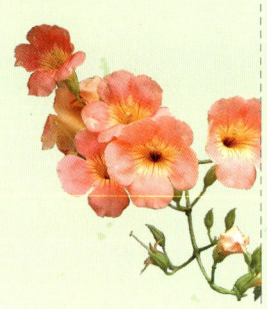

✚ 부록 II _344

1. 천연기념물이란? • 344
2. 식물원·수목원 현황 • 347
3. 자연휴양림 현황 • 347
4. 한국의 식물 천연기념물 • 350
5. 수목 용어 해설 • 353

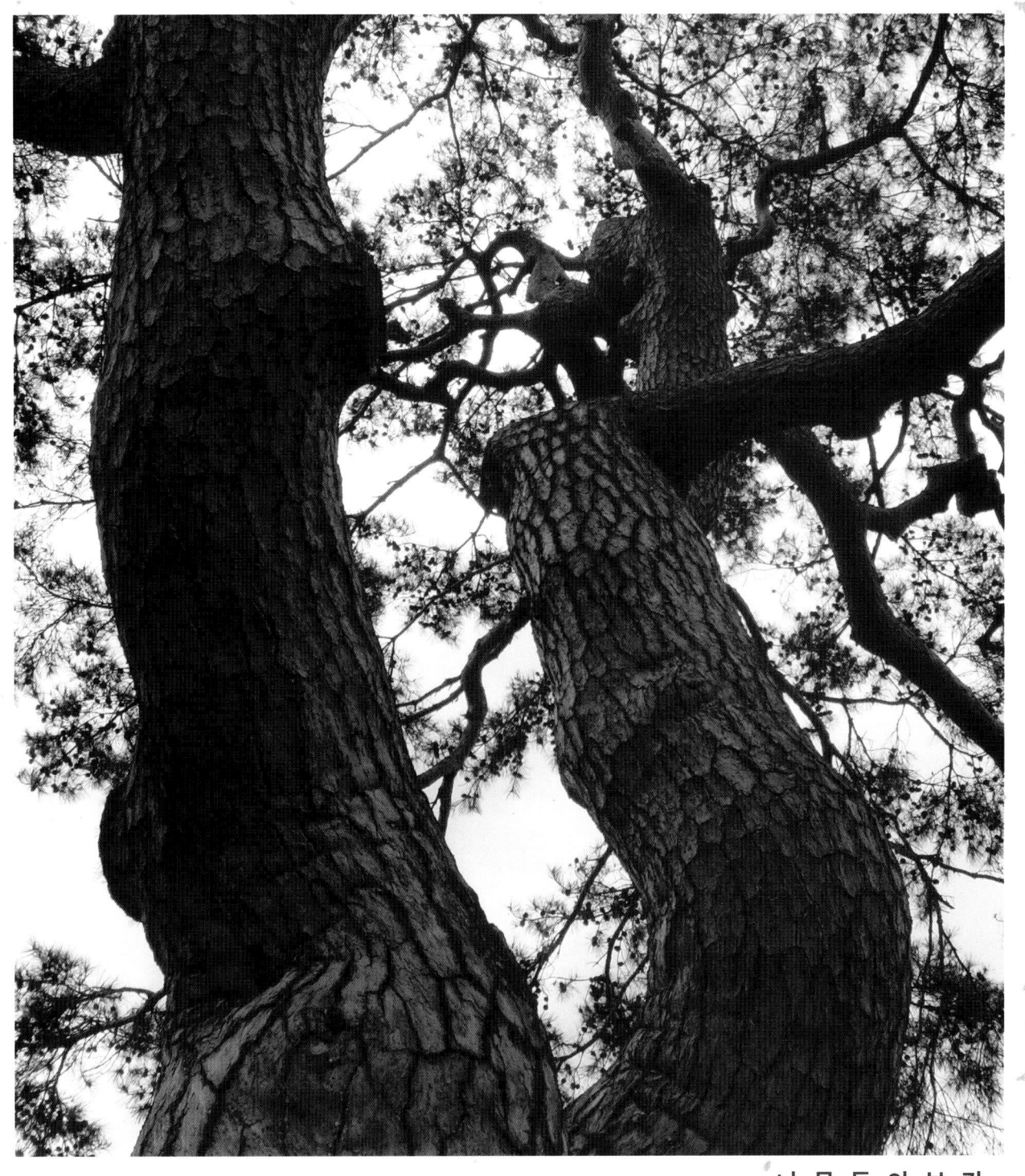

나무동의보감
우리나무

| 우 리 나 무 |

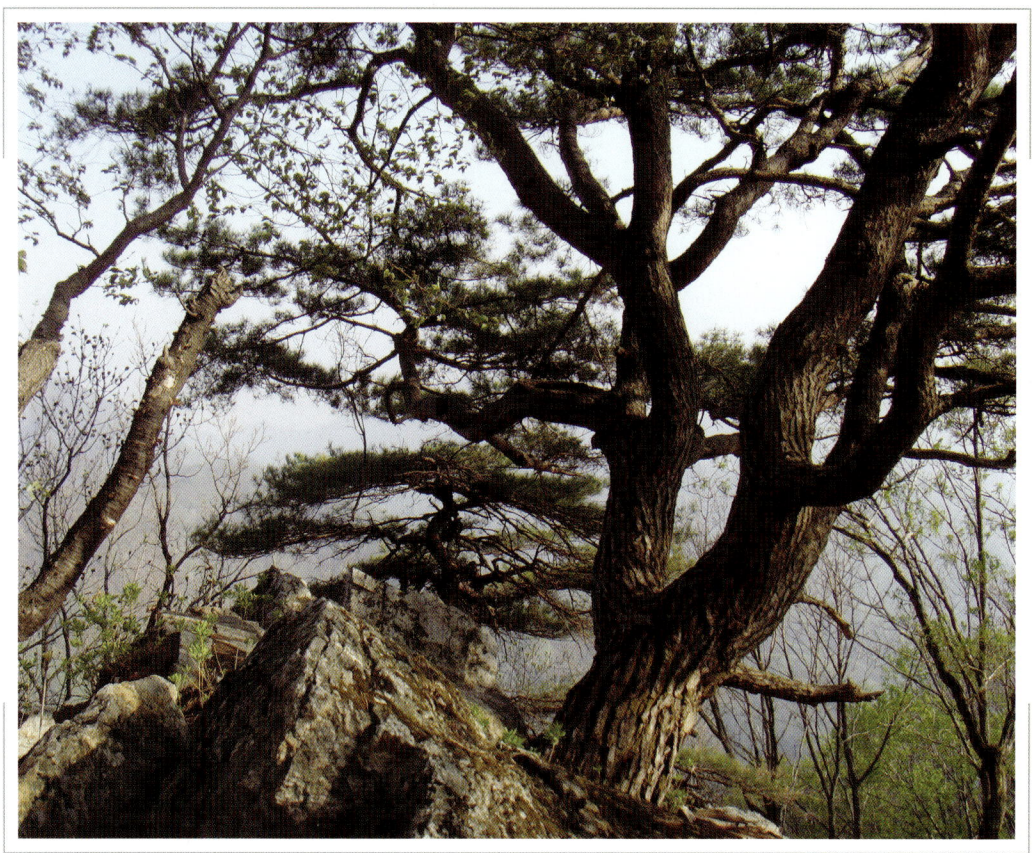

한국인이 가장 좋아하는 한국 문화수(韓國文化樹), 소나무

소나무는 우리나라 전역에서 잘 자란다. 늘푸른큰키나무로 높이는 약 30m 정도이고, 지름은 약 2m 정도까지 자라고 가지는 사방으로 퍼지고 나무껍질은 적갈색으로 조각조각 떨어지고, 한 다발에 솔잎이 2개씩 나는 이엽송이다.

5월에 노란색의 꽃이 피고, 열매는 이듬해 9~10월에 길이 4cm, 지름 3cm의 짙은 갈색의 구과(毬果)로 여문다. 종자는 타원형으로 흑갈색이다. 줄기에 상처가 나면 향긋한 냄새가 나는 송진이 나온다.

🌿 소나무와 함께한 인생

서울 '남산(南山)' 하면 소나무가 연상되고, 애국가(愛國歌)에서 "남산 위의 저 소나무 철갑을 두른 듯, 바람 서리 불변함은 우리 기상일세"라고 할 정도로 소나무는 우리 민족의 문화이자 기상을 상징한다.

예로부터 아들을 낳으면 아버지는 선산(先山)에 가서 그 아들 몫으로 소나무를 심었고, 딸을 낳으면 집 근처에 오동나무를 심었다. 우리 민족은 소나무 아래서 태어나 소나무와 더불어 살다가 소나무 그늘에서 생(生)을 마감할 정도로 정신적·물질적으로 소나무의 영향을 많이 받아 왔다.

오늘날 우리 땅에 소나무가 많아 남아 있는 것은 조선 왕조 500년 동안 왕실이 보호한 덕분이다. 조선 왕조 때 산마다 봉산(封山)¹⁾을 만들어 소나무 벌채를 엄하게 금한 이유 중 하나는 배를 만들 목재를 얻기 위해서였다.

우리나라 산에는 소나무 숲이 분포하지 않은 곳이 없을 정도로 소나무는 우리나라 전체 산림 면적의 41%를 차지하는 대표 수종이다. 2004년 한국 갤럽이 '한국인이 가장 좋아하는 나무'를 조사했을 때 무려 43.8%가 소나무라고 답했다. 그 정도로 소나무는 한국인의 상징, 문화, 설화, 속설을 가진 나무로 한국 사람의 꿈과 희망이 담겨 있다.

소나무는 사군자(四君子)의 하나로 엄동설한(嚴冬雪寒)의 역경 속에서도 변함없이 늘 푸른 모습을 간직하는 굳은 기상, 절개, 의지, 장생, 견정함을 상징한다. 미국에 이주한 청교도들이 소나무를 표장(標章)으로 썼으며, 소나무를 각인한 소나무화폐(pine tree money)를 주조하기도 했다.

우리의 조상은 소나무를 대나무, 매화나무와 함께 세한삼우(歲寒三友)로 꼽으면서 선비의 지조를 상징하는 나무로 보았다. 예로부터 신부(新婦)는 소나무 가지 위에 볏이 붉은 단학 한 쌍이 다정하게 기대어 있는 수를 놓아 신혼방(新婚房)을 장식했다. 병풍에도 십장생(十長生)의 하나인 소나무를 그려 넣어 소나무처럼 오래 살기를

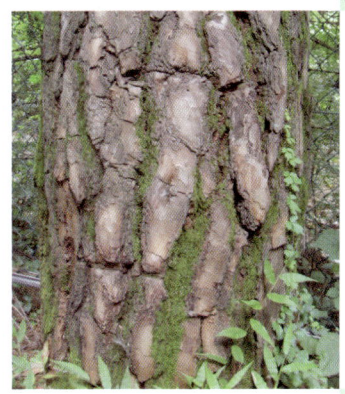

소나무 벼슬 이야기

1. 조선 시대 7대 임금인 세조가 피부병을 치료하기 위해 가마를 타고 속리산 법주사로 행차할 때 세조가 "가마가 소나무 가지에 걸리겠다"고 하자 소나무 가지가 스스로 올라가 무사히 소나무 밑을 지났다. 그 후 감동하여 소나무에 정이품송(正二品松)의 벼슬을 내렸다.

2. 진 시황이 태산(泰山)의 소나무 고송(古松) 아래서 비를 피한 후 비가 그치자 소나무에 '공작(公爵)'인 '오품관(五品官)' 벼슬을 하사했다 하여 이 나무를 나무 목(木) 자와 벼슬 이름인 공(公) 자를 합쳐서 '벼슬을 한 나무'라는 뜻으로 소나무에는 '송(松)' 자를 쓰게 되었다.

---

1) 봉산(封山)은 국가에서 쓰기 위하여 나무의 벌채를 금지한 산을 말한다.

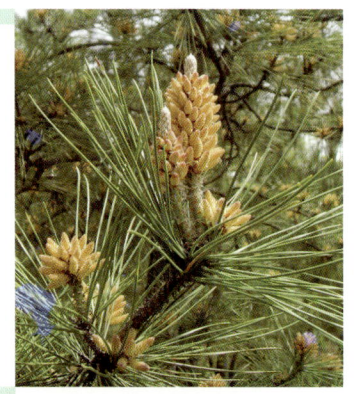

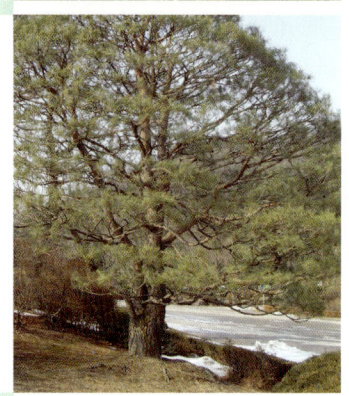

바라는 뜻을 담았다. 소나무는 해(太陽), 산, 물, 돌, 구름, 불로초, 거북, 학, 사슴 등과 함께 십장생의 하나로 귀하게 여겼다.

조선 시대 선비는 솔밭 사이를 지나가는 바람 소리를 들으면서 마음산책을 하였고, 임산부는 소나무 아래에서 솔바람 태교(胎敎)로 마음을 다스렸다. 소나무에서는 피톤치드(phytoncide)[2]가 많이 방출되어 삼림욕에 좋다. 몸이 피곤할 때 원기를 회복시키고 기운을 충전하기 위해 소나무 숲을 산책하면 매우 좋다. 그 이유는 소나무는 하루에 1ha(헥타르)에 4kg의 피톤치드를 방출하는데, 이는 활엽수의 2배에 달한다.

활엽수보다 소나무나 잣나무 같은 침엽수에서 피톤치드가 더 많이 발생하는 것으로 알려져 있기 때문이다. 예로부터 민담과 전설에는 나무를 신성한 대상으로 묘사한 것이 많다. 산신당(山神堂)의 신목(神木)으로 정해진 소나무나 고송(古松)을 훼손하면 목신(木神)이 진노하여 병이나 재앙이 온다는 속설이 있었다. 때문에 마을을 지켜 주는 동신목은 대부분 소나무와 느티나무였다.

우리 조상은 '소나무 꿈'을 꾸면 벼슬길에 오를 것으로 여겼고, 전통 혼례상에는 반드시 소나무와 대나무를 꽂았다. 거기에는 신랑과 신부가 송(松)과 죽(竹)처럼 굳은 절개를 지키라는 깊은 뜻이 담겨 있다.

조선 시대 때는 집 주변에 송죽(松竹)을 심으면 생기가 돌고 속기(俗氣)를 물리칠 수 있다고 하여 많이 심었다. 특히 제의(祭儀)나 의례를 지낼 때는 금줄에 소나무 가지를 꿰어 잡귀와 부정을 차단했다. 아이를 출산했을 때나 장(醬)을 담글 때 치는 금줄에 숯, 고추, 종이, 솔가지 등을 끼웠고, 정월대보름 전후에 소나무 가지를 문에 걸어놓는 것은 부정을 물리치는 벽사와 정화의 도구로 사용한 사례였다.

조선 시대의 민화와 그림에는 소나무 노송(老松)을 많이 그렸다. 청화 백자, 화각 장식에 소나무가 많이 그려져 전해져 오는 것은 문학에서 중요한 소재였다는 것을 알 수 있다.

소나무 이름은 다양하다. 소나무는 줄기에서 붉은 빛이 돌기 때문에 적송(赤松), 육지에서 자라면 육송(陸松), 줄기에서 검은 빛이 난다 하여 흑송(黑松), 바닷가에서 잘 자라기 때문에 해송(海松), 껍질이 마치 호랑이 가죽과 닮았다고 해서 호피송(虎皮松), 군자목(君子木), 정목(貞木), 출중목(出衆木), 백장목(百長木) 등으로 부른다.

소나무의 꽃말은 '동정, 절개, 불로장생, 영원불멸, 자비'이다.

---

[2] 피톤치드(phytoncide)는 '식물'이란 뜻의 피톤(phyton)과 '죽이다' 뜻의 치드(cide)가 합쳐진 러시아말. 식물이 자신을 지키기 위해 내뿜는 물질이다.

🌿 소나무는 식용, 약용, 정원수, 풍치수로 가치가 높다

소나무는 노군자(老君子)요, 그만큼 생육이 잘 되고 겨울이 지나서야 낡은 잎을 털어 버리고 새로운 새잎과 껍질로 옷을 갈아입을 정도로 생명력이 강하고, 재질이 굳고 송진이 많아 보존성과 내구력이 좋다.

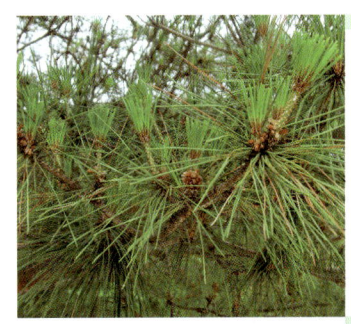

소나무는 잘 썩지 않으며 구부러지되 쉽게 부러지지 않아 집 짓는데 안성맞춤이어서 땔감, 건축재, 토목재, 조선재(造船材), 관재(棺材) 등으로 쓴다. 전통 한옥과 궁궐은 소나무 건축자재로 지었고, 대들보인 상량(上樑)만큼은 반드시 소나무를 쓰고, 마을 입구에는 '천하대장군' 장승을 만들었다.

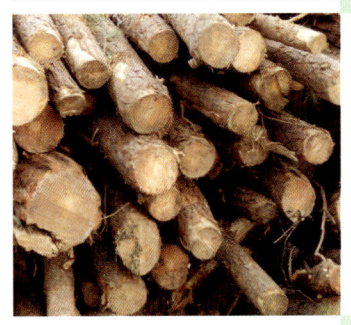

소나무는 꽃가루, 솔잎, 줄기, 뿌리까지 사람에게 유익을 준다. 솔잎으로 차(茶), 솔술(酒), 음료수, 효소를 만들어 먹을 수 있다. 봄에 송홧가루(松花粉)를 꿀이나 조청에 반죽하여 다식판에 찍어 송화다식으로 만들어 먹는다.

조선 시대 먹을 것이 귀할 때는 소나무의 바깥쪽 껍질을 벗겨 내고 그 밑에 흰 색깔의 안 껍질을 벗겨서 말려 찧어 가루로 만들어 송피떡을 만들어 먹기도 했다.

최근에 혈관의 혈전을 제거하는 혈전용해제를 소나무 나무껍질에서 추출하여 의약품으로 쓰고 있다.

한방에서 소나무를 베고 나서 수년이 지나면 뿌리에 균이 침범하여 집을 지은 복령(茯笭)은 한약재로 쓴다.

민간에서 솔잎은 독특한 향이 좋고, 송편을 만들 때는 벌레를 쫓아 주기 때문에 솔잎을 쓰고, 솔씨는 성욕(性慾)을 자극하는 미약(媚藥)으로 쓰고, 송진은 따서 티눈에 붙이거나 염증을 곪게 하는 고약(膏藥)을 만든다. 잇몸에서 피가 나고 상처가 아물지 않을 때는 어린 솔방울을 끓인 물을 입속에 넣고 가글을 하면 개선된다. 목욕을 할 때 탕(湯)에 솔잎을 넣으면 원기회복에 좋다.

🌿 지금 소나무가 위험하다

우리의 삶과 함께 한 민족수(民族樹)나 다름없는 소나무인데 최근 여의도의 17배가 되는 면적의 소나무가 고사되었다는 사실은 충격

소나무류 구분

- **소나무**는 순수한 우리말 '솔'을 어원으로 한다. 여기서 '솔'은 '으뜸'을 뜻하는 우리말 '수리'에서 변성한 것으로 '솔나무, 소오리나무'로 부르고 '나무 중의 으뜸 되는 나무'라는 뜻에서 붙여졌다.
- **소나무류**는 식물 분류상 소나무과에 속한다. 잎이 한 다발에 나오는 수에 따라 구분이 가능하다. 2엽송은 소나무·곰솔·반송, 3엽송은 백송·리기다소나무·대왕송, 5엽송은 잣나무·섬잣나무이다.
- **곰솔**은 나무껍질이 검다 하여 흑송으로 부르고 잎이 다른 소나무에 비해 억세고 염분에 강하다.
- **반송**은 나무의 수형이 수반처럼 동그랗게 보여 '옥송'으로 부른다.
- **리기다소나무**는 원산지는 북아메리카로 종명은 '리기다'이고 미국에서 들여왔다.
- **백송**은 중국이 원산지로 오래된 줄기의 껍질이 자라면서 녹색, 회색, 흰색으로 변하기 때문에 붙여졌다.
- **대왕송**은 소나무 중에서 잎의 길이가 가장 길기 때문에 붙여졌다.

15

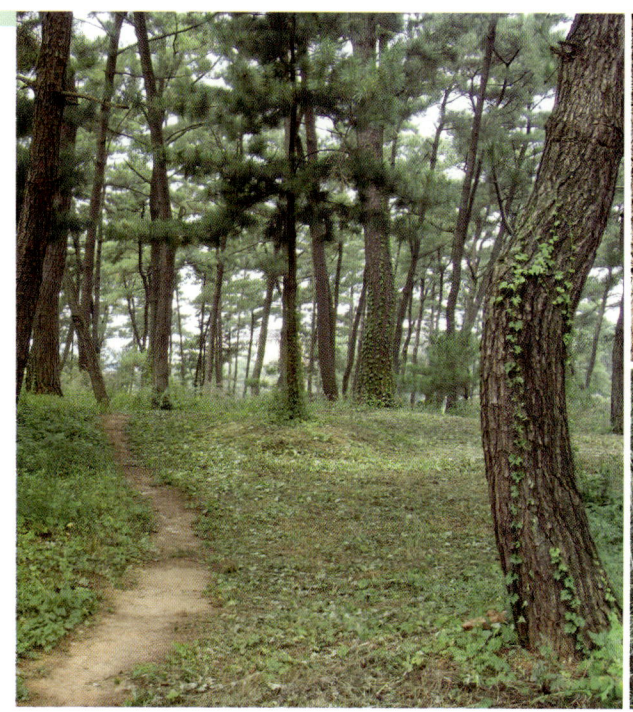
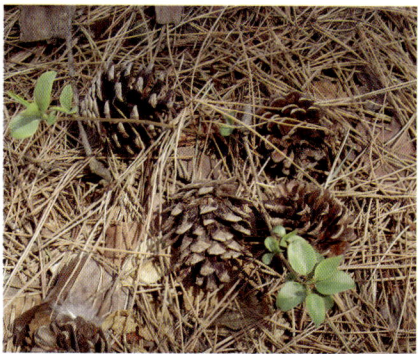
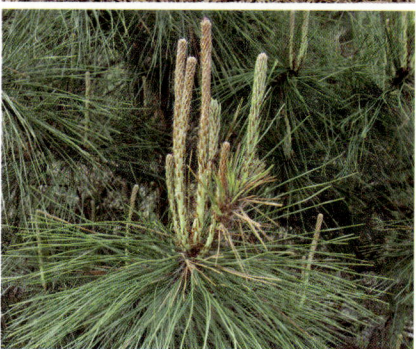

적이다. 송충이, 솔잎혹파리, 솔껍질 깍지벌레가 기승을 부리고 있는 틈을 타 '소나무 에이즈'로 불리는 재선충(材線蟲)이 번졌기 때문이다. 소나무가 사투를 벌이고 있는 가운데 '소나무 에이즈'는 서울을 포함해 10개 시·도, 59개 시·군·구로 확장되면서 소나무 숲을 고사시켰고 진행 중이다.

우리나라에서 재선충병은 1988년 부산 금정산에서 처음 발견된 이래 급속히 전국적으로 확산되고 있다. 감염된 소나무를 하루 빨리 찾아낸 뒤, 뿌리채 불에 태워 없애는 것만이 더 이상의 확산을 막는 최선의 방법이다. 이대로 가면 75년 뒤엔 소나무가 아예 사라질 것이라고 식물학자는 예상하고 있다.

번식 ● ● ●
1. 조선 시대 홍만선의 『산림경제(山林經濟)』에서 소나무는 "춘사일 전에 흙을 많이 붙여 뿌리에 돌림을 하여 옮겨 심으면 백이면 백 주가 다 산다" 할 정도로 소나무 뿌리에 흙을 감싸돌림을 해야 한다.
2. 소나무는 잔뿌리가 많지 않아 그냥 옮겨 심으면 죽는다. 소나무의 묘목은 가을에 솔방울 따서 건조시켜 씨앗이 나오면 겨우내 종이 봉투에 보관했다가 이듬해 봄에 뿌린다.

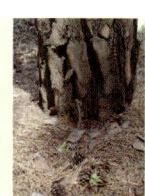

| 우 리 나 무 |

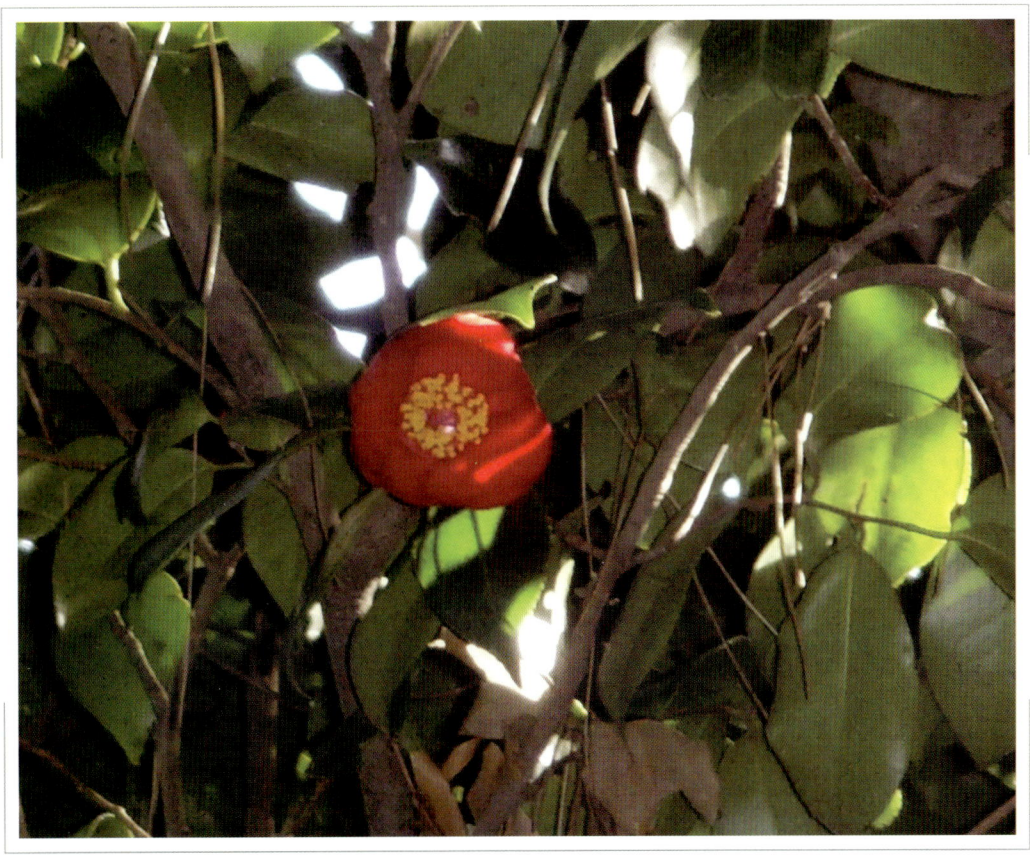

미련없이 박수칠 때 떠나는 순교수^{殉教樹}, 동백나무

동백나무는 중부 이남의 바닷가 섬에서 자란다. 늘푸른큰키나무로 높이 7m 정도이고, 줄기는 회백색이고 밑에서 가지가 갈라지고, 잎은 반질반질하고 가장자리에 톱니가 있고, 꽃은 1~3월에 붉은색·분홍색·흰색이 가지 끝에 피고, 열매는 10~11월에 검붉은색으로 둥글게 삭과로 여문다.

사찰 주변에 동백나무를 심는 이유

사람에게는 인품(人品), 꽃에는 화품(花品)이 있듯이, 집 안의 정원 뜰에 무슨 꽃을 심었는지를 보고 그 인품을 평가하기도 했는데 도둑이 든다 하여 집 안에 심지 않는 나무가 동백나무이다. 동백나무는 엄동설한에 꽃피는 대표적인 겨울 꽃나무이다. 동백꽃의 특별함은 무엇보다 처연한 낙화에 있다. 꽃이 질 때 다른 꽃들처럼 한 잎 한 잎 시들어 떨어지지 않고 동백은 꽃잎 하나 시들지 않는 상태에서 붉은 꽃송이를 통째로 툭 떨어뜨린다. 그래서 예로부터 사찰 주변에 동백나무를 절조(節操)와 굳은 의지를 상징하고, 무상을 깨달았고, 가톨릭에서는 동백꽃을 순교자에 비유하기도 한다.

조선 시대 선비들에게 동백나무는 청빈한 선비의 기골을 상징하기 때문에 동백꽃을 매화와 함께 청렴, 절조, 굳은 이상의 상징으로 삼았다. 동백꽃은 붉은 이미지 때문에 피맺힌 가슴의 한(恨)을 상징하고, 장미와 더불어 연정을 나타내고 순수한 사랑을 표상한다. 삶에서 예상치 못한 불행한 일을 춘사(椿事)라고 하는 것은 동백꽃이 갑자기 떨어지는 데서 유래하였다. 그래서 동백을 상서로운 나무로 여기기도 하지만, 꽃이 시들지 않은 채 목이 꺾이듯 한꺼번에 떨어지는 낙화를 불길함과 급사(急死)를 상징하는 것으로 여겨 병(病)문안을 갈 때는 동백꽃을 선물하지 않는다.

『장자(莊子)』에 나오는 봄과 가을을 8,000번씩 맞이한다는 대춘지수(大椿之壽)는 동백(冬柏)을 가리킨다. 도교(道敎)에서 불로장생(不老長生)의 나무로 알려져 있는 대춘(大椿)은 동백나무를 가리키며 봄과 가을을 500번씩 맞이한다는 설화 속의 나무이다. 예로부터 전통 혼례식장에 대나무 가지와 동백나무를 항아리에 꽂아 놓는 것은, 동백나무가 수형(樹形)이 단정하고 허세를 부리지 않으며, 열매가 많이 열려 다자다남(多子多男)을 상징하기 때문이다.

동백꽃은 색깔이 유난히 붉어 정열적인 사랑을 나타내고, 꽃이 화사하게 피어나는 모습이 아름다운 데서 여인의 미(美)를 상징하고, 눈보라와 찬바람을 견디어 내는 강인한 생명력 때문에 장수(長壽)를 표상하기도 한다. 동백잎은 두껍고 많이 돋아나기 때문에 생명력과 주술적인 힘이 있다고 믿었고, 축귀(逐鬼)의식에는 반드시 복숭아나무 가지와 동백나무 가지를 사용하였다. 예로부터 동백나무 가지로 여자의 볼기를 치면 아들을 낳는다는 믿음과 동백나무로 만든 망치를 소지하고 다니면 역병(疫病)에 걸리지 않는다는 속신이 있었다.

동백나무에서 부정한 짓을 해서는 안 되며 꺾거나 꽃을 따서는 안 되고, 동백숲에서는 해마다 정초가 되면 당산제를 치르고, 금줄을 늘어뜨려 신성목(神聖木)으로 여기기도 하였다. 동백나무 잎사귀는 사철 변함없이 푸르름을 유지한다. 앞면은 윤기가 있고, 뒷면은 윤기가 없고, 잎가장자리에는 톱니가 있다. 동백꽃은 10월 하순부터 남해 다도해(多島海) 섬 지방에서 피기 시작해 1월에 절정을 이룬다.

동백나무 꽃은 반드시 벌이나 나비나 곤충들이 꽃가루를 옮겨 주어야 수정(授精)이 이루어지고 열매를 맺는다. 동백꽃은 향내가 별로 없고, 빨간 꽃잎과 노란 잎술의 진한 빛깔의 동백꽃에는 눈 가장자리에 안경테 모양의 무늬가 있는 엄지손가락만한 동박새(冬栢鳥)가 날아들어 수정을 돕는다.

> **동백의 구분**
>
> · **쪽동백나무**는 5~6월에 흰색의 꽃이 밑을 향해 핀다.
> · **겹동백나무**는 꽃잎이 여러 겹이다.
> · **애기동백나무** 꽃은 잎겨드랑이나 가지 끝에 1개씩 핀다. 동백나무보다 가지가 가늘다.

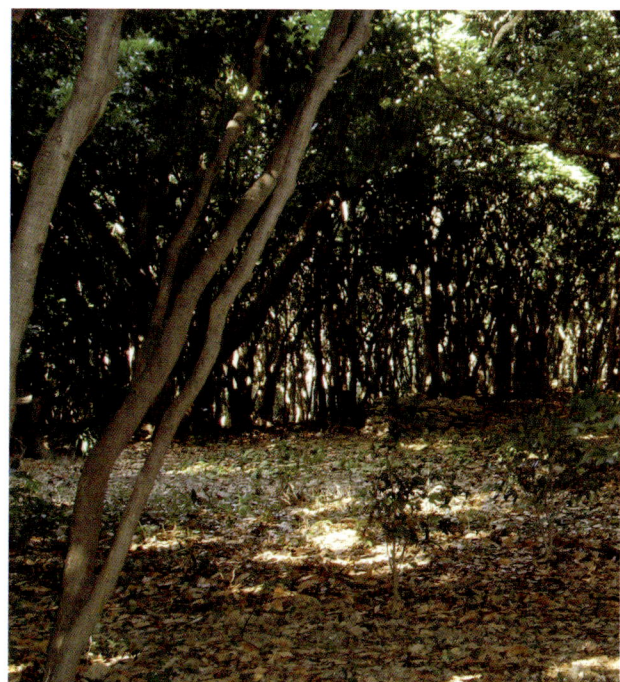
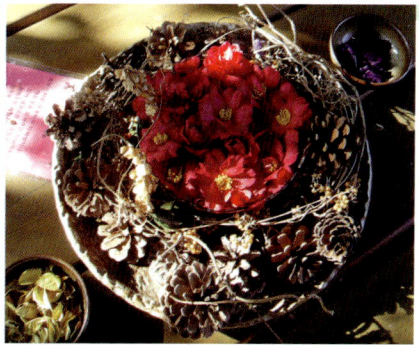
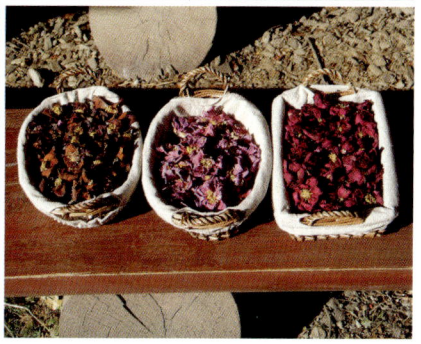

    우리 가요사(歌謠史)에서 한때 1960년대에 금지곡이었던 이미자의 '동백아가씨'는 지금도 많은 사람들에게 사랑을 받고 있다. 동백과 관련된 민요로는 대구 지방에서 '동백 따는 처녀 노래가', 전라도에서는 '동백타령', 청양 지방에서는 '아주까리 동백아 열지 마라 산골에 큰 애기 떼난봉난다', 강원도에서는 '아주까리 동백아 열지를 마라 건너집 숫처녀 다 놀아난다' 등이 전하고 있다.

    우리나라에서 동백수림과 숲으로 천연기념물로 지정된 곳은 다섯 곳이다. 고창 선운사[3] 동백숲은 선운사가 세워진 후 조성된 숲으로 절 뒤쪽 비스듬한 언덕에 30미터 폭으로 뻗어 있고, 우리나라의 내륙에서 자라는 동백 가운데 북쪽에 있다는 학술적 가치를 강조하고 있어 1967년 2월 11일 천연기념물 제184호로 지정되었다.

    전남 강진 백련사 동백숲에는 약 1,500여 그루는 천연기념물 제151호, 거제 학동의 동백림은 천연기념물 제233호, 충남 서천 마량리 바닷가 동백정(冬栢亭)의 동백나무 80여 그루는 1965년 4월 1일 동백림으로 천연기념물 제169호, 경기도 옹진군 백령면 대청리 동백나무는 우리나라에서 가장 북쪽에서 자라는 동백나무로 학술적 가치를 인정받아 천연기념물 제66호로 지정하여 보호를 하고 있다.

    충남 서천 마량리 바닷가 동백정의 동백나무는 약 300년 전 마량 첨사(僉使)가 바다 위에 꽃뭉치가 떠 있는 꿈을 꾸고 이곳에 동백나무를 심으면 마을에 평화가 유지될 것 같은 영감을 얻어 심었다는 전설이 전하고 있고, 지금도 해마다 마을 사람들은 음력 정월에 모여 마을의 평안과 고기잡이에 재앙이 없기를

---

3) 선운사는 백제 선덕왕 24년에 창건되었다.

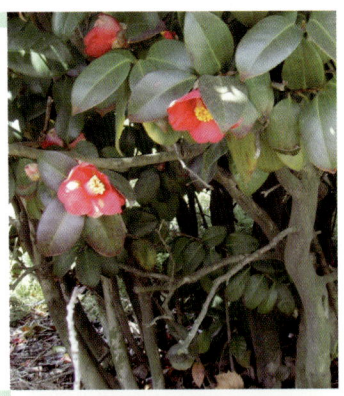

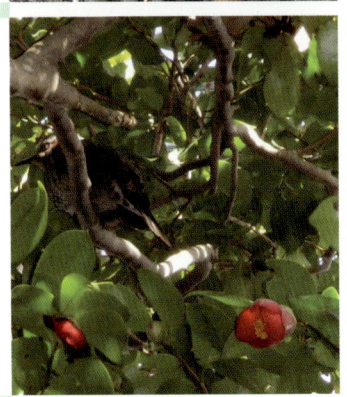

바라는 제사를 올리고 있다. 그 밖에 전남 여수 앞바다의 오동도 동백숲, 완도 청해진 유적지인 장섬 동백나무 숲, 전남 해남 대흥사 동백 숲, 남해안 보길도의 동백숲 등이 유명하다.

동백나무는 조경수로 가치가 높다

조선 시대 선비들은 동백차(茶)를 만들어 마셨고, 귀인을 맞이할 때에는 동백꽃으로 꽃꽂이를 해놓았다. 동백나무 열매에서 추출하는 동백유는 머릿기름, 화장품 원료, 탕물유(物油), 고약(膏藥), 등유(燈油) 등으로 쓰인다.

동백나무는 재질이 단단하고 잎은 광택이 좋고 수형이 아름다워 관상용으로 심고, 약용이나 생활용구 재료로 쓰인다. 목재는 굳고 치밀하여 조각재·가구재·세공재·악기·다식판·장기쪽·농기구 등의 재료로 널리 이용된다. 예전의 재래식 변소에 동백잎, 오동잎, 은행잎을 넣어 냄새나 구더기 발생을 막았다.

동백나무의 꽃말은 '나는 항상 그대를 사랑하고 싶다, 자랑하지 않는다, 근신, 그대를 누구보다 사랑한다' 이다.

출혈·이질·어혈에 좋다

동백나무의 열매와 꽃은 관상용, 공업용, 약용, 식용으로 쓴다. 꽃이 피기 전에 채취하여 그늘에 말려서 약재로 쓴다. 최근 약리 실험에서 동백나무는 아메바성 이질과 타박성 어혈에 효과가 있고, 횡문근 세포암의 성장을 억제시키는 것으로 밝혀졌다.

한방에서는 동백꽃은 산다화(山茶花), 열매를 자실(子實)로 부른다. 꽃은 화상(火傷) 연고나 이뇨제로 쓰고, 청심화(淸心花)는 소팽(逍膨)이나 건위(健胃)에 쓴다. 동백꽃이 반쯤 피었을 때 그늘에 말려 임질·이뇨·토혈(吐血)·코피·장풍하혈(腸風下血)·자궁출혈(子宮出血)·대변출혈(大便出血)에 쓴다.

민간에서는 어린 동백나무잎을 따서 쪄서 건조한 다음 차로 만들어 마셨고, 동백꽃 삶은 물은 피부병에 쓰고, 동백꽃은 혈액 순환을 좋게 하기 때문에 멍든 피를 풀거나 어혈 제거·월경시 출혈 과다·산후 출혈에는 동백꽃을 달여서 먹었고, 꽃가루는 화상이나 타박상에 동백기름을 환부에 발랐다.

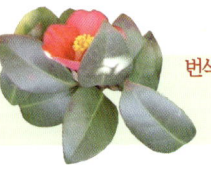

번식 • • •
동백나무는 꽃 속에 수술과 암술이 함께 있는 양성화이지만 동박새가 꽃가루받이를 도와주어야 한다. 씨나 꺾꽂이로 한다.

| 우 리 나 무 |

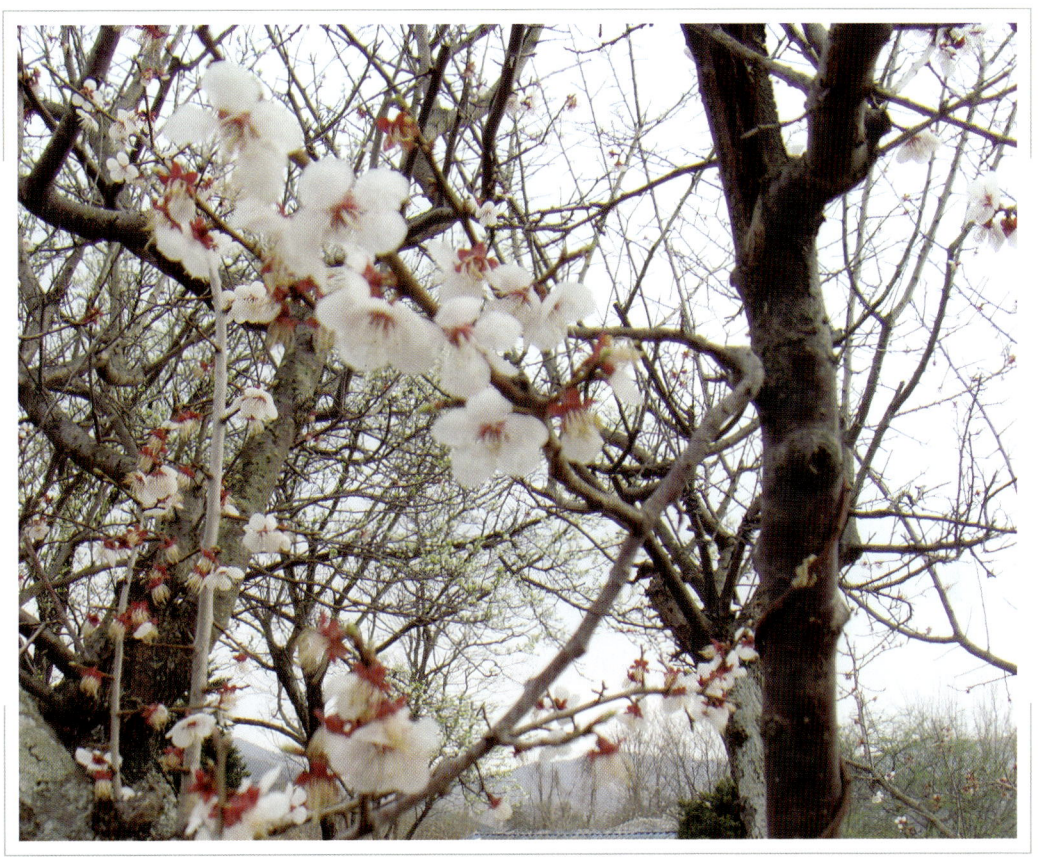

선비의 절개를 간직한 군자수(君子樹), 매실나무

매 실나무는 중국 원산으로 정원이나 밭에서 자란다. 갈잎큰키나무로 높이는 5~6m 정도이고, 잎은 어긋나며 앞면에 털이 있고, 꽃은 3~4월에 연한 붉은색 또는 흰색으로 피고, 열매는 6월에 녹색의 핵과로 둥글게 여문다.

복숭아 꽃과 봄날을 다투지 않는다

매화는 이른 봄에 잎보다 꽃이 먼저 피기 때문에 복숭아꽃과 봄날을 다투지 않는 도리행화(桃李杏花)이다. 봄을 처음 알리는 매화·산수유·목련·개나리·유채 등 숱한 봄의 전령사 중에서 경주 한복판으로 가장 용감하게 들어서는 선봉장인 매화는 잎이 나기 전에 꽃을 피워 봄소식을 가장 먼저 알려 주고 삶의 의욕과 희망을 주기 때문에 '춘고초(春告草)'로 부른다. 봄에 꽃을 피우면 매화나무가 되고, 여름에 열매를 맺으면 매실나무로 부르기도 한다. 우리 조상은 매화의 상징과 꽃의 아름다움 때문에 매실나무보다는 매화나무로 많이 부른다.

매화는 눈꽃에서도 꽃을 피우고 은은한 향기인 암향(暗香)과 산뜻함으로 사람의 마음을 사로잡는다. 매화는 겨울의 모진 눈보라 속에서 추위를 이기고 꽃을 피운다 하여 예로부터 우리 조상은 '사군자(四君子)[4]' 중 하나로 선비들의 지극한 사랑을 받아 이십사화신풍(二十四花信風)의 첫머리에 제일화신(第一花信)으로 백화(百花)를 영도(領導)한다고 기록되어 있을 정도로 나무 중에서 제일로 보았다.

예로부터 꽃을 상징하는 애칭이 있는데, 『백미고사(白眉故事)』에 의하면 꽃에 대하여 "연꽃을 군자, 모란을 부귀, 난초를 귀녀, 해당화를 신선, 국화는 은일자, 매화는 사랑을 상징하는 백 가지 꽃 중에서 으뜸"으로 설명하고 있다.

예로부터 우리 조상은 매화를 감상하는 네 가지 기준을 두었다. 첫째는 꽃송이는 많은 것보다 띄엄띄엄 핀 것이 좋고, 둘째는 어린 나무보다 수령이 있는 나무가 좋고, 셋째 살진 나무보다 여윈 나무가 좋고, 넷째 피어난 꽃보다 봉오리 때가 보기 좋다고 했다. 홍만선의 『산림경제(山林經濟)』에서 매화는 "사람을 감싸 뼛속까지 싱그럽게 하는 향기다"라고 표현했고, 강희안은 『양화소록(養花小錄)』에서 "첫째는 희소성이요, 둘째는 늙은 모습의 아름다움이요, 셋째는 군더기가 없음이요, 넷째는 꽃봉우리가 벌어지지 않고 오므라져 있다"고 매화를 예찬하고 있다.

예로부터 선비[5]들은 자신의 생명과 나무의 생명을 일치시켰는데 선비들이 유난히 좋아했던 나무가 바로 매화다. 엄동설한에도 꽃을 피우는 설중매의 서릿발 같은 절개나, 늙어 갈수록 기품이 한층 깊어지는 고매(古梅)의 그윽함을 좋아해 우리 선비들의 대부분은 자신의 정원에 매화 한두 그루씩을 심고 길렀다. 퇴계(退溪) 이황의 매화 사랑은 임종(臨終) 직전까지 "매화분(盆)에 물을 주라"고 할 정도로 지극하였다. 서울 창덕궁 비원에는 조선 시대 선조 때 중국의 명나라에서 보내온 매화나무인 '만첩홍매(萬疊紅梅)'를 비롯하여 몇 그루가 있다.

예로부터 매화는 '빙기옥골(氷肌玉骨)'이라 하여 천진하고 순결한 처녀에 비유되기도 하고, 매화의 잎사귀는 정월 초에 행운과 운수를 예측하는 데 사용했고, 매화나무는 많은 씨를 퍼트린다 하여 다산(多産)을 상징하고, 매화의 어린 가지는 사악(邪惡)한 기운(氣運)을 물리친다 하여 제사를 지낼 때와 새로 집을 지을 때 매화로 지팡이를 만들어 악귀를 쫓는 데 사용했고, 민화의 화조도(花鳥圖)와 여성의 비녀 그림에 가장 많이 등장하고 사랑을 상징하기도 한다.

우리의 선인(先人)은 매화가 눈(雪)과 달빛으로 핀다고 믿었고, 눈 속에서 피는 매화는 정력이 되살아

---

4) 매(梅)·난(蘭)·국(菊)·죽(竹)을 말한다.
5) 예로부터 시류(時流)에 끌려다니지 않고 꿋꿋하게 자기의 길을 간 옛 사람을 말한다.

나는 회춘(回春)으로 보았고, 인디언 부족 중에는 꿈에 매화의 열매가 나타나면 에로틱한 성적(性的) 쾌락의 욕망을 보여 주는 것으로 간주하기도 했다.

예로부터 이른 봄 한랭(寒冷)한 봄을 향설(香雪), 수기(水肌), 빙자(氷姿)로 불렀고, 매화의 꽃에는 청밀(淸蜜)한 향기를 갖추고 있고, 추운 겨울에 꽃을 피우기 때문에 관매(觀梅)의 의미를 내포하고 있다. 꽃이 많이 피고 열매를 많이 맺는 나무는 수명이 짧아 매화·무궁화·감나무·벚나무 등은 100년을 넘기지 못하지만 간혹 관리를 잘 하는 고택이나 사찰에는 100년을 넘기는 나무가 종종 있다.

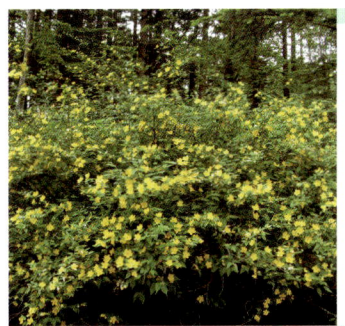

중국의 국화는 매화나무이다. 유교(儒敎)에서는 겨울에 모진 추위를 이기고 꽃을 피운다 하여 불의에 굴하지 않는 선비 정신의 기품과 절조의 표상으로 보아 고려 이후에 회화, 도자기, 나전 칠기, 각종 공예 미술 등의 도상(圖上)의 소재로 다양하게 등장하고 많이 재배한 기록이 있다.

매화는 엄동설한(嚴冬雪寒)에 굳은 절개와 강인한 생명력으로 꽃이 피고 향기와 꽃빛이 맑고 깨끗하여 미덕, 충성, 봉사, 희망의 상징인 청객(淸客)이다. 예전에는 매화나무가 사군자로서 문인, 묵객들로부터 사랑을 받아 노래와 그림으로 친숙했다고 본다면 요즘에는 꽃이 필 때는 관광객으로, 열매로 농가에 소득을 준다.

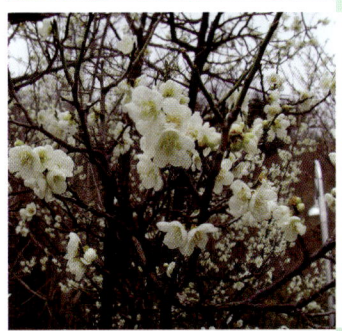

조선 시대에는 왕의 신성성을 높이고자 궁중(宮中)에서 왕의 대변을 '매화'로 불렀으며, 임금의 대변기를 '매화틀'로 불렀다. 경복궁에 가면 매화틀을 구경할 수 있다.

우리 선인은 매실나무는 매자십이(梅子十二)라 해서 심은 지 12년이 되어야 꽃을 피우고 열매를 맺는다고 기록하고 있지만, 매화는 6년이 되면 꽃을 피우고 열매를 맺는다. 매화꽃이 지면 그 자리에 매실이 달린다. 매실은 비가 부족해도, 거름이 부족해도, 햇빛이 부족해도 그만 우수수 떨어질 정도로 환경에 민감한 것으로 알려져 있다.

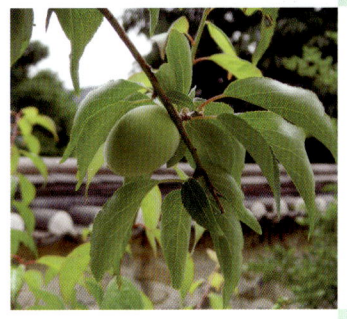

안동시 도산서원의 매화는 퇴계 이황이 47살에 단양 군수를 지낼 때 미모와 기품을 고루 갖춘 두향(杜香)이라는 관기가 전국에서 가장 아름다운 매화를 구해 선물로 받아 임기를 마치고 풍기 군수로 떠날 때도 매화나무를 옮겨 가 지금의 도산서원에 심었다고 전한다.

우리나라에서 가장 오래된 매실나무는 강릉 오죽헌 경내에 있는

매화의 전설

고려 시대에 도공(陶工) 영길의 약혼녀가 결혼을 앞두고 병으로 죽었다. 어느 날 영길이 약혼녀의 무덤에 가게 되었는데 무덤에 매화 한 그루가 피어 있었다. 영길은 매화를 자기 집 뜰에 옮겨 정성으로 약혼녀를 대하듯 사랑하며 살았다. 영길이 늙어 죽고 난 후에 그가 빚은 도자기 뚜껑을 열어 보았더니 그 속에서 새 한 마리가 나와 슬피 울고 있었다. 이 새가 바로 꾀꼬리였다고 하기도 하고 매화를 아끼는 영길의 넋이였다고 한다.

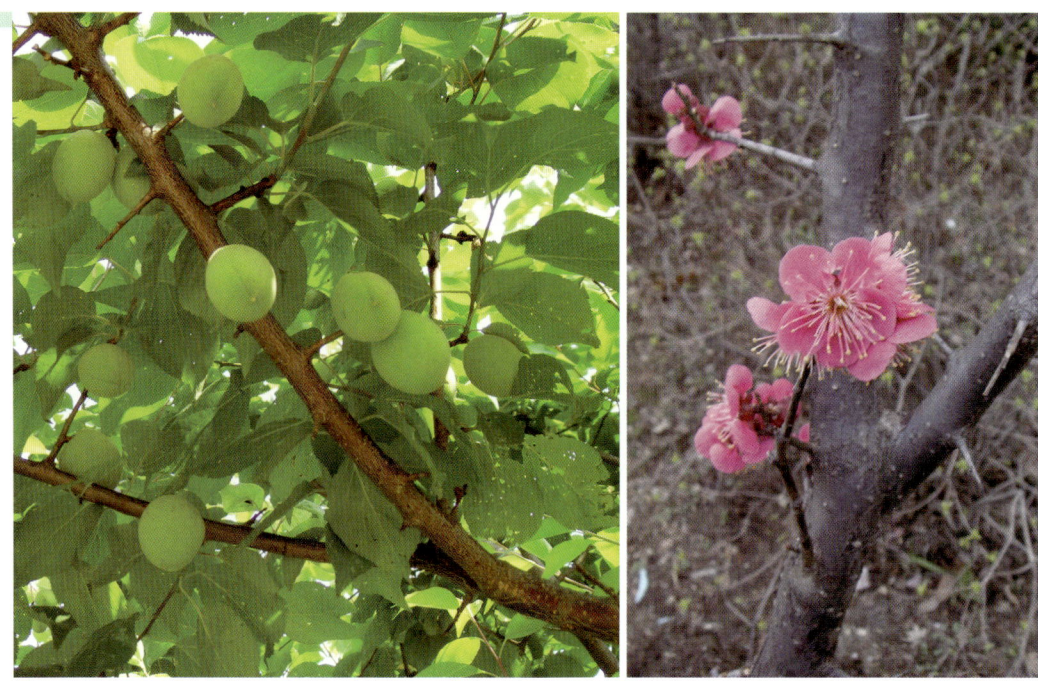

　수령이 600년이 넘는 나무이다. 2007년 10월 문화재청은 노거수 매화나무 수령이 300~600년 정도 추정되는 세 그루를 천연기념물로 지정했다. 강릉 오죽헌의 율곡매는 천연기념물 제484호, 구례 화엄사 길상사 앞의 매화나무는 천연기념물 제485호, 장성 백양사의 고불매는 천연기념물 제486호, 순천 선암사의 선암매는 천연기념물 제488호를 지정하여 보호하고 있다.

　순천 선암사의 매화나무들은 모두 토종 매화로, '선암매(仙巖梅)'의 홍매는 수령이 약 550년 정도로 높이는 약 12.5m로써 우리나라에서 가장 키가 큰 매화나무이고, 주위에 수령이 약 400년 이상 된 고목 매화나무가 10여 그루가 있고, 지리산 화엄사 각황전 옆에는 고매화인 수령이 약 600년 정도 되는 '흑매화'가 있다. 이 나무는 해마다 4월 초순경에 정렬적인 검붉은 꽃을 기운차게 피우고 있고, 산청군 단성면 운리의 단속사 터 정당매는 매화나무 가운데 우리나라에 가장 먼저 심은 나무로 2007년 매화나무 가운데 유일하게 보호수로 지정되어 있다.

　조선 시대 선비들이 가장 좋아했던 매화는 의미와 형태에 따라 이름을 다양하게 불렀다. 고매(古梅)는 매화나무에 푸른 이끼 비늘 같은 주름이 감싸고 있고 가지가 다양한 모습으로 굽어 있는 것을 말하고, 설중매(雪中梅)는 매화의 꽃 피는 시기가 일러 눈 속에서 피는 꽃을 말하고, 원앙매(鴛鴦梅)는 매화의 꼭지 하나에 열매 두 개가 달리기 때문에 다엽홍매(多葉紅梅)로 부르고, 중엽매(重葉梅)는 매화의 꽃봉오리가 매우 풍성하고 꽃잎이 여러 겹으로 층층이 되어 있는 것을 말하고, 홍매(紅梅)는 매화 꽃잎의 색깔은 분홍색이나 꽃잎이 무성한 것이 살구나무와 같은 것을 말한다.

　매화나무의 꽃말은 '고결, 미덕, 정절, 고귀, 결백'이다.

🌿 설사 · 구토 · 주독(酒毒) 해소에 좋다

우리의 선인은 매화의 꽃을 삶의 문화로 보았다면, 매실의 열매를 식용과 약용의 자원으로 보았다. 매화를 천지의 양기(陽氣)의 회복을 알리는 전령사로 보아 민간에서는 약용과 식용으로 다양하게 이용해 왔다. 『본초강목』에서 "생것은 시어서 이(齒)와 뼈(骨)를 상하게 하고 허열이 나기 때문에 많이 먹지 말아야 한다"고 했듯이 매실을 날로 먹으면 신맛 때문에 진액이 빠져 나가고 치아나 뼈가 상할 수 있기 때문에 생으로 먹지 않는 게 좋다.

『삼국지』에서 조조(曹操)는 군사들에게 "저 산을 넘어가면 매실나무가 있다"고 말했고, 군사들이 매실 이야기를 듣는 그 순간, 군사들은 자기도 모르게 침을 삼키게 되었다는 유명한 경구가 있다.

한의학에서 '신맛은 거둬 드리고 매운맛은 발산한다'는 '산수신산(酸收辛散)'을 설명할 때 매화가 등장한다. 매실의 신맛은 "밥공기에 매실 하나를 넣어 두면 밥 한 공기를 비운다"는 속설이 있을 정도로 밥맛을 돋우게 하기 때문에 비만한 사람은 식욕이 생기기 때문에 매실을 먹지 않는 것이 좋다. 매화의 약성은 온(溫)하고 산(酸)하여 죽을 쑬 때 매화꽃을 넣어 식용으로 먹었고, 열매를 담가 매실주(酒)를 만들어 먹었고, 주로 수렴(收斂) · 지사(止瀉) · 생진(生津) · 진해(鎭咳) · 구충(驅蟲)에 다른 약재와 처방한다.

청매의 껍질을 벗기고 짚을 태운 연기에 그슬리며 말린 것이 '오매(烏梅)'이다. 『본초강목』에 의하면 "오매는 성질이 따뜻하고 맛이 시며 독(毒)이 없다. 매실차(茶)를 만들어 마시면 담(痰)을 삭이고 구토와 갈증, 이질을 멎게 한다. 주독(酒毒)을 풀어주고, 불면증을 치료하고, 침을 많이 뱉는 것을 멎게 하며, 뼈가 쑤시는 증상을 치료하고, 가슴이 답답한 것을 멈춘다"고 했다.

매실은 칼슘이 빠져 나가는 것을 돕기 때문에 갱년기 여성에게 좋다. 매화꽃으로 매화죽(梅花粥)을, 매화 꽃봉오리를 따서 말려서 매화차(梅花茶)를, 매화꽃 봉오리로 매화주(梅花酒)를, 매실로 매실주(梅實酒)를 만들어 식용으로 다양하게 먹을 수 있다. 덜 익은 매실의 씨에는 '아미그달린'이란 독성 물질이 들어 있기 때문에 씨를 빼야 한다. 황매를 소금물에 담가 말리면 백매(白梅)가 된다. 일본 사람들은 이 백매인 '우메보시'를 평소에 즐겨 먹는다.

<u>한방</u>에서 매실 껍질을 벗기고 씨를 발라 낸 뒤 짚불 연기에 그슬려 말린 오매(烏梅)를 가래를 삭이는데, 갈증, 이질, 폐결핵, 숙독에 다른 약재와 처방한다.

<u>민간</u>에서 청매의 씨를 빼고 과육만을 갈아서 불로 달여 고약(膏藥)처럼 끈끈하게 만든 매실고(梅實膏)로 위와 장에 구급약으로 썼고, 설사가 심할 때는 매실로 만든 식초를 만들어 먹었고, 매실로 원액을 만들어 피임 · 소화기 · 호흡기 계통 질환에 쓰고, 급체에 걸렸을 때는 매화 잎을 진하게 달여 먹었다.

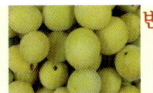

번식 • • •

꺾꽂이로는 좀처럼 뿌리가 나오지 않을 때는 다른 식물 줄기에 원하는 종류의 가지를 접붙이면 접붙인 남의 성질대로 자란다. 매실나무는 접붙여 번식을 한다.

| 우 리 나 무 |

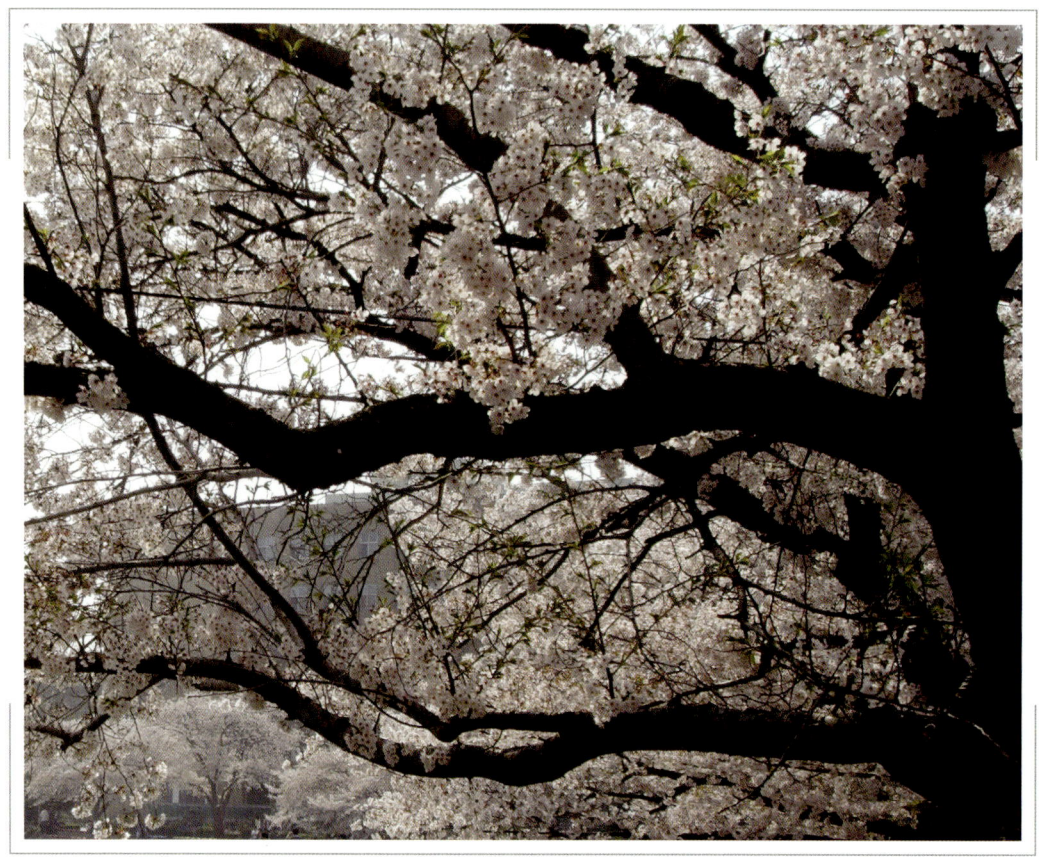

오염된 인체를 해독하는 해독수^{解毒樹}, 벚나무

벚나무는 공원이나 가로수로 심는다. 갈잎큰키나무로 높이는 10~20m 정도이고, 잎은 어긋나며 가장자리에 잔톱니가 있고, 껍질은 옆으로 벗겨지고, 꽃은 4~5월에 연한 분홍색이나 흰색으로 산방화서로 2~5송이씩 피고, 열매는 6~7월에 둥글게 검은색으로 여문다.

단결력과 희생 정신을 상징

봄에 벚나무의 벚꽃이 일시에 활짝 피어 절정을 이룰 때 그 아름다움과 화사함이 사람들에게 즐거움을 주고 겨우내 막혔던 가슴을 확 풀어준다. 예로부터 벚꽃은 동시에 피었다가 일주일 안에 한꺼번에 모두 떨어지기 때문에 단결력과 희생정신의 표상으로 삼았다.

　도교(道敎)에서는 벚꽃이 한꺼번에 활짝 피어 화려함의 극치를 이루다가 한순간에 지는 모습을 통해 인생무상(人生無常)을 깨닫게 하는 나무로 보았다.
　벚나무는 삶에서 '자신의 불찰은 빨리 고쳐야 한다'는 '과즉필개(過則必改)' 고언(苦言)의 경종과 함께 회심(回心)을 일깨워 주는 나무로 보았다.

　예로부터 산벚나무는 왕릉이나 선산(先山)을 가는 산길[山道]이나 주변에 많이 심어 일명 왕릉 경관수로 불린다. 벚나무는 햇빛을 좋아하는 양수(陽樹)로 추위와 공해에 강하여 전국에 분포하고 있고, 가로수나 대도시의 빌딩 조경수로 좋고, 번식력이 강하여 가로수에 적격이다.
　벚나무의 벚꽃은 4월 초순부터 남쪽 지방에서 잎보다 꽃이 먼저 피면서 북상하기 시작하여 4월 중순에는 서울에서 꽃을 피우고, 5월 중순쯤이면 강원도 산간 지방까지 꽃을 피운다.

　벚나무의 꽃말은 '뛰어난 미인'으로 지역에 따라 앵화(櫻花), 앵(櫻), 왕벚나무, 산벚나무, 큰꽃벚나무, 개벚나무, 올벚나무, 섬벚나무, 사쿠라 등으로 부르고 통틀어 벚나무라 부른다.
　벚나무는 재질이 단단하여 조선시대 때 병자호란을 겪은 후 병기(兵器)인 창과 칼을 만들기 위해 벚나무를 많이 심게 하였다는 기록이 있다. 우이동의 축 늘어지는 수양올벚나무는 효종이 국력을 키우는 데 필요한 궁재(弓材)를 만들기 위해 심었다고 한다.

　일본은 우리의 정신을 말살시키고자 창경궁을 창경원으로 비하하고 일제 강점기 때 조직적으로 왕벚나무를 심었고, 문일평(文一平)은 『화하만필(花下漫筆)』에서 "벚꽃이 조선에서 애상(愛賞)을 받은 적은 없었다"고 기록하고 있다.
　봄에 매화를 시작으로 복사꽃, 목련꽃, 배꽃, 사과꽃 등 꽃들의 마라톤이 시작되면 단연 벚꽃이 많은 사람을 부른다. 벚꽃이 한창 필 때 진해에서 군항제가 열리고, 서울 남산의 산책길과 여의도 벚나무에 벚꽃이 필 때는 많은 사람에게 즐거움을 준다.

　섬진강 100리 벚꽃 길은 하동에서 구례까지 곳곳이 벚꽃이고, 하동에서 지리산 쌍계사 10리 벚꽃 길은 벚꽃 터널을 이루고, 진안 마

왕벚나무 자생지는 제주도

그동안 왕벚나무는 일본의 나라꽃으로 되어 있으나 일본에서 자생지를 찾지 못하고 있던 중 제주도에 선교사로 온 프랑스 타케(Taquet) 신부는 1908년 4월 15일 한라산 북쪽 관음사(觀音寺) 부근의 숲속에서 왕벚나무를 발견하여 1912년 독일인 식물학자 퀘흐네(koehne)에 의해 세계 학계에 정식 학명이 등록되어 제주도가 왕벚나무 자생지임을 알렸고, 1932년 4월 일본 교토(京都) 대학의 고이즈미(小泉) 교수가 왕벚나무의 자생지를 한라산 표고 약 600m 되는 곳에서 확인하여 한라산의 왕벚나무 원시림이 일본 벚나무보다 오래된 것을 확인하고 그동안 왕벚나무의 원산지를 놓고 벌인 한·일 간의 원조 논쟁에 종지부를 찍었다.

벚나무 전설

옛날에 노래를 잘 하는 서행이라는 스님이 벚꽃 구경을 가던 중에 한 초가집에서 쉬게 되었다. 그 집에는 병든 어머니가 있었으나 너무 가난하여 약 한 첩 살 돈이 없었다. 스님은 딱한 사정을 알고 가진 돈을 모두 병든 노모에게 주고 벚꽃 구경을 포기하고 절로 돌아오던 중 스님이 한 고개를 오르다가 "갈 때는 피지 않았지만 벚꽃이 돌아올 때는 활짝 피었네." 라는 나무꾼의 노래를 듣고 자신의 수행의 부족함을 깨닫고 다시 절에 들어가 수행에 전념했다 하여 고개를 서행잿마루라고 불렸다고 한다.

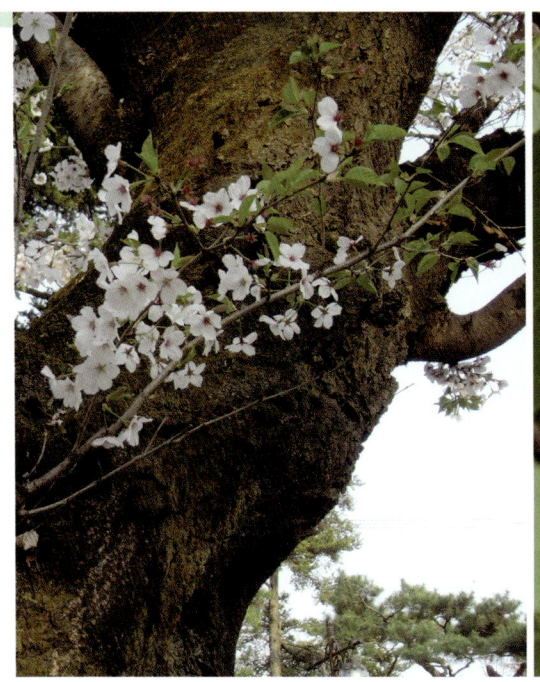
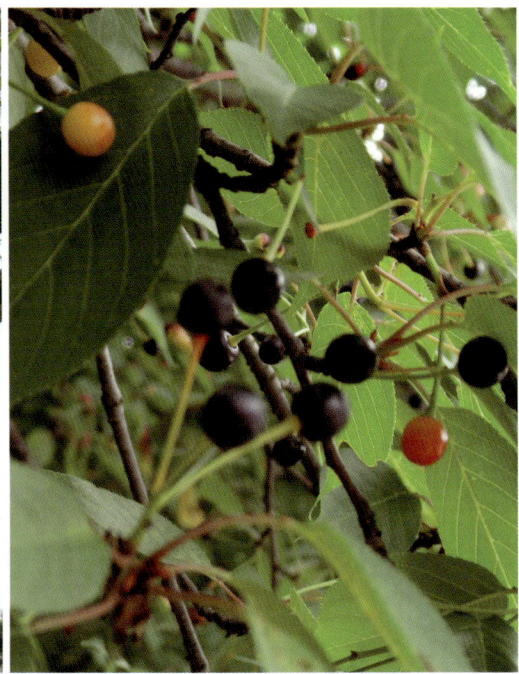

이산 가는 길에 2km가 넘는 탐방로 벚꽃 터널, 강릉 경포대 벚꽃 축제, 경남 진해시의 벚꽃 축제, 지리산 쌍계사 길, 전주와 군산을 잇는 국도인 벚나무 길, 서울 여의도 윤중제의 벚나무 길, 합천 벚꽃 백리 길에의 마라톤대회, 송광사의 40년이 넘는 2km 벚꽃 길은 많은 사람에게 즐거움을 준다.

　우리나라에서 자라는 벚나무는 제주도 산지에서 자라는 제주산벚, 거문도에서 자라는 거문도벚, 중부 지방 평지 산지 해변 등에서 자라는 왕산벚 등이 있다. 산벚나무는 꽃과 잎이 나오기 때문에 구분이 가능하고, 올벚나무는 꽃을 가장 일찍 피우고, 섬벚나무는 꽃색이 유난히 연한 흰색에 가깝다.

　벚나무는 식용, 밀원용, 관상용, 공업용, 약용으로 쓴다. 수피가 곱고 꽃이 아름답기 때문에 가로수로 식재된다. 해남 삼산면 구림리 대둔산의 천년 고찰 대흥사 주변 숲은 우리나라 특상종인 왕벚나무 자생지이다.
　대흥사 일주문에 들기 전에 오른쪽 숲길을 따라 조금 오르면 산록에 왕벚나무 두 그루가 천연기념물 제173호, 제주도 남제주군 남원읍 신혜리에 있는 왕벚나무 자생지는 천연기념물 제156호, 제주시 봉개동에 있는 왕벚나무 자생지는 천연기념물 제159호, 해남 대둔산 자락에 자생하고 있는 천연기념물 173호, 화엄사 근처의 올벚나무는 천연기념물 제38호로 지정하여 보호를 하고 있다.

　벚꽃은 일제히 피었다가 한꺼번에 떨어진다. 봄철의 화사한 꽃과 가을에 붉게 물드는 단풍, 벚나무 특유의 나무껍질이 아름다워 주로 공원수, 가로수로 적합한 나무이다. 목재는 광택과 재질이 치밀하고 말라도 비틀어지지 않기 때문에 고급가구재, 악기재, 기구재, 건축 내장재 등 단단하여 정밀기계의 목재 부분으로 이용된다.

팔만대장경 경판 재질이 자작나무로 알려졌으나, 최근에 과학적으로 정밀하게 조사한 결과 산벚나무, 돌배나무였다는 것이 밝혀졌다. 예전에 냉장고가 없던 시절에는 벚나무잎으로 음식을 감싸 변질되는 것을 예방하는 데 썼고, 재래식 변기에 구더기 발생을 억제하고 냄새를 없애기 위해 벚나무잎을 넣었다.

벚나무의 꽃말은 '순결, 담백, 절세 미인' 이다.

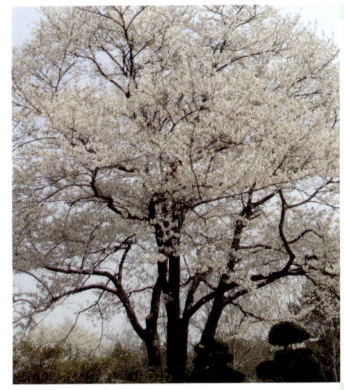

폐열을 내려 주고 천식에 효과

벚나무 미세한 꽃향은 환경오염에 찌든 심신을 해독하여 주는 것으로 밝혀져 벚꽃 터널을 일정시간 걷고 나면 머리가 맑아지고 상쾌함을 느낄 수 있다.

벚나무의 약성(藥性)은 한(寒)하고 고(苦)하여 수피는 해독(解毒), 완화(緩和), 진해(鎭咳)의 효능이 있어 해수(咳嗽)·피부염(皮膚炎)·심마진(蕁麻疹)·소양증(搔痒症) 등의 치료제로 쓴다.

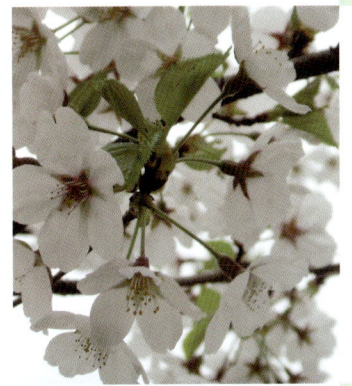

한방에서는 한약명은 야행화(野櫻花)로 부른다. 수피는 폐열(肺熱)을 내려 주기 때문에 천식에 유효하고 홍역과 청폐열(淸肺熱), 투진(透疹)에 다른 약재와 처방한다.

민간에서는 열매는 식용으로 먹었고 껍질은 약재로 쓴다. 껍질인 앵피(櫻皮)는 진해와 해독 작용이 있어 주로 잦은 기침·두드러기·피부염에 쓰고, 나무껍질은 진통·통경·변비에 좋은 것으로 알려져 있다. 활짝 핀 벚꽃은 양봉농가에서 꿀을 생산하는 데 도움을 주고 있고, 열매인 버찌는 흑자색으로 여물 때 식용이나 술로 담가 약주(藥酒)로 먹을 수 있고, 향수의 재료로 쓴다.

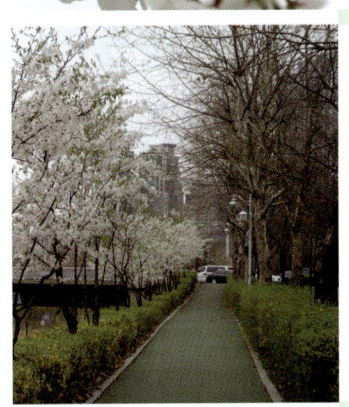

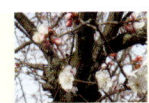

번식 • • •
여름에 벚나무 종자를 채취하여 과육을 제거하고 건사 저장했다가 12월에 노천매장을 한 후에 이듬해 파종을 하고, 아니면 특별히 원하는 품종을 선택하여 접붙이를 한다.

| 우 리 나 무 |

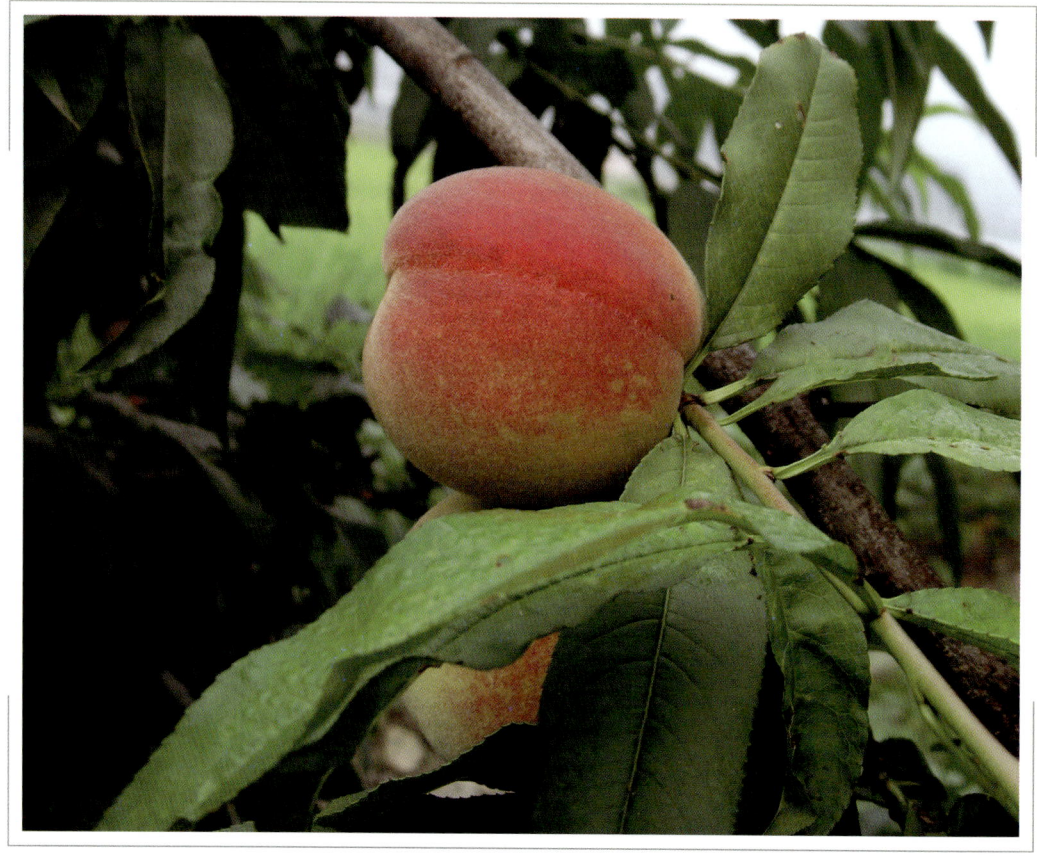

축귀^{逐鬼}의 상징 벽사수^{辟邪樹}, 복숭아나무

복숭아나무의 원산지는 중국으로 과수원에 심는다. 갈잎큰키나무로 높이는 3~6m 정도이고, 잎은 어긋나고 가장자리에 톱니가 있고, 열매에 털이 많다. 꽃은 4~5월에 연한 붉은색 또는 흰색으로 피고, 열매는 6~8월에 둥글게 연한 분홍색의 핵과로 여문다.

선경(仙境)과 축귀(逐鬼)의 상징

봄을 처음 알리는 나무가 복숭아나무이다. 산언덕 자락에 복사꽃이 만발한 것을 보고 있으면 겨우내 막혔던 가슴이 확 풀린다. 예로부터 복숭아나무는 복사나무·도(桃)·도화수(桃花水)·선목(仙木) 등으로 다양하게 불리며 불로장생(不老長生)과 이상향(理想鄉)의 상징으로 보았다.

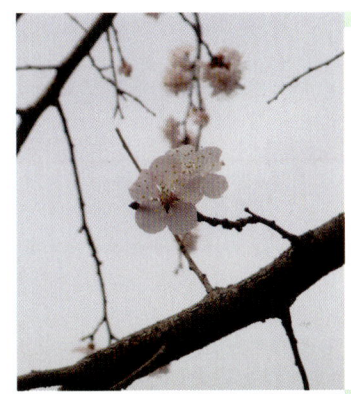

 전설에 의하면 중국 곤륜산(崑崙山)에 있는 서왕모(西王母)의 궁궐 정원에 3,000년 만에 꽃이 피고 다시 3,000년 만에 열매가 열리는 불로장수(不老長壽)의 나무가 있다고 한다. 바로 천도(天桃)복숭아 나무이다. 도교(道教)에서 이상향은 복사꽃이 만발한 무릉도원(武陵桃源)이다. 중국에서는 정월에 대문에 복숭아나무로 인형을 조각하거나 복숭아나무 그림을 걸어 악귀를 쫓는 풍습이 있다.

 신라 건국신화에는 선도성모(仙桃聖母)가 등장하는데 바로 복숭아나무를 말한다. 손오공은 100년에 한 번씩 열리는 천도복숭아를 훔쳐 먹고 전설 속의 신비한 인물로 만화에서 등장한다. 일본 모모타로(桃太郎) 설화에서 복숭아는 모모타로의 탄생을 돕는 '자궁'을 상징한다. 예로부터 우리 조상은 십장생과 함께 복숭아가 주렁주렁 열린 모습을 배경으로 선경(仙境)을 그리고 장수를 염원하여, 천도형 도장, 고려의 주전자와 청자 연적, 조선의 백자연적, 그림, 병풍, 장식, 수, 금박 등에 복숭아나무의 꽃과 잎, 열매를 그려 넣었다.

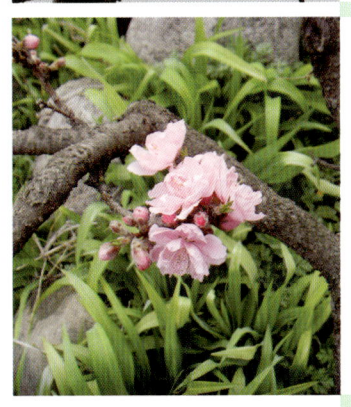

 천도복숭아의 문양과 그림은 봄과 장수를 뜻하기 때문에 혼수와 혼례복 등에 수를 놓기도 했다. 조선 시대의 선비들이 문방(文房)에서 '청화백자진사채천도형연적(青華白磁辰砂彩天桃形硯滴)'의 문양과 그림은 봄과 장수를 뜻하기 때문에 혼수와 혼례복 등 자수품에 상징적 도상으로 썼다. 예로부터 복숭아나무는 축귀의 상징으로 여겼다. 조선 시대 홍만선(洪萬選)은 『산림경제(山林經濟)』에서 "도(桃)는 100가지 귀신을 제(制)하니 선목(仙木・神仙의 나무)이다"라고 했고, 복숭아나무를 심을 때는 햇살이 먼저 와 닿는 동쪽 담 가까이에 심었다.

 귀신들이 동쪽으로 뻗는 복숭아나무 가지를 가장 무서워하기 때문이었다. 무당들이 귀신을 쫓을 때 동도지(東桃枝)를 꺾어 들고 휘둘러 대는 이유가 여기에 있다. 복숭아나무로는 회초리를 만들지 않았는데, 이는 복숭아나무 회초리로 자식을 때리면 자식이 미친다고 믿는 속설 때문이다.

 복숭아나무로 도장을 파면 장수한다고 믿어 어린이 돌반지에는 반드시 복숭아 모양을 새겨 건강과 장수의 염원을 담았고, 부적에 찍는 도장은 반드시 복숭아나무로 만들었고, 동쪽으로 뻗은 가지를 꺾어 빗자루를 만들어 잡귀를 축출하고 새해를 맞이하였다. 복숭아

천도복숭아 유래

우리나라의 설화에 옛날에 권(權)씨 가문(家門)에 오랫동안 병석에 누워 있는 아버지를 위해 간호할 때마다 목욕재계(沐浴齋戒)를 하고, 기도를 하던 중 어느 날 얼음 위의 빨갛고 노랗게 익은 복숭아 한 개가 놓여 있어서 아버지에게 잡수시게 했더니 병이 나았다. 복숭아를 '천도(天桃)'라 이름짓고 씨를 가보(家寶)로 전해 '천도복숭아'로 부르게 되었다는 이야기가 전한다.

> **허균의 작은 복사꽃**
>
> 2월인데도 장안을 거닐며
> 봄이 온 줄 몰랐는데
> 울타리 너머로 갑자기
> 작은 복사꽃이 찡긋하고 서 있네.

> **정극인의 상춘곡**
>
> 시냇가에 혼자 앉아
> 명사(明沙) 조한 물에 잔 씻어 부어 들고
> 청류를 굽어보니
> 떠도나니 도화(桃花)로다
> 무릉이 가깝도다
> 저 매이 거인고.

는 생김새 때문에 여성의 음문(陰門)으로 비유됐다.

'복숭아를 많이 먹으면 속살이 찐다'는 속설이 있는데, 여기서 속살은 여성의 음부를 말한다. '속살이 찐다'는 말은 '음력(陰力)을 왕성하게 한다'는 의미가 있어 예로부터 부녀자는 은밀히 복숭아를 즐겨 먹었던 것이다.

민간에서는 "복숭아씨를 날마다 먹으면 아들을 낳는다"는 속설을 믿었고, 여성이 성감이나 성력이 약할 때 은밀하게 복숭아나무 진을 내어 꿀에 타먹었고, 복숭아 나뭇가지 삶은 물로 뒷물을 해서 여성의 고질병인 냉병과 대하증을 치료하기도 했다. 대추나무는 심은 지 1년 만에 밤나무는 2년 만에 복숭아나무는 3년이 되면 돈이 되는 나무이다.

오염된 공해와 환경호르몬과 인스턴트 식품에 노출된 현대인에게 복숭아는 자연식으로 건강에도 유익한 최적의 식품으로 손색이 없어 농촌진흥청에서는 해마다 복숭아의 소비 촉진을 위해 초복(初伏)일을 '복숭아 날'로 정하여 홍보하고 있다. 복숭아는 여름에 생산되기 때문에 여름에 소모된 원기인 양기(陽氣)나 기력(氣力)을 회복하는 데 좋은 것으로 알려져 있다. 일설에 의하면 건국 이후에 무궁화 대신 우리나라 꽃이 될 뻔했던 것이 복숭아꽃과 나무였다고 한다.

복숭아의 꽃말은 '사랑의 행복, 고운 마음씨, 그대와 같은 매력'이다.

🌱 니코틴 해독에 특효

복숭아는 여름철 더위에 소모된 기력(氣力)을 회복하는 데 좋고, 8~9월에 익는 복숭아는 식이섬유질이 풍부하고 소화가 잘 되며 장(腸)에 좋은 것으로 알려져 있다. 최근 임상 실험에서 비타민과 면역력 증강 요소가 풍부한 저(低)칼로리 식품으로 피부미용과 니코틴 해독에 효과가 있는 것으로 밝혀졌다.

한방에서 복숭아는 과실의 과육을 제외한 딱딱한 부분을 '도인'으로 부른다. 꽃잎이 반쯤 피었을 때 음지에서 말린 백도화는 이뇨제로 쓰고, 주로 어혈·변비·기침·진통에 다른 약재와 처방한다.

민간에서 4~5월에 피는 복사꽃으로 담근 도화주(桃花酒)는 최고급 약주의 하나로 대접 받아 왔다. 활짝 핀 도화(桃花)는 피부병에 쓰고, 복숭아 열매를 통째로 말려 쓰면 정신병에 좋다는 속설이 있다.

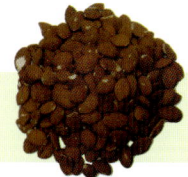

번식 ● ● ●
복숭아나무의 좋은 품종을 선택하기 위해서는 좋은 품종의 과일을 선택하여 접목을 한다.

| 우 리 나 무 |

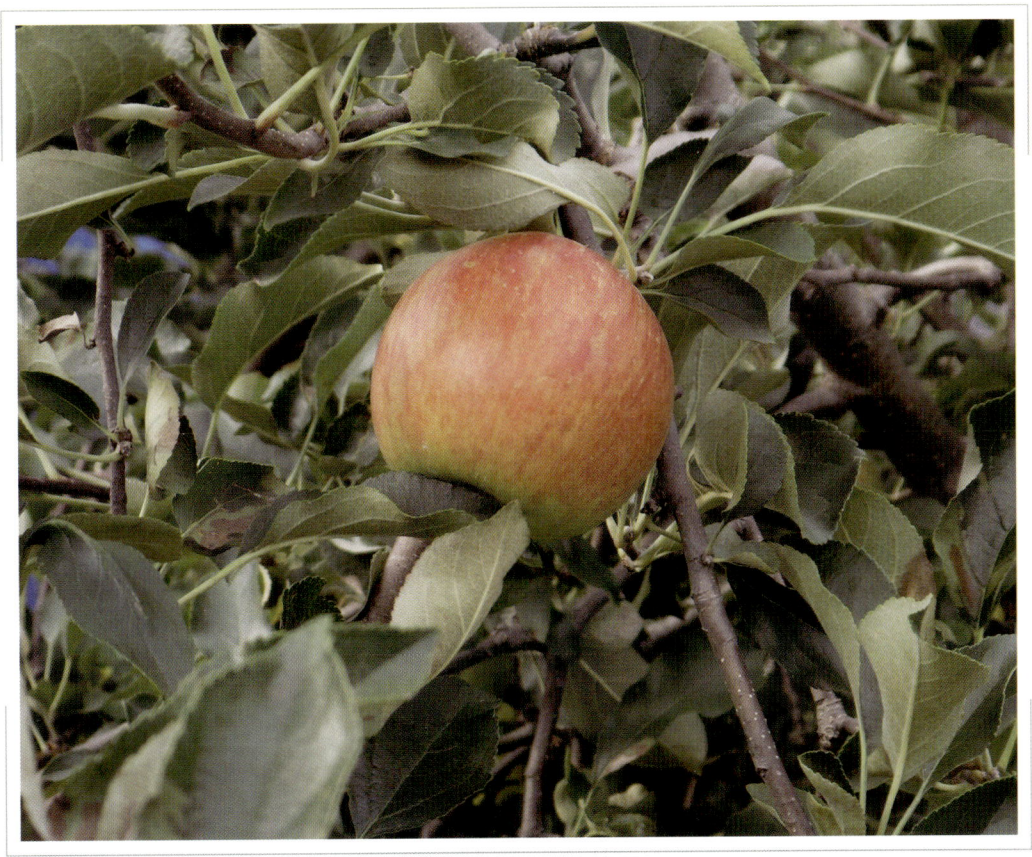

사랑을 상징하는 애수^{愛樹}, 사과나무

사과나무는 과수원에 심는다. 갈잎큰키나무로 높이는 5~8m 정도이고, 잎은 어긋나며 가장자리에 톱니가 있고 뒷면에 털이 있다. 꽃은 4~5월에 가지 끝에 분홍색을 띤 흰색으로 4~7송이씩 모여 피고, 열매는 8~9월에 공 모양의 이과로 여문다. 사과는 3년차 가지에서 열매가 많이 열린다.

🌸 사랑을 상징

사과는 평화와 아름다움을 상징한다. 사과는 붉은색과 하트 모양을 닮았기 때문에 연인과 친구 간에 사랑을 상징하기 때문에 사과를 주는 행위는 사랑의 고백을 의미한다. 예로부터 설화에 의하면 "사과

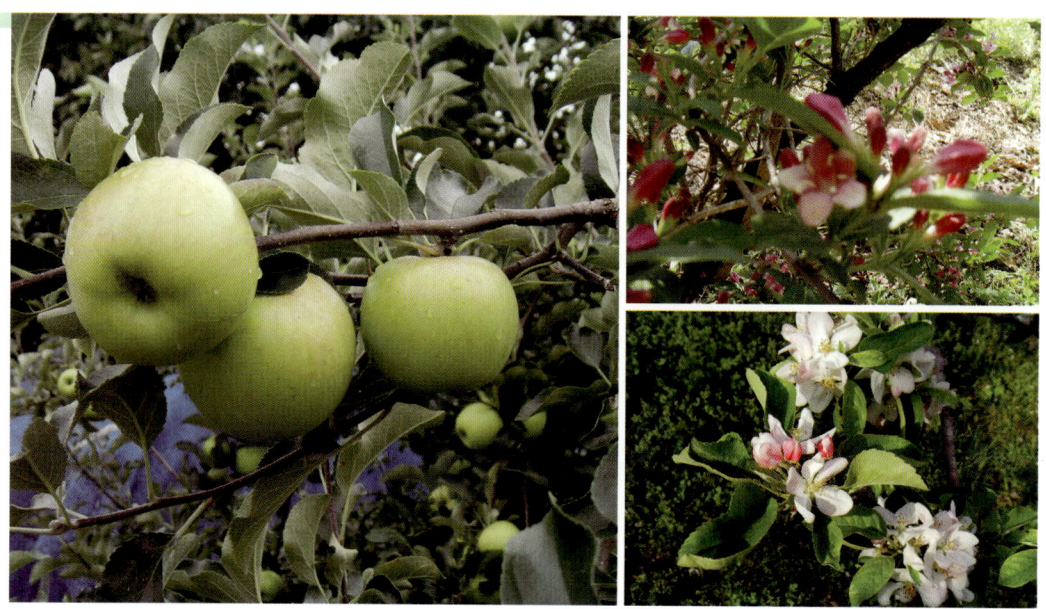

나무가 있는 집의 딸은 귀인에게 시집을 간다"고 할 정도로 부귀를 상징한 나무로 여겼다. 꿈에 사과를 보면 기쁜 일이 생긴다고 믿는 속설이 있다. 사과를 먹으면 얼굴이 고아지고 사과를 길게 깎으면 먼 곳으로 시집을 간다 하여 사과의 꽃은 신부의 치장에 자주 등장한다.

사과나무는 『성경』 구약 창세기의 에덴 동산에 금단의 열매로 등장하여 아담과 이브에게서 인간의 삶을 가름한 과일이기도 한다. 인류 역사 이전부터 오늘날까지 신화적으로 인간의 삶에 커다란 영향을 끼치기도 했지만 무엇보다 사과는 건강에 유익하다.

그리스 신화에서 헤라클레스는 황금 사과인 영생의 열매를 빼앗으려고 이상향의 나라를 찾아가고, 아라비안나이트에는 만병통치의 영약(靈藥)인 요술 사과를 보물과 바꾸는 이야기가 등장하기도 한다. 『성경통지(盛京通志)』에서 임금목(林檎木), 『선만식물지(鮮晚植物志)』에서는 평과로 기록되어 있다. 예로부터 사과나무, 감나무, 복숭아 나무는 화목(火木)으로 사용하지 않을 정도로 대접을 받은 나무이다. 사과는 맛이 달아 뭇 새들이 숲에 모여든다 하여 능금(林檎)으로 불렸고, 임금님의 수라상에 꼭 진상되었을 정도로 귀한 대접을 받았다. 사과는 제액소복(除厄昭福)이라 하여 액을 몰아내고, 복을 부르는 삼색 과일이라 하여 산신제(山神祭)나 조상(祖上)의 제사(祭祀)에 빠지지 않는다.

영어로 눈동자는 '눈의 사과(apple of the eye)'를 뜻한다. 성경에서 사과는 가치를 상징한다. 스피노자는 "내일 지구의 종말이 올지라도 나는 한 그루의 사과나무를 심겠다"고 했고, 사과는 인간의 지적 욕구와 탐구 정신을 담고 있을 정도로 인간과 함께 한 과실이다. 뉴턴은 집 정원에 심어져 있는 사과나무 옆에 서서 무심코 떨어지는 사과 한 알을 보며 만유인력의 원리를 발견하여 자연계의 비밀을 밝혔다.

『아름다운 식물 이야기』의 저자인 故 정영호 박사에 의하면 사과 꼭지 부분은 신맛이 나고, 꽃이 달려 있는 배꼽 부분은 단맛이 뚜렷하여 서로 맛이 다르다고 했다.
사과나무의 꽃말은 '유혹, 후회'이다.

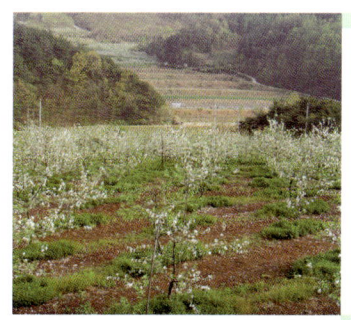

🌱 장(腸)에 좋다

사과는 건강적으로 광범위하게 쓰이기 때문에 보통 평과(平果)로 부르고, 아침에 먹는 사과는 금(金)이요, 낮에는 은(銀)이요, 저녁은 동(銅)이라 했듯이 영양이 풍부하다. 사과를 오래도록 달이면 고약(膏藥)같이 되는데 이를 복용하면 기력이 좋아지고 평소에 자주 피곤한 사람이 사과를 아침 공복에 꾸준히 먹으면 건강에 도움이 된다. 사과는 식용, 약용, 관상용, 공업용으로 가치가 높다. 사과의 주성분은 탄수화물이고 섬유질, 비타민C, 칼슘, 나트륨, 칼리 등의 성분이 함유되어 있어 음료, 파이, 잼, 주스, 효소 등으로 먹는다.

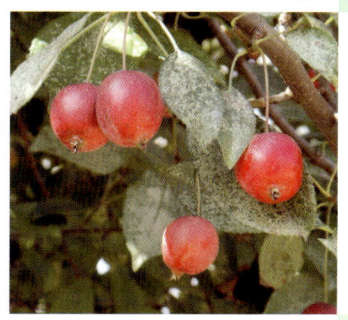

사과에는 타닌과 사과껍질에 함유되어 있는 펙틴이 위장 운동을 도와준다. 사과는 소화를 촉진하기 때문에 장(腸) 질환이나 변비가 있는 사람이 먹으면 좋다. 사과에는 칼륨이 많아 체내에 남아 있는 과잉 나트륨을 밀어내기 때문에 고혈압 예방에도 좋은 것으로 알려져 있다. 얼마 전 일본의 과학자가 사과를 먹으면 치아의 오염을 막을 수 있다고 해서 주목을 받은 바 있다. 사과는 마음을 즐겁게 하고 폐(肺)를 촉촉하게 하기 때문에 환경이 오염된 도심에 사는 사람은 사과를 상복하면 해독에도 좋다.

『본초강목』에서 "덜 익은 능금은 맛은 떫으나 약으로 쓸 수 있지만, 그러나 너무 많이 먹으면 백맥(白脈)이 막히고 잠이 많이 오며 담이 생기고 종기가 난다. 주로 소갈·곽란·복통·이질을 다스리고 담(痰)을 없앤다"고 했고, 『향토의학』에서는 화상·버짐·두드러기에 사과초를 만들어 환부에 바르면 통증이 진정된다 했다. 『전남본초도설』에서 사과껍질은 '반위토담(反胃吐痰)을 치료한다'고 했다.

화상에는 사과가 몸에 흡수되면 재생을 도와주기 때문에 사과로 연고를 만들어 바르기도 했다.

한방에서 미용·변비·구토·구충·정혈·하리에 다른 약재와 처방한다.

민간에서 사과즙을 만들어 소화를 돕는 음료와 빈혈증과 지리정장제(止痢整腸劑)로 썼고, 사과로 주스를 만들어 변비를 다스렸고, 몸이 붓고 동상에는 썩은 사과를 으깨어 두껍게 발랐고, 정맥류가 있는 곳에 수시로 바르고 마사지하면 좋아지는 것으로 알려져 있다

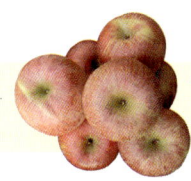

번식 •••
사과나무는 품질이 우수한 국광·부사·홍옥 등에 접붙기로 한다.

| 우 리 나 무 |

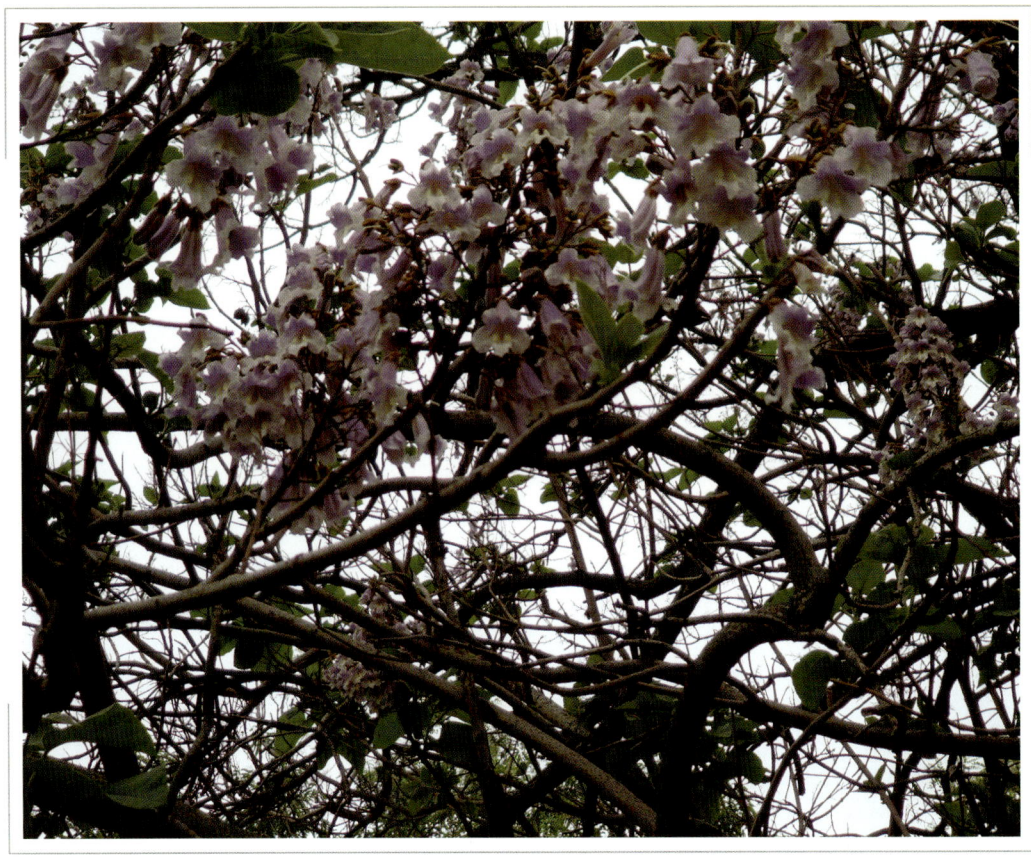

봉황이 쉬었다는 봉황수(鳳凰樹), 오동나무

오동나무의 원산지는 울릉도이고 산기슭이나 마을 근처에 심는다. 갈잎큰키나무로 높이는 15m 정도이고, 잎은 크고 가지에 2개씩 마주 나고 뒷면에 갈색의 털이 있다. 꽃은 5~6월에 종 모양의 연한 보라색으로 피고, 열매는 달걀 모양이며 10월에 검은 갈색으로 익으면 벌어진다.

길상(吉祥)을 상징

장자(莊子)는 시구(詩句)에서 오동나무에 대하여 '상상 속의 상서로운 새인 봉황(鳳凰)새[6]는 벽오동(碧梧桐)에 앉지 않으면 울지 않는다'고 하여 길상(吉祥)의 나무로 보았다.

"봉황(鳳凰)은 비죽실(非竹實)이면 불식(不食)이요, 비오동(非梧桐)이면 불서(不棲)요, 비예천(非醴泉)이면 불음(不飮)이라" 했다. 즉, "봉황은 대나무 열매가 아니면 먹지를 않고, 오동나무가 아니면 앉지를 않고, 예천이 아니면 마시지 않는다"고 했듯이 봉황새는 상상 속에 등장하는 새(鳥)이지만 나무 중에서 오동나무와 대나무를 등장시키는 게 흥미롭다. 그래서 그런지 봉황은 임금을 상징하여 우리나라 청와대의 문장에 봉황이 그려져 있고, 일본 황실의 문장 또한 오동나무이다.

신라 시대는 돌(石)의 문화이고, 고려는 흙(土)의 문화이고, 조선 시대는 목재(木)의 문화라고 할 수 있다. 옛 선비는 오동나무를 뜰에 심어 놓고 달밤에 운치를 즐겼고, 깨끗하고 푸르고 곧게 올라가 절개 높은 선비의 정신을 나타낸다 하여 서당이나 서재 근처에 심었다. 임금이 훌륭하고 어진 신하가 많아 정치가 잘 되면, 뜰 동쪽에 오동나무가 많이 난다 하여 상서(祥瑞)로운 나무로 보았다. 벽오동(碧梧桐)은 깨끗하고 귀족적이며 우아한 선비를 상징하기 때문에 나전칠기(螺鈿漆器)만큼은 목지(木地)는 오동나무로 만들었다. 활엽수 중에서도 잎이 넓어 한여름에 피서(避暑) 나무로 부르기도 한다. 예로부터 오동나무는 원래 동이(東夷) 신조(神鳥)인 토템 및 태양 숭배와 관련된 불사(不死)의 상징으로 전하기 때문에 집 안에 오동나무를 심으면 행운이 오고 길상(吉祥)스러운 일이 생긴다는 속신(俗信)이 있다.

조선 시대 성종(成宗) 때 오동나무의 목재는 물과 불에 강한 까닭에 군사 목적으로 장려되었다. 오동나무 배양에 관한 규정을 만들고 일정량의 나무를 심을 것을 명(命)하고 성과를 분석하기도 하였다. 『선만식물지(鮮晩植物志)』에서 남한 일대에 벽오동을 민가 부근에 재배하였고, 벽오동(碧梧桐), 백동(白桐), 청동(靑桐)으로 불렀다. 오동나무는 고향을 상징하기 때문에 어느 집이든 마당 주변에 한두 그루를 심어 딸이 시집을 갈 때 오동나무를 베어 혼수감을 만들었다. 자식을 많이 낳으면 뽕나무와 오동나무를 심어, 성장 후에 길쌈과 장롱을 만드는 데 요긴하게 썼다.

오동나무는 속성수로 20년이면 다 자라기 때문에 딸이 시집갈 무렵이면 오동나무를 켜서 장롱을 만들어 줄 수 있었다. 오동나무를 심어놓고 줄기가 자랐을 때 그것을 잘라서 이용하게 되는데 이 줄기를 어미오동이라 하여 모동(母桐)으로 부른다. 잘라주면 다시 움이 돋아 줄기가 된다. 이것을 자동(子桐)이라 하고 목재의 질이 어미오동보다 좋은 것으로 알려져 있다. 이것을 자르고 나면 다시 줄기가 나오는 것을 손동(孫桐)이라 하는데 이것은 재질이 더 좋아 값비싸게 거래된다.

오동나무를 세 번 전지(剪枝)해 주면 그 집안에 훌륭한 자손이 난다는 풍속이 전하고 있다. 또한 오동나무 수액은 미끈하고 잘 생겨서 임산부가 난산일 때 오동나무를 깔고 앉거나 그 잎을 둔부(臀部)나 하체(下體)에 대면 아이를 순산(順産)할 수 있다는 속신(俗信)이 있다. 예로부터 아버지 상(喪)에는 대나무 상장(喪杖)을 짚고, 어머니 상(喪)에는 오동나무와 버드나무로 상장(喪杖)을 짚었다. 화투에서 오동나무는 12월을 가리키고, 오동나무로 금(琴)을 짜는 데서 금 자체를 뜻하기도 한다.

---

6) 봉황새는 학을 닮았고, 다섯 가지 색으로 단장을 하고 닭볏슬과 같은 것이 있고 주둥이는 제비 같고 거북이의 등을 닮았고 목은 뱀과 같고 물고기의 꼬리 모양을 닮았다고 묘사되고 있다.

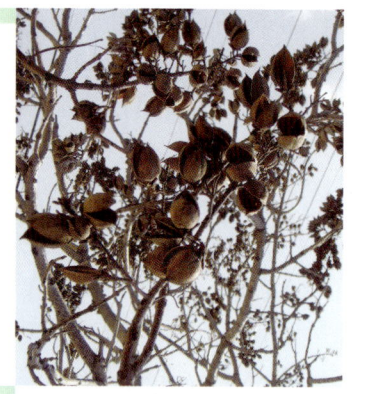

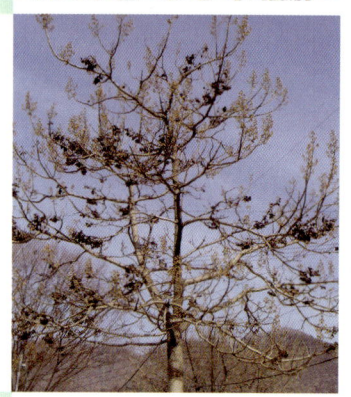

『동국여지승람』에서 "옛 가야 함안 읍지에 오동림, 죽림, 유림 즉 벽오동나무림, 대나무림, 버드나무림을 조성하였는데, 풍수지리(風水地理)로 볼 때 함안의 뒷산은 봉황이 머물지 않고 쉽게 떠나는 형상이므로 봉황이 머물러 나라가 태평하도록 하기 위해 흙으로 봉황새의 알을 만들고 북동쪽에 1,000그루를 심고 대동수라 이름 지었다는 기록이 있다.

오동나무는 재질이 가볍고 무늬가 곱고 습기에 강하고 벌레가 덤비지 않아 쉽게 상하지 않기 때문에 고급가구나 기구재로 장롱이나 문갑을 만들 때 많이 이용되었다. 오동나무 목재는 얇은 판으로 가공해도 갈라지지 않고 뒤틀리지도 않기 때문에 귀중한 악기나 나무그릇을 만드는 데 쓴다.

신라 시대 진흥왕 때는 오동나무로 가야금을 만들었다는 기록이 있는 것을 볼 때 악기재로 최적이다. 그래서 예로부터 악장(樂匠)은 질 좋은 오동나무를 구하는 것을 큰 기쁨으로 알고, 벽오동으로 만든 거문고를 사동(絲桐)이라 했으며, 거문고, 비파, 가야금은 벽오동을 재료로 한 것을 제일로 쳤으며, 주로 장롱, 병풍살, 금고내부 상자, 실내 장식, 각종 세공용 등으로 쓴다.

우리 속담에 "오동나무 씨만 보아도 춤춘다"는 말은 거문고나 비파를 만드는 악기 장인(匠人)들이 탐낸다는 의미도 있지만, 미리부터 결과를 바라고 성급하게 덤비는 것을 빗대어 하는 말이기도 하다. 오동나무 껍질은 먹줄의 색소를 제거하는 데 쓰고, 오동나무 잎이 악취를 제거하기 때문에 뒷간(재래식 화장실)에 오동나무 잎 몇 장을 넣어 구더기를 방지하기도 했다.

대구 동화사(桐華寺)의 오동나무는 높이가 20m가 넘는다. '동(桐)'자는 오동나무를 뜻한다. 신라 헌덕왕의 왕자인 심지(心地) 대사가 사찰을 지으려고 하던 중 겨울임에도 불구하고 오동나무의 보랏빛 꽃이 활짝 피어 상서로운 징조로 여기고 절(寺)을 '화려한 오동나무의 절'로 했다고 전한다.

경북 청송군 부남면 홍원리 개오동나무는 수령이 약 300살 정도 되고 높이는 11m, 가슴둘레는 4m 정도로 오동나무 가운데 유일하게 천연기념물 제401호로 지정되어 보호를 받고 있다. 흔히 오동나무(梧桐)는 갈색의 털이 나 있다. 참오동나무(白桐)는 잎 뒤에 흰 털이 많아 구별이 잘 되는데 일본 사람들은 일본오동(日本桐)으로 부른다. 기록에 의하면 일본에서 건너 온 일본오동이 울릉도에 자연 상태로 잘 보존되고 있다고 한다. 성장도 빠르고 재질도 좋고 줄기도 굵게 자란다.

오동나무는 동양의 나무이다. 일본 이름은 자를수록 좋아진다고 해서 '자른다'라는 뜻을 갖고 있는

'기리(切)'이다. 일설에 의하면 중국 당나라 때의 시인 고황은 궁궐을 거쳐 흘러내려가는 강에서 글이 쓰여 있는 오동잎을 발견하고 주워 보았더니 궁중에 사는 여인들의 외로움과 사연을 잎에 적어서 궁궐 밖에 심정을 알렸다고 한다.

오동나무의 꽃말은 '고상'이다.

🌿 수액은 관절염에 좋다

벽오동은 꽃, 열매, 잎, 줄기, 가지, 껍질, 뿌리를 모두 약재로 쓴다. 오동나무 열매를 약으로 쓸 때는 익기 전에 미리 따서 그늘에 말려서 쓴다. 오동나무 종자는 기(氣)를 소통시키고 남자의 스태미나를 강화하는 데 좋고, 위장(胃腸)의 기능을 좋게 하기 때문에 소화를 돕고 위통(胃痛)을 치료하는 데 쓰고, 수액(樹液)은 관절염(關節炎), 류머티즘, 요통(腰痛)에 좋은 것으로 알려져 있다.

오동에는 시리진과 파울로우진 등의 성분이 함유되어 있어 피를 깨끗하게 하여 종기를 완화하고, 신경과 통증을 가라앉혀 주는 진정 작용이 있어 혈압을 조절하는 작용을 하는 것으로 알려져 있다. 최근 약리 실험에서 오동자를 달인 물을 마취시킨 개에게 정맥 주사하자 혈압 강하 작용이 나타났고, 고혈압 환자에게 생약 2g에 해당하는 약물을 1일 3회 약침제로 투여하자 효력이 있었고, 여성 환자를 치료한 후에 이뇨 작용이 현저하게 나타났다.

오동나무는 수종(水腫)과 부종(浮腫)에 쓰고, 생잎이나 가지를 끓여 그 즙액을 화상에 붙였다. 대머리나 원형탈모나 건조한 피부와 비듬에는 오동나무씨와 뽕나무 생잎을 생체로 찧어 즙을 내어 바르면 좋은 것으로 알려져 있다.

한방에서 잎을 오동엽(梧桐葉), 종자를 오동자(梧桐子)로 부른다. 오동자(梧桐子)는 불결한 음식을 먹고 일어나는 복통·설사·순기(順氣)·화위·상식(傷食)·산기(疝氣)·위통에 쓰고, 오동엽(梧桐葉)은 풍습성(風濕性)으로 인한 사지동통 마비나 거풍, 제습·청열·해독에 효능이 있고, 류머티즘에 의한 동통·마비·고혈압에 쓰고, 오동근은 장출혈에 지혈 작용이 있어, 풍습성사지 마비 동통의 치료와 타박상에 쓰고, 오동유와 나무껍질과 나뭇잎으로 구충·두풍·종창에 다른 약재와 처방한다.

민간에서 오동의 어린잎을 채취하여 말려서 차(茶)로 달여서 먹었고, 잘 건조된 오동잎을 달여 진한 물로 모발을 씻었고, 열매는 기름을 짜내고 볶아서 식용으로 먹었고, 오동꽃을 말려 가루로 만들어 화상에 썼고, 오동나무 껍질을 달여서 미역국을 먹고 체한 데 썼고, 부종(浮腫)에 열매를 달여서 먹었고, 해수(咳嗽)에는 줄기와 뿌리를 달여서 먹었다.

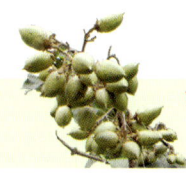

번식 ● ● ●
오동나무는 종자나 꺾꽂이로 번식한다.

| 우 리 나 무 |

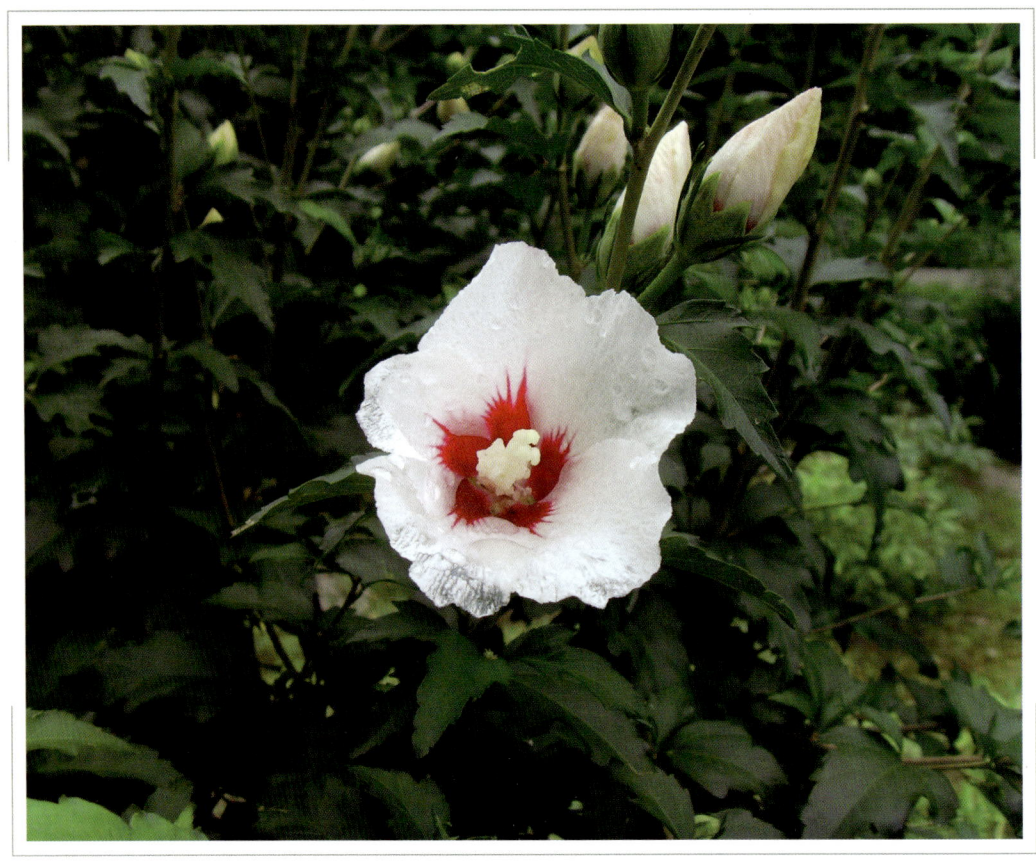

우리나라의 꽃과 나무의 상징 국화수^{國花樹}, 무궁화

무궁화의 원산지는 중국과 인도이고 학교나 공원에 심는다. 높이는 3~4m 정도이고, 잎은 어긋나고 가장자리는 톱니 모양이고 뒷면에 털이 있다. 꽃은 7~9월에 분홍색·흰색·보라색 등으로 잎겨드랑이에 1송이씩 피고, 열매는 10월에 긴 타원형의 삭과로 여문다.

🌸 강인한 생명력과 영화의 상징

한 국가가 나라꽃으로 삼는 이유는 꽃의 상징성을 통해 나라 정신을 간직하고 높이는 데 있다. 우리나라 국화는 무궁화(無窮花)이다. 무궁화는 우리 민족의 강인함과 국가의 영원함과 백성의 창성함을 드라내는 꽃으로, 꽃 중의 꽃(花中花)으로 가식이 없는 고고(孤高)한 아름다운 미를 간직한다.

무궁화는 끝없이 피기 때문에 우리나라를 상징할 수 있다고 이유를 찾고 있지만, 꽃이 하루 만에 피고 지는 특성 때문에 국화가 되기까지는 많은 논란이 있었다.

그 예로 1898년 남궁억(南宮檍)이 간행한 황성신문에서는 무궁화를 복숭아로 바꿔야 한다고 주장을 했고, 해방 이후 소설가 이태준(李泰俊)은 진달래로 바꿀 것을 주장하기도 했다.

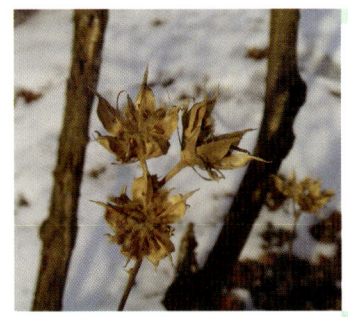

이규보(李奎報)가 무궁화인 근화를 '文과 朴'이라는 두 사람이 '無窮과 無宮'으로 논하고 국화로 삼았고, 무궁화가 우리나라 국화가 되기까지는 역사적으로 근화향의 유래와 무궁화를 우리나라 꽃으로 삼는 이유는 각별하다. 우리나라 애국가에서 "무궁화 삼천리 화려강산, 대한 사람 대한으로 길이 보전하세" 라는 후렴은 이미 1896년 독립문정초식 때부터 불렸던 것으로 확인되고 있으며, 윤치호가 애국가 후렴에 쓴 후 무궁화가 우리나라 국화로 부르게 된 계기가 되기도 했다.

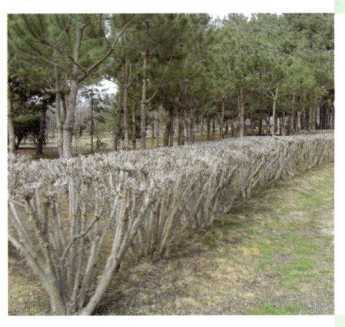

무궁화의 화심(花心)은 태양의 영광이 국가의 앞날에 비추기를 기원하는 종교적 의미가 깃들여져 있고, 지칠 줄 모르는 강인한 힘과 지조(志操)로 7월부터 10월까지 100여 일 동안 화려하게 끊임없이 피고 질 줄 모르는 일신지미(日新之美) 꽃으로 그 끈질긴 생명력 때문에 '일만육천 세'를 산다는 설화가 있다.

무궁화는 햇빛을 좋아하고, 양수(陽樹)인 까닭에 햇빛을 받을 때에 온 생명을 다해 피고 번식력이 강하여 끊임없이 새로 피고 해가 지면 꽃이 떨어지기 때문에 인생의 영고무상함을 깨닫게 하는 꽃으로 알려져 있다. 무궁화에 대한 한자어는 목근화(木槿花)로, 무궁화의 흰 꽃을 단, 붉은 꽃을 친으로 부른다. 무궁화의 백단심(白丹心)은 무구청정(無垢淸淨)을 상징하고, 진홍빛 화심(花心)은 태양처럼 붉고 뜨거운 마음을 나타내어 겨레의 얼을 상징하기도 한다.

무궁화가 국화로서의 내력을 오랜 역사를 통해 보면, 한반도에 무궁화가 많이 자라고 있다는 가장 오래된 기록은 중국의 『산해경(山海經)』에 의하면 '군자의 나라에 훈화초가 있는데 아침에 피었다가 저녁에 진다' 고 기록하고 있다. 예로부터 무궁화를 우리나라를 상징하는 나무 꽃으로 보았으며 근화 지역(槿花地域)이나 근역(槿域)이 입증한다. 무궁화라는 명칭은 고려 시대 이규보의 시문집 『동국이상국집(東國李相國集)』의 차운장로박환고론근화병서(次韻長老朴還古論槿花並書)에 기록되어 있다. 장로(長老)는 문공(文公)과 동고자 박환고가 각각 근화의 이름에 대해 논평한 내용으로 "무궁은 곧 무궁(無窮)"이란 뜻으로 이 꽃은 끝없이 피고 진다는 뜻을 담고 있다.

중국의 『산해경(山海經)』, 이규보의 『동국이상국집(東國李相國集)』, 강희안(姜希顔)의 『화암수록(花庵

隨錄)』, 이수광의 『지봉유설(芝峰類說)』에서 무궁화는 우리 민족의 정서와 문화와 깊은 관련이 있다고 언급하고 있다. 이를 통해 무궁화는 오랜 역사를 통해 우리 민족의 꽃임을 알 수 있다.

무궁화는 목근(木槿), 순화(舜花), 단, 친, 순, 조개모락화(朝開暮落花), 번리초(藩籬草), 화노(花奴), 왕증(王蒸), 학자화, 일급(日及), 이생(易生), 사내(似奈) 등 다양한 이름을 가지고 있다. 『본초강목』에서는 목근(木槿)으로 기록되어 있고, 『설문(說文)』에서 무궁화는 아침에 핀 꽃은 저녁에 진다 하여 '순목근야(舜木槿也) 조화모락(朝華暮落)' 으로 기록되어 있다.

조선 시대에는 궁중에서 잔치가 있을 때 무궁화 꽃으로 "진찬화(進饌花)" 로 치장하였고, 과거에 급제한 사람에게 꽃을 하사할 때는 어사화(御使花)를 무궁화로 택하였다. 신라 효공왕 때 최치원이 당나라에 보낸 국서와 『구당서(舊唐書)』199권 〈신라전〉에 의하면 "신라가 보낸 국서에 그 나라를 일컬어 근화향 곧 무궁화의 나라" 로 '근화향(槿花鄉)' 에 대한 기록이 있다. 즉 신라를 '무궁화 나라' 로 본 것이다.

중국 송나라의 전유연(錢惟演)은 시구(詩句)에서 근화(槿花)로 무궁화를 찬미하였다.

기하초결처(綺霞初結處)　　주로미희시(珠露未晞時)
보수녕삼척(寶樹寧三尺)　　화등경구지(華燈更九枝)
정정방자희(亭亭方自喜)　　암암각성비(暗暗却成悲)
욕작비연산(欲作飛煙散)　　유련반조지(猶憐反照遲)

떠오르는 태양의 아름답고 붉은빛이 막 모이는 곳 그 모습 귀한 나무의 삼 척 높이를 넘어서고
많은 가지들 화려한 등불처럼 찬란했지 우뚝 솟아 아름다운 모습을 스스로 기뻐하고 있을 때
모르는 사이 슬픔은 생겨나고 있겠지 나는 연기되어 흩어져 버리고 싶지만
반연되어 그림자 떨치지 못하는 듯 머뭇거리게 된다.

고려 예종 때 『지봉유설(芝峰類說)』에 인용한 〈고금주(古今住)〉에서 "군자꽃은 지방이 천 리인데, 무궁화가 많다" 는 근화향(槿花鄉)의 인용과 민가에 무궁화를 많이 심었다는 기록이 보인다. 조선 시대 세종 때 강희안(姜希顏)의 『양화소록(養花小錄)』에 의하면 우리나라에는 단군이 개국할 때 무궁화가 비로소 나왔기 때문에 중국에서 우리나라를 일컫되 반드시 '무궁화의 나라(勤域)' 라 했고, 단군이 개국할 때부터 나라꽃으로 숭상된 꽃이라고 주장하였다. 우리 조상은 무궁화의 꽃이 아름다워 시에서 '유녀동거(有女同車) 안여순화(顏女舜華)' 라 했다. 즉, '여자와 함께 수레를 탔는데 그 얼굴 아름답기가 무궁화 꽃과 같다' 고 할 정도로 아름다움을 무궁화에 비유하기도 했다.

무궁화는 꽃 하나가 지면 꽃 하나가 다시 '끝이 없이 계속 피는 꽃' 이다. 우리 조상은 아침에 피었다가 저녁에 지는 무궁화 꽃을 보면서 '가련영락재조혼(可憐榮落在朝昏)' 이라 했다. 즉 '영화와 슬픔이 아침저녁 사이' 라는 뜻을 담고 있다. 중국에서는 무궁화 꽃이 아침에 피었다가 저녁에 지기 때문에 '근화일일영(槿花一日榮)' 이라 하여 한순간의 덧없는 영화를 상징하였다.

무궁화나무는 가지를 꺾어서 땅에 꽂으면 잘 살기 때문에 이생(易生)이라는 별명을 가지고 있다. 그러나 낮에는 아름답고 화려한 모습이지만 밤에는 볼 만한 것이 없어 백낙천은 시에서 "무궁화 가지에는 피어 있는 꽃이 없다"는 '근지무숙화(槿枝無宿花)'라 표현했다.

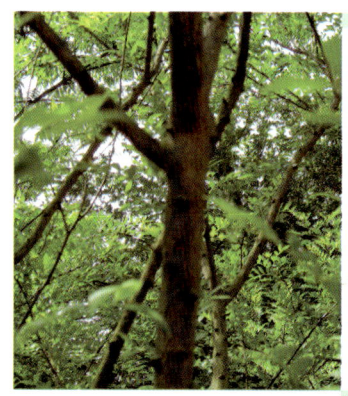

1925년 〈동아일보〉에 「조선 국화 무궁화 내력」이라는 칼럼을 통해서 우리나라의 꽃인 무궁화를 알렸고, 도산 안창호(安昌浩)가 국수운동(國粹運動)을 일으킬 때 무궁화를 국화로 주창(主唱)하여 비로소 우리나라 꽃이 되었고, 이후 '무궁화 삼천리 화려강산'이라는 말이 한민족의 가슴 속에 남게 되었다.

남궁억은 무궁화 동산 노래를 만들어 부르게 했고 평생을 무궁화 보급운동을 전개하다가 1931년생을 마감할 때 "내가 죽거든 무덤을 만들지 말고 무궁화나무 밑에 묻어서 거름이 되게 해 달라"고 유언할 정도로 무궁화를 사랑한 사람으로 알려져 있다.

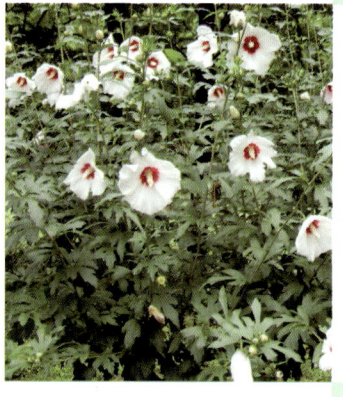

무궁화의 지조에 대한 유명한 이야기가 전하고 있는데 당나라 왕이 동지에 꽃이 피라고 기도를 했을 때 다른 꽃은 모두 피었는데 무궁화만이 피지 않아 자존심이 강하고 굴복하지 않는 꽃으로 알려져 있어 군자의 기상을 상징하는 으뜸의 꽃으로 칭송하고 있다.

무궁화는 한대 지방을 제외한 전 세계 전 지역에서 잘 자란다. 겨울 추위에 강하기 때문에 우리나라처럼 사계절의 기후 변화가 심한 곳에서도 잘 자란다. 무궁화는 예전에는 반리화(反理花)라 하여 생울타리 꽃이나 정원 등에 심었고, 지금은 가로수, 정원수, 분꽃 등으로 널리 이용되고 있다. 우리나라의 발전과 안전보장에 기여한 공적이 뚜렷한 대통령, 대통령 배우자, 우방 원수 및 배우자에게 수여하는 우리나라의 최고 훈장이 무궁화 문양을 한 무궁화대훈장(無窮花大勳章)이다.

전라북도 진안군처럼 우리나라 지방 국도의 가로수를 우리나라 꽃인 무궁화꽃을 심으면 국민의 정서와 문화에 좋아 지금부터라도 우리의 국화인 무궁화를 심어 유산으로 남겨야 하는 아쉬움이 있다. 무궁화는 일제 강점기 민족정기 말살정책으로 대부분 훼손되어 수령이 60년 이상 된 무궁화나무는 전국에 세 그루 정도 있다. 고송(古松)으로 오래된 나무를 찾아보기 어렵지만, 안동시 도산면 서부리 안동 예안향교 무궁화는 무궁화의 토종의 멋을 간직한 고목이며 시조목(始祖木)으로 우리나라에서 살아 있는 무궁화 가운데 가장 오래된 고목으로 수령이 약 100살 정도 된다.

국립산림과학원 박형순 박사가 최근 강릉에서 발견한 최고 110년 정도 된 것으로 추정되는 무궁화나무와 강원도 강릉시 사천면 방동리 강릉 박씨 제당 앞 마당에 높이 4m, 폭 6m로 밑동이 직경 0.5m, 둘레 폭 6m 정도 되는 무궁화 나무와 인천광역시 옹진군 백령면 연화리 중화동 교회 앞에 있는 90~100

년 정도 되는 무궁화를 2010년 11월 23일 천연기념물로 지정하여 보호를 하고 있다. 통상적으로 무궁화나무는 수명이 20~40년 정도까지 살고 그 이상이 되면 고사하는 것으로 알려져 있다. 무궁화는 7월부터 10월 초까지 무궁무진하게 꽃을 피운다. 한 나무에서 1,000~3,000송이의 꽃을 피우는 것으로 알려져 있다. 예로부터 중국에서는 선비의 기상을 가진 꽃이라고 하였고, 서양에서는 '섀런[7]의 장미' 라고 했다.

무궁화는 오랫동안 연이어 피어 초가을까지 이른다고 해서 군자처럼 끈기 있는 성품을 지녔고, 아침에 활짝 핀 꽃송이가 저녁에 시드는 성질을 두고 인간성애(人間盛哀)에 맞아 칭송한다. 무궁화의 활짝 핀 꽃송이가 이슬에 젖은 청아한 모습은 선녀가 목욕한 모습과 같다 하여 요조숙녀의 아름다움을 찬양하는 데 비유되기도 한다.

무궁화의 꽃말은 '섬세한 미, 일편단심' 이다.

🌿 이질억제 · 피부병에 좋다

무궁화는 약용, 관상용으로 가치가 높다. 『동의보감』에서 무궁화는 "약성(藥性)은 순하고 독(毒)이 없어서 장풍과 사혈을 멎게 하고, 설사 후에 갈증이 심할 때 달여 마시면 효과가 있다" 고 하였고, 『본초강목』에서 흰무궁화는 "부인병과 옴 치료에 쓰이며, 혈액 순환을 돕는다. 꽃을 달인 물로 눈을 씻으면 눈이 맑아진다" 고 했고, 『묘약기방』에서 "무궁화 씨를 태운 연기로 머리를 쐬고 그 가루를 술에 타서 먹으면 만성 편두통(偏頭痛)을 다스린다" 고 했다. 최근 약리 실험에서 목근피는 황색포도상구균과 이질균의 발육을 억제하는 작용을 보이고, 정유 성분은 피임에 활성 반응을 보이는 것으로 밝혀졌고, 목근화는 여성의 백대하 · 대장에서 열이 축적되어 일어나는 출혈과 복통 · 대장균 · 이질균에 억제 작용이 있는 것으로 밝혀졌고, 목근근은 해수 · 폐농양 · 충수염 · 대변 출혈에 작용이 있는 것으로 밝혀졌다.

한방에서 무궁화 종자인 목근자는 담천 · 해수 · 편두통에 쓰고, 잎은 종기에 쓰고, 꽃은 청열 · 이습 · 양혈에 쓰고, 뿌리는 청열(淸熱) · 해독(解毒) · 이습(利濕) · 소종(消腫)에 쓰며, 목근피는 청열(淸熱) 작용과 살충(殺蟲) 작용이 있어 옴 · 버짐 · 가려움증 · 피부병에 다른 약재와 처방한다.

민간에서 무궁화의 부드러운 잎을 차나 효소로 만들어 먹고, 이질에는 꽃을 따서 찹쌀과 섞어서 밥을 만들어 먹었고, 무궁화의 꽃봉오리를 쪄서 향신료와 간장을 만들어 먹었고, 여성의 질에서 흘러나오는 분비물인 적백대하나 음부의 가려움증에 목근피를 달여서 세척을 하거나 목욕을 하였고, 장 출혈에 목근피를 달여 먹었고, 치질이나 탈항에는 달인 물로 환부를 세척하고 증기를 쐬고 가루를 내어 붙이면 좋은 것으로 알려져 있다.

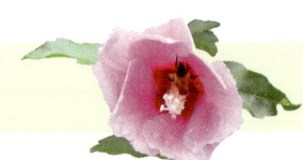

번식 • • •
무궁화는 종자나 삽목을 하면 쉽게 잘 번식하고 2년이면 꽃을 볼 수 있다.

---

7) 섀런은 기름진 평야가 펼쳐져 있는 이스라엘의 지역 이름을 말한다.

| 우 리 나 무 |

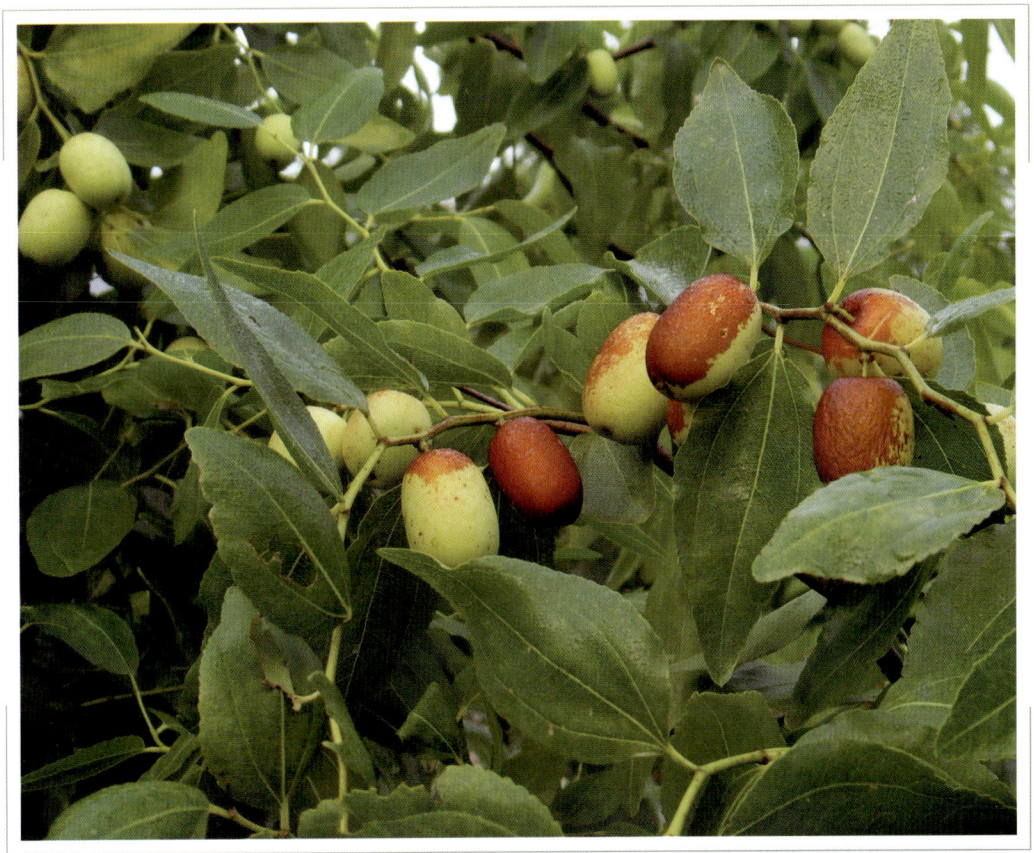

결혼식 폐백에 등장하는 다산수多産樹, 대추나무

대추나무의 원산지는 유럽 동남부와 아시아 동남부이고 정원이나 밭둑에 심는다. 갈잎큰키나무로 높이는 8~10m 정도이고, 잎은 어긋나고 반질반질하고 가장자리는 잔톱니 모양이고, 가지에는 가시가 있다. 꽃은 5~6월에 잎겨드랑이에 녹색으로 피고, 열매는 9~10월에 붉은색 타원형 핵과로 여문다. 대추나무는 묘목을 심은 그 해부터 결실을 맺기 시작하는 단기 소득 작물로 2년째부터 상업용 수확이 가능하다.

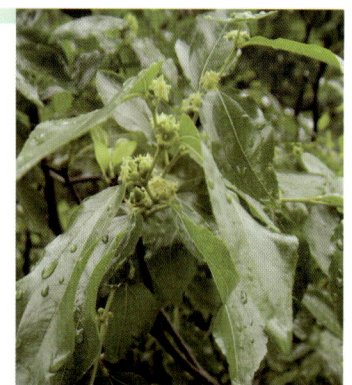

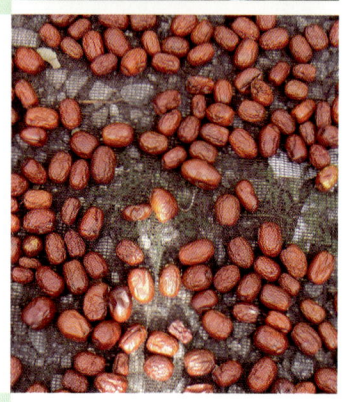

생명력과 청춘의 표상

예로부터 대추 열매의 붉은빛은 강한 생명력과 영원한 청춘의 표상으로 풍요와 다산의 신화적 의미를 함축하는 나무로 보았다. 우리 조상은 손님이 집에 찾아올 때 오른손에 대추를 담은 죽보(대나무)를 들고, 왼손에는 밤을 담은 죽보를 든다는 빙례(聘禮)8)라는 풍속이 있었다. 제사상의 주된 과일은 대추(棗:조), 밤(栗:율), 감(柿:시), 배(梨:리)이다. 대추 열매는 음식의 고명이나 관혼상제와 제사에는 반드시 모양이 좋은 것으로 썼다.

제사를 지낼 때 "조동율서"라 했듯이 대추는 동쪽에 밤은 서쪽에 놓고 제사를 지냈다. 대추나무는 신라 말기에 궁예가 송악에 태봉이란 나라를 세웠을 때 나무 심는 것을 관장하는 관청인 식화부를 설치하여 과목의 식재를 담당하게 할 정도로 고려 때는 법으로 대추나무 재배를 권장하였다.

조선 시대 세종은 백성들이 생활에 필요한 뽕나무, 닥나무 등 과목을 심도록 각 도에 장려했고, 명종은 대추나무의 목재는 치밀하여 인쇄용의 판재로 쓰고 열매를 약이나 식용으로 쓰기 위해 과목을 권장하였다. 집 부근 밭두렁에 많이 심었고, 홍수의 피해를 막기 위하여 숲을 만들 때 방풍림과 방수림으로 대추나무를 곁들어 심었다.

홍만선의 『산림경제』에서 "지화개시(至花開時) 이장기지시격(以杖其枝時擊) 진기광화(振其狂花) 칙결실다(則結實多)"라 했다. 즉 "꽃이 필 무렵에 막대기로 대추나무를 두들기면 가지가 흔들리고 꽃이 미치게 되어 열매를 많이 맺는다"고 대추나무의 결실을 돕는 방법을 자세히 기록하고 있다.

모든 과일 나무는 꽃이 피었을 때 비바람이 몰아치면 꽃이 떨어져서 열매를 맺지 못하지만 대추나무는 비바람이 치면 칠수록 나뭇가지가 흔들리면 흔들릴수록 열매를 주렁주렁 맺는 나무이다. 전통적으로 우리 조상은 대추나무는 정월 대보름날이나 단오날에 대추나무 줄기가 아래쪽에서 두 갈래로 갈라지는 사이에 큰 돌을 끼우면 열매가 많이 열린다는 풍속의 시집보내기(嫁法)를 하였다.

임금에게 진상된 과일 중에서 첫 번째 챙기는 식품이 대추였고, 대추를 백일홍이라 하여 신선이 준 식물로 장수나 다복의 상징으로 삼았고, 도교의 신선술(神仙術)에서 신선의 과일로 알려져 있으며, 신선의 얼굴빛은 흔히 대춧빛으로 묘사되기도 한다.

중국의 고서에는 대추 열매에 다양한 이름이 있다. 열매의 아랫 부분이 크고 위로 가면서 가늘어진 것을 병을 닮았다고 해서 호조(壺棗), 열매의 크기가 계란만한 것을 세견조(洗大棗), 씨 없는 것을 무실조

---

8) 물건을 권하고 선사하는 데 관한 예절을 말한다.

(無實棗), 쓴 맛이 나는 것을 고조(苦棗)로 기록하고 있다.

『다산방』에서 "몸이 쇠약한 사람이 대추를 진하게 달여 대추와 탕을 함께 먹으면 인삼을 먹은 것과 같다"고 했고, 중국 황제는 불로장수를 위해 대추를 즐겨 먹었다는 기록이 있다. 대추는 건강에 좋아 대추를 보고 그냥 지나치지 말라는 말도 있을 정도이다.

우리 속담에 '양반 대추 한 개가 아침 해장'이라는 말은 대추 한 개로 아침을 대신할 만큼 몸에 좋다는 것을 의미하고, '대추 세 개면 한 끼 요기가 되어 대추씨를 물고 30십 리를 간다'는 말이 있을 정도로 영양가가 풍부한 식품이다. 대추 세 개로 한 끼 요기를 한다고 할 정도로 영양분이 많다. 그래서 '대추 세 알이면 죽어 가던 사람도 살릴 수 있다'는 말이 생겼다. 우리나라는 전통적으로 정원에 나무를 심었다. 안방 문을 열면 맞바라보이는 곳에 대추나무와 석류나무를 심었다. 예전에 집에 손님이 찾아오면 안주인이 오른손에는 대추(棗)를, 왼손에는 밤(栗)을 담아 손님을 대접했다.

예로부터 대추나무의 대추처럼 많이 낳도록 바라는 택목주술(宅木呪術)의 민속신앙으로 대추는 아들과 관계가 있는 것으로 믿었고, 열매가 많이 열리는 대추는 풍요와 다산을 상징한다. 대추는 다남(多男)을 기원하는 상징물로 여겨 결혼식 폐백(幣帛)에 쓰인다. 혼례식에서 폐백을 드릴 때 시부모가 며느리의 치마폭에 던져 주는 것은 "아들 딸 구별 말고 자식을 많이 낳아라"는 뜻이 담겨 있다. 부적을 만드는 재료로는 벼락 맞은 대추나무를 최상으로 쳤는데 이는 대추가 천둥과 벼락의 힘이 깃들었다 해서 귀신도 쫓고 약도 된다는 나무로 여기는 믿는 속설을 믿기 때문이다.

대추나무는 재목이 단단하여 판목이나, 떡메, 도장, 목탁, 불상, 달구지 재료 등 공예품의 재료로 다양하게 쓰인다. 벼락맞은 대추나무를 벽조목이라고 하는데 부적(符籍)이나 도장을 새길 때 최상으로 친다. 우리 속담에 단단하여 빈틈 없는 사람을 가리켜 '나무 방망이 같다'고 하는데 이는 대추나무를 뜻한다. 또한 어려운 일을 잘 견뎌 내는 야무진 사람을 가리켜 '대추나무 방망이'라 하고, 대추는 작은 과일이면서도 작고 단단하여 키는 작으나 야무진 사람을 가리켜 '대추씨 같은 사람'이라고 표현한다. '대추나무에 연 걸리듯 한다'는 속담은 어떤 일이 복잡하게 꼬여 간다는 뜻으로 대추나무에는 날카로운 가시가 많기 때문일 것이다.

예로부터 충북 보은은 대추로 유명하다. 보은 지역에 내려오는 민요에서 "비야 비야 오지 마라. 대추꽃이 떨어지면 청산 보은 색시 시집 못 가 눈물난다."라는 내용이 전한다. 가시가 없는 장미가 없듯이 식물 중에서 아름다운 것은 가시를 가지고 있다. 대추나무 조(棗) 자는 속(束) 자를 아래위로 포개 놓은 모양을 하고 있다. 옆으로 배열하면 가시나무 극(棘)자가 된다. 대추나무는 가시가 많은 나무라는 뜻이다. 우리나라는 충북 보은과 경북 예천에서 생산되는 대추는 열매에 살이 없고 씨에 인[9]이 거의 없는 게 특징이다.

대추나무의 4가지 득(得)

- 심는 해에 다음해 돈이 된다.
- 한 그루에 많은 열매를 맺는다.
- 나무 재질이 단단해서 도장 파는 나무로 좋다.
- 귀신을 쫓는 나무로 사용한다.

---

9) 인(仁)이란 단단한 대추씨를 깨트려 보았을 때 그 속에 들어 있는 부드러운 조직으로 사람이 먹을 수 있는 것을 말한다.

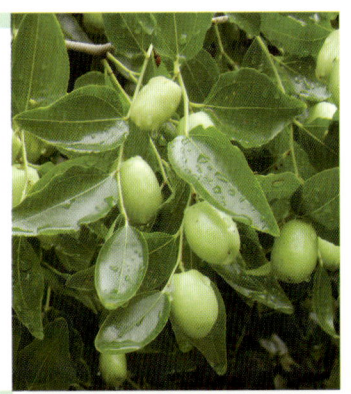

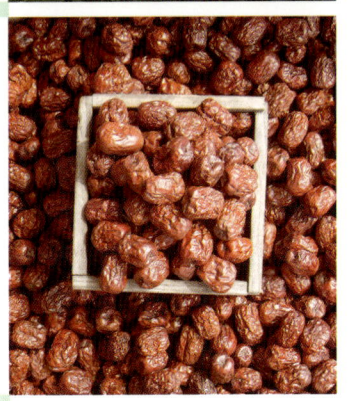

예로부터 충북 보은 지방은 대추 명산지로 임금님께 올리는 진상품이 되기도 하였다. 충북 제천에 전해 오는 대추를 예찬하는 민요이다. "바람아, 바람아, 불어라. 대추야, 대추야, 떨어져라. 애들아, 애들아, 주워 먹어라. 어른아, 어른아, 말려라." 대추나무 가지는 늦봄까지는 사람들의 관심 밖에 있다가 가을에 모습을 드러낸다. 대추나무는 늦은 봄, 잎이 나오는 시기가 다른 나무들보다 제일 늦기 때문에 충청도에서는 "양반나무" 라는 별명을 가지고 있다.

『시경(詩經)』에서 8월에는 대추를 따고 10월 말에는 벼를 거둔다는 기록되어 있지만 우리나라에서는 양력 9월이 되면 열매가 익는다. 열매가 붉게 되는 것을 홍조(紅棗)라 하고, 산조(酸棗)는 산대추로 부른다. 『용제총화』에서 "대추를 말려 보관하였다가 봄을 맞을 때 먹어야 한다" 고 한 것처럼 수천 개의 대추열매는 가을 하늘의 한 구석을 동요처럼 만들어 동심으로 돌아가게 한다.

대추나무는 정원수, 과수로 가치가 높다. 대추나무의 번식은 종자와 뿌리에서 나오는 움돋이(萌芽)로 한다. 대추나무는 배수가 잘 되고 모래가 있는 땅이 좋고 습한 땅을 싫어한다. 대추나무는 재질이 단단하고 강인하여 조각재, 도장, 방망이 등으로 가치가 높다.

대추나무의 꽃말은 '처음 만남' 이다.

🌿 12경맥에 좋다

대추씨를 깨서 알맹이를 쓰기 때문에 산조인(酸棗仁)으로 부른다. 산조인은 노란색이 될 때까지 볶으면 신경정신을 다스리는 것으로 알려져 있다. 조인(棗仁)과 조육(棗肉)은 건위 강장제로 복통이나 불면증에 좋아 예로부터 '숙용치불면(熟用治不眠), 생용치호면(生用治好眠)' 이라 했다. 즉, '산조인을 생것으로 먹으면 잠을 적게 하고, 볶아서 쓰면 잠이 잘 오게 한다' 는 뜻이다. 우스갯소리로 생대추는 각성제로 신혼부부에게 권하고, 볶은 것은 불면증 환자에게 권한다. 오랫동안 산조인탕(酸棗仁湯)을 복용하면 불면증이 사라지고 정력과 스태미나(stamina)에 좋다.

산대추나무 열매의 속 부분(胚乳)인 산조인은 껍질이 적갈색이고 둥글고 납작한 모양을 갖추고 있다. 산조인은 한약제로 신경을 안정시키고 잠을 잘 오게 하고 히스테리, 노이로제의 치료약으로 쓴다. 『천금방』에서 몸이 약하고 가슴이 답답하고 손과 발에 열이 있으면서 잠이 잘 오지 않을 때는 대추 30알과 파뿌리 7개를 달여 먹으면 숙면을 취할 수 있다고 말하고 있다. 불면증이 심한 사람은 대추 10개와 파뿌리 3쪽과 물 두 컵을 약한 불로 달여 반절이 되면 취침 2시간 전에 물처럼 마시면 잠을 편히 잘 수가 있다. 예로부터 대추는 한약재로 귀하게 쓰여 한방에서 보약에 빠지지 않고 들어간다. 신경 안정이나 노화 예방, 피부 미용 등에 좋은 것으로 알려져 있다.

대추나무는 식용과 약용으로 가치가 높다. 대추에는 단백질, 지방, 사포닌, 과당, 다당, 유기산, 칼슘, 인 등 36종의 다양한 무기 원소가 들어 있고, 대추는 당분과 트리테르페노이드 성분이 풍부하여 자양과 기운을 돋우고 해독 작용을 한다. 『동의보감』에서 대추는 "맛이 달고 독이 없으며 속을 편안하게 하고 오장을 보호한다. 오래 먹으면 안색이 좋아지고 몸이 가벼워지면서 늙지 않게 된다"고 했고, 「본초강목」에서 "대추는 속을 편하게 하고 비(脾)를 기르며 오장을 보(補)하고 12경맥을 돕는다. 진액(津液) 곧 분비물을 고르게 하고 혈액 순환을 돕고 백약(百藥)을 화하게 한다"고 했고, 『의학인간』에서 "대추는 경맥을 보하고 음혈(陰血)을 완화시키며 음혈이 약화되면 맥이 실해져서 12경맥을 돕는다"고 했고, 『전통의서』에서 "대추는 부족한 경락(經絡)을 보(補)하고 비(脾)를 보하고 위기(胃氣)를 평안하게 하고 장을 튼튼하게 한다"고 했고, 『약용식물사전』에서 대추는 완화제·강장·신경쇠약 등에 쓰고, 잘 익은 대추를 쪄서 말려서 달여 먹으면 해열·완화·진통을 다스린다고 기술하고 있다.

『동의보감』에서 산조인(酸棗仁)은 "간기(肝氣)를 보(補)하고 힘줄과 뼈를 튼튼하게 하고 배꼽의 위아래가 아픈 것과 피가 섞인 설사나 식은땀을 치료한다"고 했고, 산조인(酸棗仁)은 간(肝)을 보호하고 불면증, 진해, 해독을 처방하는 데 쓰고, 대추씨를 약으로 쓸 때는 3년 묵은 것을 쓰는 것을 원칙으로 한다. 한방과 민간에서는 식용과 약용으로 쓴다.

대추는 영양이 풍부하고 노화를 방지하는 식품으로, 위(胃)를 편하게 할 때 약재로 쓰고, 약물의 독성과 자극을 덜어 주고 부작용을 중화시켜 감초와 조화를 잘 이루기 때문에 한약을 달일 때 빠지지 않고 꼭 들어간다. 대추의 단맛은 스트레스 해소에도 도움이 되고 마음을 안정시켜 준다. 대추는 따뜻한 성질이 있어 여성에게 좋다. 혈액 순환을 도와주고 피부를 부드럽게 해 주며 여성의 냉증에 좋다. 잘 익은 대추를 쪄서 말려 달여 차(茶)로 먹었고, 대추를 말려 보관해 두었다가 떡, 약식, 대추밥, 대추전병 등 여러 음식에 넣어 먹을 수 있다.

한방에서 대조(大棗)라 부르며, 성미는 달고 따뜻한 성질이 있어 해독제로 처방할 때 쓴다. 대추는 부족한 것을 보(補)하고 독(毒)을 제거하는 성질을 가지고 있어서 약방의 감초처럼 쓰고, 주로 이뇨·강장·건위·진정·자양에 다른 약재와 처방한다.

민간에서 대추 종자가 정력에 좋아 자양, 강장제로 수시로 먹었고, 대추나무 껍질 달인 물은 혈변이나 고혈압에 썼다. 화상의 환부에 발랐고, 대춧잎으로 즙을 내어 피부병인 부스럼에 발랐고, 열매나 잎은 신경을 편하게 하는 성질이 있어 불면증에 달여 먹었다

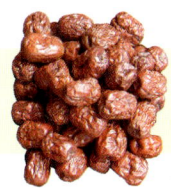

번식 • • •
대추나무는 3월 하순에서 4월 초순경에 묏대추나무를 대목으로 하고 원하는 품종의 접수로 접목을 하면 2년 정도 지나면 대추가 달리기 시작한다.

| 우 리 나 무 |

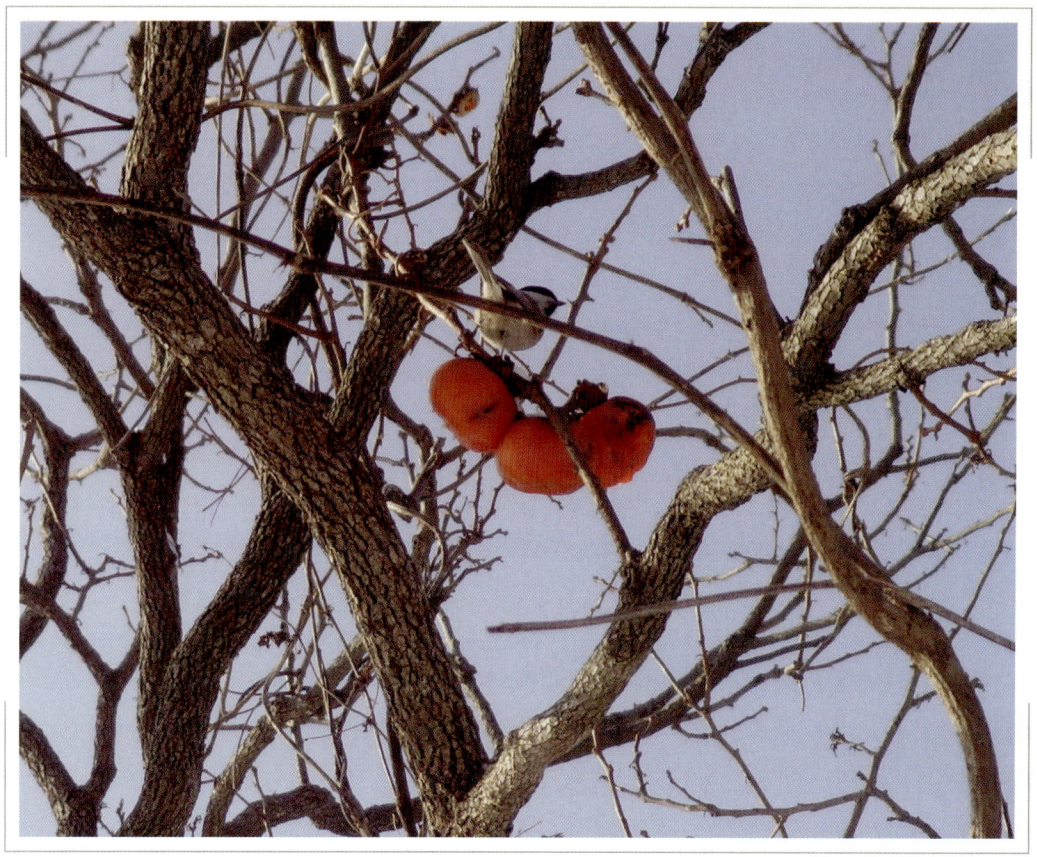

오절과 오상과 오색과 칠덕을 간직한 미덕수^{美德樹}, 감나무

감나무의 원산지는 한국, 중국, 일본이고, 집 주변과 밭에 심는다. 갈잎큰키나무로 높이는 5~15m 정도이고, 잎자루에 털이 있고, 나무껍질은 비늘 모양으로 갈라진다. 꽃은 5~6월에 왕관 모양의 연한 노란색으로 피고, 열매는 10월에 둥글고 주황색 또는 붉은색의 장과로 여문다. 감나무는 세계적으로 그 종류가 200종이 넘지만, 우리나라와 일본, 중국의 감나무를 최상품으로 친다.

고향을 생각나게 하는 나무

이 세상에는 수많은 나무가 존재하고 있지만, 나무의 과일 중에서 유일하게 겉과 속이 똑같이 붉은 것은 감밖에 없다. 예로부터 감은 '색승금옥의(色勝金玉衣), 감분옥액청(甘分玉液淸)'이라 했다.
 즉 '감나무의 색은 금빛 나는 옷보다 아름답고, 그 맛은 맑은 옥액에 단맛을 더한다'고 할 정도로 우리 조상은 황금빛 나는 감의 껍질 색깔 속에 신선(神仙)이 마시는 물이 들어 있다 하여 잘 익은 감을 금의옥액(金衣玉液)이라 했다.

 우리 조상은 감나무에 대하여 풍류를 즐겨 '시엽제시(柿葉題詩)'라 했다. 즉 '땅에 감나무 단풍잎에 시(詩)를 쓴다'고 할 정도로 감나무를 좋아했다. 당나라 한유(韓愈)는 "적염화관장화산(赤炎火官張火繖) 연운소수대실병(然雲燒樹大實骿)"라 했다. 즉, 감나무의 단풍에 대하여 활활 타는 불의 신이 불양산을 펴서 들고 있는 것 같고 구름도 붉게 타고 나무도 타는데 붉은 감열매가 나무를 덮었다고 아쉬움을 시로 예찬하였다. 우리나라에서는 고려 인종(仁宗) 때 '고욤'에 대한 기록이 있는 것으로 보아 당시 감이 재배되었던 것으로 보인다. 조선 시대에 들어와서는 건시와 수정과에 대한 기록이 있고, 『동국여지승람』에 감의 주산지가 기록되어 있을 정도로 널리 재배되었다.
 일찍부터 임금에게 올리는 진상물에 감이 포함되어 있었고, 의식이나 제물로 올려졌다. 우리 조상은 감나무에 대하여 "수명이 길고, 녹음이 좋고, 날짐승들이 집을 짓지 않고, 벌레가 없고, 단풍진 잎이 아름답고, 과일이 좋고, 낙엽은 거름이 된다"고 감나무의 칠덕을 예찬하였다.

 감나무의 칠절(七絶)에 대하여 『유양잡조(酉陽雜組)』서 "일수(一壽), 이다음(二多陰), 삼무조소(三無鳥巢), 사무충두, 오상엽가완(五霜葉可玩), 육가상가담, 칠락엽비대(七落葉肥大), 가이림서(可以臨書)"이라 했다. 즉 "오래 살고, 그늘을 만들고, 새가 집을 짓지 않고, 벌레가 없고, 단풍이 아름답고, 열매가 먹음직하고, 잎이 큼직하여 글씨를 쓸 수 있다."는 뜻이다.
 감나무 고목(古木)은 득남(得男)과 자손의 번창을 기원하는 신앙의 상징으로 보았다. "100년 된 감나무에는 감이 1,000개 열린다" 하여 집 안에 반드시 감나무를 심었다. 예로부터 감나무와 관련하여 속설이 전하고 있는데, 예를 들면 감꽃을 실에 꿰어 목걸이를 하고 다니면 득남을 한다고 믿었다. 감나무를 땔감으로 사용하면 불행이 온다 하여 사용하지 않았고, 감꼭지를 달여 그 물을 먹으면 유산(流産)을 방지할 수 있다 하여 임산부가 먹었다는 속설도 있다.

 가을에 곱게 물든 감나무 잎을 보았는가? 가을에 붉게 물든 단풍나무와 감나무 잎은 아름답다. 감나무 잎에 쓴 글과 그림을 책으로 만들어 중국의 정건(鄭虔)은 현종 황제(玄宗皇帝)에게 바쳤는데, 황제는 뛰어난 필적과 그림을 보고 감탄하여 정건삼절(鄭虔三絶)이라는 친필을 하사했을 정도로 감나무 잎의 단풍[10]은 아름답다. 우리는 감나무를 통해 어릴 적 추억과 고향을 떠올릴 수 있다. 나무에는 뿌리가 있고, 새에게는 둥지가 있듯이 사람에게는 내 마음의 고향이

> **곶감 이야기**
>
> 옛날 추운 겨울밤에 배고픈 호랑이가 산골 집 창 밖에서 안을 엿보고 있었는데 집 안에서 어린아이가 몹시 울어 그 어머니가 달래려고 하는 말이 "아가야 문 밖에 호랑이가 왔다"고 해도 아이는 겁도 없이 울어 대니 엄마는 "자, 곶감" 하니 울음을 뚝 그쳤다. 문 밖의 호랑이는 나보다 더 무서운 곶감이란 놈이 있구나 생각하고 혼비백산하여 산 속으로 달아났다.

10) 식물이 광합성 작용으로 붉은 색소인 '화청소(花靑素)'가 생겨나고 가을에 나무의 양분을 만드는 엽록소(葉綠素)가 서서히 파괴되면서 물이 드는데 이것은 생존을 위한 나무의 몸부림이다.

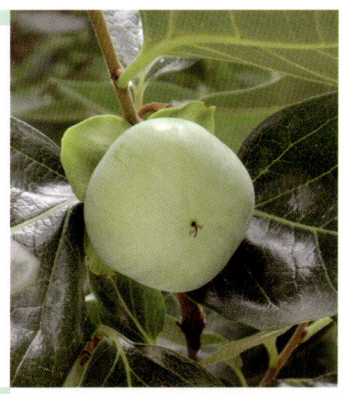

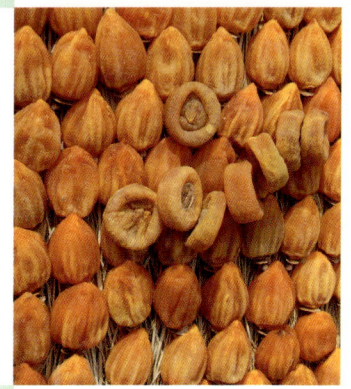

있다. 고향을 생각나게 하는 감나무는 사람에게 많은 추억을 간직하고 있고 생각나게 한다. 바로 '감나무의 까치밥 이야기, 감나무에 올라가서 떨어지면 죽는다, 호랑이도 곶감 이야기를 듣고 도망을 친다'는 이야기는 오랜 세월 동안 감나무는 인간의 삶과 함께하였다는 것을 의미한다. 늦은 가을에 잎이 다 떨어지고 서리를 이기고 만추(晩秋)까지 유일하게 남아 있는 것이 까치밥이다.

감나무에 열린 감은 사람만 먹으면 안 된다는 삶의 원칙이 있다. 감을 딸 때는 감나무에 몇 개쯤 남겨 놓고 따는 풍습이 있는데, 혹독한 겨울철에 새들의 먹이감으로 남겨 둔다. 이는 궁핍 속에서도 까마귀와 까치를 위한 것으로 홍시가 된 뒤 새들이 쪼아먹는 풍경에서도 우리 조상의 배려와 자연의 섭리를 따르는 지혜를 볼 수 있다.

감나무는 벌레가 생기지 않고 새가 집을 짓지 못하는 나무로 알려져 있고, 냉장고가 없던 옛날에는 감잎으로 음식을 싸서 보관하였는데, 최근에 감잎에 세균 번식을 억제하는 효능이 있다는 것이 밝혀졌다. 풋감으로 감물을 만들어 방습제·방부제·염료로 사용했고, 재목은 단단하고 무늬가 아름다워 고급 가구재로 쓰고, 망치의 머리 부분은 감나무로 만들어 사용할 정도로 단단하다.

감나무의 오절(五節)과 오상(五常)

감은 봄에 꽃이 피고 여름 내내 풋감이 열릴 때는 사람이 그냥 지나치다가 잎이 다 떨어지고 주홍빛 감이 모습을 보일 때 사람의 관심을 받는다. 당대의 단성식(段成式)이 지은『유양잡조(酉陽雜組)』에서 감나무는 오절(五節)과 오상(五常), 오색(五色)의 미덕을 지니고 있다고 했다.

오절이란 수(壽: 수명이 길다), 무조소(無鳥巢: 새가 집을 짓지 못한다), 무충(無蟲: 벌레가 살지 못한다), 가실(嘉實: 열매가 달다), 목견(木堅: 나무가 단단하다)을 말한다. 오상이란 문(文: 감나무 잎은 글씨를 쓰는 종이가 된다), 무(武: 나무가 단단하여 화살로 쓰인다), 충(忠: 겉과 속이 한결같이 붉다), 효(孝: 노인도 부담 없이 먹을 수 있는 과일이다), 절(節: 과일 가운데 유일하게 서리를 이기고 만추까지 버틴다)을 말한다.

오색이란 흑(黑: 나무의 목질이 검다), 녹(綠: 잎이 푸르다), 황(黃: 꽃이 노랗다), 적(赤: 열매가 빨갛다), 백(白: 곶감에 흰 가루가 있다)을 말한다. 나무의 "해거리"는 말 그대로 열매를 맺지 않고 해를 거른다는 뜻으로 나무가 살아 남기 위한 생존을 위한 몸부림이다. 감나무는 일조량이 적고 비가 많이 온다든가 열매가 지나치게 많이 달렸을 때는 감나무가 살기 위해 스스로 해가림을 한다. 나무가 열매를 맺기 위해서는 광합성 작용으로 잎사귀에 영양분이 필요하다. 해거리를 할 때는 오로지 나무의 자생력을 키우기 위해 최선을 다한다. 그래서 나무는 해거리를 통해 한 해 동안 열매 맺기를 과감하게 포기하는 것이다.

사과나 배 등은 대체적으로 열매만을 따지만, 감은 가지와 함께 따야 하는 이유는 감은 일년지(一年枝)여서 감이 달린 작은 가지를 꺾어 주어야 해거리를 하지 않는 것으로 알려져 있다. 감은 한자로는 시 수이고, 감나무의 학명(學名)은 '디오스피로스 카키(Diospyros kaki)'다. '신(神 · Dios:디오스)의 곡물(穀物 · pyros: 피로스)'이라는 의미다.

우리나라에서 자라는 감나무와 고욤나무는 추위에 약하기 때문에 경기도 이남의 중남부 지방에서 심어 키운다. 우리나라의 감나무는 일본이나 중국에서는 자라지만 유럽이나 미국에는 없다. 감나무는 다른 나무에 비해 열매를 맺을 때 에너지를 소비하여 오래 살지 못하는 것으로 알려져 있다.

감은 잎이 다 떨어지는 가을이면 빨갛게 익는데, 서리 내리기 전에 따야 한다. 하얀 분이 나오면 쫀득쫀득한 곶감이 된다. 상주, 청도, 함양, 진안 등이 유명하다. 감나무는 중부 이남 지방 여느 시골집에서 흔히 볼 수 있지만, 경북 청도는 집집마다 논과 밭과 도로의 가로수도 감나무로 치장을 하고 있다. 봄에 피는 감나무의 연두색의 어린잎, 한여름의 짙은 녹색의 풍성한 그늘, 붉게 물드는 가을의 단풍, 삭막한 겨울의 앙상한 가지에 얹힌 하얀 눈 등은 사계절에 걸쳐 관상가치가 높다.

우리나라에는 감나무 고목이 있는데, 경남 의령군 정곡면 백곡리 감나무는 수령이 500년 정도 되는 거목으로, 높이는 약 28m, 가슴둘레는 4m, 가지는 동서로 18m, 남북으로 12m 정도로 2000년까지 당산제를 지내다가 감이 열리지 않자 지금은 당산제를 지내지 않는다. 조선 시대 세종 때 삼정승을 지낸 문효공 하연(河演, 1376~1453년)이 이 집에 살던 일곱 살 때 심었다는 경남 산청군 단성면 남사리 감나무는 우리나라에서 살아남은 감나무 가운데 가장 오래된 나무로 알려져 있는데, 나이가 약 600살이 넘고 높이는 13m, 가슴둘레는 3.5m 정도 되지만, 나무 줄기는 오래전에 썩어 온통 이끼로 뒤덮여 감나무로서의 역할은 제대로 하지 못하는 것을 보면서 세월의 무상함을 깨닫게 한다.

감나무는 가지와 줄기의 배열이 까치가 집을 짓기 안성맞춤이지만 사람이 감을 따기 위해서 감나무에 자주 올라오기 때문에 까치가 불안함을 느껴 집을 짓기를 싫어한다. 감나무는 종자를 뿌려서 묘목을 만들면 못쓸 감이 달리기 때문에 감씨나 고욤나무씨를 뿌려서 접붙이는 대목으로 삼아야 한다. 감나무는 어린 감나무와 고욤나무의 밑동을 자르고 좋은 감나무로 접목해야 좋은 감을 얻을 수 있다.

감나무의 꽃말은 '어두움, 비애, 소박, 경이' 이다.

숙취해소 · 딸꾹질 · 이뇨 · 중풍 · 지사 · 고혈압에 좋다

감나무는 식용, 약용, 관상용, 공업용으로 가치가 높다. 감은 주로 생감이나 홍시 열매를 생식하거나, 고종시(어린 열매의 핵) · 반시(열매를 조각된 것) · 곶감(곶시) · 연시 · 백시 · 오시 · 침시 등으로 구분하고 식용할 수 있다. 감꼭지는 딸꾹질을 멈추게 하는 약으로 쓰인다. 딸국질은 횡격막의 경련으로 생기는 병이다. 그래서 깜짝 놀라게 해도 종종 멈추는 경우가 많다. 그래도 멈추지 않을 때는 곶감에 붙어

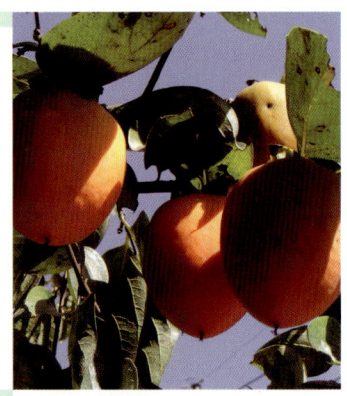

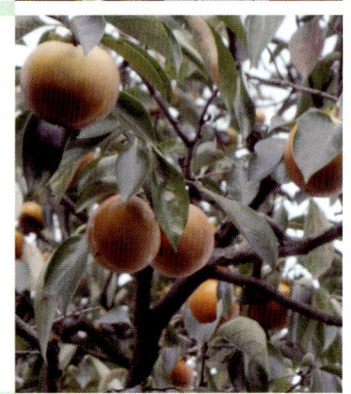

있는 감꼭지 5g에 감초 1g을 넣어서 100cc의 물에 달여 마시면 딸꾹질이 멈춘다. 감꼭지가 없을 때는 곶감 3개와 댓잎 60장을 끓여서 마시면 딸국질이 멈춘다.

감잎에는 비타민 C가 풍부하다. 봄에 감잎의 새순으로 만든 감잎차는 고혈압에 좋고, 감꼭지는 딸꾹질이나 이뇨 작용에 쓰고, 곶감을 태운 가루로는 치질에 쓰고, 떫은 맛은 설사에 좋고, 떫은 감을 갈아서 즙액으로 치질의 출혈에 썼고, 감꼭지를 약으로 쓸 때는 서리 맞은 감꼭지를 햇볕에 말려서 쓴다.

『동의보감』에서 "홍시는 갈증을 멈추게 하고, 심열을 치료하며, 주독과 열독을 풀어주어 위의 열을 내리고 입이 마르는 것을 낫게 하며 토혈을 멈춘다"고 했고, 『명의별곡』에서 "홍시는 술독을 풀어주고 위열을 제거하며 입이 마르는 것을 없애 준다"고 했고, 『식료본초』에서 '산후에 열이 계속 나고 한기(寒氣)로 인하여 팔다리가 쑤시고 아플 때 서리 맞은 감을 하루 3개씩 먹으면 낫게 된다'고 했다.

가을에 단단한 생감을 잘 저장해 두면 색이 더 붉어지고 말랑한 홍시가 된다. 홍시는 장을 다스려 주고, 설사를 치료하고, 술을 깨는 데 효과가 있고, 백시(白柿)는 생감의 껍질을 벗겨 말려 곶감을 만들어 겨우내 먹을 수 있도록 만든 것으로 딸국질을 멈추게 하고, 성대를 보호하고, 숙취를 해소하고, 기미를 치료한다.

오시는 감껍질을 벗기고 불에 말린 것으로 설사를 멎게 하고, 감껍질을 벗겨 불에 말린 오시(烏柿)와 감을 물에 담가 떫은 맛을 우려 낸 침시(沈柿)는 감을 물에 담가 떫은 맛을 우려내는 것으로 설사 치료에 쓰고, '시삽(柿澁)'은 곶감을 술에 담근 것으로 갈증 해소에 쓴다.

한방에서 성숙한 꽃받침을 시체로 부른다. 딸국질, 구토, 야뇨증에 다른 약재와 처방한다.

민간에서 숙취에는 홍시를 먹었고, 감꼭지를 달여 그 물을 상복하여 유산을 방지하였고, 뱀에 물리거나 화상·동상을 입었을 때와 옻이 올랐을 때는 감즙을 짓찧어 붙였고, 독사에 물리거나 벌에 쏘였을 때는 시삽을 환부에 붙였다. 감은 차가운 성질이 있어 몸이 냉한 사람과 임신부, 변비가 있는 사람은 주의를 요한다.

번식 • • •
감나무에서 좋은 형질의 감을 얻기 위해서는 3월 하순부터 4월 초에 고욤나무로 접목을 하면 땡감이 되지 않는다. 감나무는 접목을 하지 않으면 땡감이 된다.

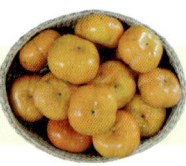

| 우 리 나 무 |

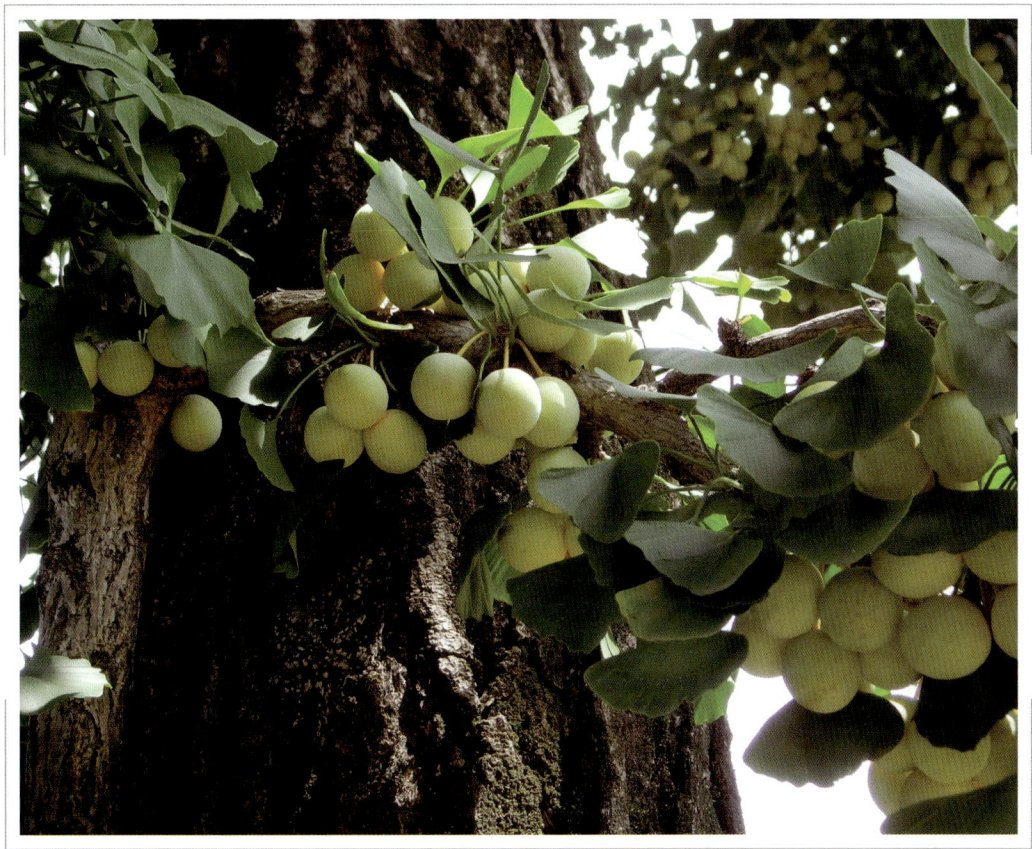

천연기념물이 가장 많은 고목수^{古木樹}, 은행나무

은행나무의 원산지는 중국이고, 집 주변이나 공원, 가로수로 심는다. 갈잎큰키나무로 높이는 10~30m 정도이고, 잎은 부채 모양으로 어긋나고 한 곳에서 여러 개가 뭉쳐 나고, 꽃은 4~5월에 잎겨드랑이에 녹색으로 피고, 열매는 9~10월에 구슬 모양의 핵과(核果)로 여문다.

은행나무는 1속, 1종만이 존재하는 독립수(獨立樹)라는 특성 때문에 독립수로 숲을 이루지 못한다. 이렇게 외로운 은행나무는 암나무와 수나무가 있어 암수가 서로 마주 봐야 열매를 맺는다. 가을에 암나무에 열매가 주렁주렁 맺는다.

살아 있는 화석

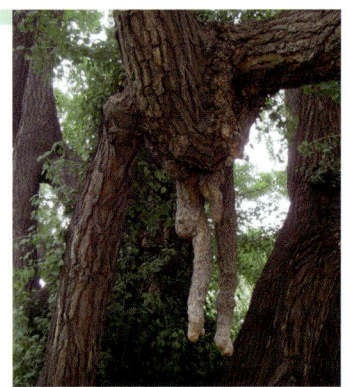

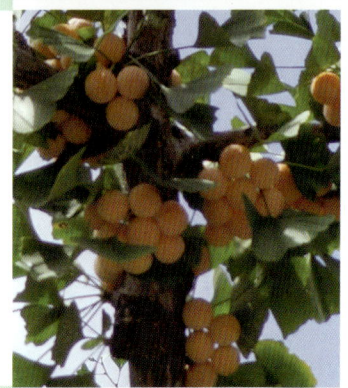

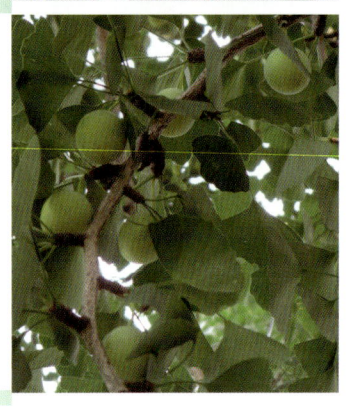

은행나무는 지구상에서 가장 오래된 식물로 고생대 지대에서 3억 년 전에 은행나무 화석이 발견되기도 해 '살아 있는 식물화석'으로 불린다. 서양에서는 은행나무를 '은빛 살구' 또는 '처녀의 머리'로 부른다.

중국에서는 살구(杏: 행)를 닮고 중과피(中果皮)가 희다(銀: 은) 하여 '은행(銀杏),' 잎이 오리발을 닮았다 하여 압각수(鴨脚樹), 손자대(孫子代)에 가서야 열매를 얻는다 하여 공손수(公孫樹)로 부른다. 서양에서는 금발처녀의 머리카락처럼 단풍이 아름답다 하여 "Maidenhair tree" 라는 영어의 이름이 붙여졌다.

중국에서는 공자(孔子)의 행단(杏亶)에서 은행나무를 볼 수 있다. 예나 지금이나 기념식수(紀念植樹)나 왕족이나 위인들이 심는 나무가 명목(名木)인데 은행나무가 병해충이나 각종 공해에도 저항력이 크고, 웅대한 수형으로 노랗게 물드는 단풍이 아름다워 가로수나 정자목으로 많이 심었다.

조선 시대 홍만선(洪萬選)의 『산림경제(山林經濟)』와 『선만식물지(鮮滿植物志)』에 은행나무에 대한 기록이 있다. 은행나무는 신목(神木)이라 하여 악정(惡政)을 베푸는 관원을 응징하는 상징으로 관가의 뜰에 심었고, 향교 정원, 사찰 경내, 문묘(文廟) 등에 심었다. 예로부터 경칩날 여자에게는 세 모난 수은행을, 남자에게는 두 모난 암은행을 보내 사랑을 표현하기도 했다.

은행나무는 햇빛을 좋아하고 뿌리가 깊어 습기가 있는 땅을 좋아한다. 은행나무는 뿌리를 내리고 한 곳에서 해를 독식하고 영양분과 지력(地力)을 독식하고 1,000년 이상 자라다 보니 다른 식물은 은행나무 밑에서는 잘 자라지 못한다.

1945년 8월 6일 첫 원자폭탄이 히로시마에 투하되었을 때 수만 명의 사람이 죽었고, 식물과 동물을 비롯한 30만 명 이상의 사람이 방사능에 오염되어 고통을 받았다. 동물도 식물도 은행나무도 예외는 아니었고 방사능에 속수무책이었다. 원자폭탄이 투하된 곳에서 쑥과 약모밀을 제외한 식물은 자라지 않았다. 그러나 놀라운 사실은 다음해에 죽었던 은행나무 중에서 새로 싹트는 모습을 보고 믿을 수 없는 생명의 신비를 깨닫게 하였다.

은행나무는 주변 환경을 가리지 않고 잘 자라기 때문에 도시의 가로수로 많이 심는다. 대부분 오래 된 은행나무는 대부분 암나무이다. 가을이면 단풍나무의 빨갛게 물든 단풍과 함께 은행나무의 잎은 황금빛으로 바뀌어 청명한 가을 하늘과 대조되며 아름다움에 찬사가 절로 나온다.

경기도 양평 용문사[11] 은행나무가 자라는 동안 많은 병화(病火)가 있었는데, 모 사람이 이 나무를 자르려고 톱을 대는 순간 톱자리에서 피가 쏟아지면서 하늘에서 천둥이 일어났다고 전하고 있고, 정미 의병(丁未義兵)이 일어났을 때는 일본 군대가 절을 불태웠으나 이 나무만은 화를 면했고, 고종이 승하하였을 때는 스스로 큰 가지가 부러졌고, 나라에 큰 변고가 일어나면 이 나무가 소리(8·15 직전에는 밤에 두 달 동안, 6·25 때는 50일간, 4·19와 5·16 때는 밤에 소리를 냈다고 함)를 내어 알린다고 전하는 신령스런 나무로 인식되어 숭배의 대상이 되어 가을에는 많은 사람이 찾는다.

우리나라에는 천연기념물로 지정된 은행나무는 19그루, 노거수(老巨樹)나 보호수로 지정된 은행나무가 813그루나 된다. 서울 종로구 명륜동 성균관대 내 문묘에 있는 은행나무는 천연기념물 제59호로 약 400세로 추정된다. 이 은행나무는 수나무로 나무마다 긴 유주(乳柱)가 달렸다.

은행나무는 오랜 시간 사람들과 함께한 나무이다. 최근 은행나무는 오염된 도심의 공기를 정화하기 때문에 가로수로 각광을 받고 있고, 여름에는 푸르름으로, 가을에는 노란 단풍으로, 평상시에는 곱게 물든 노란 은행잎으로 책갈피에 넣고 추억을 간직한다. 은행나무는 벌레가 없기 때문에 은행나무 밑에서 낮잠을 편히 잘 수 있다. 은행나무 잎에는 독(毒)과 방충(防蟲) 효능이 있어 방바닥에 깔아 놓으면 개미와 바퀴벌레가 생기지 않는다. 집 안의 개미를 없애기 위하여 은행잎을 방바닥에 깔아 놓았고, 재래식 화장실에 넣으면 구더기가 생기지 않는 것으로 알려져 있다.

은행나무에는 눈길 끄는 특별한 현상이 있다. 바로 유주(乳柱)이다. 유주는 나뭇가지에서 땅 쪽으로 발달하는 돌기를 말한다. 은행나무는 독립수여서 산에 자연적으로 나서 자라고 있는 것은 아직 발견되지 않고 현재의 은행나무는 사람의 손에 의해서 심어진 것이다. 사람이 없는 곳에는 은행나무가 없다. 은행나무는 공기 오염에 강하여 가로수로 많이 심기도 하지만 화재에도 강해 방화수(防火水)로 심기도 한다. 은행나무 목재는 결이 좋고 단단하며 질이 아름다워 바둑판·조각재·가구·밥상 재료로 널리 이용되고 있다.

은행나무의 꽃말은 '장수, 정수, 장엄함'이다.

> **용문사 은행나무 이야기**
>
> **용문사** 은행나무는 조선 시대 세종 임금으로부터 정삼품(正三品)보다 높은 당상직첩(堂上職牒)이라는 벼슬을 하사받은 명목(名木)으로 천연기념물 제30호이다.
> 그 높이가 60m 정도 되고, 줄기 둘레가 12.3m에 달한다. 나이는 1,100세 이상으로 추정된다. 암나무이고 줄기 아랫부분에 큰 혹이 나 있는 것이 특징이고, 해마다 30가마나 되는 은행이 열린다고 한다.

🌸 요실금·전립선에 좋다

은행잎에는 혈관을 튼튼하게 하고, 혈액의 끈끈함을 적게 하고, 말초혈관의 저항을 감소시켜 변조되고 훼손된 조직을 회복시켜 주는 성분이 함유되어 있는 것으로 밝혀졌다.

우리가 혈액 순환제라고 알고 있는 '징코민'은 은행나무가 만들

---
[11] 용문사는 신라 신덕왕 2년에 대경 대사가 창건하였다.

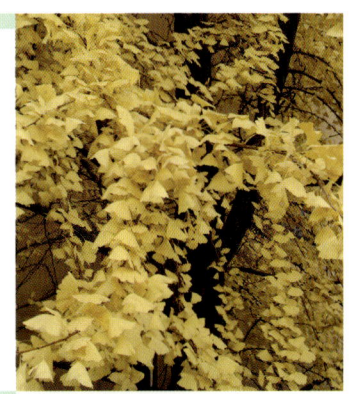

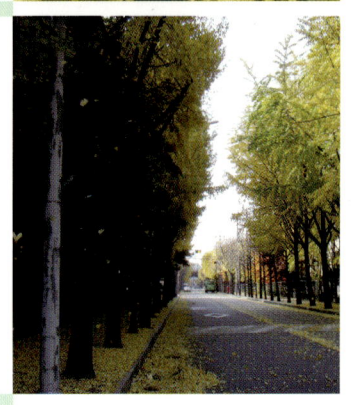

어 낸 독이다. 은행나무뿐만 아니라 모든 식물이 병충이나 풍해로부터 자신을 보호하기 위해 스스로 독을 만들어 낸다.

최근에 은행잎에서 추출한 '플라보노이드 및 테르페노이드' 라는 성분이 고혈압, 심장병의 의약품의 원료로 쓰인다. 은행 종자에는 생물성장 호르몬인 'Cytokinin Gibberellin' 성분이 있어 자양, 강장제로 생식이 가능하고 혈액 순환에 효과가 있는 것으로 알려져 있다.

『동의보감』에서는 "은행은 배뇨를 억제한다"고 한다. 습열로 인해 소변 색깔이 희고 대하의 색깔이 노랗고 냄새가 심할 때 효과가 있고, 은행은 방광 입구의 근육을 강화시키기 때문에 여성의 요실금이나 남성의 전립선에 좋다. 은행은 진해, 강장, 보익(補益)에 효능이 있고, 은행씨를 태우거나 삶아서 그 즙과 함께 먹으면 가래, 기침을 진정시킬 수 있다.

은행 열매에는 유독 성분이 있어 반드시 익혀 먹어야 한다. 『연수서』에서 "배 고픈 사람이 은행을 밥 대신 배불리 먹고 다음날 죽었다"는 기록이 있는 것을 볼 때 한 번에 다량으로 먹어서는 안 된다.

은행 열매를 한 번에 20개 이상 먹거나 날것으로 먹으면 위장(胃腸)을 해치거나, 복통·설사·발열·경련을 일으킬 수 있기 때문이다. 심할 때는 중독이 되는 것으로 알려져 있기 때문에 사람의 체질에 따라서 유독(有毒) 성분이 오르기도 하니 주의를 요(要)한다.

최근 임상 실험에서 은행에는 항균 작용이 있어 결핵균·포도상구균·연쇄상구균·디프테리아균·탄저균·대장균의 발육을 억제하는 작용이 있는 것으로 밝혀졌다. 은행나무 열매와 겉껍질에는 약간의 유독성 성분이 있기 때문에 냄새가 나고 피부에 닿으면 염증을 일으킬 수 있다.

한방에서 은행 껍질을 벗긴 백과(白果)는 해수·가래·천식에, 뿌리인 백과근(白果根)은 허약한 기를 보(補)하는 데 쓰고, 백과엽(白果葉)인 잎은 흉민심통(胸悶心通)·심계정충에 다른 약재와 처방한다.
민간에서 두부나 젖을 먹고 체했을 때, 백일해, 야뇨증의 어린이에게 은행을 먹였다.

번식 • • •
은행나무는 암나무와 수나무가 서로 마주 봐야 열매를 맺는다. 좋은 은행을 얻기 위해서는 삽목이나 접목이나 무성 번식을 한다.

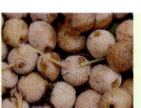

| 우 리 나 무 |

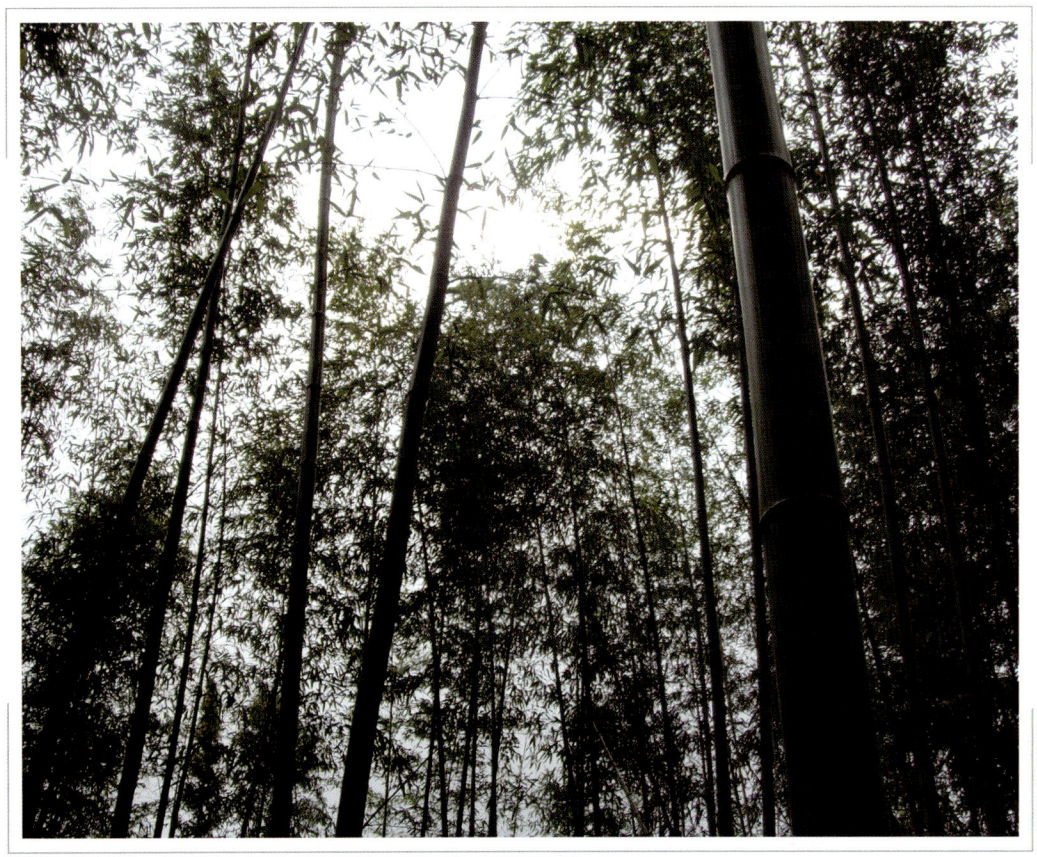

사군자四君子의 상징 군자수君子樹, 대나무

왕대는 중국이 원산지이고 중부 이남의 산이나 바닷가에서 자란다. 늘푸른큰키나무로 높이는 10~20m 정도이고, 잎가장자리는 잔톱니 모양이고 줄기는 녹색으로 곧게 자라고 속이 비어 있고, 마디 사이가 길고 마디에서 2개의 가지가 난다. 꽃은 6~7월에 드물게 피고, 열매는 9~10월에 붉은 빛이 도는 포도알 모양으로 여문다.

🌸 사군자의 상징
대나무(竹)는 사철 푸르고 곧게 자라는 특성으로 삶에서 지조와 절개의 상징으로 여겨 매화(梅花), 난초(蘭草), 국화(菊花)와 함께 사군자(四君子)로 불린다. 조선 시대 유교적 가치관을 가진 선비들이 대나무를 사군자와 함께 삶의 척도로 삼았고, 평소에 '대쪽 같은 사람' 이라는 표현은 그 사람의 성격과 인품으로 불의나 부정과 타협하지 않는 꼿꼿한 사람을 일컫는다. 신라 때 김유신(金庾信)이 대나무통에 미녀를 넣고 다니는 사람을 만났다는 '죽통미녀설화(竹筒美女說話)'가 「대동운부군옥(大東韻府群玉)」에 전하고 있다.

도교(道敎)에서는 신선은 붉은 대나무밭에서 즐기고, 봉황은 대밭에서 노는 것으로 묘사하고 있다. 중국에서 내려오는 설화에 "봉황(鳳凰)은 비오동불서(非梧桐不棲)요, 비죽실부식(非竹實不食)이라" 했다. 즉 "봉황은 오동나무가 아니면 앉지를 않고, 대나무 열매가 아니면 먹지를 않는다" 는 의미이다.

소동파(蘇東坡)는 "고기 없는 식사는 할 수 있지만 대나무 없는 생활은 할 수 없다" 고 할 정도로 대나무가 없는 삶은 무의미하다고 생각했다. 중국의 명필(名筆) 왕희지(王羲之)의 아들 왕휘지(王徽之)는 살아 생전에 "하루라도 대나무를 보지 않고는 살 수가 없다" 할 정도로 일상과 함께한 나무로 알려져 있다. 또한 왕자유(王子猷)라는 시(詩)에서 대나무에 군자(君子)라는 별명을 주었다. 사람이 사는 집에는 반드시 대나무는 심고 하루라도 차군(此君)[12] 없이는 살 수 없다고 읊은 데에서 사군자의 하나인 대나무에 차군(此君)이라는 이름을 주게 되었다.

> **대나무는 풀**
>
> **대나무**를 나무(木)로 불러야 할까 풀(草)로 불러야 할까? 대답은 쉽지가 않다. 왜냐면 나무는 줄기를 가지고 있고 땅 위에서 밑동이 해마다 굵어져야 하지만, 풀은 1년 동안은 땅 위에서 계속 자라지만 다음해 또는 그 다음해는 계속하여 자라지 않아야 한다. 풀 초(艸)를 거꾸로 쓰면 대 죽(竹)이 된다.
>
> 대나무는 거꾸로 된 풀이라는 뜻이다. 『본초강목(本草綱目)』에 대나무를 풀로 기록되어 있어 풀로 봐야 옳지만 무언가 받아들이기 어려운 점이 있다. 몇 해를 두고 잎이 죽지 않고 밑동은 굵어지지 않지만 줄기가 수십 년 동안 살아 있으니 우리 조상은 나무로 보았던 것이다.
>
> 대나무는 보리처럼 속이 비어 있고 떡잎이 하나인 단자엽 식물이지만 대나무에는 마디가 있다. 마디는 대나무 종류에 따라 특색이 있는데 맹종죽은 한 마디에 테(輪)가 하나지만 왕대(王竹)는 한 곳에 두 개의 테가 있다.

마을을 수호하는 신간(神竿)을 대(竹)로 만든 것이 솟대이다. 오늘날에도 무속이나 민간 신앙에서 신성한 지역을 상징할 때 대나무에 깃발을 매달은 것을 쉽게 볼 수 있다. 굿의 재차(第次) 중에 '죽(竹)'을 이용한 '대(竿:간) 내림'은 신(神)의 강림처로 믿고 있고, 우리 민족 명절인 설날에는 새벽에 문 밖에서 대나무를 태워 잡귀(雜鬼)를 쫓고 복(福)을 부르는 풍속이 있다. 대나무는 타협을 모르는 곧은 절개를 상징한다. 고려 말 정몽주가 피살된 다리를 선죽교(善竹橋)로 명명할 정도로 대쪽 같은 절개를 상징할 때나 민영환이 을사조약을 체결한 곳에서 자결한 곳에서 혈죽(血竹)이 돋았다는 이야기는 '竹'의 절개를 상징한다.

『향우외집(香宇外集)』에서 "대나무 열매인 연실(練實)은 몸을 가볍게 하고 기운을 돋군다" 고 기록되어 있듯이, 지금도 선가(仙家)에서는 수행을 할 때 졸음이나 자세를 교정하는 도구인 대나무로 만든 죽비를 사용한다. 대나무는 죽은 순간까지 한 치의 흐트러짐조차 보이지 않기 때문에 예로부터 사람들은 대나무 꽃을 길조(吉兆)로 보았다. 중국 진나라의 대개지(戴凱之)가 쓴 『죽보(竹譜)』에 의하면

---

12) 친구라는 뜻을 담고 있다.

대나무는 60년마다 꽃이 피며 이때 종자가 땅에 떨어져서 6년이 지나면 새로운 대밭이 된다고 기록되어 있지만 번식은 가능하다.

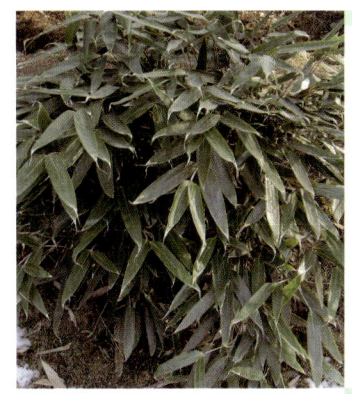

금년에 나는 죽순은 3~5년생의 땅속줄기에서 나온다. 굵은 죽순은 비교적 젊고 굵은 땅속줄기에서 생겨난다. 땅속줄기가 가늘면 그곳에서는 작은 죽순이 나온다. 한번 자라난 땅속줄기는 그 뒤에 더 굵어지지 않으므로 굵은 죽순을 만들자면 새로 생겨나는 땅속줄기가 굵게 되도록 노력해야 한다. 그래서 5년 이상이 되면 대나무는 잘라 주어야 한다.

대나무 죽순(竹筍)은 아침에 겨우 모습을 보여 주고 저녁에는 사람 키만큼 자란다. 어머니의 키를 시샘해 빨리 자라 어머니와 같이 되겠다는 뜻에서 대나무를 투모초(妬母草)로 부른다. 그래서 대나무 순이 땅에 나타나면 일순(一旬)과 6일 만에 어머니 키와 같게 된다. 우후죽순(雨後竹筍)처럼 하루에 1m 이상까지 자라는 것으로 알려져 있다.

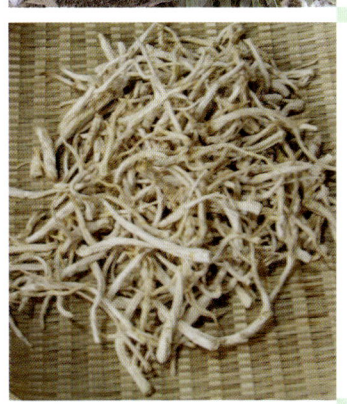

대나무는 다른 곳에 옮겨 심으면 잘 자라지 않는다. 고엽제를 뿌려도 살아남을 정도로 생명력이 강하다. 산죽(山竹)은 산중턱에서 군락(群落)을 이루며 자라는데, 대나무 뿌리는 옆으로 자라기 때문에 다른 식물이 살아남기 어렵다.

예로부터 대나무는 일상 생활에서 다양하게 활용하는데 주로 생활필수품, 식용, 약용, 악기, 무기, 담장(울타리) 등으로 쓴다. 생활필수품인 용구로 합죽선(부채), 죽비(머리빗), 필통, 붓통, 담뱃대, 광주리 등으로 쓰였고, 죽순은 식용으로 댓잎은 약용으로 석죽차(石竹茶)는 차(茶)로 마셨고, 퉁소, 필통, 대금을 대나무로 만들었다.

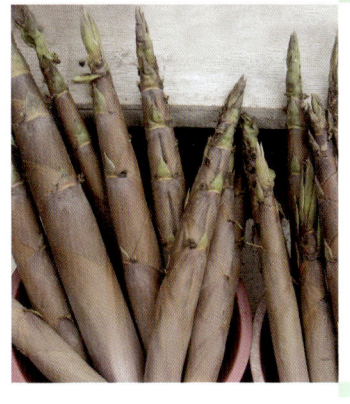

사람은 생명이 다할 때까지 대나무를 의·식·주(衣食住)로 썼는데, 우리 조상은 조선시대 때까지 대나무를 잘게 쪼갠 죽사(竹絲)로 갓을 만들어 썼다. 부모님이 돌아가셨을 때 상주(喪主)가 짚는 지팡이로 사용했는데, 아버님 상일 때는 대나무로 짚고, 어머니 상일 때는 버드나무 지팡이를 짚었다. 주거(住居)에는 대나무로 만든 문(門)을 죽비(竹扉), 울타리를 죽리(竹籬), 창문의 틀을 죽창(竹窓), 햇빛을 가리는 죽렴(竹簾), 빗물을 흘러 내리게 하는 홈통을 죽건, 장롱을 죽롱(竹籠), 베개를 죽침(竹枕), 대나무로 만든 의자를 죽의(竹椅) 등으로 다양하게 썼다.

대나무 무기로는 창을 죽창(竹槍), 칼을 죽도(竹刀), 화살을 죽전(竹箭), 방패를 죽패(竹牌) 등이라 부

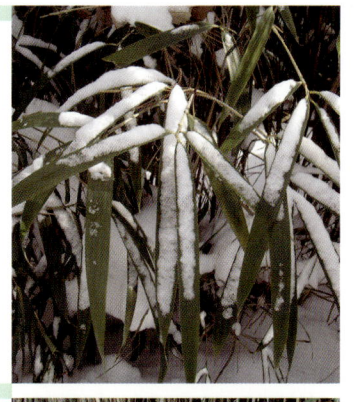

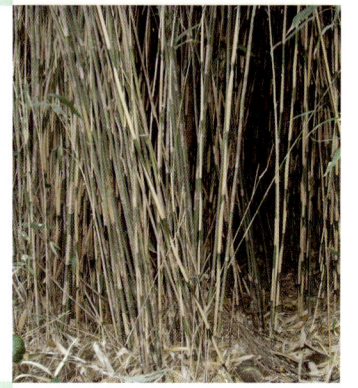

르며 만들어 사용했다. 대나무로 만든 음식을 담는 그릇을 죽기(竹器), 대나무 막힌 통을 이용하여 죽통(竹筒)에 술이나 간장을 담았고, 젓가락을 죽저(竹箸)라 한다. 현대인의 삶에서 죽세공품은 다양하게 선보이고 있고, 자동차 등받이, 돗자리, 붓통, 읓, 썰매, 스키, 낚싯대 등을 만들어 사용하고 있다.

죽순은 산중턱에서 군락을 이루며 자란다. 한꺼번에 많이 나고 자란다는 죽순은 "꿈에 죽순을 많이 보면 자식이 많다"는 속설이 있고, 삶에서 '대 끝에서 3년을 산다', '댓구멍으로 하늘을 본다'는 속담도 있다.

옛날에 중국 24효자의 한 사람인 맹종은 하늘이 알아 주는 효자였다. 한번은 노쇠한 아버지가 아들 맹종을 보고 죽순이 먹고 싶다고 하자 아들 맹종이는 죽순을 찾아 나섰다. 다행히 큰 것을 찾아 아버지를 즐겁게 했다 하여 그 후부터 맹종죽(孟宗竹)으로 부르게 되었다고 한다. 죽간(竹竿)은 마디 사이가 짧아 10~35cm 정도이다. 왕대보다 살이 가늘어 광주리, 바구니, 우산대, 부챗살 등으로 쓴다. 이대(山竹)는 붓대, 담뱃대, 화살 등의 재료로 쓴다.

대나무밭을 소유하고 있으면 수입이 좋다 하여 금전(金田)으로 부른다. 대나무는 대단히 빠르게 자란다. 죽순이 땅 위에 나타난 뒤 30~50일이면 높이 성장과 굵기 성장을 완성하고 만다. 보통 1시간에 2cm 정도 자라고 24시간 동안 1m 정도까지 자라는 것으로 보고 있다. 대나무는 꽃이 피면 죽기 때문에 개화병(開花病)으로 부른다. 식물 중에서 벼, 보리, 밀, 잔디 같은 대나무 친척들도 꽃을 가지고 열매를 맺게 되면 그 줄기는 모두 죽는 이치와 같다. 그래서 죽림을 소유한 사람은 대나무에서 꽃이 피는 것을 싫어한다.

대나무꽃은 해마다 피는 것이 아니다. 혹 어떤 사람은 60년마다 한 번씩 핀다고 한다. 지금까지 대나무꽃이 어떠한 경우에 피게 되는 것인지 우리는 잘 알지 못하기 때문에 대나무꽃이 피었을 때 너무 빽빽하게 세워 두지 말고 늙은 대나무는 솎아 주고 땅의 기운을 회복하여 주는 일이 시급하다. 까마귀같이 검다 하여 이름 붙여진 오죽(烏竹)은 높이가 10m, 지름이 5~8cm 정도로 자라는데, 동해안의 난류성 기후의 영향으로 강릉 오죽헌에서 잘 자라고 있다.

우리나라에는 대나무가 이용가치가 높아 여러 가지 품종이 재배되고 있다. 최근 남부 지방에서 재배하고 있는 맹종죽이라고 불리는 죽순대, 왕대를 비롯하여 일본 원산으로 일본인들이 북진 정책의 일환으로 제주도와 남부 지역에 식재한 이대가 있다. 우리나라의 전국 낮은 산의 밑에서 군락을 이루며 자라는 죽재가 가늘고 탄력성이 있어서 조리를 만드는 데 이용하던 상록성 조릿대가 있고 그 밖에 솜대,

해장죽, 신이대 등 그 종류가 다양하다.

일반의 나무는 잎에서 생산된 양분을 가지고 자기 줄기를 굵게 하는데 쓰는 데 반해, 대나무는 성장이 완료되면 그 다음해부터는 다음 세대의 양성을 위해 부지런히 일하여서 땅속줄기에 양분을 보내는 특성을 가지고 있다. 우리 조상은 음력 5월 13일을 죽취일(竹醉日)로 정하여 대나무를 심었다. 바람이 많이 부는 지역에 심어 두면 방풍수(防風樹)로 좋다.

대나무는 탄력성이 좋아서 죽세공예품이나 각종 가구나, 도구, 농기구 등으로 이용했다.

대나무의 꽃말은 '충성심, 굳은 절개, 믿음, 의리'이다.

> **대나무 구분**
> - 왕대는 중국이 원산으로 솜대에 비해 줄기가 굵기 때문에 왕대로 부르고, 죽순은 채취가 늦어 "늦죽"으로 부른다.
> - 맹종죽은 중국 오(吳)나라 효성이 지극한 맹종의 전설에 의하여 "맹종죽"으로 부른다.
> - 솜대는 중국이 원산으로 솜대는 줄기가 자라면서 분백색을 띠기 때문에 "본죽"으로 부른다.

석죽차(石竹茶)는 화병·혈액 순환·숙취 해소 등에 좋다

대나무는 오래전부터 잎과 줄기, 뿌리는 물론 새싹까지 모두 약재나 음식의 재료로 쓴다. 중국에서만 발견되고 있는 판다곰이 가장 좋아하는 것이 댓잎과 죽순이다.

죽순이 땅 위에 나타나기 전에 캐낸 것을 동순(冬筍) 또는 포순(苞筍)으로 부른다. 찬영(贊寧)의 순보(筍譜)에 의하면 "캐낸 죽순은 햇볕을 못 보게 하는 것이 좋다. 죽순은 소갈(消渴)에 좋고 눈을 맑게 하고 열기(熱氣)를 없애고 각기(脚氣)에 효험이 있다"라고 기록되어 있다.

대나무 잎을 '고죽엽(苦竹葉)'이라 한다. 대나무 잎차(茶)는 막힌 속을 시원하게 풀어준다. 대나무 새순을 음지(陰地)에서 말려서 잘게 썰어 만든 '석죽차(石竹茶)'는 화병(火病)을 다스리는 데 좋은 것으로 알려져 있다. 죽순(竹筍)[13]은 중국 음식과 일본 음식에서 빠지지 않는 고급 음식재료다. 죽순의 '티록신'이라는 단백질은 신경세포를 활성화해 주기 때문에 스트레스 해소에 도움이 된다. 죽순에는 단백질, 무기물, 비타민B, 식이섬유가 풍부해 변비해소나 숙변제거·이뇨 작용·대장암 예방에 좋다.

최근 임상 실험에서 죽순은 혈중(血中) 콜레스테롤 수치를 떨어뜨려 동맥경화 예방과 혈액 순환에 도움을 주는 것으로 밝혀졌다. 대나무 수액(樹液)은 고로쇠 수액보다 효능이 뛰어난 것으로 알려져 있다. 대나무에서 나오는 기름이 '죽력(竹瀝)'[14]이다. 큰 왕대를 50cm 정도 길이로 잘라 쪼개어 하룻밤 물에 담근 후 참대에 불을 지펴 왕대 기름을 진액으로 받아 약용으로 쓴다. 죽력은 차가운 성질을 가지고 있기 때문에 몸이 냉한 사람, 소갈(消渴)이 있는 사람, 해수(咳嗽)가 있는 사람에게는 좋지 않다.

---

13) 대나무의 땅속줄기에서 돋아나는 어리고 연한 싹을 말한다.
14) 항아리에 대나무를 적당히 넣고 왕겨로 불 때어 흘러내린 액체를 말한다.

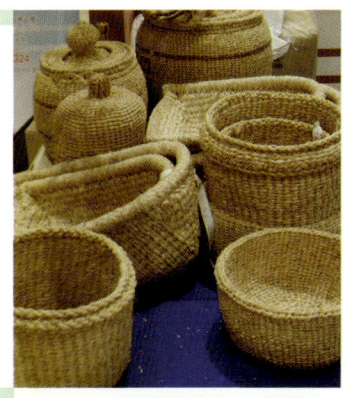

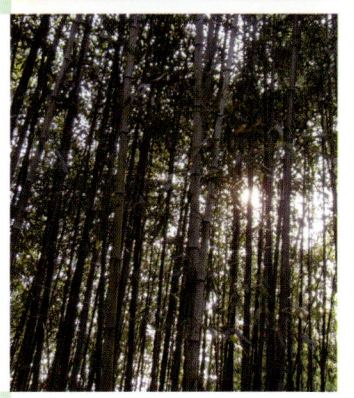

『동의보감』에서 대나무의 성질과 효능에 대해 "성질은 차고 맛이 달며, 독(毒)은 없다. 기운이 위로 치미는 것을 멈추게 하여 가슴을 시원하게 해 준다. 죽순은 달고 약간 찬 성질을 가지고 있기 때문에 빈혈과 갈증을 없애 주고, 체액이 원활히 순환되도록 하고 기운을 북돋워 준다"고 했고, 죽력(竹瀝)에 대해 "가슴의 열을 내리고 가슴의 답답함을 치료하고, 중풍, 해산 후 열이 나는 것, 기침이나 천식, 경기 등을 치료한다"고 했고, 『의학입문』은 "죽력은 눈을 맑게 하고 입 안이 헌 것을 낫게 한다"고 했다.

『본초강목』에서 왕대 속껍질인 죽여(竹茹)는 "숙취 때 머리가 아픈 것을 치료한다"고 했고, 죽여는 딸국질과 토(吐)하는 것을 멈추게 하는 데 효과가 있는 것으로 알려져 있다.

『본초강목』에서 오죽(烏竹)은 "불면증을 치료하고 갈증을 해소시키며, 술독을 풀어주고, 목이 쉬거나 목이 막혀 말이 나오지 않을 때는 진하게 달여서 마시면 된다"고 했다.

『동의보감』에서 "죽순은 달고 약간 찬 성질을 가지고 있기 때문에 빈혈과 갈증을 없애 주고, 체액이 원활히 순환되도록 하고 기운을 북돋아 준다"고 하여 화를 다스려 준다. 산죽순의 어린 새싹은 열을 내리는 효능이 있어 평소에 스트레스에 시달려도, 화(怒), 분(忿)을 자주 내는 사람이 산죽순차를 마시면 상기된 기운을 내려 준다.

대나무줄기를 불에 구우면 나오는 기름이 죽력(竹瀝)인데 이것은 담을 없애는 데 쓴다. 죽순이 자라다가 검게 된 것을 선인장(仙人杖)이라 하고 이것을 어린아이가 젖을 토할 때나 경기를 할 때 쓰면 효과가 좋은 것으로 알려져 있다.

한방에서 댓잎을 고죽엽(苦竹葉)으로 부른다. 화병에 다른 약재와 처방한다.
민간에서 어린 댓잎을 차로 마셨고, 여자의 질염을 치료할 때 산죽(山竹)을 진하게 달여서 마셨다.

번식
대나무는 지하경에 붙은 모죽으로 번식한다.

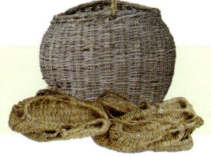

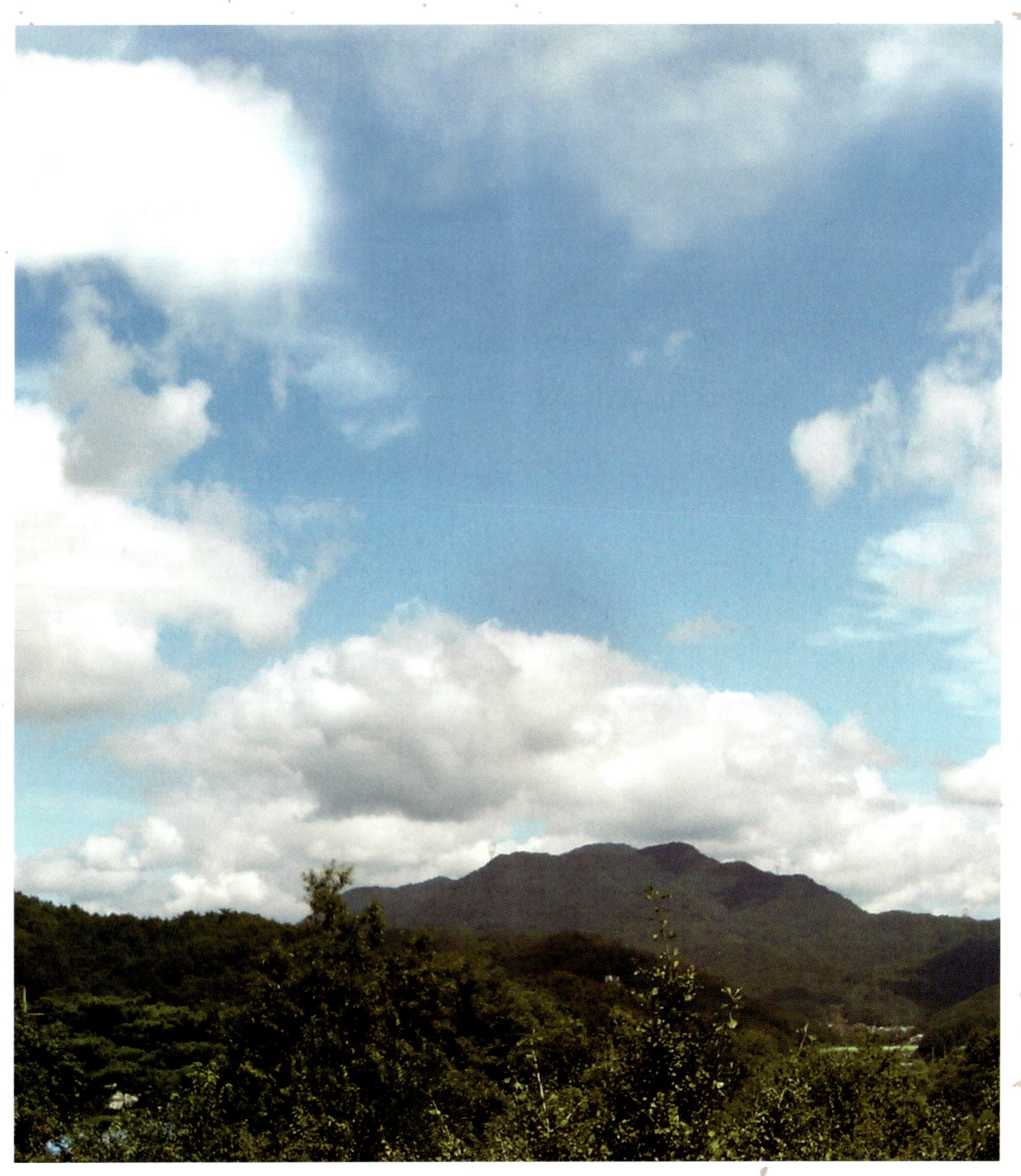

나 무 동 의 보 감

생활 속 나무

| 생 활 속 나 무 |

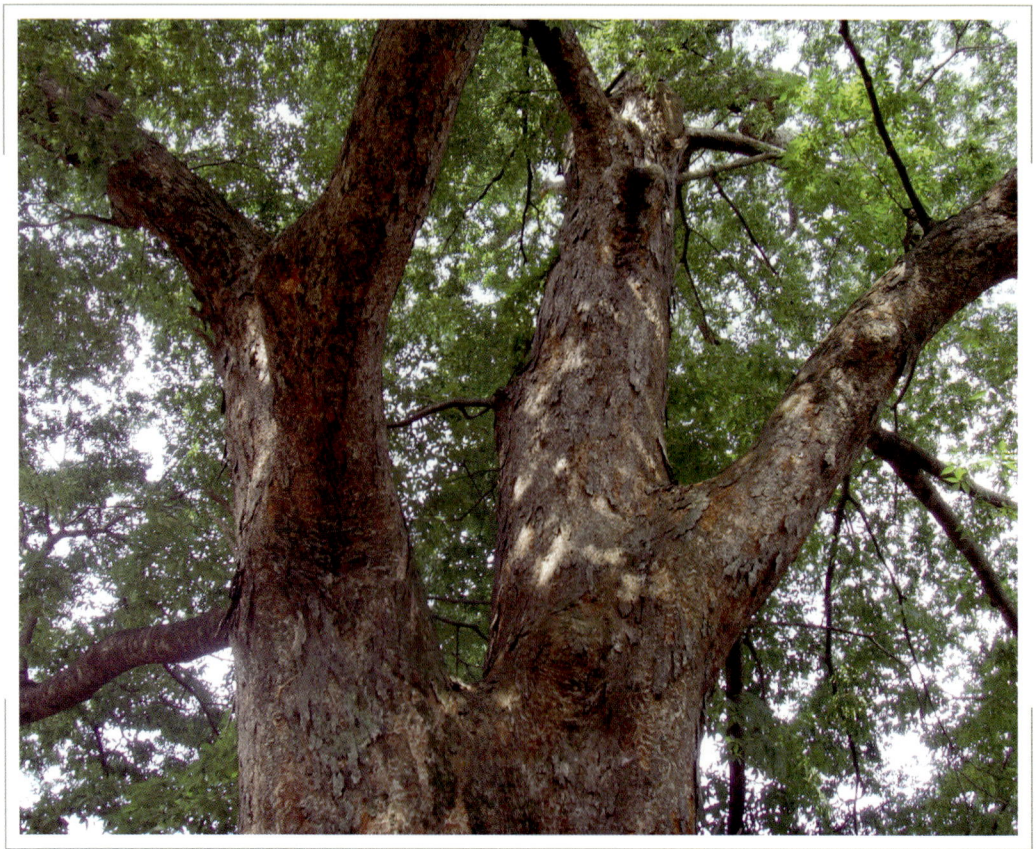

고향을 생각나게 하는 고향수故鄕樹, 느티나무

느티나무는 공원이나 마을 입구에 심는다. 갈잎큰키나무로 높이는 20~30m 정도이고, 잎은 어긋나고 가장자리에 톱니가 있고, 나무껍질은 늙으면 비늘처럼 벗겨진다. 꽃은 5월에 연한 녹색으로 피고, 열매는 10월에 녹갈색의 일그러진 타원형으로 여문다.

고향을 생각나게 하는 나무

우리나라의 대표적인 나무를 꼽으라면 마을마다 한 그루씩 동구 밖에 버티고 서 있고 마을의 소중한 정자 노릇을 하고 있는, 민초의 삶이라 할 수 있는 느티나무이다. 그래서 한국 사람들에게 느티나무는 아주 각별하다. 동네의 평안과 풍년을 기원하는 대상이 되어 각별한 보호를 받고 있다.

우리 조상은 오래 사는 큰 나무에는 그 어떤 위력이 남겨져 있을 것으로 믿고 그 힘이 재앙을 막아 주고 복 주기를 기원하면 성취된다는 속설을 믿었다. 그래서 마을 어귀에 있는 느티나무 노거수들은 신성시되어 잘 보존되고 당산목으로 마을의 수호신으로 보았다.

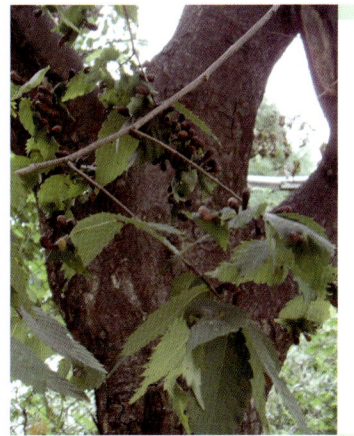

느티나무 잎이 봄에 일찍 싹이 트면 그 해에는 풍년이 들고 그렇지 않은 해에는 흉년이 든다고 믿고 농사가 잘 되기를 기원하기도 하였다. 현재 우리나라에는 노거수로 한 마을에는 한두 그루의 느티나무가 있을 정도로 가장 많이 보존되어 보호를 받고 있다. 한여름 느티나무의 짙은 녹음은 마을 사람들에게 시원한 휴식터로 제공되어 주민들의 만남의 장소가 되고 세상살이 정보와 수식을 교환하는 사랑이고 마을 주민의 화합을 다스리는 공동체였다. 고향 마을 입구의 정자나무와 당산목의 80%를 차지하는 느티나무는 한국인들에게는 신령스러운 나무로 여겨 신목(神木)을 상징한다. 우리 조상은 마을 어귀에 있는 느티나무의 잎이나 가지를 꺾으면 신목의 노여움을 사서 재앙을 입는다는 금기의 전설을 간직하고 있다.

예로부터 느티나무는 마을 사람의 건강과 각종 재해, 무병장수, 풍년을 기원하고 제사를 올린 나무였고, 느티나무 둘레에 새끼줄을 두르고 발문(跋文)을 끼워 인간의 소망과 소원을 빌었고, 득남(得男)을 기원하고 장수의 표상으로 보았다. 우리나라 풍속에 느티나무에서 밤에 광채를 띠면 동네에 좋은 일이 생긴다는 믿음이 있고, 나쁜 일이 생길 때마다 느티나무가 먼저 울어서 '운나무' 라는 애칭을 가지고 있다. 민간에서는 느티나무 열매를 복용하면 눈이 밝아지고 흰 머리카락이 검어진다는 속설이 전하기도 한다.

다른 나무에 비해 느티나무는 공해에 약해 도시에서는 자라기 힘들지만, 공기가 좋은 농촌에서는 가지가 넓게 퍼지는 속성을 가지고 있기 때문에 정자나무로 심었다. 정자나무는 그늘을 널찍하게 펼쳐서 마치 정자(亭子)처럼 마을 사람들이 편하게 쉴 수 있어야 한다. 그래서 오래된 마을에 살아 있는 큰 나무들은 대부분 당산나무

느티나무 삽목설화 이야기

고려 시대 최자(崔滋)가 지은 『보한집(補閑集)』에 의견(義犬) 이야기가 전해지고 있다.

옛날 김개인(金盖仁)은 마을 잔칫집에서 술을 마시고 집으로 가던 늦은 밤에 둑에서 쉬다가 인사불성으로 잠이 들었는데 입에 물고 있던 담뱃불이 잔디에 떨어져 불길이 번지기 했다. 개가 불이 났다는 것을 짖으며 주인에게 알렸지만 주인은 이미 술이 취한 상태라 계속 잠을 자고 있었다. 개는 주인을 구해야 한다는 충정으로 불이 거세지자 물에 뛰어들어 온 몸에 물을 적셔 주인의 주변 잔디에 물 뿌리기를 계속하여 주인을 구하고 개는 검게 타서 죽었다.

김개인이 새벽녘에 잠에서 깨어 주위의 잔디는 모두 탔는데 자기가 누운 주변만 타지 않고 옆에 검게 탄 개를 보고는 상황을 짐작했다.

주인은 통곡하며 개의 무덤을 만들고, 무덤 앞에 자신이 짚고 다니던 지팡이를 꽂아 두었는데 이듬해부터 싹이 나더니 큰 느티나무가 되었다는 삽목설화(插木說話)[15]가 전하고 있다. 그 후 사람들은 이 나무를 개 오(獒)와 나무 수(樹)를 붙여 '오수(獒樹 : 개의 나무)' 라고 불렀다. 지금도 전북 임실군에서는 해마다 이를 기념하기 위하여 '오수의견축제(獒樹義犬祝祭)' 를 열고 있다.

---

15) 지팡이가 자라나 큰 나무가 되었다는 전설을 말한다.

이거나 정자나무이다. 잎이 무성한 느티나무는 우리나라 정자나무 가운데 으뜸이다.

과학의 발달로 인하여 자연이 주는 혜택을 잊고 어느 순간부터 우리는 마음의 고향인 숲과 나무를 잊고 살아가고 있다지만, 어릴 적 추억을 생각나게 하는 나무가 느티나무다. 몇 십 년 전만 해도 사람들 곁에는 늘 나무가 있었다. 당산목과 정자목인 느티나무는 각박했던 우리의 삶에 작은 위안을 주고 한여름의 찌는 듯한 무더위에 땀을 식혀 주는 나무였다. 생각해 보면 우리 삶의 작은 쉼터로 느티나무 아래서 놀았고 어르신의 장기를 두는 모습은 잊을 수가 없다.

중국에서는 느티나무를 청유수(青楡樹), 화유수(黃楡樹)라 불렀다. 느티나무는 빨리 자라면서도 오래 사는 나무로 가을에 화려한 겉모습이 사람들의 발길을 멈추게 한다. 우리나라에서 1,000년 이상 된 나무 70여 그루 중에 느티나무가 25그루이다. 1,000년 이상 된 나무 중에서 천연기념물은 은행나무가 가장 많고 소나무에 이어 느티나무이다. 느티나무는 15개, 소나무 21개, 은행나무 20개이며 천연기념물로 인정받지 못한 나무는 지자체에서 노거수 보호수로 가장 많이 지정한 나무이기도 하다.

전북 김제 봉남면 행촌리 느티나무를 동네 사람들은 당산나무로 여겨 마을을 수호해 주는 신목(神木)으로 숭상하고 있다. 해마다 정월 보름날에는 느티나무에 동아줄을 매어 모든 주민이 나와 줄다리기로 마을의 안녕과 한 해의 소원성취를 비는 행사를 하고 있다. 1982년 11월 4일 천연기념물 제280호로 지정하여 보호를 하고 있다. 전북 남원시 보절면 진기리 느티나무는 조선 시대 세조 때 우공(禹貢)이라는 무관(武官)이 어린 시절 뒷산에 올라 아름드리 나무를 맨손으로 뽑아 마을 앞에 심어 놓고 누구든지 이 나무를 잘 보호하라 그렇지 않으면 그냥 두지 않겠다 하고는 떠났다고 하여 후손들은 그의 말대로 이 나무를 잘 보호하였고 따로 사당을 지어 해마다 한식날이면 추모제를 올리고 있다. 1982년 11월 4일 천연기념물 제281호로 지정하여 보호를 하고 있다.

느티나무는 다른 나무와 달리 약용보다는 관상적 가치를 인정받고 있다. 천연기념물로는 1962년 제95호인 삼척시 도계읍의 긴잎느티나무가 우리나라 느티나무 가운데 가장 먼저 문화재로 지정되었다. 마을 사람들의 평안과 번영을 지켜 주는 마을 서낭당나무로 높이는 20m, 가슴둘레는 8m 정도나 된다. 제276호인 남해의 느티나무, 제161호인 제주도 성읍리 느티나무, 제192호인 경북 청송의 느티나무 등이 있다.

생명의 원천인 나무는 군락(群落), 수림(樹林), 줄나무, 서낭당, 숲, 원시림, 천연 보호 구역 등의 명칭으로 그 안에 자생하고 있는 모든 수종을 포함한다. 천연기념물이며 독립수의 성격을 띤 노거수는 30여 종에 이른다. 느티나무는 오랫동안 큰 나무로 잘 자라 우리나라에는 1천 년을 넘게 살아온 느티나무가 무려 19그루가 있다.

느티나무는 공원수, 건축재, 가구재, 가공재, 조각재로 가치가 높다. 목재는 우리나라 나무 중에서 제일로 친다. 줄기는 비늘처럼 껍질이 조각조각 떨어진다. 색깔 무늬가 아름다워 최고급 가구재로 쓰인다. 기구재, 불상을 만드는 조각재, 악기 재료 등으로 썼다. 예로부터 소나무로 만든 가구를 쓰다가

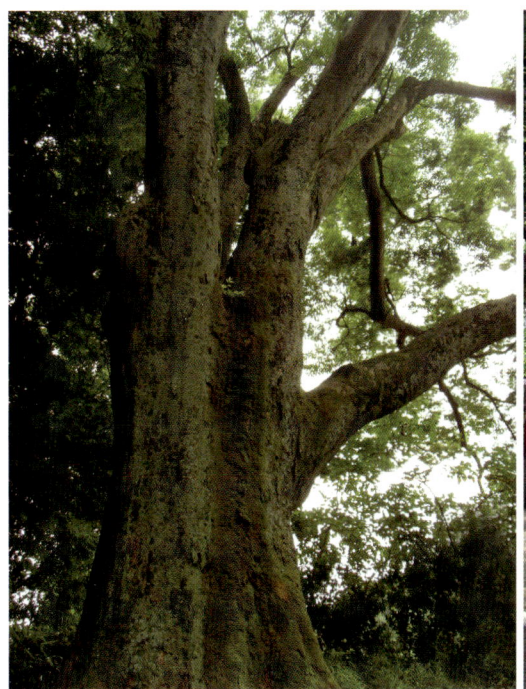 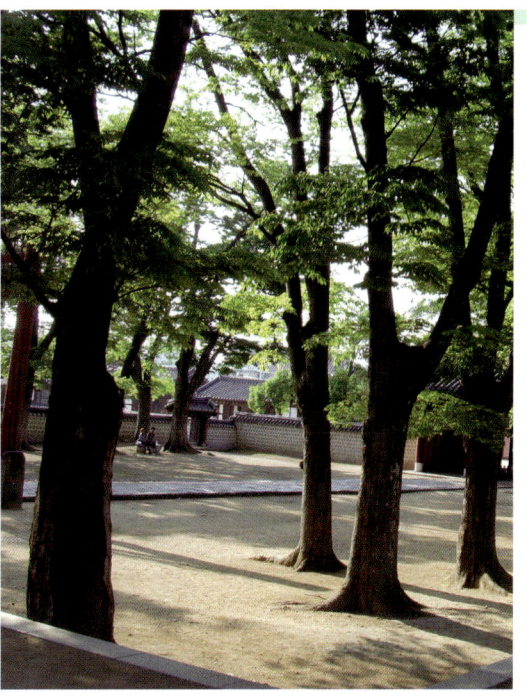

죽어서도 소나무 관에 묻히지만, 양반은 느티나무로 지은 집에서 살다가 느티나무 관에 실려 저승으로 간다는 이야기가 있을 정도로 대접 받은 나무였다. 그 근거로 고궁이나 사찰의 기둥은 느티나무로 만들었고, 천마총이나 가야분에서 나오는 관도 느티나무이다.

조선 왕조를 이끌었던 전주 이씨 후손의 조상을 모시는 성역(聖域)인 전주 경기전(慶基殿 : 사적 제339호)에는 태조 이성계의 영정이 있고, 수령 100년이 넘는 느티나무가 수십 그루가 자라고 있다. 느티나무는 옮겨 심어도 잘 자라고 생장이 빠르고 뿌리가 넓게 퍼지므로 충분한 생육 공간을 필요로 한다. 느티나무는 수명이 길고 모습이 웅장하여 정자목이나 공원수, 가로수 등 조경수로 가치가 높다. 목재는 결이 아름답고 재질이 뛰어나 마루판, 기구재, 생활소품, 민속공예품 등으로 이용된다.

민간에서 느티나무 여린 잎을 나물로 무쳐 먹었고, 흰머리를 검게 하고, 눈을 좋게 하기 위하여 느티나무의 열매를 가을에 따서 먹었다.
느티나무의 꽃말은 '기다림' 이다.

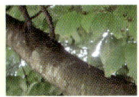 번식 • • •
느티나무는 양질의 종자를 채종원에서 양묘하여 번식한다.

| 생 활 속 나 무 |

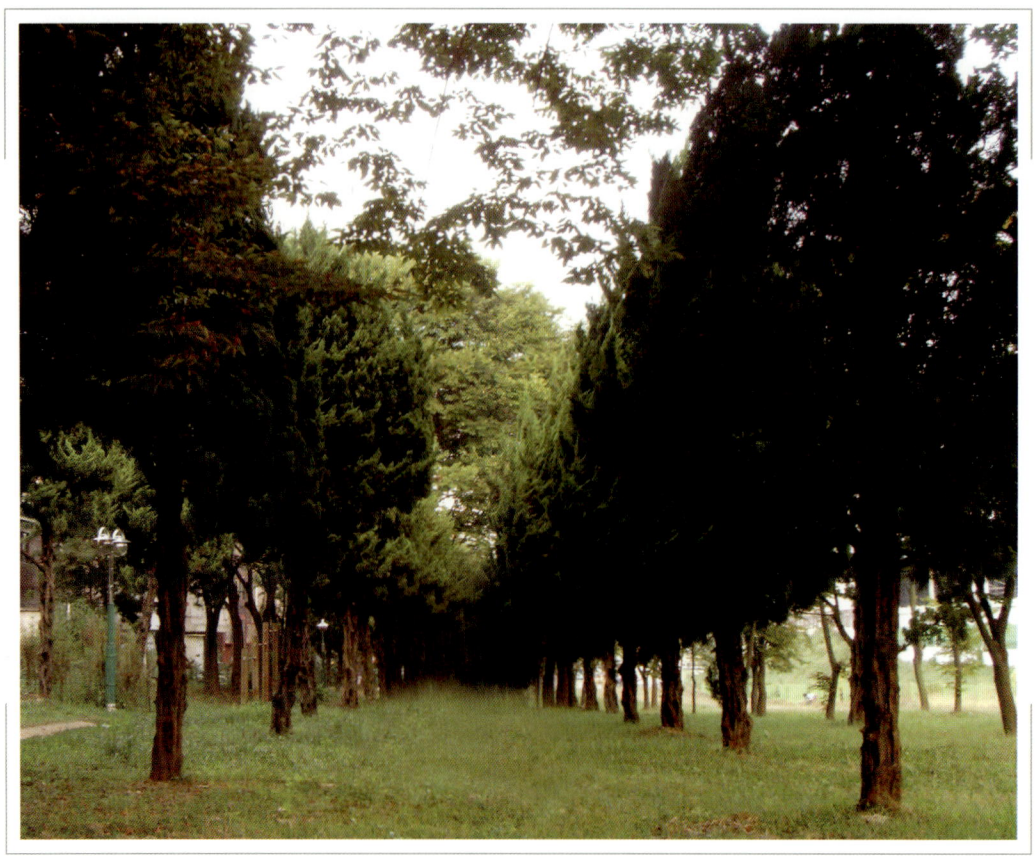

내 마음이 머무는 영혼수靈魂樹, 향나무

향나무는 산기슭이나 평지에서 자라며 정원에 심는다. 늘푸른큰키나무로 높이는 10~20m 정도이고, 어린 가지에 뾰족하고 짧은 바늘 모양의 잎이 달리고, 나무에서 향내가 난다. 꽃은 4월에 가지 끝에 노란색으로 피고, 열매는 이듬해 10월에 둥그란 구형인 검은 자주색으로 여문다.

🌸 신목(神木)의 표상

향나무는 나무 줄기에서 독특한 향(香)내를 내기 때문에 향나무로 부른다. 우리 조상은 향나무의 향이 더러운 때를 씻어 낸다는 이미지를 갖고 있어 신성하게 여겼다. 예로부터 향나무는 귀신을 쫓는 벽사의 힘이 있다고 믿었고, 제례(祭禮)를 지낼 때마다 향을 피우는 것은 냄새를 제거하고 경건함을 유지하기 위한 것으로 신목의 표상으로 보았다. 향나무의 향을 피우면 하늘까지 높이 올라간다 하여 옛날부터 우리 민중의 기원을 담은 나무로 여겼다. 향나무로 처음 향을 피우게 된 유래는 장례식 때 시체가 부패되며 나는 냄새를 제거하기 위해 사용했다.

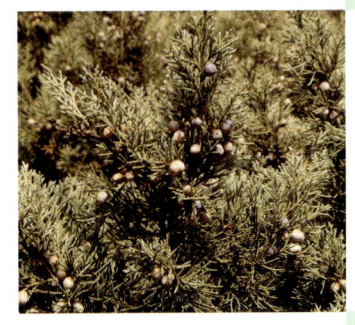

예로부터 향나무는 청정을 뜻하기 때문에 궁궐에 심었고, 조선시대 왕실에서 홀(笏)은 5품의 벼슬로 향나무로 명패를 만들어 소지하게 했고, 사찰에서 수행자는 바리때와 수저를 향나무로 만들어 음식을 먹었다. 중국에서는 보배로운 소나무처럼 생겼다 하여 향나무를 보송(寶松)이라고 부르고, 북경의 쯔긴청 내에 오래된 거목 향나무를 쉽게 구경할 수 있다. 향나무는 공기를 정화하는 정화수로 알려져 있어 사찰이나 향교를 비롯하여 공공장소에 많이 심었다.

향나무의 향이 좋고 사시사철 푸르름을 간직하기 때문에 물가에 향나무를 많이 심었고, 향나무는 다른 나무와 달리 분재처럼 생김새를 다듬어 낼 수 있다는 이유로 선비들에게 사랑을 받아 고택의 정원에 심었고, 우물가 옆에 향나무를 심으면 향나무 뿌리가 수질에 영향을 주기 때문에 물맛이 좋다 하여 심었다.

조상의 묏자리 옆에 향나무를 심은 이유는 향나무의 푸르름처럼 조상을 생각하라는 뜻이 담겨 있다. 또한 향나무의 가지와 잎이 조밀하여 총각들의 눈요기로부터 갓 시집을 온 새댁과 처녀들을 막아 주기 때문에 공동 우물가에 많이 심었다. 예로부터 사람들은 고급 향을 가진 향나무를 얻고자 애썼다. 향을 얻기 위한 매향의식이 있었다. 매향은 민간에서 얻기 어려운 침향(沈香)[16]을 얻기 위한 의식이다. 침향은 보석보다 귀하게 여겨졌고, 임금이나 귀족들만이 사용할 수 있었다. 그래서 향나무를 오랫동안 땅에 묻어 두면 침향이 된다고 여겨 향나무를 몇 백 년 동안 묻어 두고 대(代)를 이어 기다리는 믿음이 있었.

향나무는 정원수로 가치가 높고 향료로 이용되기도 하지만, 나무의 조직이 치밀하고 결이 좋고 윤기가 좋아 최고급 조각재, 기구, 가구 등을 만들었다. 향나무로 만든 상자나 궤짝에 귀중한 서류나 책 또는 옷을 보관하면 벌레가 생기지 않는다. 향나무의 향은 나무 기둥에 좀벌레가 생기지 않아 건축물의 수명을 연장하는 데도 도움이 된다.

우리나라에서 발견된 향나무 자생지는 울릉도이지만, 예로부터 선비들이 아끼는 나무인 까닭에 전국에 걸쳐 발견된다. 울릉도 울진 죽변면 후정리 험준한 절벽에 사는 키 작은 향나무는 우리나라에서 가장 나이가 많은 나무로 2,000살 정도이고, 울진군 죽변항 바닷가에서 자라는 죽변리 향나무는 우리나

---

16) 침향은 열대 지방에서 나는 침향나무에서 채취하는 고급 향기를 말한다.

라에 살아 있는 향나무 가운데 그 규모에 있어서 최고의 나무이다. 울릉도 도동의 남쪽 해안에는 수령이 2,000년으로 추정되는 향나무가 있고 이곳에서 자생하는 향나무는 천연기념물 제48호, 울진 죽변의 향나무는 수령이 500년을 추정하고 있고 천연기념물 제158호로 지정되어 보호를 받고 있다. 보조 국사(普照國師)가 수도를 마치고 짚고 온 지팡이를 나란히 꽂아 놓았는데 여기에서 뿌리가 나서 나무가 되었다는 송광사 천자암 뒤뜰에 쌍둥이처럼 나란히 있는 곱향나무 쌍향수(雙香樹) 두 그루는 천연기념물 제88호이다.

궁궐에 심었던 창덕궁의 향나무는 천연기념물 제194호, 신씨 묘지에 심었다가 살아남았다는 양주 양지리의 향나무는 천연기념물 제232호이다. 선농단[17]은 조선 태조 때부터 농사와 인연이 깊은 신농씨와 후직을 신으로 하여 단으로 모시고 매년 왕이 풍년을 기원하며 제사를 지냈다 전하는 서울 제기동 선농단의 향나무는 천연기념물 제240호이다. 울진 화성리의 향나무는 천연기념물 제312호, 조상의 은덕을 기리기 위해 약 400년 전에 영양 남씨가 입향 시조의 비각 옆에 심은 청송 안덕면의 향나무는 천연기념물 제313호, 세종 때 이정이 정주의 판관으로 있을 때 평안북도의 약산성을 축조하고 돌아오면서 세 그루 중 한 그루를 심었다는 안동 와룡면의 뚝향나무는 천연기념물 제314호, 마을에 낙향하여 살다가 죽어 아들 중룡이 한양에서 내려와 무덤 옆에 초막을 짓고 지키며 심었다는 연기 봉산동의 향나무는 천연기념물 제321호로 지정되어 보호받고 있다.

향나무는 새들이 씨앗을 먹은 뒤 씨앗의 껍질 부분은 잘 소화시키고 딱딱한 씨앗을 배설물과 함께 어디엔가 뿌려놓아야 비로소 새싹이 트게 된다. 향나무는 과실나무인 배나무 옆에는 심지 않는 것으로 알려져 있다. 1년생 가지는 녹색, 2년생 가지는 적갈색으로 가지에는 고사한 인엽이 붙어 있다. 눈향나무는 줄기가 비스듬히 눕거나 바위에서 아래로 가지가 드리운다.
향나무의 꽃말은 '영원한 향기'이다.

해독에 좋다

한방에서 잎을 회엽(檜葉)으로 부른다. 어린 가지나 잎을 채취하여 말려 해독, 거풍, 산한(散寒), 활혈(活血), 해독, 소종 등에 효능이 있고, 풍한·감기·관절염·통증·습진 등에 다른 약재와 처방한다.
민간에서 향나무 생잎을 짓찧어 종기나 두드러기에 붙였고, 폐의 종양에 향나무를 잘게 썰어 우려낸 물을 마셨다.

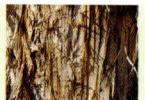

> **번식**
> 향나무는 새가 익은 열매를 따 먹고 과육을 소화하고 딱딱한 종자는 새의 위액에서 분비되는 강력한 산에 의해 자동적으로 처리되어 땅에 떨어져 싹이 나는 것처럼 종자로 번식한다.

17) 선농단 제단은 신농과 후직을 모시는 단으로 조선 시대 태조 때부터 해마다 임금님이 경칩 뒤 첫 해일에 제사를 지내며 풍년과 국태민안을 기원하였다.

| 생 활 속 나 무 |

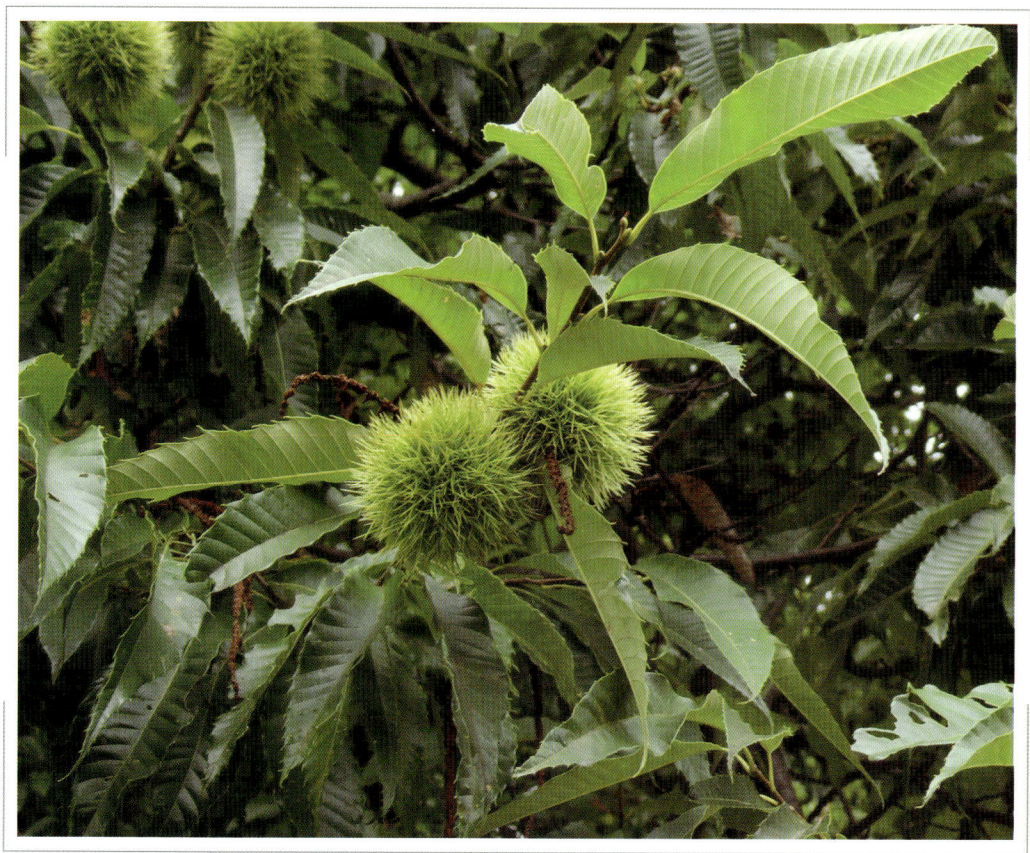

남성을 상징하는 남성수^{男性樹}, 밤나무

밤나무는 산기슭이나 밭둑에서 자란다. 갈잎큰키나무로 높이는 10~20m 정도이고, 잎은 어긋나고 가장자리에 날카로운 톱니가 있고, 꽃은 5~6월에 누런 빛이 도는 흰색으로 길에 늘어져 피고, 열매는 9~10월에 가시로 싸인 밤송이 안에 갈색의 씨가 1~3개씩 들어 있다.

남성의 강함을 상징

봄은 여성을 상징하지만 가을은 남성을 상징한다. 밤은 가을의 대표적인 과실로 결실과 풍요를 상징한다. 가을이면 커다란 줄기에 풍성한 열매를 맺는 밤나무는 수꽃이 정충의 냄새를 품기고, 날카로운 가시는 남성의 강함의 기상을 나타내는 나무로 보았다. 초여름 밤나무 곁을 지나가면 독특한 밤나무 꽃 냄새가 난다. 밤나무 꽃냄새는 남자의 정액과 비슷하다. 그래서 그런지 밤나무 꽃이 만발할 때 밤나무 숲에서 연인과 산책을 하면 여자가 밤나무 꽃에 취해서 남자의 사랑을 쉽게 받아 준다는 속설이 있다. 예로부터 "인종지덕 목종지패(人從之德 木從之敗)"라 하여 조상의 위를 모시는 나무패(神主)는 밤나무로 만드는 것을 조상에 대한 공경심 때문이었다. 사람은 사람을 키우지만, 큰 나무는 작은 나무를 키우지 않듯이 우리 조상은 밤나무를 가구재로 이용하지 않고, 신주(神主)나 장승 등에 쓰이는 특별한 재목으로 삼은 이유는 신앙적인 대상에 대한 외경심 때문이었다.

고서(古書)의 『연감유함(淵鑑類函)』에서 "원숭이를 훈련하는 사람이 원숭이에게 산밤(芽栗)을 나누어 주면서 "오늘부터는 아침에 세 알, 저녁에 네 알씩을 주겠다" 고 하니 원숭이들이 이구동성(異口同聲)으로 따졌다. 훈련사는 "그렇다면 아침에 네 알, 저녁에 세 알을 주겠다" 고 했더니 원숭이들이 기뻐했다는 데서 조삼모사(朝三暮四)가 유래했다. 실질적인 내용은 다를 바가 없는데도 사소한 일에 기뻐하고 화를 내는 것에 대하여 경종을 주는 교훈이다. 『예기(禮記)』 빙의(聘義)에서 '진밀이율지야(縝密以栗知也)' 즉 '지식은 밤처럼 단단하고 치밀해야 한다' 고 표현할 정도로 서정적인 나무로 알려져 있지만, 다른 나무와 달리 밤나무는 열매가 떨어질 때 사람의 머리가 위험하기 때문에 정자나무로 쓰지 않는다.

밤은 가시껍질을 제거한 후 먹을 수 있다. 밤은 가시에 둘러싸여 있으면서도 가시에 찔리지 않고 있는 상태이기 때문에 은총이나 미덕을 상징한다. 성경에서 열매의 껍질을 덮고 있는 가시들은 예수의 고난을 의미한다. 『사류합벽(事類合璧)』에서 "밤송이"에는 보통 3개의 밤알이 들어 있는데 그 중 가운데 것을 율설(栗楔), 작은 것을 산율(山栗), 산율 중에서도 끝이 뾰족한 것을 추율(錐栗)로 부른다고 했다. 밤을 영어로는 체스트 너트(chest nut)라고 부르는데 누구도 범접하기 어려운 가시밤송이 안에 들어 있는 열매(net)라는 뜻이다. 밤나무는 하늘의 햇빛과 땅의 기운을 독식하기 때문에 그 밑에서 다른 나무를 키우지 않는다. 밤나무 주변 나무들은 밤나무 반대쪽으로 도망치듯 가지를 내뻗고, 잎은 엽침(葉枕)을 달아 누구도 접근을 못하도록 하는 것을 볼 수 있다. 참나무를 비롯한 대부분의 나무들은 잎 아래로 다소곳이 꽃을 피우지만, 밤나무는 기(氣)가 강해 하늘을 향해 꽃송이를 피운다.

밤은 1개의 주머니에 여러 개가 의좋게 들어 있어서 형제 간의 우애(友愛)를 뜻한다. 또한 황색 껍질과 흰 알맹이는 부귀 영화와 생명력을 뜻하기도 한다. 밤은 다루기도 먹기도 쉽지 않은 속성 때문에 인내와 내구성을 상징한다. 삶에서 율(栗:밤)은 다양한 의미를 준다. 밤은 고향의 나무로 서거정은 시(詩)에서 "밤나무 꽃은 눈처럼 피어 향기가 진동하고, 밤송이는 송이송이 달려 하늘의 별들이 내려앉는 것 같구나" 라 한 바 있다. 예로부터 밤나무, 감나무, 호두나무, 대추나무는 우리 민족의 과실나무였고, 고향과 산기슭, 밭둑, 마을 주변에 많이 심었다. 봄에는 꿀을 채취하고, 가을에는 열매를 따서 밤죽, 밤떡, 밤다식, 송편, 생과, 건과로 먹거나 또는 굽거나 삶아서 먹었고, 그 외에 과자, 엿, 요리, 군밤 통조림 등의 재료로 쓰인다.

밤은 관혼상제에 필수적인 과실이었다. 전통적으로 혼례에서 시부모가 폐백을 받을 때, 신부의 앞치마에 대추(棗)와 함께 밤을 던져주는데, 이는 아들을 많이 낳으라는 뜻에서 행하는 의식이다. 폐백상 즉 교배상(交拜床)에 날밤을 놓는 이유는 득남을 상징하기도 한다. 『삼국유사』에는 원효 대사(元曉大師)의 어머니가 밤나무 아래서 밤나무 가지에 남편의 옷을 걸어 놓고 대사를 분만하였다는 사라율(紗羅栗) 유래가 전하고 있다.

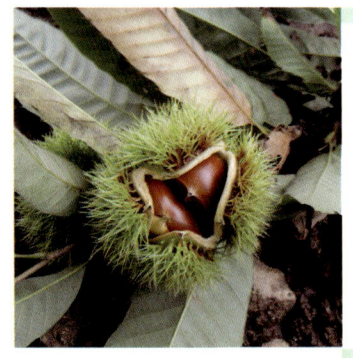

원효 대사의 고향은 경산의 율곡(栗谷)이다. 지금도 율곡 마을의 밤나무는 스님의 밥그릇인 바리때에 밤 한 톨이 가득 찰 정도였다고 전해지고 있다. 대추,잣,밤,곶감을 넣어서 만든 약밥은 별식이다. 맛좋은 술을 약주라고 하듯이 약밥의 약은 병을 고치는 약이 아니고 "이롭다"는 뜻이다. 우리나라 낙랑 시대의 옛 무덤에서 약밥이 발견되는 것을 볼 때에 밤이 숭상된 과일이었음을 추정해 볼 수 있다.

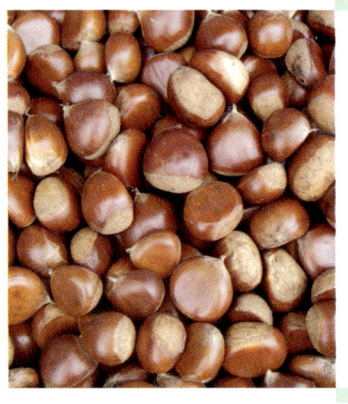

중국에서 승려들이 2천 년 전에 약밤을 들여와 대동강(大同江) 하류 지방에 퍼트린 것으로 짐작할 수 있다. 쌀에 밤을 섞어 지은 "밤밥"으로 식용을 했고, 평소에는 간식용으로 이용하고, 흉년에는 구황식품으로 이용하곤 했다. 삶에서 깨끗한 인상을 주는 사람을 가리켜 "깎아 놓은 밤 같다"고 하였고, 희망이 없는 사람을 가리켜 "군밤에서 싹나랴" 라고 표현한다. 또한 꿈에 밤을 먹으면 이별수가 생긴다는 속설이 있다. 밤나무는 주로 산기슭이나 마을과 선산 주변에 많이 심는다. 예로부터 신앙적인 대상에 대한 외경심으로 장승의 재료는 밤나무와 느티나무를 제일로 쳤다. 전통적으로 복숭아나무와 밤나무는 가구의 재료로 사용하지 않는다. 밤나무는 효자나무라 해서 사당(祠堂)에 모시는 위패(位牌)를 밤나무로 만들었는데 조상에 대한 공경심 때문이다.

조선 시대 홍만선(洪萬選)은 『산림경제(山林經濟)』에서 "밤나무 목재는 우량하고 썩지 않는 목재"라고 표현하고 있을 정도로 나무의 재질이 단단하다. 밤나무는 타닌 성분이 있어 잘 썩지 않아 다른 나무보다 수명이 길고 방부 처리를 하지 않는다. 경주 천마총 내관의 목책(木柵)도 밤나무이다. 서양에서는 포도주를 장기적으로 보관할 때 반드시 밤나무 술통을 사용한다. 제수(祭需)를 준비하는 풍습으로 가을이 되면 집집마다 밤을 땅 속에 묻어 저장하곤 했다.

밤의 품종에는 주로 산대밤(山大栗), 장위밤(長位栗), 삼조생(森早生), 이평밤(利平栗), 은기(銀寄), 광주올밤(廣州早栗), 중흥밤(中興栗), 옥광밤(玉光栗), 산성밤(山城栗), 백중밤(白中栗), 단택(丹澤), 이취(伊吹), 대화조생(大和早生), 축파(筑波) 등이 있다. 우리나라 전역에 밤나무가 분포하지만, 경기도 과천은 고구려 때부터 밤의 주산지여서 열매 과(果) 자(字)를 써서 과천으로 불리고 있다.

조선시대의 역사책에서 밤나무, 뽕나무, 닥나무, 옻나무 등을 적합한 땅에 심도록 권장하고 있다.

밤나무의 꽃말은 '완화, 공평' 이다.

밤을 보고 지나치지 마라

예로부터 밤 3개를 먹으면 보약(補藥)을 먹는 것과 같다고 했다. 『동의보감』에서 "하혈(下血), 토혈(吐血)할 때 밤껍질을 태워 상복하고, 설사(泄瀉)를 할 때 구운 밤 20개를 먹으면 되고, 허리와 다리에 힘이 없을 때 하루에 생밤 10개를 먹어라"고 전한다. 고려 예종은 전국 방방곡곡에서 농경지로 이용되는 땅을 제외하고는 땅의 특성에 알맞은 밤나무, 뽕나무, 옻나무, 닥나무 등을 심도록 권장했고, 인종은 제령(制令)을 통해 나무 심는 방법을 제시하였고, 명종은 밤나무, 대추나무, 배나무, 옻나무, 닥나무 등을 알맞은 곳에 심어 수익을 높이도록 권장할 정도로 나무 심는 것을 국가에서 관장했다.

조선 시대 『경국대전(經國大典)』에는 밤나무 관리를 실패했을 경우 그 정도에 따라 벌을 줄 정도로 엄하게 다스렸고, 산에 심어진 뽕나무, 옻나무, 대나무, 과일나무를 함부로 벌채한 사람에게 곤장 90대를 치도록 했고 관리를 소홀히 한 사람에 대하여도 곤장 60대를 때리고 체벌을 할 정도로 관리한 기록이 나오는 것을 볼 때 우리 조상은 나무를 소중한 문화의 유산으로 생각했던 것이다. 조선 시대 『속대전(續大典)』에는 밤나무를 보호할 목적으로 밤나무 보호림을 지정했음을 전한다. 홍만선의 『산림경제(山林經濟)』에서 밤나무에 대하여 귀중한 나무라 하여 권장하고 있다.

일찍이 서거정(徐居正)은 밀양의 밤나무 숲을 '율화여설향유유(栗花如雪香乳乳) 첩첩결자여번성(疊疊結子如繁星)'이라 했다. 즉 "밤나무의 꽃이 피어서 눈이 온 것 같은데 그 향기가 진동하고 밤송이가 달려서 하늘의 별들이 내려앉은 것 같다"고 예찬했다.

예로부터 경기도 과천(果川)은 밤 생산의 중심지였다. 경남 밀양의 수산리(守山里), 고령의 밤나무 숲, 상주의 밤나무 숲, 청도의 상지 율림과 하지 율림 등이 유명지로 기록되어 있다. 일반적으로 모든 씨앗은 땅에 묻으면 잎이 먼저 나오고 뿌리가 생기지만, 밤나무는 뿌리가 먼저 나와 굳어진 다음 줄기와 잎이 나오기 때문에 자식이 부모님의 은혜를 잊지 말라는 의미로 제사상에 밤을 꼭 올린다.

밤은 보양제

밤은 한자로는 율(栗)이고, 밤나무 열매는 한방에서 율자(栗子)라 부른다. 밤은 성질이 따뜻하고 오장육부(五臟六腑)의 장기(臟器)를 도와 소화 기능을 튼튼히 하고 신장(腎臟)을 보호하여 근육에 좋은 것으로 알려져 있고, 밤에는 탄수화물, 단백질, 지방, 칼슘, 인, 철분, 무기질, 비타민, 펜토산 등 영양소가 풍부하다. 밤나무의 껍질 달인 물은 과음했을 때 주독(酒毒)을 해독하는 데 쓰고, 토혈(吐血)이나 하혈(下血)에는 밤송이를 태워 재를 먹었고, 밤송이를 태워 원형탈모나 대머리에 발랐고, 잠을 잘 때 코를 골며 치아(齒牙)를 갈 때 밤을 먹었다.

젖먹이 아이의 이유식으로 알맞아 젖이 부족할 때 밤가루를 밥물에 풀어 끓여서 밤가루와 백설기 가루를 섞어 암죽을 끓여 먹기도 했다. 아름다운 피부를 유지하기 위하여 주름살에 밤 속껍질을 음지(陰地)에 말려서 가루내어 꿀과 율무와 함께 섞어 팩을 하였다. 밤은 각종 음식 및 밤술을 만들어 먹을 수

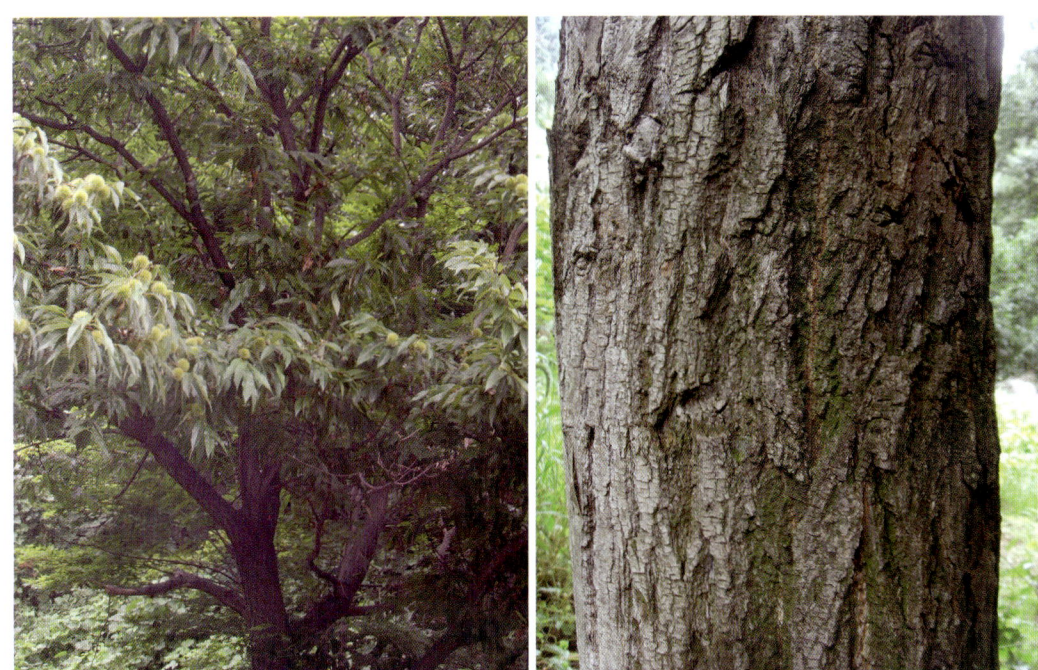

있고, 꽃과 열매는 약용으로 쓴다. 껍질은 탄닌이 많아 염료의 재료로 쓴다. 6~7월에 나무 전체를 뒤덮으며 피는 꽃은 밀원자원으로 농가에 소득을 준다.

한방에서 꽃, 밤, 껍질, 나무껍질을 약재로 쓴다. 밤은 위와 장을 좋게 하고, 신장(콩팥)의 기능을 도와 혈액 순환을 돕고, 혈변(血便)의 지혈 작용을 돕고, 허약체질인 사람, 설사가 잦은 사람, 잦은 근육통이나 구토에 다른 약재와 처방한다. 밤나무 껍질은 토골피(土骨皮)로 탄닌(tannin) 성분이 많아 수렴(垂簾), 지혈(止血), 지사제(止瀉劑)로 쓰인다. 밤은 몸을 보신(補身)하는 용도인 보양제(補陽劑)로 다른 약재와 처방한다.

민간에서 밤송이에는 세균을 죽이는 항균 작용이 있어 달인 물로 어린이 피부의 태독에 쓰고, 피부염에 밤나무 껍질을 달여 마셨고, 천식이나 기침(해수 : 咳嗽)에 속껍질을 달여 마셨고, 생선뼈가 목에 걸렸을 때 밤의 흰색 껍질을 달여 마셨고, 옻독에는 잎을 짓찧어 발랐고, 타박상이나 벌레에 물렸을 때 껍질을 달인 물을 환부에 발랐다.

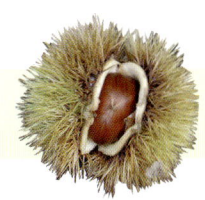

번식 • • •
밤나무는 좋은 품종과 접목을 하거나 무성증식을 한다.

| 생 활 속 나 무 |

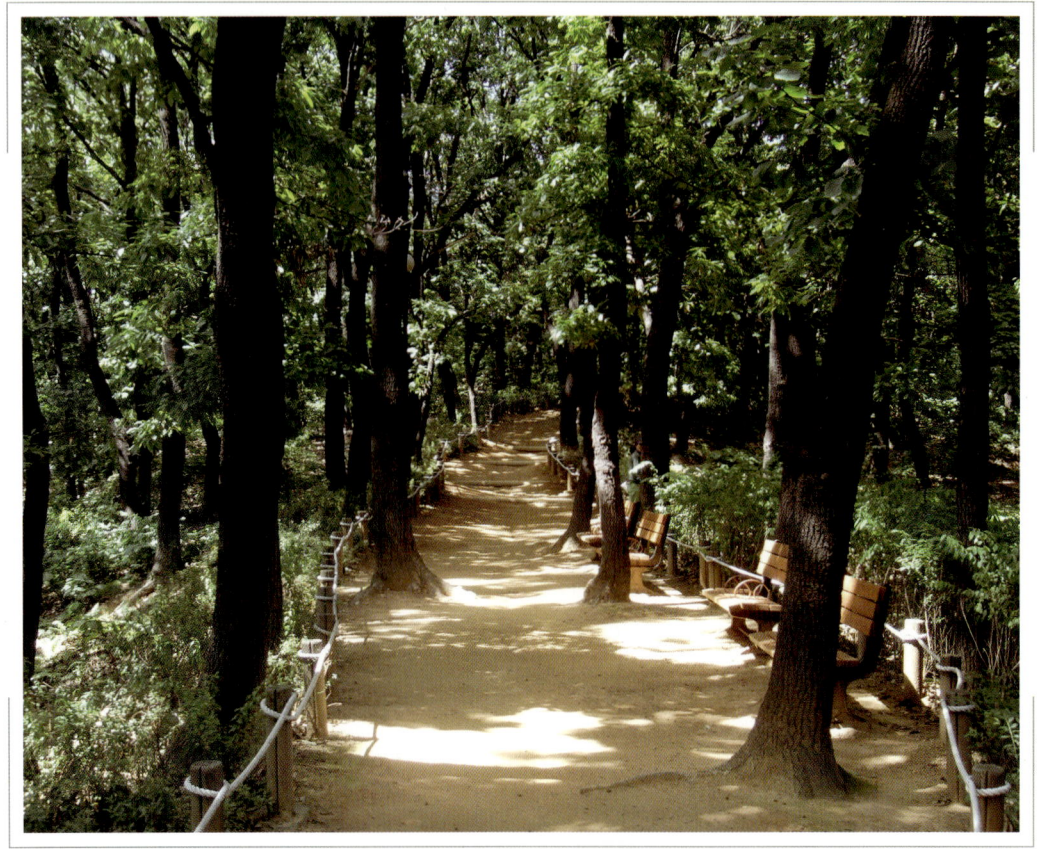

나무 중의 나무 진수眞樹 상수리나무, **참나무**

상수리나무는 햇볕이 잘 드는 산에서 자란다. 갈잎큰키나무로 높이는 20~25m 정도이고, 잎은 긴 타원형으로 어긋나고 뒷면에 갈색의 털이 있고, 가장자리에 날카로운 톱니가 있다. 꽃은 5월에 밑으로 처져 원통 모양의 노란색으로 피고, 열매는 이듬해 10월에 단단하고 둥근 갈색의 도토리로 여문다.

나무 중의 나무, 참나무

우리나라는 산이 70%나 되는 산국(山國)으로 산림의 절반 이상이 소나무와 참나무 숲이다. 참나무는 소나무와 함께 산림을 대표하는 수목(樹木)으로 자리를 잡았다. 『식물도감』에서 참나무라는 이름의 나무는 없다. 대신 참나뭇과에 속하는 갈참나무, 굴참나무, 졸참나무, 떡갈나무, 신갈나무, 상수리나무 등의 나무를 한 묶음으로 부르는 통상적인 과(科) 이름이다. 왜 하필이면 나무 이름에 '참(眞)' 자가 붙었을까? 참나무는 '나무 중의 나무, 진짜 나무'라는 깊은 뜻이 담겨 있다. 참나무는 소나무와는 달리 베어 내도 다시 싹이 돋아 나기 때문에 예로부터 나무꾼이 땔감을 마련하기 위해 숲속으로 거닐 때는 스스로 부들부들 떨었다는 나무가 참나무과의 떡갈나무이다.

예로부터 참나뭇과의 나무들은 살림살이에 요긴하게 쓰였다. 사람과 친근한 대표적인 나무로 산에서 없어서는 안 될 참나무는 유용한 나무라 하여 진목(眞木)으로 부를 정도였다.

예로부터 동서고금(東西古今)을 통하여 참나무는 풍요와 문명의 상징으로 보았고, 유럽에서는 도토리를 맷돌에 갈아서 식량으로 사용했고, 우리나라와 중국에서는 떡갈나무 잎으로 떡을 싸는 풍속이 있었다. '엄마야 누나야 강변 살자'라는 노래에 '뒷문 밖에는 갈잎의 노래'라는 노랫말이 바로 떡갈나무를 말하고, 지금도 일본에서는 단오날에 떡갈나무 잎으로 싼 떡을 먹는 풍속이 있고, 이스라엘에서는 참나무 밑에서 축제를 하고 장례를 치를 정도로 참나무를 힘과 신성(神聖)의 상징으로 보았다.

서양에서는 참나무류를 귀하게 여겼다. 일찍이 오크 문화를 꽃피운 주역이기도 하지만, 싱싱하고 풍성한 잎이 탄소동화 작용을 활발히 하여 목재 생산과 삼림욕에 큰 효과를 주는 생명의 나무로 여기고 있다. 6·25 한국전쟁 이후 1970년대까지만 해도 대다수 농촌에서는 나무를 베어서 땔감으로 사용하거나 숯을 만들어 썼는데 그때 희생된 나무 대부분이 참나무였다.

1970년 이후 연탄, 석유, 가스 등으로 연료가 바뀌자 참나무가 급속히 번식하게 되어 산림은 나날이 무성해지고 있다. 광복 이후 임목축적량이 무려 수십 배 정도 증가하고 있는데 이렇게 산이 푸르게 된 데는 참나무의 역할이 적지 않지만, 지금과 같은 추세라면 우리나라 산은 조만간 참나무로 뒤덮이게 될 것이라는 산림전문가의 전망이다.

예로부터 참나무의 자랑은 열매와 표고버섯이다. 도토리는 다람쥐에게는 없어서는 안 될 밥이지만 사람에게는 도토리묵은 별미 건강식으로 즐겨 먹었고, 먹을 것이 없던 시절에는 구황식품이었다. 참나무 줄기에 구멍을 내고 표고버섯을 재배하여 먹었다.

참나무류

- **갈참나무**는 묵은 껍질이 벗겨지고 새 껍질이 만들어지는 과정에서 껍질의 주름이 깊은 형태를 보여서 이름이 지어졌고, 줄기는 곧고 결이 좋아 마룻바닥, 펄프의 재료로 쓴다.
- **졸참나무**는 참나무류 중에서 잎과 열매가 가장 작다. 껍질은 염료의 원료로 쓰고, 열매를 달여서 얻은 황갈색의 염료는 옷감을 물들이는 데 사용하기도 했다.
- **떡갈나무**에는 음식을 상하지 않게 하는 성분이 있고, 잎으로 떡을 싸는 나무라 하여 붙여졌다.
- **신갈나무**는 옛날 나무꾼이 숲에서 일을 하다가 짚신 바닥이 헤지면 신갈나무 잎을 깔아서 신었기 때문에 '신을 간다'는 의미에서 붙여졌다.
- **상수리나무**는 조선 시대 임진왜란 중에 선조 임금이 피난길에 나섰다가 처음 보는 음식을 맛보고 즐겨 찾게 되었다. 토리나무에서 열매인 토리로 묵을 쑤어 선조 임금이 먹은 후 즐겨 찾아 늘 수라상에 올렸다 하여 훗날 "상수리"라는 이름을 얻었다.
- **굴참나무** 껍질에는 잘 발달된 코르크층이 있어 병마개 등 코르크 제품의 재료가 되고 강원도에서는 굴참나무로 지붕을 씌우는 굴피지붕, 너와집과 나무를 쪼개어 집을 짓는 동기와집이 있다.

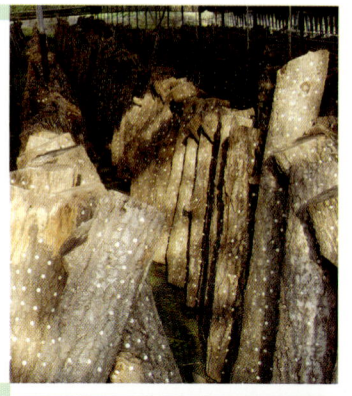

민간에서는 장(醬)이나 간장을 담글 때는 나쁜 냄새를 빨아내기 위해 참나무 숯을 띄웠고, 떡갈나무 수피(樹皮)인 적룡피(赤龍皮)는 천연 염료로 쓰고, 상수리나무에는 숲의 향기와 맛에 영향을 미치는 '모락톤'이라는 성분의 함량이 높아 술통으로 이용되고 있다.

참나무는 재질이 단단하고 나무결이 좋아 사찰이나 일반 한옥을 지을 때 재료로 썼고, 선박이나 고급 가구재나 내장재를 만드는 데 썼고, 수레바퀴, 갱목, 건축재, 펄프 및 합판재 등으로 이용된다.

소나무는 송진이 있어 연기가 맵지만, 연기가 적은 참나무 숯은 단단하고 불길이 좋아 숯 중에 으뜸으로 여겨 소나무보다 화력이 좋아 장작과 숯으로 만들어 썼다. 참나무는 질 좋은 목재로 쓰고, 숯의 재료가 되고, 버섯용 대목(埜木)으로 가치가 높다.

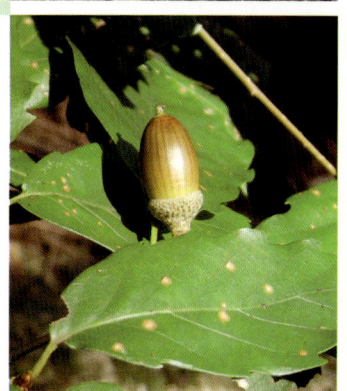

🌿 참나무의 자랑, 도토리

도토리의 옛말은 '돝애밤'으로 돼지를 뜻하는 '돝'이 붙어 '돼지가 먹는 밤'이란 애칭을 가지고 있다. 일반적으로 참나무류의 열매는 모두 도토리라고 부르고 모두 묵을 만들어 먹을 수 있다.

예전에 산 속에서 도를 닦거나 선인이 되고자 수련하는 사람이 상식(常食)하는 선식으로 도토리를 즐겨 먹었고, 떡갈나무 열매를 도토리, 상수리나무 열매를 상수리, 졸참나무 열매를 굴밤으로 부른다. 선인들이 도토리를 양절과(養節果)라 한 이유는 절의(絶義)의 상징인 중국의 백이(伯夷)와 숙제(叔齊)가 수양산에 들어가 고사리와 도토리로 연명하면서 절개를 지켰다는 데서 유래되었다.

『장자(莊子)』에 도토리는 신분도 없고 재능이나 재간이 뛰어나지 않고 평범하게 살면서 어느 순간 긴요하게 쓰이는 사람을 상징하기도 한다. 속담 '도토리는 벌판을 내다보면서 연다'는 참나무에 도토리가 많이 열리는 해는 흉년이 든다는 것을 우리 조상은 참나무를 살펴서 날씨 변화를 예측하기도 했고, 경상도에서는 꿈에 도토리를 보면 행운이 온다고 믿는 속설과 서울에서는 임신 중에 도토리를 먹으면 유산한다 하여 먹지 않는 속설이 있다.

도토리는 인간사를 빗댈 때 '도토리 키재기'라 하듯이, 그만그만하고 이름도 알려지지 않은 평범한 보통 사람들(甲男乙女)을 상징하고, '개밥에 도토리'라는 말은 따돌림을 당한 외로운 사람을 일컫는다. '마음이 맞으면 도토리 한 알로도 시장기를 멈춘다'는 말은 아무리 가난하고 힘들어도 마음이 맞으면 모든 역경을 극복할 수 있다는 깊은 뜻이 숨어 있다.

참나무류의 목재는 무겁고 마찰에 견디는 힘이 강하여 기구재, 차량재, 갱목 등으로 이용된다.

🌿 참나무 이야기

　옛날부터 상수리를 껍데기째 삶아 겨울 동안 얼려 두었다가 봄에 녹여 말려서 알맹이를 다시 물을 뿌려 가며 빻은 것을 상수리쌀로 만들어 먹었다. 상수리나무 껍질에는 검은 빛을 띤 회색으로 약간 깊게 갈라지지만 코르크층이 발달되어 있다. 떡갈나무는 어린이를 훈계할 때 회초리로 썼고, 떡을 쌀만큼 잎이 넓은 나무라 하여 '떡갈나무'로 부르게 되었다. 옛날부터 음식을 보관할 때는 떡갈나무잎, 벚잎, 연잎 등을 사용했는데 떡갈나무 잎에는 방부성 물질이 들어 있다는 것이 최근 밝혀졌다.

　졸참나무 꽃은 5월경에 암꽃과 수꽃이 한 그루에 같이 피며, 열매는 다음해 10월경에 여문다. 전분(澱粉)이 많이 함유되어 있는 이 열매는 탄닌 성분이 있어 물에 우러서 떫은 맛을 제거하면 독특한 맛이 나서 식용으로 쓴다. 도토리 맛이 가장 좋은 졸참나무는 '꿀밤나무'라고 부른다. 양털을 깎아 주어도 양에게 큰 지장이 없듯이 굴참나무의 껍질을 자주 벗겨 주어도 지장이 없다.

　굴참나무는 줄기의 껍질이 유별나게 두텁게 발달한다. 굴참나무가 어릴 때는 껍질이 두꺼워지지 않지만 나무의 나이가 15년 정도 되면 코르크 껍질이 1cm 정도로 이용할 수 있다. 오래된 나무이면 껍질이 두텁고 부드러워서 손가락으로 누르면 물렁물렁하게 들어가는 느낌을 준다.

　굴참나무의 껍질을 벗겨서 코르크[18]를 만든다. 실험에 의하면 1cm×1cm× 2.5cm 되는 부피의 코르크 안에는 약 7억 개의 세포가 있는데 세포벽에는 방수(防水)의 벽으로 되어 있어서 물 속에서도 뜬다.
　옛날 강감찬(姜邯贊, 948~1031년) 장군이 서울 신림동 '난곡'을 지나다 물을 한 잔 얻어 마시고 가지고 다니던 지팡이를 땅에 꽂은 삽목(揷木)설화[19]를 갖고 있는 굴참나무는 수령이 약 1,000년 정도로 천연기념물 제271호이다. 상수리나무는 인가에서 가까운 낮은 야산에서 잘 자라고, 산 중턱이나 높은 곳에 신갈나무가 많고, 보통 산자락에서 떡갈나무가 잘 자라고, 토질이 척박한 자갈밭에서 굴참나무가 자란다. 굴참나무는 상수리나무와 교잡이 잘 되어 그 중간 특성을 보이는 것이 많다.

　갈참나무는 가을 단풍이 돋보여 갈(가을)참이라는 이름을 얻게 되었고, 굴참나무는 우리나라 전 지역에서 잘 자라는 나무로 나무 줄기에 세로로 골이 깊게 진다고 해서 '골이 지는 참나무'라고 불리다가 '골'이 '굴'로 굳어져 굴참나무가 되었다.

　상수리나무는 도토리로 유명하지만, 굴참나무는 오래 사는 것으로 알려져 있다. 지리산 자락의 함양 상림[20]은 천연기념물 제154호로 지정되어 있는데 지금도 신라가 만든 최고의 인공숲인 상림의 강변숲 호안림(護岸林)에는 갈참나무, 졸참나무, 떡갈나무 등 다양한 나무 2만여 그루와 강변을 따라 1.6km의 숲에 120여 종이 넘는 식물이 주종을 이루고 있어 많은 사람이 찾고 있다.

---

18) 코르크는 병마개나 코르크판을 만들어 벽이나 천장에 붙여 사용한다. 주로 냉장고, 선박 등에 사용된다.
19) 지팡이가 자라나 큰 나무가 되었다는 전설을 말한다.
20) 경남 함양군 함양읍 지리산 자락에 있는 한국 최초의 인공숲이다. 신라 시대 위천강의 범람으로 인한 피해가 심해 최치원이 함양 태수(太守)로 부임하여 서쪽을 흐르는 위천(渭川)의 6킬로미터에 조성한 숲이다.

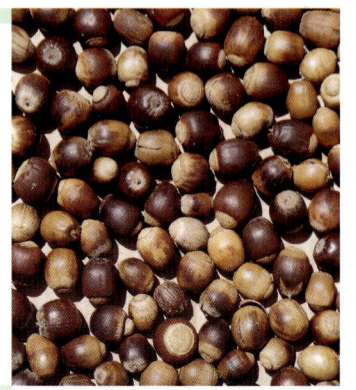

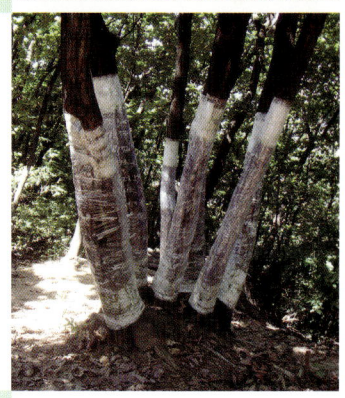

경북 영양군 석보면 두들 마을에는 수령이 약 400년 정도 된 나무가 수십 그루 자생하고 있고, 경북 안동 도산서원 입구 언덕에 잎이 유달리 크고 넓은 굴참나무를 구경할 수 있다. 국립공원인 도봉산 자운봉을 가는 산행 중에 갈참나무, 졸참나무, 신갈나무, 떡갈나무 등을 만날 수 있다.

울진의 굴참나무는 제96호, 영주시 단산면 갈참나무는 천연기념물 제285호, 안동의 굴참나무는 제288호 천연기념물로 지정되어 보호되고 있다.

민화에서 갯마루의 참나무는 아랫마을 들판을 굽어보며 그 해 농사를 가늠하여 도토리 수를 제한한다는 속설이 전하고 있고, 참나무 꽃이 피는 5월에 비가 많으면 농사는 풍년이 된다고 했다. 흉년에는 도토리가 많이 달린다는 이야기는 꽃받이를 못 해 흉년이 된다고 우리의 조상은 예측을 했다.

참나무의 꽃말은 '독립, 용기'이다.

혈관 수축에 좋다

최근 졸참나무에서 항균 작용이 있는 것으로 밝혀졌다. 도토리에는 풍부한 전분과 떫은 맛을 내는 타닌, 유지방과 쿠에르사이트린 등 여러 성분이 함유되어 있어 식품과 약용으로 유용하게 쓰고, 염료(황갈색)로 이용된다.

한방에서 도토리의 여러 성분이 장(腸)의 혈관을 수축시키는 작용이 있어, 주로 설사·탈항(脫肛)·치질·거담·진통·지혈에 다른 약재와 처방한다.

민간에서 도토리는 가루를 내어 묵을 만들어 먹었고, 줄기에서 표고버섯을 재배하고 숯을 생산하였다. 여성병인 대하증에는 불에 데운 도토리를 가루로 만들어 미음을 쑤어 먹었고, 숯을 굽는 사람에게 무좀이 없고, 무좀에는 참나무를 건류하여 목초액을 만들어 발랐다.

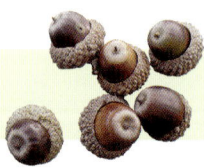

번식 • • •
참나무로 부르는 상수리나무, 갈참나무, 굴참나무, 졸참나무, 떡갈나무, 신갈나무, 가시나무 등은 가을에 도토리를 채취하여 즉시 건사 저장했다가 이듬해 파종하면 발아가 잘 된다.

| 생 활 속 나 무 |

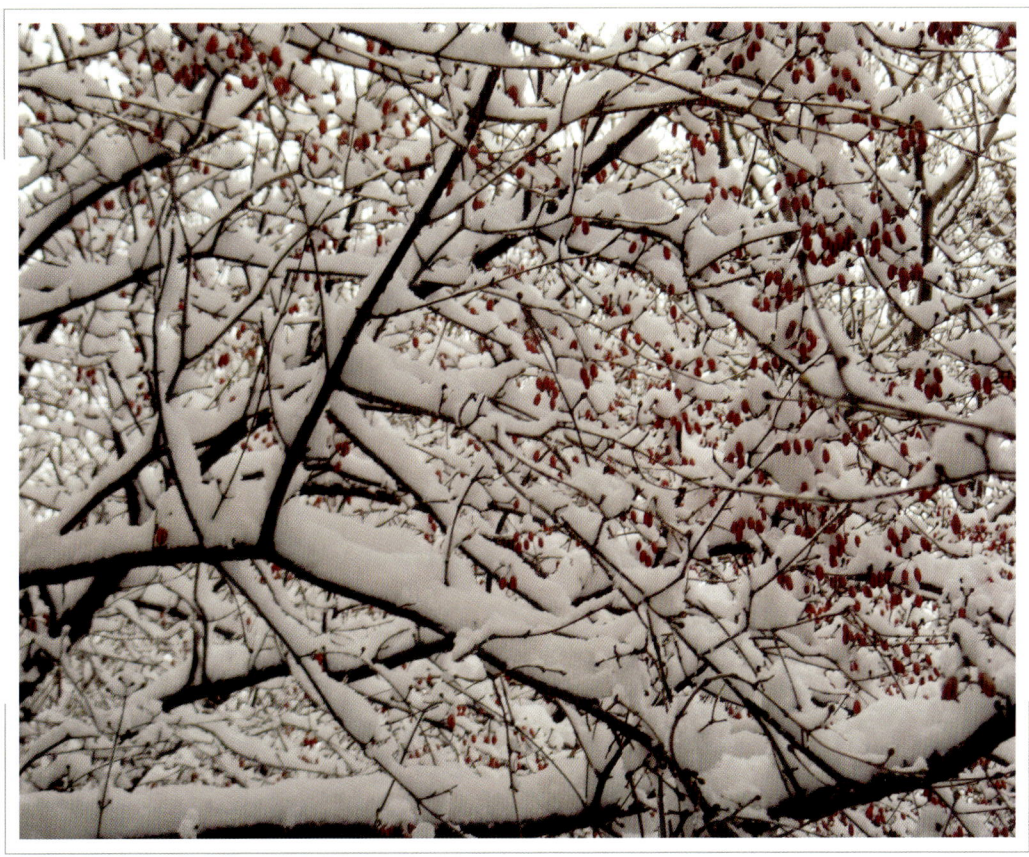

신선^{神仙}이 먹는 신선수^{神仙樹}, 산수유

산수유는 남쪽 지방의 산기슭이나 집 근처에 심는다. 갈잎큰키나무로 높이는 4~7m 정도이고, 잎은 끝이 뾰족하고 반질반질하고 마주 나고, 뒷면에 털이 많고, 나무껍질이 세로로 벗겨진다. 꽃은 3~4월에 잎보다 먼저 20~30송이씩 산형으로 노란색으로 피고, 열매는 9~11월에 긴 타원형의 붉은 핵과(核果)로 여문다.

신선이 즐겨 먹는 열매

도교(道敎)는 불로장생(不老長生)과 이상향을 추구한다. 산수유의 빨간 열매는 도가(道家)에서 신선

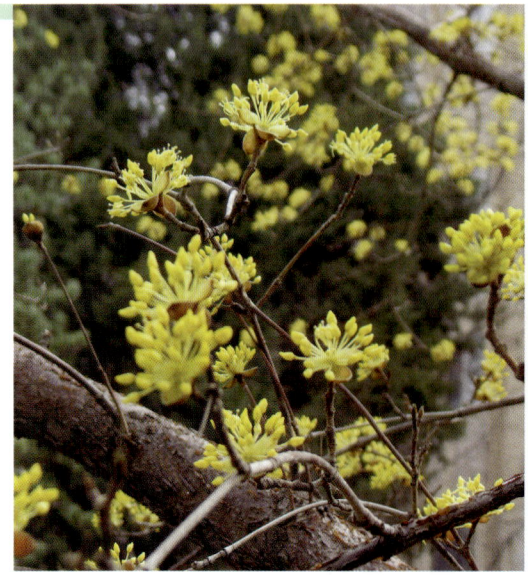
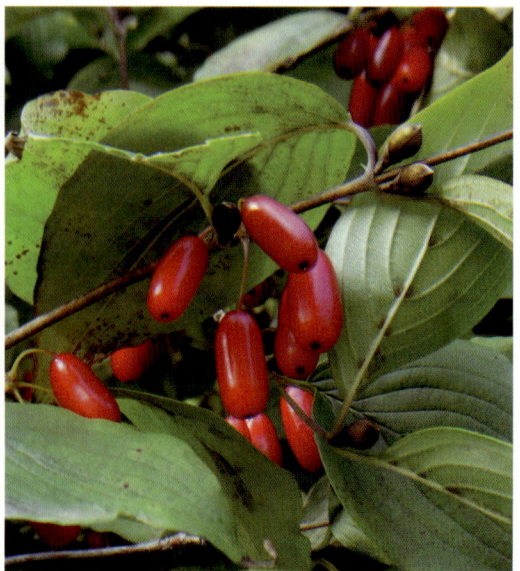

이 즐겨 먹는 열매로 알려져 있다. 산수유는 대추씨를 닮았다 하여 석조(石棗)로, 가을에는 빨간 열매인 산대추로 불린다. 봄에 매화를 시작으로 산수유, 개나리꽃, 목련꽃, 복사꽃, 배꽃, 사과꽃 등 활짝 피는 꽃들의 마라톤이 시작되면 단연 산수유가 돋보인다. 봄에 산 언덕자락에 복사꽃과 산수유꽃이 만발한 것을 보고 있으면 겨우내 막혔던 가슴이 확 풀린다. 산수유꽃이 꽃망울을 터트리면 노란 구름이 내려앉은 듯 화사함을 주기 때문에 산수유의 노란꽃은 봄을 처음 알리는 전령사로 알려져 있다.

조선 시대 홍만선의 『산림경제』에서 "2월에 꽃이 피는데 붉은 열매도 보고 즐길 만하며 땅이 얼기 전이나 녹은 후에 아무 때라도 심어도 된다"고 기록되어 있다. 산수유는 일교차가 크고 배수가 잘 되는 해발 300~400m 정도의 분지나 산비탈에서 잘 자란다. 산수유는 심은 지 7~8년이 지나면 열매를 수확할 수 있고, 30년 이상 된 나무에서는 열매 50~100근 이상을 수확할 수 있어 농가에 소득을 주고, 한 그루가 아들을 대학에 보낼 수 있다 하여 '대학나무(大學木)'라는 별명이 붙을 정도이다.

> **산수유는 우리나라 나무**
>
> 1920년대에 경기도 광릉에서 일본인 식물학자 '나카이'에 의해 산수유 수령이 200년이 넘는 거목을 두세 그루를 발견한 후에 우리나라 학자들이 '중국의 나무가 아닌 우리의 나무로 본다고 국립광릉수목원 연구원인 이유미 박사는 『우리가 알아야 할 백 가지 나무 이야기』에서 밝히고 있다.

전남 구례군 산동면 위안리는 국내 산수유 열매 생산량의 30%를 차지하는 국내 최대의 산수유 군락지로 수령이 50~300년 정도 되는 산수유가 빼곡하다. 이곳에는 우리나라에서 산수유 시조로 불리는 수령이 약 600년 정도로 추정되는 거목이 있고, 해마다 지리산 산수유 축제 때 많은 사람에게 즐거움을 준다.

경북 의성군 사곡면 화전리에는 3만여 그루의 산수유의 군락지에서 산수유 축제와 경기 이천군 백사면에는 1만 2,000여 그루의 산수유 봄꽃 축제와 양평군 산수유 마을에는 논두렁과 밭두렁 사이에 수령 20~200년 된 산수유나무 7,000여 그루가 심어져 있어 꽃이 피면 노란 물감을 풀어 놓은 듯한 정경을 연출한다. 또한 섬진강 화개장터 산수유 축제 등이 있다.

   산수유 열매는 염색의 원료로 쓴다. 산행 중에 산수유와 비슷한 생강나무의 노란꽃은 꽃자루가 짧고 조밀하기 때문에 산수유와 구분이 가능하다. 산수유나무는 약용 수목으로 민가나 마을 근처에 심는다. 산수유는 무겁고 단단하며 무늬결이 치밀하다. 목재로서 이용가치가 적어 농기구자루, 세공재 정도로 이용된다.

  산수유나무의 꽃말은 '영원히 변치 않은 사랑, 호의를 기대한다, 지속력, 오래 견딤' 이다.

> **산수유나무 · 생강나무 구분**
>
> - **산수유나무**는 봄에 산형꽃차례로 피고, 가을에 빨간 열매가 여문다. 나무껍질이 세로로 갈라지면서 벗겨진다.
> - **생강나무**는 봄에 꽃이 모여 꽃자루 없이 뭉쳐 피고, 가을에 열매가 까맣게 여문다. 겉껍질이 벗겨지지 않는다. 꽃과 잎을 비비거나 가지를 자르면 생강 냄새가 나기 때문에 붙여졌다.

🌿 요실금 · 전립선에 효험

   산수유나무의 11월 성숙한 붉은색의 장과는 신맛과 떫은 맛이 있어 식용과 약용으로 가치가 높다. 산수유 열매의 신맛은 체내에서 수렴 작용을 하기 때문에 허약한 사람이 잠을 잘 때 땀을 많이 흘리는 사람이 상복하면 좋아지는 것으로 알려져 있다. 산수유는 약성이 따뜻하여 40대 이후에 신장 기능의 약화로 정수(精髓)가 부족할 때, 허리가 아플 때, 하체가 약할 때, 음위를 강화하고자 할 때 산수유 차, 술, 효소로 먹는다.

   열매의 씨를 뺀 산수유 술은 독(毒)이 없기 때문에 공복에 먹어야 효과를 크게 볼 수 있다. 간장과 신장의 기능을 강화해 주어 자양, 강장이 뛰어나 산수유로 술을 담가 몸이 냉한 사람이 취침 전에 소주 한 두 잔을 장복하면 수렴 작용으로 혈액 순환을 개선할 수 있고 원기회복에 좋고 성기능이 좋아지는 것으로 알려져 있다.

   한방에서 열매를 산수유(山茱萸)로 부른다. 잘 익은 열매를 따서 씨를 빼고 말려서 쓴다. 주로 요통 · 현기증 · 귀울림 · 빈뇨 · 강장 · 야뇨증 · 조루증 · 관절염 · 어지럼증 · 이명(耳鳴)에 다른 약재와 처방한다.

  민간에서 산수유는 신장의 기능을 좋게 하기 때문에 빈혈이나 심한 월경 출혈에 쓰고, 산수유는 여성의 자궁의 기능과 남성의 정력을 조절해 주기 때문에 월경 과다와 소변이 잦을 때 쓴다.

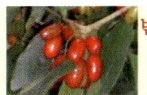

번식 • • •
가을에 산수유나무 종자를 따서 11월경에 밭에 파종하여 1년이 지나면 싹이 나온다. 보통 7~8년 정도 되어야 꽃이 피고 열매가 맺힌다.

| 생 활 속 나 무 |

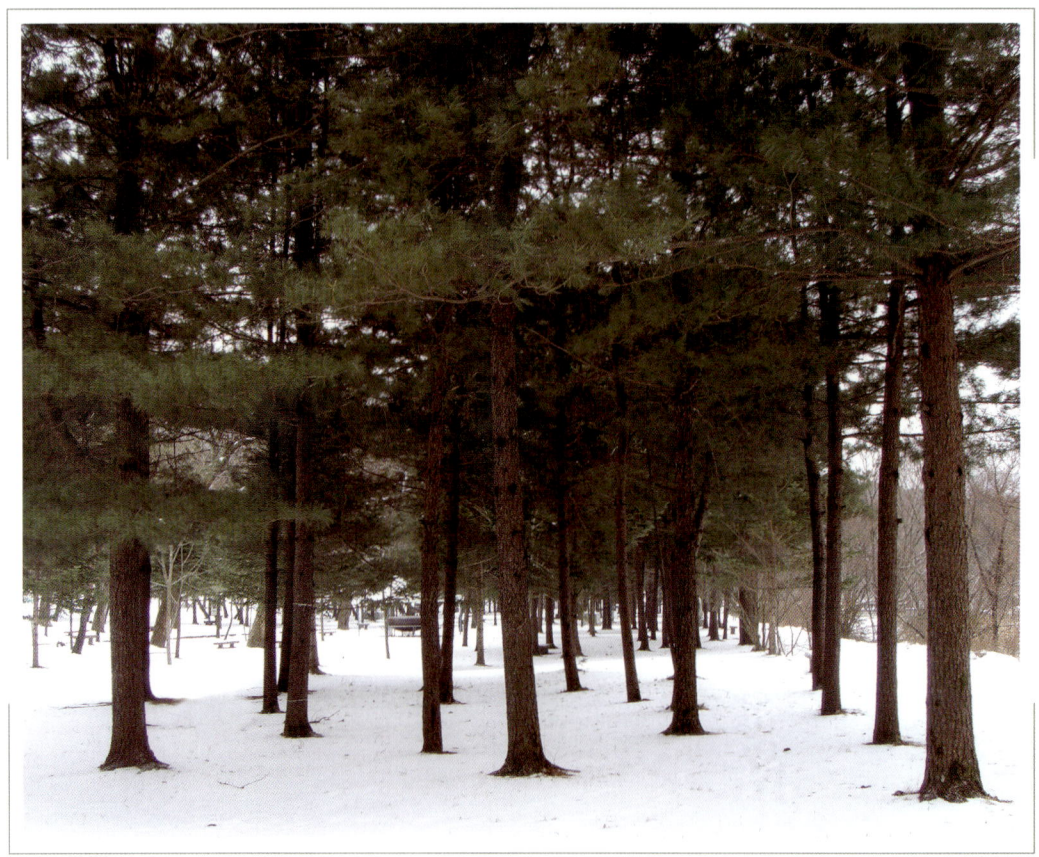

노아방주와 함께 한 전설수(傳說樹), 잣나무

잣나무는 우리나라 모든 지역에서 자란다. 늘푸른큰키나무로 높이는 20~30m 정도이고, 바늘 모양의 잎이 5개씩 나고, 어린 나무의 껍질은 잿빛을 띄는 흰색이지만, 오래된 나무는 진한 갈색으로 잘게 벗겨진다. 꽃은 5월에 햇가지 밑에 연한 황색으로 피고, 열매는 이듬해 9~10월에 솔방울보다 큰 잣송이로 여문다. 가지를 자르면 하얀 진액이 나온다.

타협 모르는 선비정신의 상징

우리 조상은 나무의 오행목(五行木)으로 '동(東)은 대추나무, 서(西)는 복숭아나무, 남(南)은 회나무,

북(北)은 느릅나무, 중앙(中央)은 잣나무'로 보았다. 잣나무는 푸르름을 잃지 않는 속성 때문에 도교(道敎)에서는 장생불사(長生不死)와 신선 세계의 상징으로 보았다. 도가서(道家書)인 장자(莊子)의 『회남자(淮南子)』에서 잣나무의 늘푸름과 관련된 꿋꿋한 성품이 강조되어 있고, 서양에서는 불변성, 장수, 무덤의 수호자, 풍요, 승리 등을 상징한다.

잣나무는 하얀 잣 열매 때문에 백자목(柏子木), 나무 목재의 색깔이 소나무보다 붉다 하여 홍송(紅松), 잣 과실이 열리기 때문에 과송(果松), 잎이 한 다발에 5개씩 뭉쳐서 나기 때문에 오엽송(五葉松), 신라의 사신과 상인이 중국으로 갈 때 잣을 많이 가지고 가서 중국에서는 우수한 상품으로 거래가 되었다 하여 신라송(新羅松)으로 부른다. 잣나무는 양생(養生), 부귀, 자손 번성, 풍요, 번창, 영속성, 장수(長壽)를 상징하고, 북풍한설이 몰아치는 한겨울에도 녹청빛 잎을 지닌 채로 곧게 서 있는 잣나무는 불의와 타협할 줄 모르는 불굴의 의지와 고결한 선비정신의 표상으로 보았다.

불교에서 잣나무는 수행을 할 때 "뜰 앞에 잣나무로다"라는 화두(話頭)는 진리를 깨닫기 위한 수행자의 선정(禪定)으로 삼았다. 잣나무는 수명이 길고, 쇠락을 모르는 영속성을 지니고 있고, 줄기는 결코 허리를 굽히지 않은 채 곧게 자라는 불변성으로 강인함과 생명력을 지니고 있고, 잣나무 잎은 3~4년간 떨어지지 않고 겨울에도 푸르름을 잃지 않는 상록의 영생력을 가지고 있어 변치 않는 절개나무로 보아 우리의 선비는 산수화(山水畵)와 시가(詩歌)의 소재로 삼았다. 잣나무는 종교에서 다양하게 상징된다. 유교(儒敎)에서는 불의나 타협을 모르는 선비정신의 지조(志操)로 삼았고, 도교(道敎)에서는 수령이 오래도록 푸르고 무성한 잎을 잃지 않기 때문에 장생불사(長生不死)의 관념으로 삼았다.

예로부터 잣나무의 열매인 잣은 신선(神仙)들의 음식과 영약(靈藥)으로 알려져 있고, 도교(道敎)에서 잣나무의 잎과 송진, 열매인 잣은 양생법(養生法)에서 일반화된 재료로 보았고, 잣은 약용으로 이용할 때 건강과 장수에서 빠지지 않고, 중국의 신농씨(神農氏) 때 신선(神仙)인 적송자(赤松子)는 잣을 많이 먹고 장수했다는 기록이 있다. 잣나무의 잣송이 하나에 80~90개의 종자가 들어 있어 다남(多男)을 상징하기 때문에 예전부터 여성이 아이를 잉태하면 잣나무 숲을 산책하면서 훌륭한 인물을 낳기 위한 태교(胎敎)에 이용하기도 했다. 예로부터 나무 가운데 잣나무가 으뜸이요, 잣은 모든 열매 가운데 으뜸으로 여겼다. 중국에서 의약의 신(神)인 신농씨 무렵에 살았던 적송자(赤松子)가 잣을 상복하고 신선이 되는 설화가 전하고 있는데 잣나무 열매인 잣은 '신선이 먹는 음식'이라는 애칭과 함께 건강에 좋은 것으로 알려져 있다.

잣과 관련된 민속으로는 음력 정월 대보름 전날 밤에 행하는 '쥐불놀이'가 있다. 내피를 벗긴 잣 열두 개를 바늘이나 솔잎에 각각 꿰어 열두 달을 정하고 불을 붙여 길흉(吉凶)을 점치곤 했다. 잣나무의 실백은 상고 시대부터 우리나라 토산 명물의 하나였고, 신라 시

잣나무의 구분

- **잣나무**에서 잣을 생산하기 때문에 '과송', 기름이 많아 '유송'으로 부른다.
- **섬잣나무**는 울릉도에서 자생하기 때문에 붙여졌다.
- **스트로브잣나무**는 원산지가 북아메리카이고 종명이 스트로브여서 붙여졌다.

대에는 중국에 내왕하는 사람편에 실백[21]을 가져다 파는 일이 많았고, 잣죽에 관한 기록은 조선 시대 문헌인『시의전서』와『산림경제』에 기록되어 있다.

잣나무는 신라, 고려, 조선으로 이어져 한국적 특색을 잘 드러내고 있다.『삼국유사』에는 이차돈의 인품을 잣나무에 비유했는데 "그는 죽백(竹柏)과 같은 곧음과 수경(水鏡)과 같은 포용성을 지녔다"고 표현하고 있다. 잣나무는 우리 민족의 나무였다. 예로부터 중국에서는 잣나무가 자라지 않아 중국 사람들은 우리나라의 잣을 부러워하여 잣나무를 신라송(新羅松)으로 불렀고, 잣을 신라송자(新羅松子)로 부를 정도였다. 중국의『본초강목(本草綱目)』에서 "신라송자 약효가 으뜸이다"라 했고,『개보본초(開寶本草)』에서 "신라 잣은 신선도(神仙道)를 닦는 사람들이 먹고 신라에서 온다"고 했고,『패사(稗史)』에서 "신라의 사신들이 오갈 때마다 솔씨를 많이 가져 왔다"고 기록되어 있는 것으로 볼 때 당나라로 유학생들이 잣을 고관들에게 선물하기도 하고 팔아서 생활한 것을 알 수 있다.

조선 시대 각 가정은 대가족제 아래 노인을 모시고 살았으므로 노인에게 이른 아침의 조반으로 잣죽을 드리는 경우가 많았고, 병(病) 후에 회복 음식으로 많이 쓰였다. 잣나무는 일반적으로 백(柏)으로 부르고, 한자어로는 백자목(柏子木), 잣나무는 다섯 개씩 한 묶음으로 달려 오엽송(五葉松)으로 부르고, 잣나무 목재는 엷은 홍색을 띠므로 홍송(紅松), 열매인 잣을 중시하여 과송(果松), 잎이 흰 서리를 맞은 듯하여 상강송(霜降松), 기름이 많아 유송(油松), 중국에서는 해송자(海松子), 신라송(新羅松), 오수송(五鬚松), 오립송(五粒松), 송자송(松子松)으로 부른다. 잣은 우리나라 최초의 수출하는 임산물이었고, 중국에 보내는 공물 목록에 잣이 들어 있고, 우리나라 사신들이 중국에 갈 때 인삼과 잣을 가져가서 팔았다는 기록이 전할 정도로 한국적인 토산 명물이었다.

전라도 일부 지방에서는 문간에 잣나무를 심어 놓으면 질병이 없어진다는 속신이 있다. 잣나무를 바닷가의 마을이나 무덤가에 방풍림으로 심으면 마을이 번창하고 자손이 부귀를 누린다고 믿어, 지금도 무덤 둘레에 심는 나무로 그 기호도가 더욱 높다.

중국에서는 무덤가에 잣나무를 심어 무덤이 영원히 보존되기를 기원했고, 서양에서는 무덤가의 잣나무가 시신(屍身)의 부패를 막아 주고 영혼의 힘을 증강한다고 믿는 속신이 있다.『성경』창세기에 나오는 노아의 방주는 잣나무로 만들었다. 잣나무는 고산 지대 및 한랭한 기후를 좋아하기 때문에 잣나무가 가장 많이 자라는 곳은 백두산 압록강 유역이고, 만주, 시베리아 일부와 우리나라에 집중적으로 분포한다. 우리나라 중부 지방에서 많이 자라고 남쪽 지방에서는 산중턱에서 잘 자란다.

잣나무는 약용, 식용, 목재, 공원수로 가치가 높다. 잣나무 목재는 향기가 있고 아름답고, 재질이 가볍고 가공하기가 쉬워 주로 고급 건축재, 가구재, 선박재, 토목재, 판재(板材), 관재(棺材) 등으로 사용된다. 잣나무 외종피는 단단하고 내종피는 다갈색이며 얇은 막질이고, 황백색의 배유(胚乳)가 그 안에

---

21) 내종피를 벗긴 잣을 말한다.

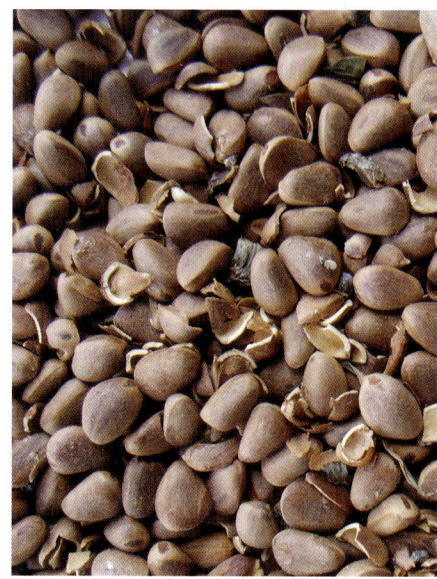
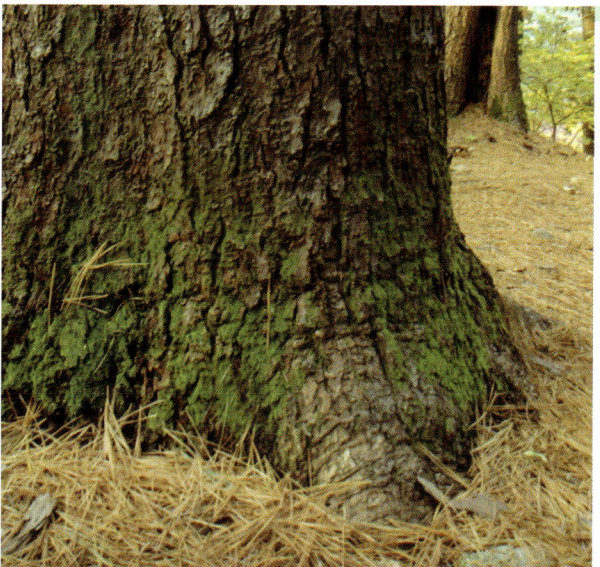

있는데 이 부분을 식용과 약용으로 쓴다. 잣나무는 잣이 열매를 맺기까지는 12년 걸린다. 꽃이 피고 잣 열매가 결실하는 데도 2년이 걸린다. 5월에 꽃이 피고 솔방을 같은 모양으로 달려 있다가 다음 해부터 커지기 시작하여 가을이 되면 잣송이가 달리는데 잣송이 속에는 세모꼴의 잣이 백 개쯤 들어 있다.

우리나라에서는 경기도 가평군 북면 전패봉 일대 10리에는 일제 시대에 심은 잣 숲이 장관이고, 이외에 홍천과 평창 등에도 많이 자생하고 있다.

잣나무는 헐벗은 우리나라의 국토를 녹화하는 데 소중한 경제림의 주역이었고 조경수로 좋다. 목재는 재질이 우수하여 건축재, 기구재, 선박재 등으로 이용된다.

잣나무의 꽃말은 '동정, 절개, 불로장생, 영원불멸, 자비'이다.

건강식품으로 좋다

잣에는 단백질과 유지방 영양분이 풍부하여 각종 요리에 약방의 감초처럼 들어가고, 생식으로 먹을 수 있고, 잣으로 만든 음식 중에 잣죽이 유명하고, 강정, 전통차(茶)나 수정과 식혜에 잣을 띄워 먹었다. 수정과나 식혜에 잣 몇 개를 띄워야 맛이 나고, 잣 100g에서 670㎉의 열량이 나오기 때문에 으뜸으로 친다. 잣엿, 잣강정 등 고유 음식이나 신선로에서 은행과 함께 없어서는 안 되는 재료이다.

잣은 70% 이상 기름이 들어 있고, 올레인산, 리놀산, 팔미틴산 같은 필수지방산이 많다. 잣은 영양가가 풍부하고 성질이 따뜻하고 고소한 맛과 향이 있고, 자양, 강장제로 쓰고, 간(肝), 폐(肺), 대장(大腸)에 좋은 것으로 알려져 있다.

고려 명종 때 잣술을 왕의 허약한 체질을 고치는 치료제로 이용했다는 기록이 있다. 잣술인 백자주(栢子酒)를 허약한 사람이 상복하면 건강하게 하여 궁중에서 고관대작들이 고려 명종 때부터 조선 중엽까지 만드는 방법이 전하고 있다.

일설에 의하면 백두산족은 가을걷이를 끝내고 잣송이를 따서 잣나무 숲에 들어가 잣송이를 있는 대로 따서 모아서 방에 가득 채우고 겨울에 잣만 까 먹고 살았다는 기록이 있고, 잣은 오염이 없는 깊은 산에서 자라기 때문에 모든 열매 중에서 가장 깨끗한 식품으로 알려져 있다.

예로부터 궁중에서 식전에 임금에게 보약(補藥,湯藥)을 올리지 않는 날에는 각종 죽을 올렸는데, 그 중에서도 잣죽을 가장 좋은 죽으로 쳤다. 잣은 중성 지방질을 분해하고 혈액 순환을 좋게 하고, 마음을 안정시켜 심장에 좋고, 머리를 맑게 하고 기운을 돋우며 치매를 예방하고 비만에도 좋다.

잣죽(一粥)은 향(香)과 보드라운 맛이 첨가된 고급음식으로, 실백을 갈아서 쌀앙금이나 쌀가루와 함께 끓인 보양성(補養性)으로 필수지방산이 많아 소화가 잘 되기 때문에 병후에 회복 음식으로 많이 쓰인다. 잣은 성질이 온화하여 허약체질을 보(補)하고, 잦은 가래 기침에 효과가 있고 폐(肺)의 기능을 좋게 하고, 변비를 다스리고, 피부에 윤기와 탄력을 주는 효과가 있는 것으로 알려져 있다.

중국의 『본초강목』에서 한국산 잣이 약효가 제일인 송자(松子)라고 기록되어 있고, 허준의 『동의보감』에서 "잣을 장복하면 몸이 따뜻해지고 불로장수(不老長壽)하며 조금만 먹어도 영양이 되므로 죽(粥)을 만들어 상복하라"고 기록되어 있다.

잣술은 덜 익은 파란 솔방울을 넣어 만드는데 그 향기가 일품으로, 오랜 역사를 가진 약용주(藥用酒)이다. 잣술을 담가 두었다가 정월 초하루에 마시면 액운을 물리칠 수 있다는 속설이 있다.

잣은 강장의 효능이 커서 신체가 허약한 사람이나 큰병을 앓고 난 사람의 원기 회복을 위한 보양식으로 최적이다. 수정과나 식혜에도 잣으로 맛과 모양을 내고 각종 과자를 만들 때도 많이 이용되고 있다. 최근에 잣죽은 서울의 향토음식으로 전문한과점(專門漢菓店)과 죽 전문식당에서 상품화해서 각광을 받고 있다.

한방에서 잣을 '해송자(海松子), 송자인'으로 부른다. 대표적인 자양, 강장제로 쓴다. 주로, 폐(肺)와 장(腸)을 다스리므로 신체 허약, 어지러움, 기침, 폐결핵에 다른 약재와 처방한다.

민간에서 잎을 따서 말려서 가루내어 먹었고, 열매는 껍질을 까서 먹었고, 잎을 태운 재는 임질이나 매독에 쓰고, 열매의 속껍질은 화상에 쓰고, 송진은 티눈이나 상처에 붙였다.

번식 • • •
가을에 종자를 채취하여 번식한다.

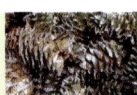

| 생 활 속 나 무 |

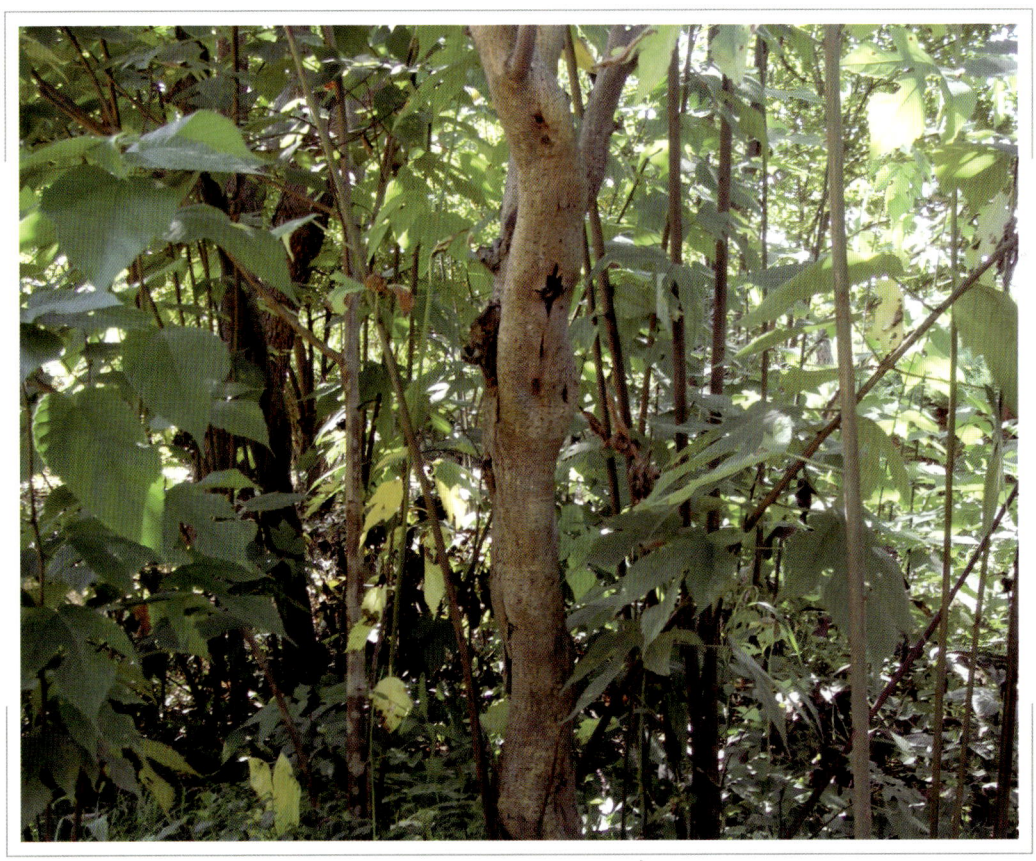

창호지 만드는 한지수(韓紙樹), **닥나무**

닥나무 원산지는 아시아이고, 밭둑이나 산기슭에서 자란다. 갈잎큰키나무로 높이는 2~3m 정도이고, 잎은 어긋나고, 잎 가장자리에 잔톱니가 있다. 꽃은 5~6월에 잎과 함께 햇가지 밑에서 피고, 열매는 6~7월에 붉은색으로 둥글게 여문다.

창호지의 원료

닥나무는 한지(韓紙)의 원료이다. 창호지는 한국미의 상징이며, 우리 조상은 창호지(窓戶紙)로 바른 문 안에서 살았다. 모든 문필(文筆)이 한지로 이루어졌고, 서적(書籍)은 한지로 만들고, 역사의 기록은

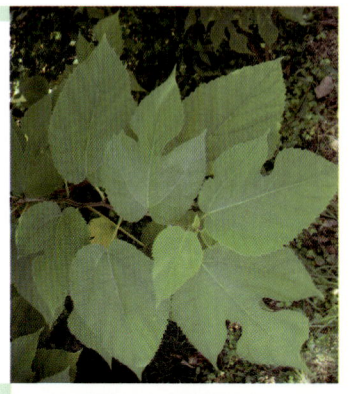

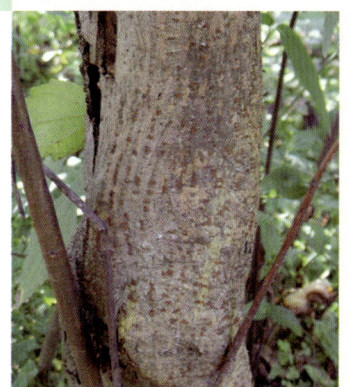

한지로 이루어졌다. 닥나무는 줄기를 꺾으면 딱 하고 소리를 내기 때문에 사람들은 생을 마감할 때 자기 이름을 부른다 하여 다른 이름으로 딱나무로 부른다.

『동국여지승람(東國輿地勝覽)』에는 경주, 울산, 거제도 등에 닥나무가 많다고 기록되어 있다. 닥나무껍질로 만든 종이에 기름을 먹이면 강인하기 때문에 군수(軍需)물자로 썼다. 선조 때부터 닥나무의 재배와 제지업은 승업(僧業)과 같이 되어 발전하게 되었다. 『반계수록(磻溪隨錄)』에 따르면 인조(仁祖) 때 일본에서 닥나무의 종묘를 들여와 남쪽 해안 지방에 심었다.

조선 시대 세종은 대장경(大藏經) 50권을 만드는 데 막대한 종이가 필요해 닥나무가 귀해서 종이를 헌납 받는 조지소(造紙所)에서 댓잎, 볏짚, 솔잎, 삼, 버들 같은 것을 섞어서 잡초지(雜草紙)를 만들어 쓰기도 했다. 예로부터 전통적으로 민속놀이의 팽이를 치는 팽이채를 질기고 잘 벗겨지는 닥나무 껍질로 만들어 썼다.
『문헌비고(文獻備考)』에서 우리나라의 남쪽 도서 지대와 바닷가 쪽에 일본 닥나무가 많다. 전북 전주에서 생산되는 한지(韓紙)는 질이 우수한 것으로 알려져 있다. 닥나무는 우리나라 예술을 만들어 낸 귀중한 나무였다. 닥나무는 전국의 양지바른 산기슭이나 밭둑에서 자란다.

닥나무의 꽃말은 '건강'이다.

🌸 신장에 좋다

닥나무 잎은 몸이 붓는 이뇨에 좋고, 열매는 중풍에 좋은 것으로 알려져 있다.

<u>한방</u>에서 뿌리 껍질을 구피마(構皮麻)로 부른다. 거풍, 이뇨, 활혈에 효능이 있고, 주로 류머티즘에 의한 비통(鼻痛), 타박상, 부종, 피부염에 다른 약재와 처방한다.
<u>민간</u>에서 어린잎을 따서 효소를 만들거나 쌈이나 나물로 무쳐 먹었다.

> **번식** ● ● ●
> 포기나누기는 한 그루의 뿌리에서 싹이 여러 개 나오거나 땅속줄기가 옆으로 뻗어 줄기 곳곳에서 싹이 나오면 뿌리를 손으로 뜯어 가르거나 가위로 잘라서 나눠 심는 것을 말한다. 닥나무는 꺾꽂이도 잘 되고 포기나누기로 번식한다.

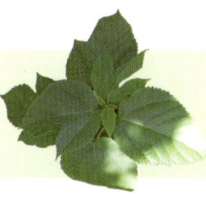

| 생 활 속 나 무 |

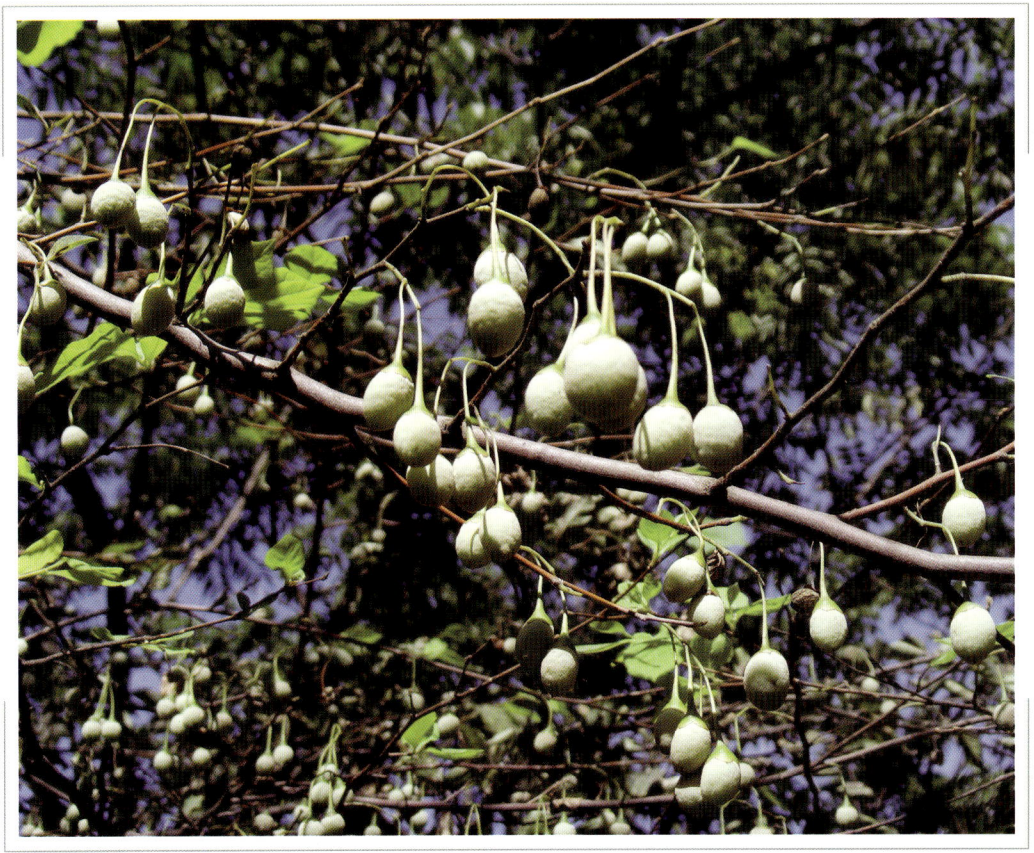

물고기를 잠시 기절시키는 기절수^{氣絶樹}, 때죽나무

때죽나무는 햇볕이 잘 드는 산에서 자란다. 갈잎큰키나무로 높이는 5~10m 정도이고, 잎은 어긋나며 가장자리는 잔톱니 모양으로 밋밋하다. 꽃은 5~6월에 종 모양으로 밑을 향해 흰색으로 피고, 열매는 9~10월에 달걀 모양으로 여문다. 씨에는 독이 있다.

물고기를 기절시키는 나무

때죽나무는 새로 자란 가지에서 꽃대가 나와 20여 송이 정도가 종 모양으로 조롱조롱 달리고 꽃이 아름답고 향기가 좋아 밀원식물로 가치가 높다. 우리나라, 중국, 일본에 분포하고 세계적으로 120여 종

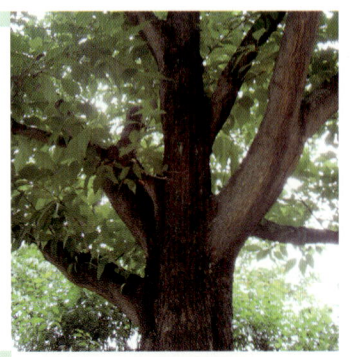

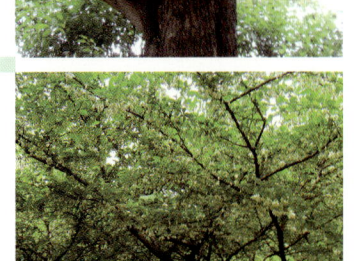

이나 된다. 옛날에 물이 부족한 섬에서는 때죽나무 가지에 띠를 매고 줄을 매달아서 빗물을 받아 식수로 사용을 할 때 물맛이 좋다 하여 '참받음물, 족낭'으로 불렀다.

때죽나무는 종 모양의 꽃이 긴 화경에 달려 2~5송이씩 모여 피고, 1cm쯤 되는 열매도 종 모양을 하기 때문에 영어로 스노벨(snow bell)로 부른다.

예전에는 때죽나무나 쪽동백의 푸른 열매를 갈아서 시냇가에서 물에 풀으면 물고기들이 잠시 기절을 할 때 손쉽게 잡기도 했다.

때죽나무는 식용, 약용보다는 관상용으로 가치가 높다. 때죽나무는 큰 나무로 자라지 않기 때문에 용재수종으로 쓰지 못하고 주로 장기알, 목기, 지팡이 등 세공물로 쓴다.

때죽나무는 양지바른 곳에서 잘 자라고 추위와 병충해, 공해에 강하다.

때죽나무의 꽃말은 '겸손'이다.

🌸 치통에 좋다

때죽나무 종자에는 글리세리드와 지방유, 에고놀이를 함유하고 있어 머릿기름으로 쓴다.

꽃은 향수의 원료나 통증을 완화하는 치통 치료약으로 쓴다.

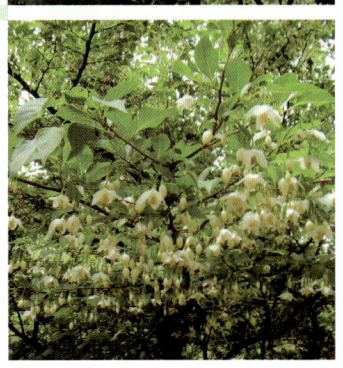

한방에서 때죽나무를 '매마등', '제과돈(齊墩果)'이라 하며 약용한다. 구충, 살충, 홍분성 거담, 기관지염, 후두염, 방부제 등에 쓴다. 또한 청화(淸火), 거풍제습의 효능이 있어 후통(喉痛), 아통(牙痛), 풍습관절염, 사지통 등에 쓴다.

민간에서 열매를 짜서 가래를 삭히는 데 썼고, 나무는 지팡이를 만들었다.

때죽나무 · 쪽동백나무 · 백동백의 구분

- **때죽나무** : 꽃은 5~6월에 2~4송이씩 모여 피고, 잎이 달걀꼴이고, 나무껍질은 검은색이다.
- **쪽동백나무** : 꽃은 5~6월에 여러 송이가 모여 피고, 잎은 달걀형 둥근 꼴이고, 나무껍질은 회갈색이다.
- **백동백나무** : 꽃은 4월에 산형으로 피고, 잎은 타원형이고, 나무껍질은 회백색이다.

번식 • • •
때죽나무는 종자를 채취하여 2년 동안 노천 매장하여 번식한다.

| 생 활 속 나 무 |

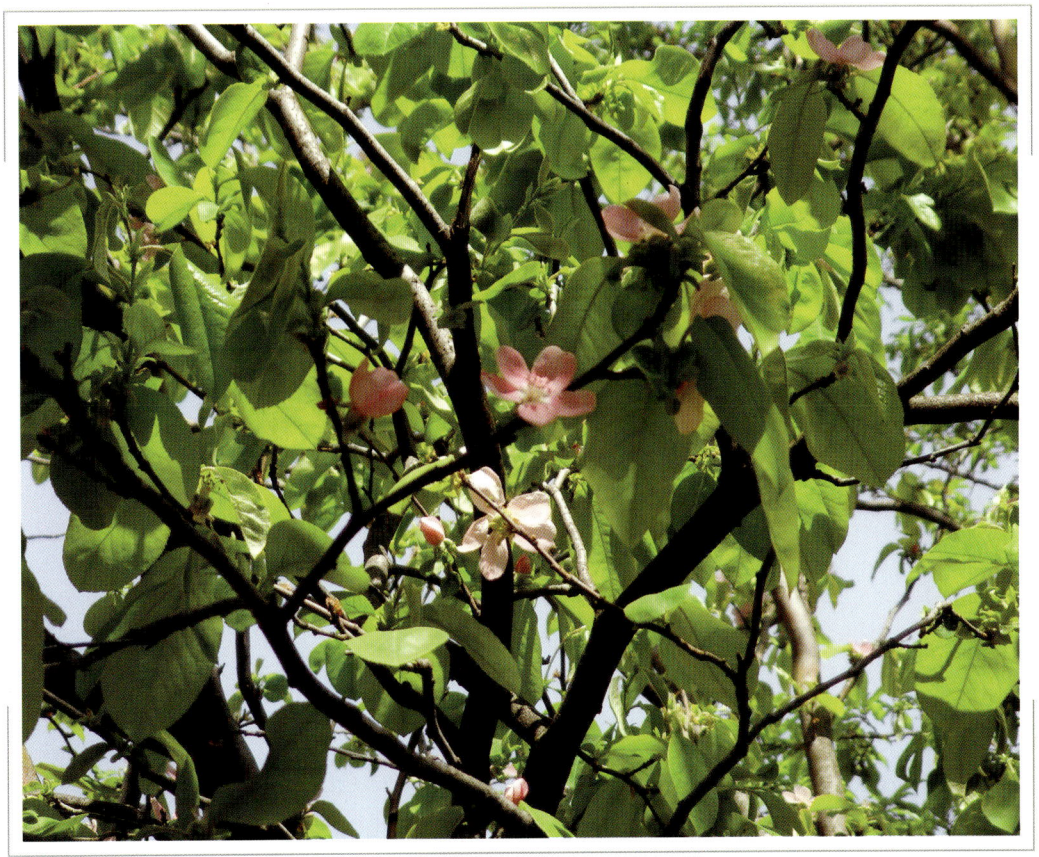

향기와 수형을 간직한 정원수^{庭園樹}, 모과나무

모과나무는 정원이나 과수원에 심는다. 갈잎큰키나무로 높이는 6~8m 정도이고, 잎은 어긋나고 가장자리에 톱니가 있고, 줄기가 매끄럽고 껍질이 조각조각 떨어져 얼룩이 있다. 꽃은 5월에 연한 붉은색으로 피고, 열매는 9월에 단단한 타원형의 이과로 여문다.

최고의 방향제

우리 조상은 자연물의 소산물인 나무와 교감하며 삶을 함께하여 지혜를 구했다. 나무의 신성성(神聖性)을 강조한 신화와 전설은 물론이고 나무의 생김새나 특징에 빗댄 이야기를 통해 알 수 있기 때문이

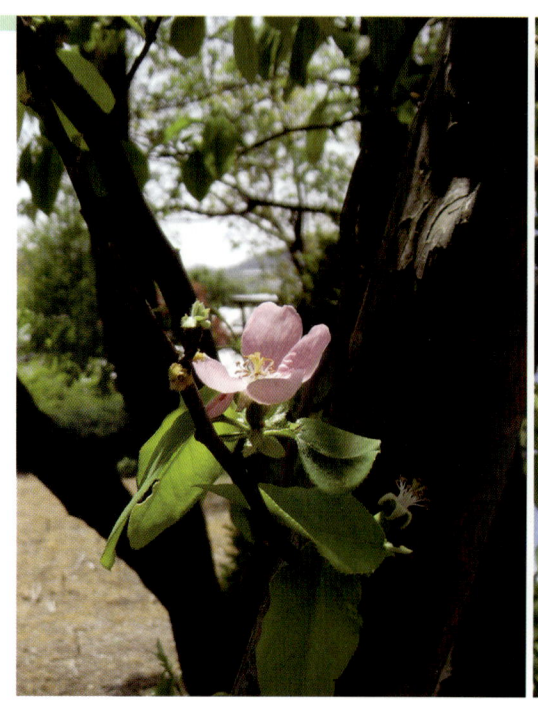
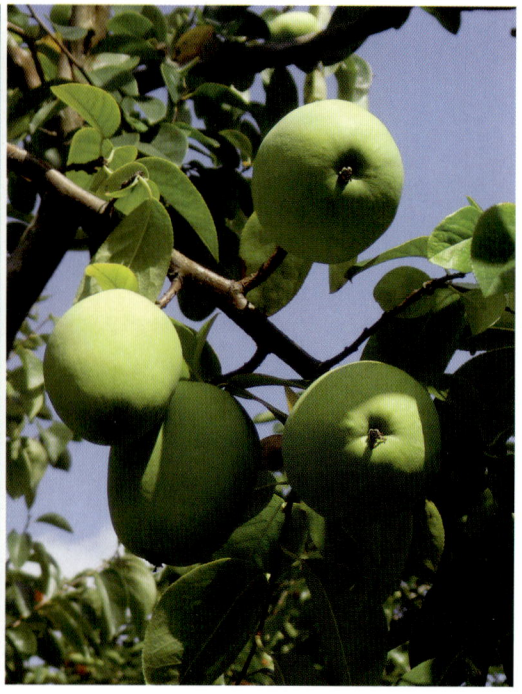

다. 모과(木瓜)는 참외를 닮았으나 나무에 달렸기 때문에 '나무 참외'라는 별명을 갖고 있다. 꽃이 아름다워 화리목(花梨木)으로 부른다. 흔히 모과(木瓜)도 '과일'인가라는 말이 있다. "어물전 망신은 꼴뚜기가 시키고 과일전 망신은 모과가 시킨다"는 속담은 모과가 못생겼다는 것을 풍자한 것으로 모과는 못생긴 것일수록 향기도 좋고 약효가 좋은 것으로 알려져 있다. 모과는 생것으로 먹을 만한 것이 못 되지만 향이 좋고 술을 담가 먹으면 좋다.

모과나무를 처음 본 사람들은 네 번 놀란다고 한다. 첫째는 못생긴 외형의 모양에 놀라고, 두 번째는 잘 익은 모과의 향기에 놀라고, 세 번째는 그처럼 향기가 좋은데 그 맛은 어떨까 하고 먹어 보고 놀라고, 네 번째는 그 맛이 시큼떨떨한 고약한 모과가 한약 재료로 많이 쓰이고 있다는 데 놀란다고 한다. 중국이 고향인 모과나무는 우리나라 전역에 걸쳐 많이 심고 키운다. 나무껍질이 매끈하면서도 갈색의 얼룩무늬를 띠고 있어 잎이 떨어진 가을이나 겨울에도 아름다운 나무다.

모과 이야기

옛날 도사(道士)가 뱀 때문에 다리를 못 건너고 있을 때 우연히 모과가 떨어져 그 순간 다리를 건너갔다. '도사를 보호한 모과'라 하여 호성과(護聖瓜)라 부른다.

전북 순창군 팔덕면 청계리 강천사 모과나무는 수령이 약 300년 정도 되고, 높이는 20m 가슴둘레는 3m 되는 전라북도 지방기념물 제97호, 마산시 의림사 모과나무는 수령이 약 250년 정도로 높이는 약 10m, 폭이 15m로 지방기념물 제77호로 지정하여 보호하고 있다. 모과나무의 전설이다. 옛날에 어느 스님이 산길을 가다가 작은 통나무다리를 건너게 되었다. 그런데 다리 중간쯤 갔을 때 나무

다리 위에 큰 뱀 한 마리가 스님에게 달려들 듯 독(毒)을 품고 있었다. 스님은 할 수 없이 눈을 감고 목탁을 두드리며 불교의 경전을 외우며 도와 달라고 할 때 하늘에서 모과가 떨어지면서 뱀의 머리를 맞추어 뱀은 깜짝 놀라 다리 밑으로 떨어지고 스님은 무사히 다리를 건넜다 하여 호성과(護聖瓜)로 부르게 되었다.

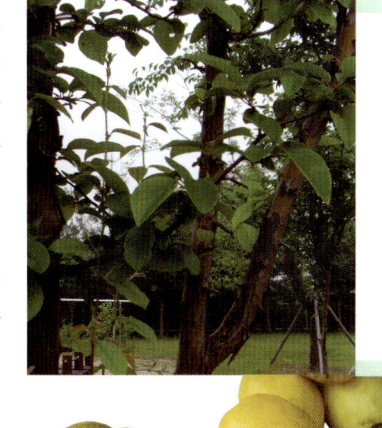

모과나무는 식용, 약용, 관상수로 가치가 높다. 구름 무늬(雲紋)가 생기는 수피와 단정한 수형이 아름답기 때문에 사찰과 정원에 많이 심는다. 분재로 만들어 감상하기도 한다.

모과나무는 얼룩무늬 나무줄기에 연분홍색의 꽃이 피고 가지에 달리는 열매는 낭만적이고 서정적이어서 정원수로 많이 심는다. 모과나무는 재질이 단단하고 아름다워 우리 조상은 장롱을 만드는 데 썼고, 중국에서는 곡식을 담는 원통 재료로 만들어 사용했다.

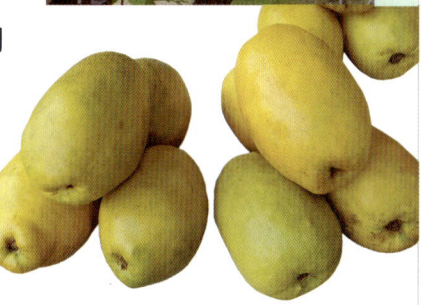

모과나무는 색깔과 광택이 아름다워 장식재, 조각재, 기구재, 바이올린의 활, 양산의 자루 등에 이용한다. 모과 열매 속에 들어 있는 씨를 채취하여 가을에 뿌려 놓으면 봄에 싹이 튼다.

모과나무의 꽃말은 '평범함' 이다.

기침에 좋다

중국에서는 2,000년 전부터 약용으로 이용하기도 했다. 열매는 향기가 강해 천연방향제로 사용할 수 있다. 모과 열매는 칼슘, 칼륨, 철분, 무기질이 풍부한 알칼리성 식품으로 신맛이 강해 생식은 부적합하지만 유자와 함께 달여 차(茶)로 마시거나 모과주(酒)를 담가 먹을 수 있다. 모과주는 기침, 기관지, 폐염, 이뇨, 강장제, 각기(脚氣), 습비(濕痺) 등에 쓴다.

한방에서 열매를 명사로 부른다. 건과를 달여서 거담, 토사곽란, 설사 멈춤 등에 쓴다. 소담, 거풍습에 효능이 있고 주로 오심·이질·토사·근육통에 다른 약재와 처방한다.

민간에서 향기가 좋아 방향제로 많이 쓰고, 가을에 노랗게 익은 모과로 술을 담가 먹었고, 기침과 천식에는 모과차를 달여 먹었고, 각종 창(瘡)에는 모과잎을 찧어 환부에 붙였다.

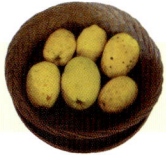

번식 · · ·
가을에 노랗게 성숙된 열매를 따서 새까만 씨앗을 채취하여 노천 매장하여 이듬해 봄에 파종하면 5~6년이 지나면 모과가 열린다.

| 생 활 속 나 무 |

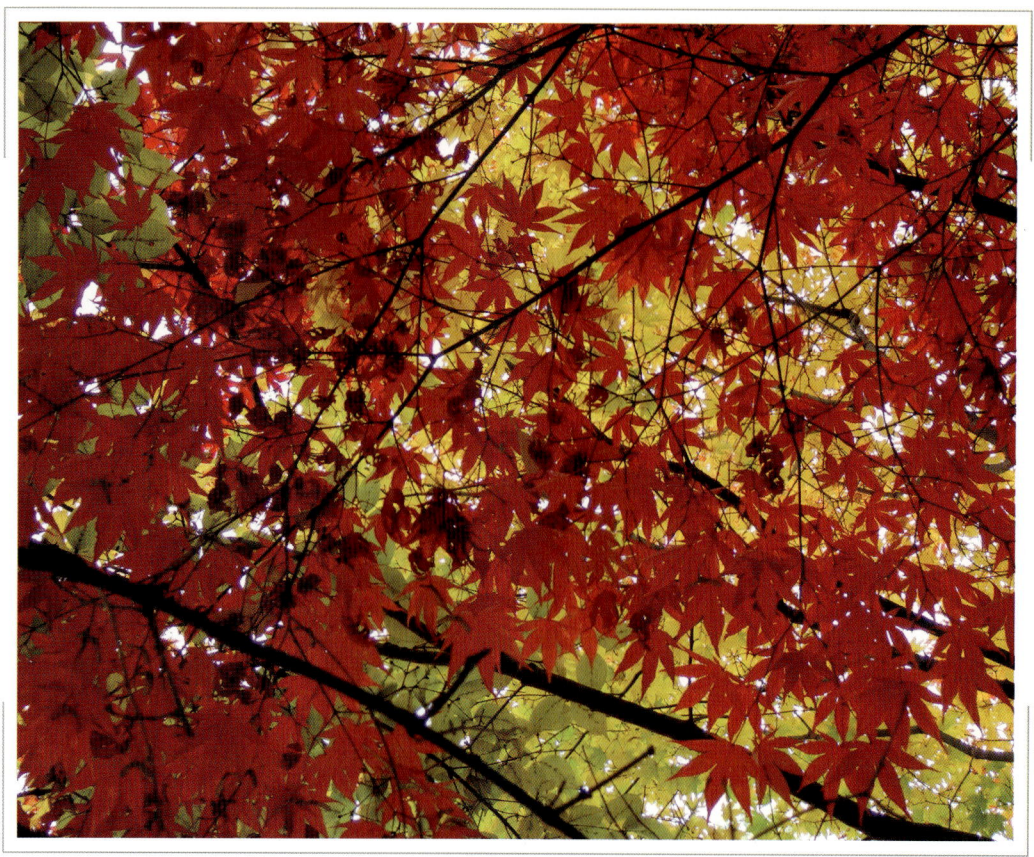

단풍의 추억을 떠오르게 하는 추억수(追憶樹), 단풍나무

단풍나무는 정원이나 산 속 골짜기에서 자란다. 갈잎큰키나무로 높이는 5~10m 정도이고, 잎은 5~7갈래로 갈라진 손바닥 모양으로 마주 나고, 가장자리는 겹톱니 모양이고, 꽃은 4~5월에 가지에서 산방화서로 끝에 모여 붉은색으로 피고, 열매는 9~10월에 날개 모양이고 넓은 V자의 시과로 달린다.

🌸 가을을 붉게 물들이는 나무

단풍나무의 한자인 풍(楓)은 나무 목(木)에 바람 풍(風)으로 조합된 글자에서 알 수 있듯이, 단풍나무는 바람을 좋아해 '바람의 아들'이라는 애칭을 가지고 있다. 그래서 바람이 잔잔해지면 다른 나무는 조용하지만, 단풍나무만은 바람의 신(神)들이 모여든다는 속설을 가지고 있다. 그래서 곽공부(郭功父)가 '풍엽번촉금(楓葉繙蜀錦)'이라 했듯이, 단풍잎이 물들일 때는 "아름다운 비단을 흔든다" 하여 단풍을 찾는다.

중국의 한나라 궁궐을 한궁전(韓宮殿)이라 부를 정도로 단풍나무를 풍치수로 많이 심었다. 우리나라에서 자라는 단풍나무는 30여 종류나 된다. 가장 많이 자라는 나무가 당단풍이다. 설악산 등 중부 지방의 단풍은 대부분 당단풍이다. 단풍나무는 색상이 다양하다. 잎이 빨갛게 물든 단풍나무, 붉나무, 옻나무, 감나무, 사람주나무, 배롱나무 등이 있고, 잎이 노랗게 물든 은행나무, 서어나무, 생강나무 등이 있고, 잎이 적갈색인 벚나무 등이 있다.

대부분의 식물은 최저기온이 섭씨 5도 아래로 내려가면 초록색 엽록소가 더 이상 만들어지지 않고 빨간색 색소가 생겨나면서 단풍잎이 붉게 물든다. 단풍이 고운 빛으로 물드는 현상은 낙엽수들이 기온의 변화에 의해 안토시안(Anthocyan)과 크산토필(Xanthophyll) 같은 물질과 조화를 일으켜 변화가 생기는 자연의 섭리이다.

단풍나무는 수종의 이름이기도 하지만 흔히 겨울을 준비하는 동안 나타나는 색상이 아름다워 모든 나무의 변색 과정을 '단풍든다' 고 하는 상징적 표현으로 사용하게 되었다.

단풍나무는 크게 내장단풍, 털단풍, 아기단풍으로 구분하고, 축수, 홍엽축, 축풍, 조선축풍, 조선단풍(朝鮮丹楓), 참단풍나무 등 다른 이름으로 부른다. 중국에서 들어온 중국단풍, 미국에서 들어온 은단풍, 일본에서 들어온 홍단풍 등도 있다.

가을이 깊어갈수록 단풍은 왜 빨갛게 노랗게 물드는 것일까? 이는 나무들이 월동준비를 위해 수액을 진하게 만들면서 일으키는 현상이다. 수액이 진해지면 산도(pH)도 달라지게 되며 이렇게 달라진 산도는 다시 태양 에너지와 조화를 이루어 갖가지 색으로 변색된다. 우리나라에서 가장 많이 자생하고 있는 당단풍을 비롯하여 단풍과 비슷한 고로쇠나무, 울릉도의 섬단풍, 신나무, 시닥나무, 고로쇠나무, 복자기나무, 홍단풍, 중국단풍, 당단풍 등 30여 종에 달한다.

모든 나무의 잎은 왜 붉게 물들까? 단풍은 나무가 겨울을 나기 위해 잎을 떨어뜨리는 과정에서 식물의 광합성 작용으로 붉은 색소인 '화청소(花靑素)'가 생겨나고 가을에 나무의 양분을 만드는 엽록소(葉綠素)가 서서히 파괴되면서 물들이는 생존을 위한 몸부림이다.

나무는 겨울을 나기 위하여 자신을 지키기 위하여 잎에 엽록소가 더 이상 만들어지지 않고 파괴되어 카로틴이나 크산토필 같은 노란색 색소와 붉은 색소인 화청소(花靑素)나 화황소(花黃素) 등의 잡객체가 아름다운 단풍을 만들어 내는 것이다.

즉, 해마다 가을이 되면 잎의 생활력이 떨어지면 단풍나무에는

단풍나무류 구분

- 신나무는 잔잎(열편: 裂片)이 3개
- 당단풍은 잎이 9개
- 고로쇠나무는 잎이 7개
- 섬단풍은 잎이 11개

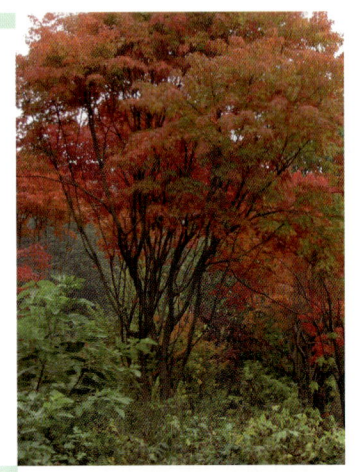

붉은 색소인 화청소가 새로 생기면서 잎을 붉게 물들인다. 노랗게 물든 은행나무 잎이나 붉게 붙든 단풍나무 잎새를 책갈피에 끼워 오랫동안 추억을 간직하기도 한다.

단풍나무는 정원의 관상수로 심고 있다. 예전에 구황식으로 단풍의 어린잎을 삶아서 나물로 무쳐 먹었고, 단풍 잎을 기름에 튀겨 은어와 함께 먹었다.

캐나다는 국기에 단풍을 그려 넣을 정도로 사탕단풍나무로 유명한 나라이다. 먹을거리로도 단풍나무 수액으로 메이플시럽(maple syrup)을 만들어 건강 음료로 시판하고 있다. 영국에서는 단풍나무로 만든 맥주컵을 만들어 집 안의 가보로 전하고 있고, 일본에서는 비를 내리게 한다는 신목(神木)으로 섬기는 속신(俗神)이 있다.

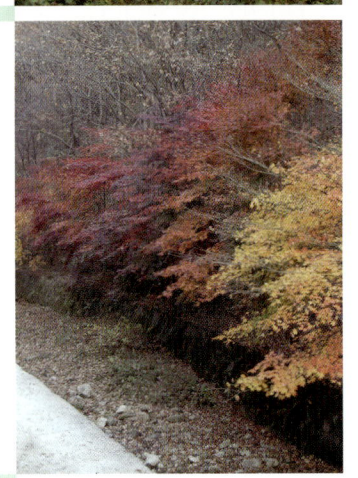

로마 시대에는 단풍나무 뿌리로 간장병(肝臟病)을 다스렸다는 기록이 있는 것으로 볼 때 단풍나무 일종인 고로쇠나무 수액은 손상된 원기를 회복하는 데 도움을 주는 것으로 알려져 있다. 중국에서는 풍치수로 단풍을 좋아하여 궁궐에 단풍나무를 많이 심어 '단풍나무 궁궐'이라는 말이 생겼고, '단풍이 아름다워 비단을 흔든다'는 말로 극찬할 정도이다.

고려 시대 이규보의 『동국이상국집』에 관상용으로 이용한 단풍나무에 대한 기록이 나오고, 조선 시대에는 다산 정약용이 정원 뜰에 단풍나무를 심었다고 한다. 단풍나무와 그 잎은 가을 단풍의 대명사로 가지에 2장씩 마주 나는 손바닥 모양의 잎은 잎몸이 5~7개로 갈라지고 가장자리에 겹톱니가 있다.

가을에 붉게 물든 단풍나무의 잎은 아름답다. 꽃 소식은 따뜻한 남쪽에서 시작되지만, 단풍(丹楓) 소식은 북쪽에서 시작되어 금강산, 설악산, 치악산, 덕유산, 지리산, 내장산에서 절정을 이룰 무렵에는 단풍보다도 사람이 많을 정도이다.

내장산의 단풍은 다른 곳의 단풍보다는 잎이 작고 색이 고운 당단풍이 많고, 애기 단풍, 고로쇠나무, 신나무 등 단풍나무과 나무들이 다양하게 분포되어 있다. 내장산 매표소에서부터 내장사[22] 입구까지 단풍 터널은 장관을 이루고, 서래봉 중봉과 불출암터에서 절정을 이룬다. 가을 산야를 온통 붉게 물들이는 단풍은 이른 봄의 꽃과는 또 다른 아름다움을 느끼게 한다.

옻나무, 붉나무, 화살나무, 빗살나무, 벚나무, 감나무, 은행나무, 담쟁이 덩굴 등이 아름답다. 단풍

---

22) 단풍으로 유명한 내장산 내장사는 백제 무왕 37년(636)에 영은조사가 지었다.

나무 중에서 복자기는 붉은색이 가장 진한 단풍으로 알려져 있다. 설악산 대청봉, 내장산 불출봉, 지리산 피아골 삼홍소의 계곡, 광릉 소이봉에서 높은 하늘과 함께 바라보는 단풍은 일품이다. 우리나라에서 가장 큰 단풍나무는 강화도 전등사에 있다.

단풍나무는 식용, 약용보다는 조경수나 관상수로 가치가 높다. 목재는 치밀하고 무겁고 무늬가 아름다워 기구재, 무늬합판 등 고급 용재로 이용된다.
단풍나무의 꽃말은 '내성적, 말이 없다' 이다.

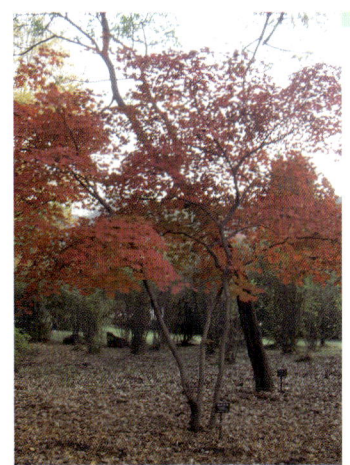

🌸 무늬가 아름답다

예로부터 단풍나무 목재는 무늬가 아름답고 치밀하여 잘 갈라지지 않아 마루 목재로는 최고로 쳐 주어 주로 양주(梁柱), 담봉, 가마, 배의 키 등에 사용했고, 현대에 와서 체육관, 볼링장 바닥재는 물론 각종 건축재, 가구재, 운동기구, 테니스 라켓, 타기구(他器具)인 악기의 바이올린 뒤판이나 비올라의 액션 부분을 단풍나무로 만든다.

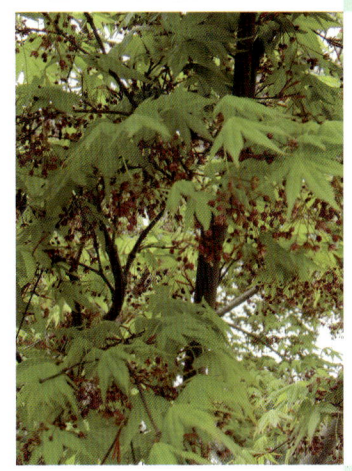

캐나다에서는 해마다 겨울에 사탕단풍나무(sugar maple)의 줄기에 구멍을 뚫고 홈통으로 된 수기(受器)를 꽂아 둔다. 나무 줄기에 들어 있는 진액을 받아 끓이면 진득진득한 사탕물이 되는데 이것이 바로 유명한 메이플 시럽(maple syrup)인 단풍나무꿀이다. 지금도 아메리칸 인디언들은 자작나무로 만든 통으로 단풍나무꿀을 받을 때 나무 둘레에 모여서 춤을 추고 노래를 부르는 풍속이 전하고 있다.

한방에서 단풍나무를 계조축(鷄爪槭)이라 하며 약용한다. 잎은 안검연염(눈꺼풀테염증, 눈다래끼의 일종)에, 뿌리줄기와 가지는 관절염, 사지 마비, 동통, 골절상 치료에 사용한다.
민간에서 단풍나무 수액을 혈당 개선, 비만 방지, 당뇨병 예방을 위해 음용한다.

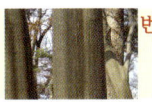

번식 • • •
가을에 종자를 채취하여 노천 매장하여 파종하면 싹이 나오는 경우도 있지만, 이듬해나 심할 때는 늦게 발아되기도 한다.

| 생 활 속 나 무 |

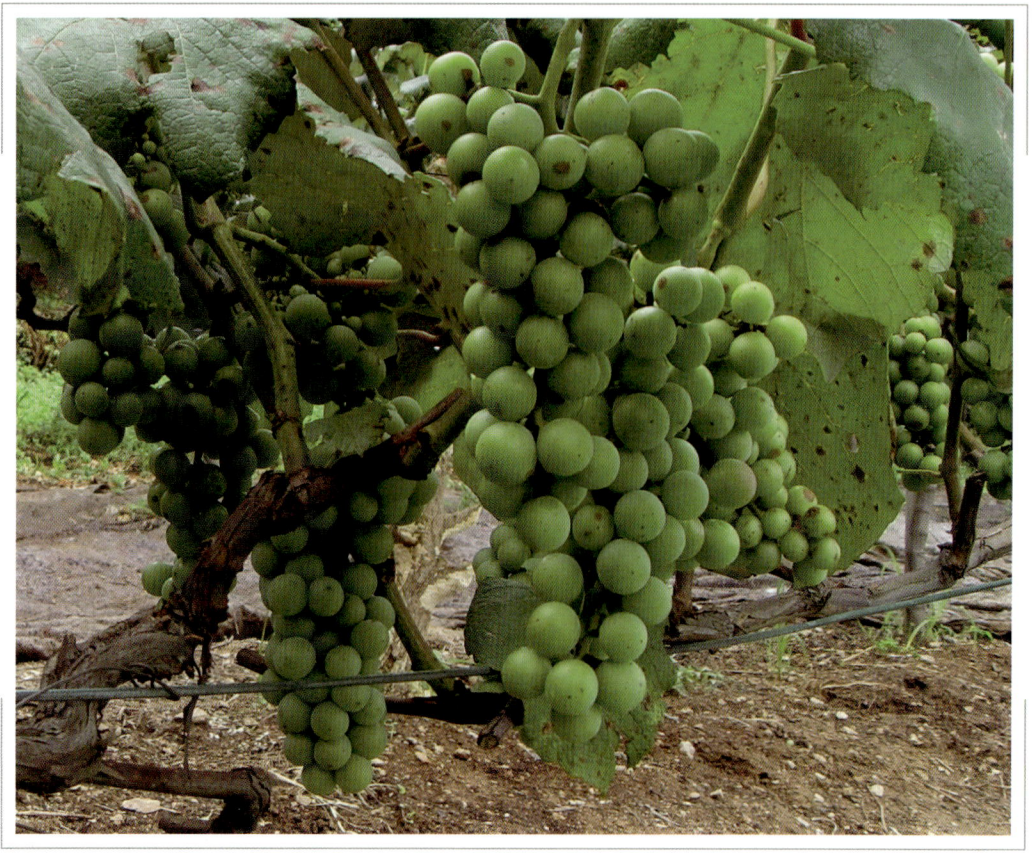

건강의 파수꾼 건강수(健康樹), 포도나무

포도나무 원산지는 아시아 서부이고, 밭이나 과수원에 심는다. 갈잎덩굴나무로 길이 6~8m 정도이고, 덩굴손이 잎과 마주 나고 다른 물체를 감으면서 자라고, 잎은 어긋나고 3~5갈래로 얕게 갈라진다. 뒷면에 흰색의 털이 있다. 꽃은 6월에 녹색으로 피고, 열매는 7~8월에 품종에 따라 검은색·붉은색·녹색 등 장과(漿果)로 여문다.

🍇 포도주 없는 하루는 태양 없는 하루와 같다

프랑스 속담에 '포도주 없는 하루는 태양 없는 하루와 같다'는 말이 있다. 예로부터 포도나무는 "생명의 나무"로 죽어서 다시 부활하는 신(神)의 성스러운 나무로 보았고, 포도는 가지 하나에 많은 열매를 맺는다 해서 풍요와 다산(多産)을 상징한다. 포도 덩굴은 용(龍)의 수염을 닮았다고 해서 큰 인물의 잉태나 벽사의 의미를 갖고 있고, 포도주를 용수마유(龍鬚馬乳)라 하여, '용(龍)의 수염을 지닌 말의 젖'이라는 뜻이 담겨 있다.

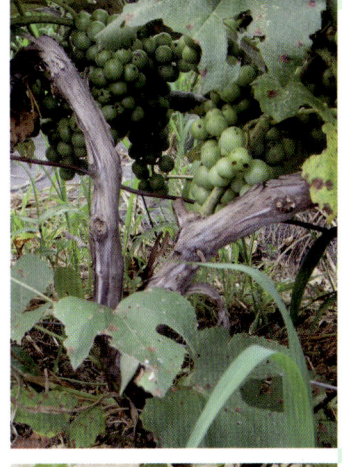

『지봉유설』에서 오래가는 포도주에 대한 설명이 있고, 홍만선(洪萬選)의 『산림경제(山林經濟)』에서 포도의 품종, 재배기술과 함께 포도주, 머루주 제조방법이 기록되어 있다. 포도뿌리를 진하게 달여서 상복하면 임신부의 태아를 안정시킬 수 있다고 믿는 속설이 있고, 아라비아의 『마시모니테』에서 "포도주는 적당히 마시면 활기가 나며 잠이 잘 오고 소화가 잘 되며 두뇌의 활동이 활발해져 생활에 크게 도움을 준다"고 했다.

우리 몸의 폐(肺)는 호흡기를 관장하고 산소를 정화시켜 주는 장기(臟器)다. 나무는 저마다 인체를 닮은 것이 많다. 한 가지 예로 호두는 사람의 뇌를 닮았고, 포도의 열매를 떼어 내면 줄기의 모습이 인체의 폐를 닮았고, 포도의 열매는 폐의 기낭(氣囊)[23]으로 상상하면 된다. 오염된 인체의 폐를 정화하기 위해서는 맑은 공기와 인체의 폐를 닮은 포도를 상복하면 폐를 정화할 수 있다. 이는 도심의 오염된 공기 속에서 사는 사람은 포도를 먹으면 좋다는 등식이다.

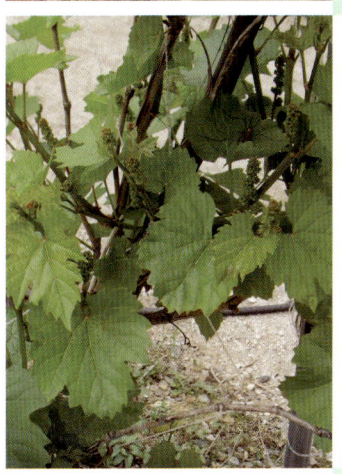

포도는 인체의 병증을 치료하는 놀라운 혈액 정화 능력을 가지고 있다. 포도에는 많은 영양소가 골고루 함유되어 천연 식이 요법을 할 때 인체에서 부족되기 쉬운 영양소를 공급하여 준다. 그래서 포도는 혈액정화 능력을 갖고 있어 동맥 경화 등을 방지하는 데 좋고, 포도를 자주 먹으면 몸이 산성화되는 것을 막고 성인병을 방지하는 데 도움이 된다. 포도주는 골다공증과 피부미용에도 좋지만, 포도 발효주를 만들어 잠들기 전에 한 잔씩 먹는 사람은 노화의 진행을 늦춰 준다. 취침 전에 매일같이 포도주를 한 잔씩 마시면 좋다.

『이솝 우화』에서 양(羊)이 포도밭에 와서 덩굴을 갉아먹자 포도는 자기가 피해를 입어도 나중에 포도주가 되어 양의 머리 위에 부어질 테니 원망하지 않았다. 또 포수에게 쫓기고 있던 노루가 포도잎 뒤에 숨어 잡히지 않았으나 후에 생명의 은인인 포도잎을 따 먹다가 포수의 활에 맞아 죽었다고 한다.

포도나무의 전설

고대 이집트 신(神)들이 사람들에게 단 것을 주려고 내린 것이 포도다. 그리스 신화에는 술의 신인 바카스가 포도를 인도에서 가져왔다. 프랑스에서는 수렵의 여신인 다이나의 제전에 포도를 바치며 기원했다.

---

[23] 산소와 이산화탄소를 교환하는 곳으로 약 7억5천만 개 정도 된다.

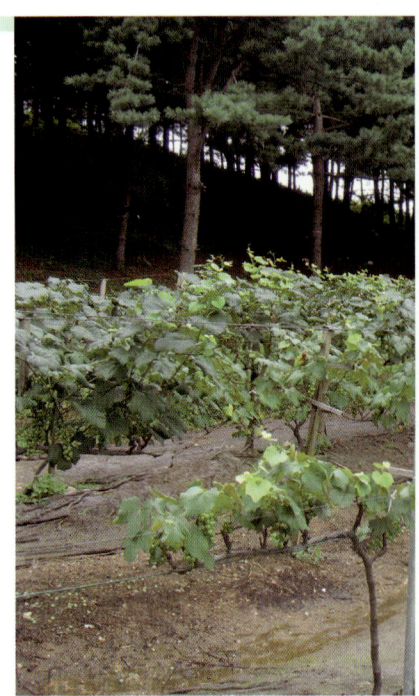
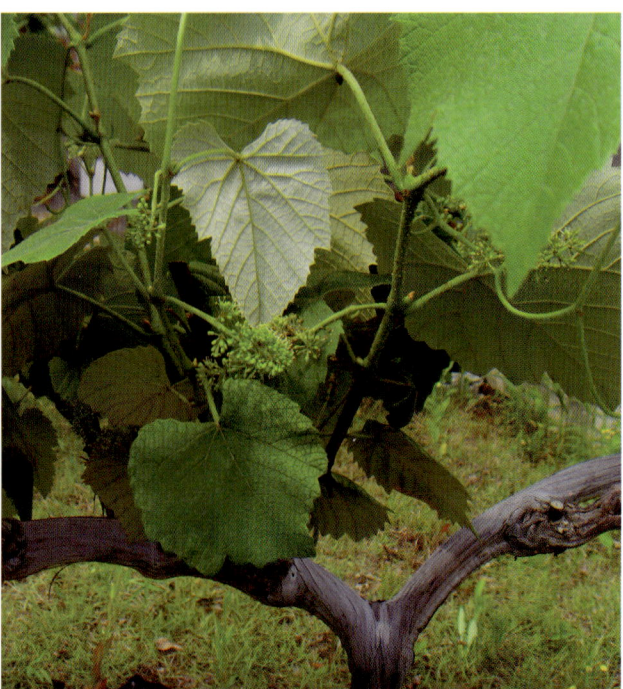

포도나무의 꽃말은 '환희, 박애, 자선' 이다.

포도의 효능
- 포도는 당분과 탄수화물이 풍부하고, 비타민 B와 C가 함유되어 있다.
- 포도씨는 멜라닌의 생성을 억제하는 효능이 있다.
- 포도 뿌리, 덩굴, 잎에는 무기질이나 당류가 함유되어 있다.
- 포도 줄기는 환원당, 자당, 전분, 타닌, 쿠르치트린(quercitrin) 화합물 성분이 있어 이뇨 작용이 뛰어나 수종과 소변이 잘 나오게 하는 증상을 치료한다.
- 포도 과즙에는 주금산(酒石酸), 능금산, 구연산, 포도산, 사루칠산 등이 함유되어 있다.

원기회복, 혈관 질환 예방, 다이어트에 효과
20세기 들어 미국의 시사잡지 「TIME」은 건강에 좋은 10대 음식으로 적포도주를 선정한 바 있다. 적포도주에 들어 있는 레스베라드롤 성분은 강력한 노화방지 효과가 있는 것이 밝혀졌다.

포도는 영양분이 풍부하여 다른 과일에 비해 건강적으로 매우 유익한 알칼리성 식품이다. 붉은 포도주에 있는 타닌과 페놀 성분은 혈관병인 고혈압·동맥 경화·심장병에 좋고 체지방을 분해시켜 다이어트와 건강에 좋다. 골다공증 예방과 피부미용에도 좋다. 이런 이유로 많은 사람이 건강식품으로 찾는다.

포도씨는 '비타민의 창고'이며, 심장을 튼튼하게 하는 성분이 들어 있고, 멜라닌의 생성을 억제하는 효능이 있다. 서양에서는 포도씨 기름을 다양하게 쓴다. 얼굴의 기미와 주근깨 치료에 포도씨 기름과 올리브유를 섞어 사용했다는 기록이 있다.

혈관 질환 예방, 체지방 분해

「본초강목」에 "포도 생즙을 먹으면 소변이 잘 나오고, 소장(小腸)을 통하게 하며 부종을 제거한다"고 했고, 중국「사천중약지(四川中藥誌)」에서 "포도나무의 뿌리가 풍사(風邪)를 몰아내고, 습사를 없애고, 소변을 잘 나오게 하고, 반신불수(半身不隨)나 국소마비, 토혈(吐血), 구갈(口渴)을 치료한다."고 했다. 반신불수의 환자에게 포도 뿌리 달인 물을 담은 욕조에서 땀이 날 정도로 목욕을 하고 마사지한 후 포도 뿌리를 달인 물을 마시게 하면 혈액순환이 좋아지는 것으로 알려져 있다.

포도 발효주를 만들어 잠들기 전에 한 잔씩 마시면 노화(老化) 방지에 도움이 된다. 포도를 알면 건강이 보이듯이, 최근에 포도요법이 건강요법으로 뜨고 있다. 금식이나 단식을 하고 나면 일정기간 보식(補食)을 하는 것이 원칙이다.

금식한 후에 1~2주간 포도를 먹으면 면역력이 좋아지고 다이어트에도 도움이 되고 회복도 빠르다. 피가 맑고 깨끗해야 혈액 순환이 잘 되고 건강 속에서 장수한다는 것은 불변의 법칙이다. 피가 흐리면 만병을 부른다. 암(癌)의 정체는 피의 오염에서 출발한다.

동맥 경화보다 더 무서운 것이 혈전(血栓)이다. 생식 기능을 살리고 혈액을 정화하는 포도로 자연치유력을 높이고 몸이 산성화되는 것을 막아 준다.

<u>한방</u>에서 건포도는 혈압관리, 변비에 쓴다. 포도씨는 노인성 치매의 진행을 늦추고, 기억력 감퇴를 막는 데 쓰인다.

<u>민간</u>에서 성숙된 열매를 따서 잼·포도주·음료수·효소를 담가 먹는다.

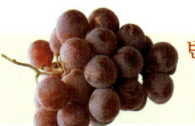

번식 •••
휘묻이는 가지에서 뿌리가 나오면 그것을 잘라 내어 키우는 방법이다. 포도나무에서 뿌리가 나오면 아무 때나 휘묻이를 하여 번식한다.

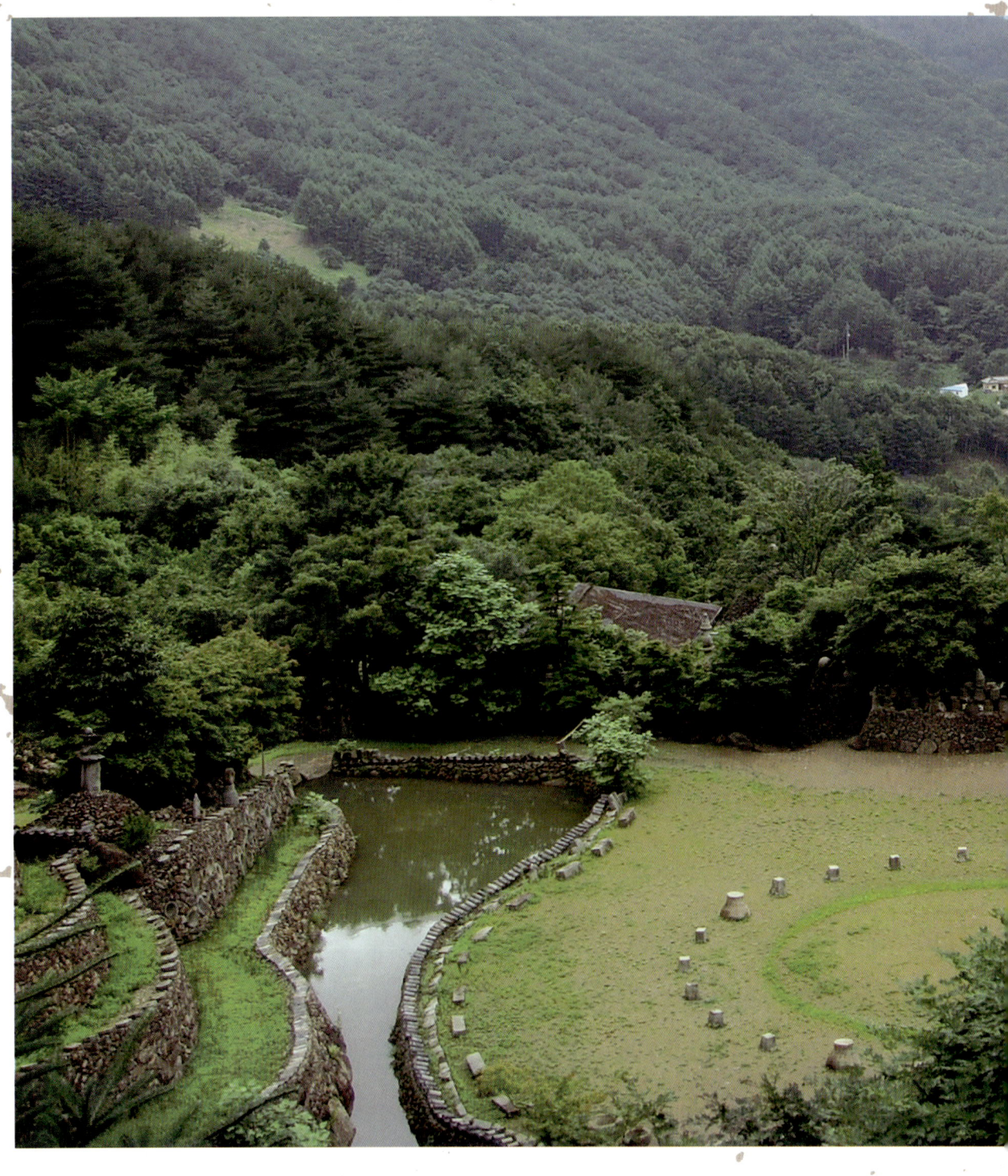

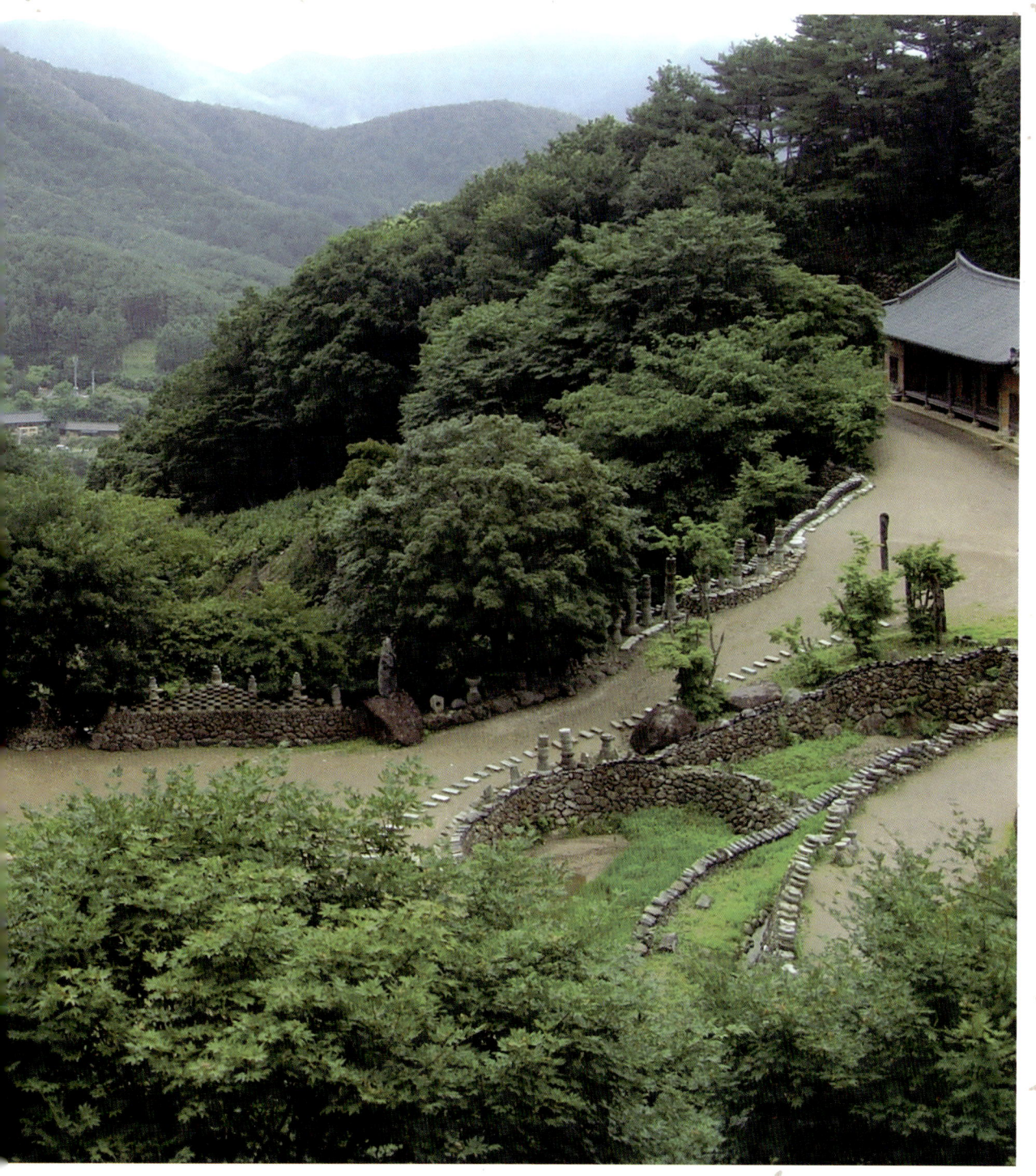

나무동의보감
꽃이 아름다운 나무

| 꽃이 아름다운 나무 |

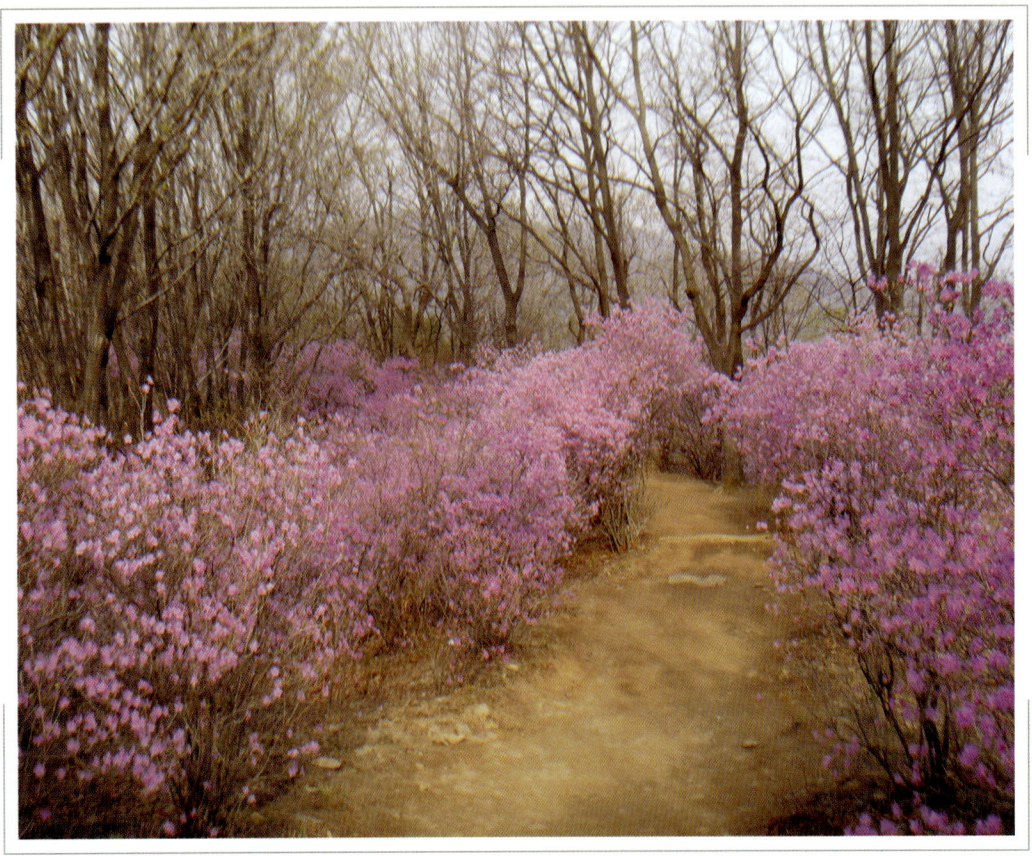

단종의 비운에 등장하는 비운수(悲運樹), 진달래

진달래는 햇볕이 잘 드는 산과 들에서 자란다. 갈잎떨기나무로 높이 1~3m 정도이고, 타원형의 잎이 어긋나고 뒷면에 흰빛이 돈다. 꽃은 4~5월에 가지 끝에서 잎보다 먼저 1~5송이씩 연한 분홍색이나 흰색으로 피고, 열매는 10월에 갈색의 원통 모양으로 여문다.

봄소식을 알려 주는 참꽃

우리 민족의 정서를 잘 나타내는 대표적인 꽃이 진달래다. 누구나 시골의 고향을 생각할 때 마을의 동산에 핀 진달래를 떠올린다. 우리 조상은 꽃을 좋아하여 "진달래가 만발할 때는 산에 불이 붙는 것 같다"고 표현하기도 했다. 진달래는 봄의 전령이다. 봄에 전국의 산과 들에 지천으로 피는 진달래는 한라산에서 백두산에 이르기까지 메마르고 척박한 땅이나 경사지, 비옥지를 가리지 않고 양지바른 곳이면 어디서든 볼 수 있는 우리 토종나무다.

철쭉이나 영산홍과 한가족으로 비슷한 키와 분홍빛의 꽃잎을 달고 있다. 우리나라에는 자생하는 십여 종의 진달래가 있다. 가지와 잎에 잔털이 있는 털진달래, 잎이 넓고 동그랗거나 타원형이 달린 왕진달래, 잎 표면에 윤기가 나는 반들진달래, 열매가 가늘고 긴 제주도에서만 자라는 한라진달래, 하얀 꽃이 피는 흰진달래 등이 있다.

> ### 진달래 전설
> **중국**에서 진달래를 두견화로 부른다. 촉나라는 전쟁에 패하여 임금 두우(杜宇)도 억울하게 죽었고 그 넋은 두견이가 되었다. 봄이 되면 두견이는 온 산을 헤매며 우는데 그 흘린 눈물이 땅에 떨어져 꽃을 피웠다고 전한다.

국화가 남성을 상징한다면 진달래는 여성을 상징한다. 우리 조상은 정원은 물론 안채의 뒤뜰에 경사면을 계단으로 다듬고 각종 꽃나무를 심을 정도로 꽃을 좋아했다. 북한에서 지금은 백목련이 국화이지만, 한때는 진달래가 나라꽃이었다.

진달래는 겨울을 이기고 살아남은 강한 생명력 때문에 힘을 상징한다. 진달래꽃을 앞뒤로 박아서 만든 두견전병(杜鵑煎餠)을 사당에 천신(薦新)하기도 했다. 우리 조상은 3월 삼짓날에 부녀자들이 산에 가서 진달래 꽃을 따서 전을 부쳐 먹거나 끓는 물에 살짝 데쳐 화채로 먹었고, 진달래꽃에 찹쌀가루를 묻혀 끓는 기름에 지진 두견화전을 먹으면 한 해 동안 부스럼이 없다고 믿었고, 진달래꽃이 여러 겹으로 피면 풍년이 든다는 속설이 전하고 있다. 중국에서는 진달래꽃을 좋아하여 미술과 예술 장식품에 소재로 자주 등장한다.

시인 김소월의 '영변의 약산 진달래 꽃을 아름 따다 나를 버리고 가시는 임의 발길에 뿌려 놓을 때 사뿐히 즈려 밟고 가라'는 사랑을 담은 애절한 시는 진달래를 소재로 한 대표적 시이다.
진달래의 꽃말은 '첫사랑, 청렴, 절제'이다.

진달래 꽃

나 보기가 역겨워 가실 때에는
말없이 고이 보내 드리오리다.
영변(寧邊)의 약산(藥山) 진달래 꽃
아름 따다 가실 길에 뿌리오리다.
가시는 걸음 걸음 놓인 그 꽃을
사뿐히 즈려 밟고 가시옵소서.

김소월

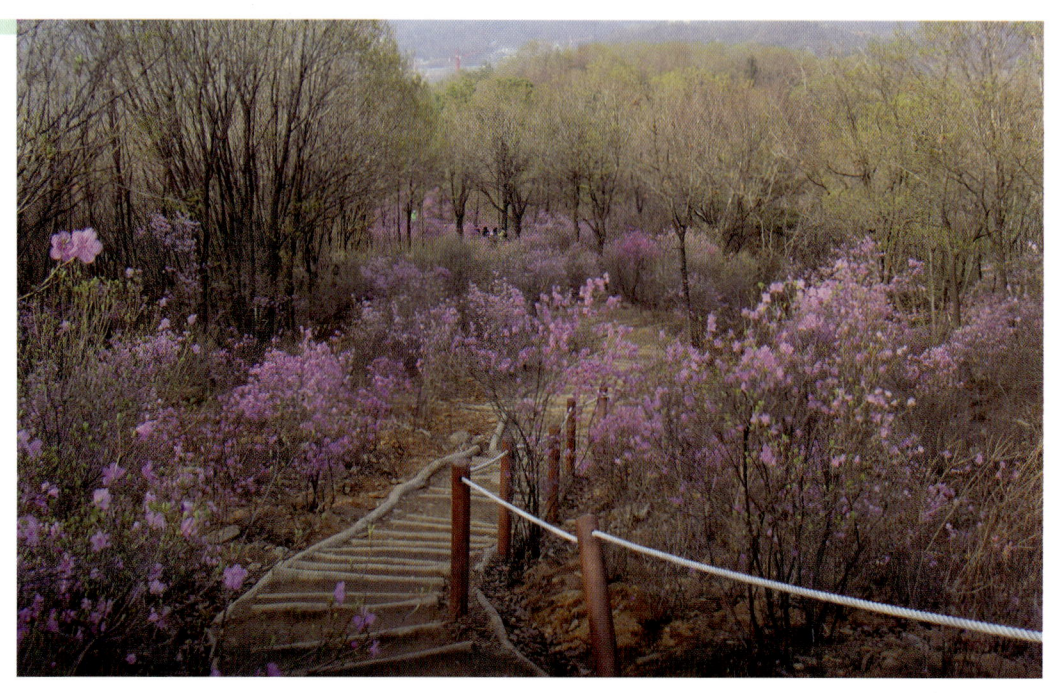

먹을 수 있는 꽃

철쭉이나 영산홍은 독이 있어 먹지 못하지만, 진달래는 먹을 수 있는 꽃이라 하여 참(眞)꽃, 창꽃으로 부르고, 철쭉은 먹지 못하기 때문에 개꽃으로 부른다. 진달래는 식용, 약용, 정원수로 가치가 높다. 진달래는 오래 된 줄기와 묵은 뿌리를 제외하고는 꽃, 잎, 햇가지, 뿌리를 약초로 쓴다.

진달래 꽃잎을 따서 빚은 술이 두견주이다.

한방에서 꽃을 두견화 또는 만산홍으로 부른다. 진해·거담·통경·이뇨·해독에 효능이 있어, 주로 고혈압, 통풍, 신경통에 다른 약재와 처방한다.

민간에서 진달래 뿌리를 캐어 물로 씻고 삶은 물로 삼베나 모시에 물을 들였고, 줄기로 숯을 만들었다. 봄에 진달래꽃을 따서 암술과 수술을 제거한 후에 용기에 넣고 술을 부어 3개월 후에 먹는다. 가을부터 이듬해 봄까지 꽃이 피기 전에 잔가지나 뿌리를 캐어 잘게 썰어 차로 달여 먹거나 술을 담가 먹는다.

구 분

- 진달래는 3~4월에 꽃이 피고 난 다음 잎이 나오고, 새순을 손으로 만지면 달라붙지 않는다.
- 철쭉(산철쭉 포함)은 4~5월에 잎이 먼저 나오고 꽃은 나중에 피고, 새순을 손으로 만지면 점액성분이 있어 끈적끈적하고 손에 잘 붙는다.
- 영산홍은 갈라진 꽃잎의 아랫부분이 함께 붙어 있고, 암술과 수술이 꽃잎보다 길게 나와 있다.

번식

진달래는 씨, 꺾꽂이, 포기나누기로 번식을 한다.

| 꽃 이 아 름 다 운 나 무 |

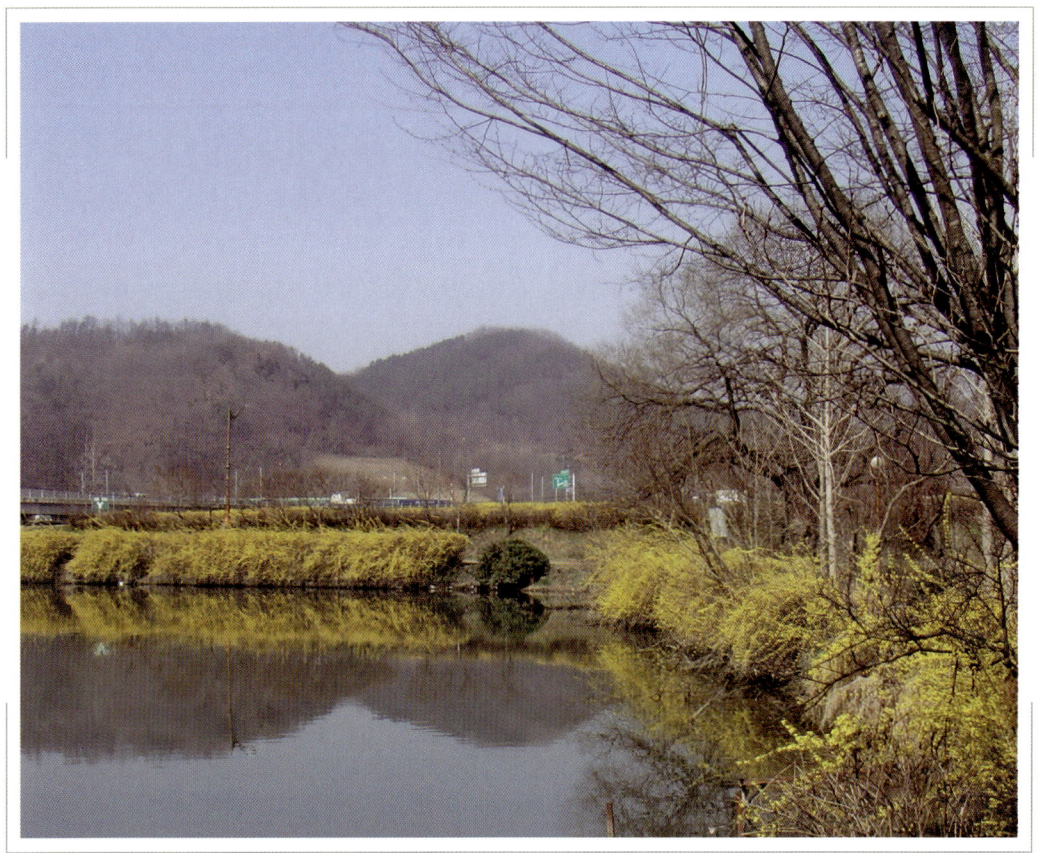

봄을 선사하는 춘화수^{春花樹}, 개나리

개나리는 중국이 원산으로 집 근처나 산기슭에서 자란다. 갈잎떨기나무로 높이 2~3m 정도이고, 타원형의 잎이 마주 나고 가장자리에 톱니 모양이거나 밋밋하다. 줄기는 모여 나고 가지는 많이 갈라져 빽빽하게 자라면서 밑으로 처진다. 꽃은 3~4월에 잎보다 먼저 겨드랑이에 1~3송이씩 노랑색으로 피고, 열매는 9~10월에 갈색 달걀 모양으로 여문다.

🌸 봄의 전령사

개나리는 산수유꽃이나 유채꽃과 함께 봄꽃 가운데 노란색 꽃을 피우는 대표적인 토종 식물이다.

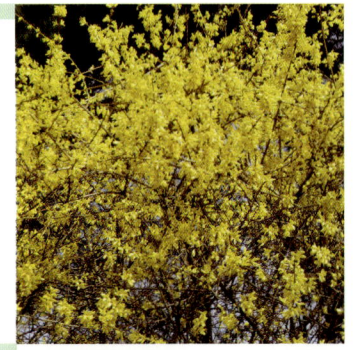

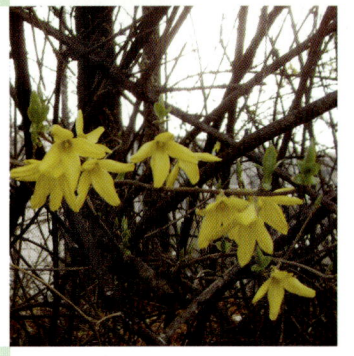

『선만식물지』에 의하면 우리나라와 만주 여러 지역에서 심었다는 기록이 있는 것으로 볼 때 우리 민족과 함께한 대표적인 꽃이다.

개나리는 다른 이름으로 개나리나무, 개나리꽃나무 등으로 부른다. 개나리는『성경통지』에서 지단화(地檀花)는 노란색 꽃이 살구꽃보다 크기 때문에 분단화(紛團花)로 불렸다. 대체적으로 노란색 계통의 꽃이 가장 먼저 피고 그 다음 분홍색 계통 꽃이 봄의 절정을 알려주고 나면 하얀 꽃들이 핀다. 꽃들의 마라톤이 시작되면 가장 먼저 피기 때문에 노란색의 개나리가 돋보인다. 개나리는 오랫동안 우리의 지천에서 자라온 우리 민족의 상징이어서 그런지 예로부터 개나리는 생명력이 강하고 황금빛을 닮아 생울타리로 많이 심었다.

우리 국민은 수많은 꽃 중에서도 개나리를 좋아해 서울특별시·경기도를 비롯하여 전국의 지자체 41군데에서 시군화로 지정할 정도다. 개나리 외에 산개나리는 꽃이 비교적 가늘고 색이 개나리꽃보다 연하면서 개화해도 꽃잎이 뒤로 젖히지 않고 잎자루에 털이 있다.

서양에서는 골든 벨(Golden bell) 즉 황금종, 중국에서는 가지가 길게 자라서 꽃을 피운다 하여 연교로 부른다. 다른 이름으로 금선개나리, 만리화, 장수만리화, 신리화, 어리자나무 등으로 부른다. 최근 모 대학에서 개나리 잎에 황금색 무늬가 있는 '서울 골드'라는 품종을 개발하여 세계 학회에 'koreana'라는 학명으로 등록된 몇 안 되는 식물이기도 하다. 개나리 꽃눈은 그 전해에 이미 형성된 후 겨울의 낮은 온도를 거쳐야 꽃을 피우는 생리적인 특성을 가지고 있다.

개나리의 꽃말은 '이루어진 희망' 이다.

개나리 전설

옛날 인도의 공주는 새를 좋아하여 각종 새들로 궁전을 채웠다. 수많은 새장 중에서 아름다운 새장 하나가 비어 있어 슬퍼하고 있을 때 신하들은 공주의 환심을 사기 위해 새에만 정신을 팔고 있었다.
이때 나라를 걱정하는 노인이 까마귀에 색칠을 하고 목에는 소리 나는 기구를 넣어 공주에게 바치니 공주는 후한 상을 주고 온 마음을 다해 사랑했다. 그런데 이상하게도 깃털이 바래고 그 곱던 노랫소리도 변하여 목욕을 시키자 까마귀로 변했고 그 뒤 공주는 상심하여 죽었다.
그 후 공주의 무덤에서 긴 가지를 쭉 뻗어 나무가 돋았는데 그 나무가 바로 개나리이다.

🌿 종기에 좋다

개나리는 식용, 약용, 관상용, 생울타리용으로 가치가 높다.

한방에서 열매를 연교(連翹), 잎과 줄기를 연교경엽(連翹莖葉)으로 부른다. 청열, 해열, 해독, 소염, 이뇨, 수종에 효능이 있어 주로 신장염·임파선염·각종 종기·습진에 다른 약재와 처방한다.

민간에서 봄에 잎이나 새순을 따서 말려 차로 먹고, 꽃은 따서 용기에 담아 술을 붓고 3개월 후에 먹는다. 봄에 꽃이나 새순을 따서 설탕이나 시럽을 부어 100일 이상 발효를 시켜 효소로 먹는다.

번식 • • •
개나리는 종자로는 잘 안 되기 때문에 주로 분주, 삽목, 휘묻이로 번식한다.

| 꽃이 아름다운 나무 |

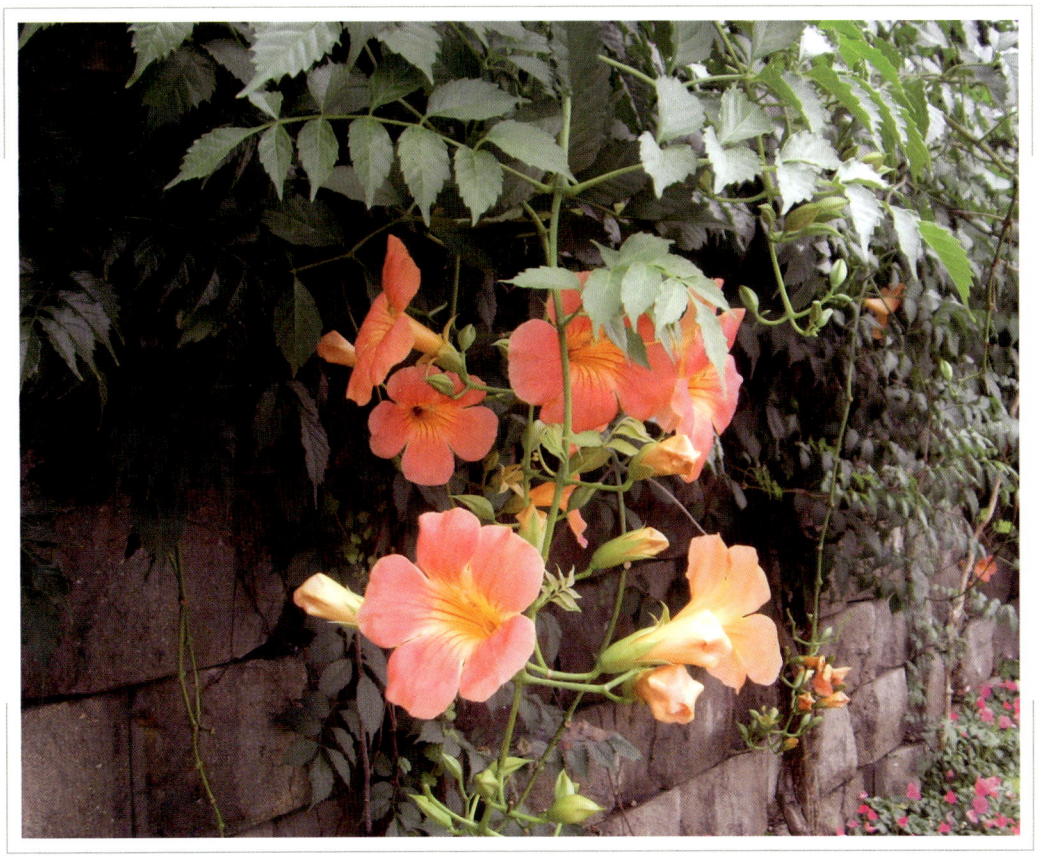

고택古宅과 명문가의 정원수庭園樹, 능소화

능소화는 중국이 원산지이고, 사찰이나 집 근처에 심는다. 갈잎덩굴나무로 길이 10m 정도이고, 잎은 마주 나고 가장자리에 톱니 모양이고 털이 있다. 담이나 다른 나무에 붙어서 자란다. 꽃은 7~9월에 깔때기 모양의 주황색으로 피고, 열매는 9~10월에 갈색의 삭과가 여문다.

하늘을 섬기는 꽃

능소화는 중국이 고향으로 장쭈성에서 많이 볼 수 있다. 우리 조상은 능소화꽃이 아름다워 정원에 심고 "양반꽃"으로 불렀고, 능소화 한자는 업신여길 '능(凌)' 자에 하늘 '소(霄)' 자가 조합된 글자로

능소화의 전설

옛날에 능소화는 땅을 기어 가는 가련한 꽃이었는데 어느 날 소나무에게 자기의 소원을 말하게 되었다. "나도 먼 곳을 볼 수 있도록 도와주세요." 소나무는 능소화가 너무 아름다워서 쾌히 승낙했다. 그때부터 능소화는 소나무 외에 다른 나무에도 마음대로 올라갈 수 있었다.

'하늘을 섬기는 꽃'이라는 애칭을 가지고 있다. 조선 시대에 꽃을 심을 때도 양반과 서민을 구분해서 차별을 두었다.

봄에 활짝 핀 능소화는 꽃색이 화려하고 아름다워 양반가에 심었고, 그 외 사찰 경내에서 구경할 수 있었으나, 서민의 집에는 심지 못하게 하였다.

능소화 줄기에는 흡근(吸根)²⁴⁾이 있어 벽 같은 데 붙어서 담쟁이 덩굴 모양으로 약 10미터 정도까지 자라며 올라간다. 우리나라에서 능소화의 군락이 잘 보존되어 있는 곳은 마이산 탑사 절벽이다. 마이산 탑사 절벽 전체에 활짝 핀 능소화를 보노라면 한여름의 무더위를 날릴 만큼 그 아름다움에 찬사가 절로 나온다.

조선을 개국한 이성계의 영정이 모셔 있는 전주의 경기전에는 고목이 많다. 노고수 소나무를 50년이 넘는 능소화가 친친 감고 올라가 아름다운 꽃을 피우고 있다.

능소화는 약용, 조경수, 관상수로 가치가 높다. 능소화꽃에는 꿀이 많아 양봉 농가에서 보조 밀원 식물로 좋고, 재목은 재질이 좋아 각종 기구의 재료로 이용한다.

능소화의 꽃말은 '여성, 명령'이다.

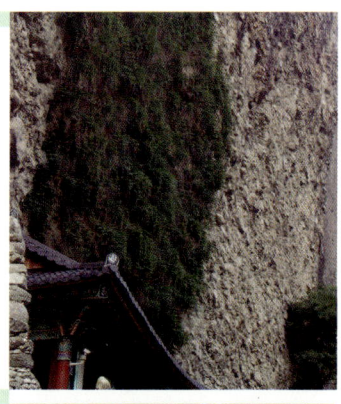

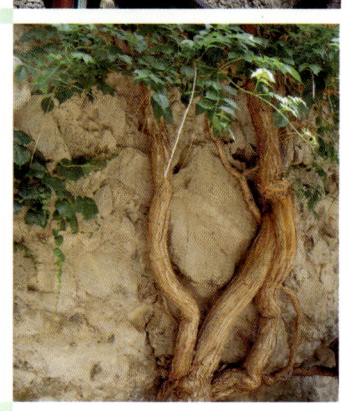

🌿 어혈에 좋다

한방에서 꽃을 능소화, 뿌리를 자위근, 잎과 줄기를 자위경엽으로 부른다. 주로, 양혈(凉血)·월경 불순·혈열풍양(血熱風痒)에 쓰고, 뿌리로 양혈·거풍·산어·피부소양·풍진·요각불수에 쓰고, 줄기로 양혈·산어·혈열생풍(血熱生風)·피부소양·풍진·인후종통에 다른 약재와 처방한다.

민간에서 꽃이 피기 전에 음지(陰地)에 말려서 어혈(瘀血)을 제거하는 썼고, 대하증에는 잎을 달여서 목욕을 했다. 단, 능소화는 독이 있어 임산부는 복용을 금하고 주의를 요한다.

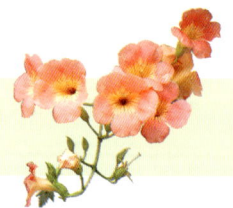

번식 • • •
가을에 종자를 채취하여 그 다음해 봄에 파종하면 발아가 잘 된다. 1년생 줄기를 20~30cm 되게 잘라서 3~7월 사이에 접목을 하면 잘 번식된다.

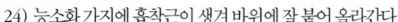
24) 능소화 가지에 흡착근이 생겨 바위에 잘 붙어 올라간다.

| 꽃이 아름다운 나무 |

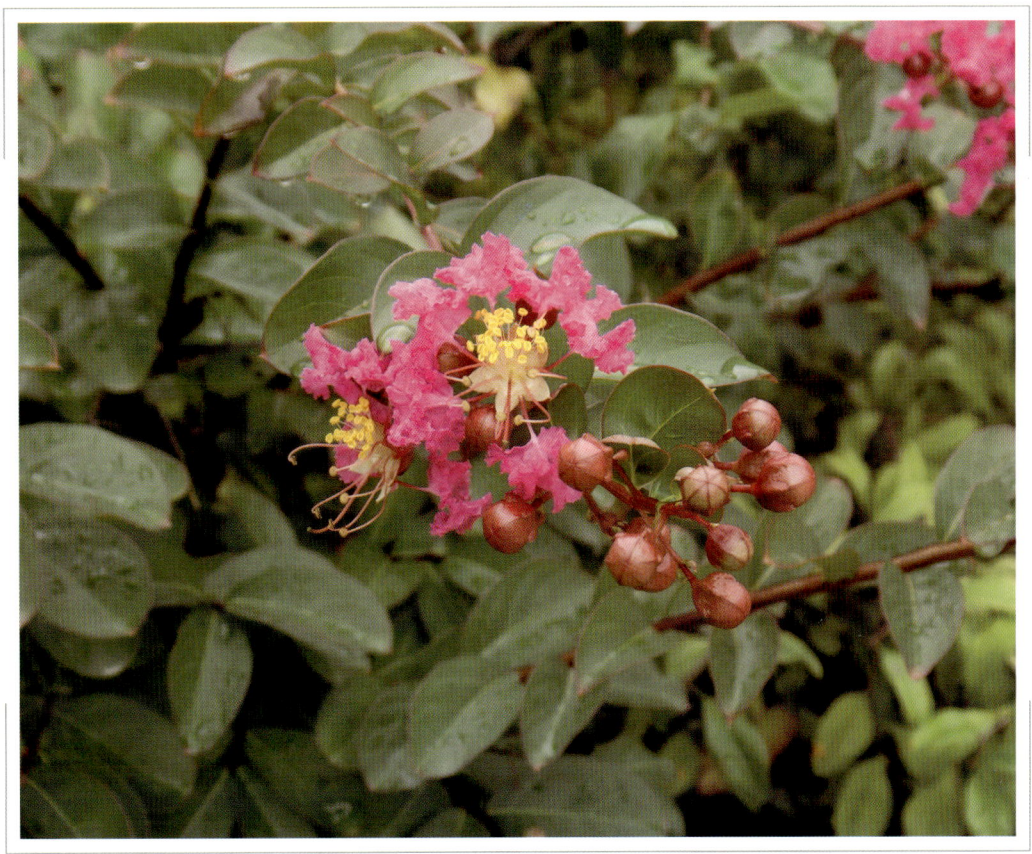

100일 동안 꽃을 피우는 백일수(百日樹), 배롱나무

배롱나무는 중국이 원산지이고, 정원에 심는다. 갈잎큰키나무로 높이 3~7m 정도이고, 잎은 반질반질하고 타원형으로 마주 나기도 하고 어긋난다. 나무껍질이 얇고 미끄럽다. 꽃은 7~9월에 가지 끝에서 원추형인 붉은색 또는 흰색으로 피고, 열매는 10월에 넓은 타원형 또는 구형의 삭과로 여문다.

100일 동안 꽃을 피운다

배롱나무는 겉과 속이 같고, 일편단심(一片丹心)을 상징하기 때문에 고택(古宅)이나 사당, 무덤 옆에 심었다. 예로부터 풍류를 좋아한 우리의 조상은 정자 옆에는 으레 배롱나무를 심고 가까이 했다. 배롱나무는 여름에는 분홍색 꽃이 아름답지만, 가을에는 둥근 타원형 잎이 붉은색이나 노란색으로 단풍이 든다. 꽃은 한여름부터 가을에 걸쳐 핀다. 배롱나무의 꽃이 지면 가을이 왔다는 의미다.

그래서 배롱나무를 가을을 알리는 나무라고도 한다. 예로부터 배롱나무가 한여름부터 가을에 걸쳐 피고, 한 번 꽃을 피우면 100일 동안 핀다 하여 "나무백일홍"으로 부른다. 배롱나무는 4~5월부터 꽃이 피기 시작하여 8~9월까지 100일 동안 꽃을 피운다. 배롱나무는 '열흘 이상 붉은 꽃은 없다' 는 화무십일홍이라는 애칭을 가지고 있고, 정자 옆, 고가(古家)의 마당, 관청의 뜰, 조경수, 묘지 주변, 사찰 경내에 많이 심는다.

붉은 꽃을 강조해서 자미화(紫微花), 배롱나무를 손톱으로 간지럼을 태우면 가지가 흔들린다 하여 파양수, 배롱나무는 껍질이 없기 때문에 대나무처럼 매끈하여 원숭이가 미끄러지는 나무라 하여 후랑달수, 얼룩 무늬가 있는 매끄러운 줄기를 긁으면 간지럼 타듯 나무 전체가 움직인다 하여 간질나무로 부르고, 뜰에 가득한 꽃이라는 뜻에서 만당화(滿堂花)로 부른다. 『군방보』에서 손톱으로 이 나무의 줄기껍질을 가볍게 긁어 주면 모든 나뭇가지가 흔들리면서 간지럼을 탄다고 하여 백양나무라고 부른다.

배롱나무는 꽃색이 보라색을 띠는 경향이 있어서 자미(紫薇)라 부른다. 중국에서는 배롱나무 꽃을 따서 자미성으로 부를 정도로 사랑을 받는 나무이다. 반점이 있는 수피가 아름다워 상주(床柱)나 실내 장식재로 널리 사용한다. 배롱나무는 중국이 원산지로 중부 이남에서 재식하는 귀화식물로 햇빛이 잘 드는 양지를 좋아하고 그늘을 싫어한다. 중국에서는 이 나무가 많이 나는 지역을 도(道) 해당하는 성(省)을 자미성(紫薇省)으로 이름을 바꾸기도 하였다. 경상북도의 도화(道花)가 배롱나무이다. 일본의 이름은 '사루스 베리' 인데 나무를 잘 타는 원숭이도 배롱나무에서는 미끄러지기 때문에 붙여졌다.

중국의 고시(古詩)에 '성하녹차안(盛夏綠遮眼) 차화홍만당(此花紅滿堂)' 이라 했다. 즉, "나무의 푸르름이 눈을 가리는 한여름에도 백일홍 붉은 꽃은 집 안에 가득하다" 는 뜻으로 상서로움과 부귀를 상징한다.

화무십일홍(花無十日紅)   이독백일홍(爾獨百日紅)
막과백일홍(莫誇百日紅)   암상천년송(岩上千年松)

아름다운 꽃도 열흘을 못 가는 데
너만은 어찌 백일 홍이냐,
백 날의 아름다움을 자랑하지 말아라,

> **배롱나무의 전설**
>
> **옛날** 어느 어촌에서 해마다 이무기에게 처녀를 제물로 바치는 제례가 있었다. 외동딸을 이무기에 바쳐야 하는데 어느 청년이 나타나 자기가 이무기를 처치하겠다고 하기에 보은으로 혼인을 약속하였다. "100일만 기다리면 이무기를 죽이고 꼭 돌아오겠다. 만약 흰 깃발의 배로 돌아오면 이무기를 죽인 것이고, 붉은 깃발의 배로 돌아오면 이무기에게 패하여 죽음으로 돌아오는 줄 알아 달라"는 말을 남기고 떠났다. 처녀로 가장한 청년은 이무기가 나타나자 재빨리 목을 베었고 그 때 흘린 피가 흰 깃발을 붉게 물들였다. 처녀는 100일이 되는 날 수평선 위에 붉은 깃발의 배가 나타나자 절망하여 자결했다. 그 후 사람들은 처녀의 무덤가에 피어나는 꽃나무를 100일 동안 기도한 처녀의 넋이라 하여 백일홍으로 불렀다고 한다.

바위 위에 천년을 살아온 소나무가 있는 것을 알아라.

배롱나무는 약용, 정원수, 공원수, 가공재로 가치가 높다. 현재 가장 오랫동안 살고 있는 것은 부산광역시 양정동에 있는 배롱나무는 수령이 약 800년 정도로 고려 중엽 때 안일호장(安逸戶長)을 지낸 동래 정(鄭)씨의 시조 정문도공(鄭文道公)의 묘소 앞 양쪽에 심었다고 전한다.

1965년 4월 1일 천연기념물 제168호로 지정되어 보호를 하고 있다. 경북 안동시 풍천면 병산리 병산서원[25]의 배롱나무가 유명하다.

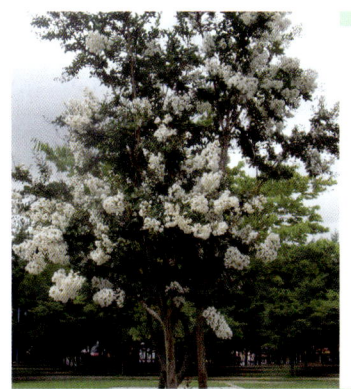

조선 시대 원시림을 대표하는 전라남도 담양군 고서면 명옥헌(鳴玉軒)에 있는 배롱나무는 전라남도 기념물 제44호로 지정하여 보호를 받고 있다. 배롱나무는 재질이 매우 질기고 내구력이 우수하여 토목용, 침목(枕木), 교량재 등으로 적합하나 목재가 귀하고 소경목이 대부분이어서 농기구자루, 공예재, 세공재 정도로 사용한다. 배롱나무는 동남아시아에서 자생하고 구미에는 없다.

배롱나무는 양수로서 토질은 가리지 않으나 건조한 곳에서는 꽃이 빈약하므로 적윤비옥지가 적합하고, 내한성이 약하여 중부 지방에서는 방한 조치를 해야 월동이 가능하다. 내공해성은 약한 편으로 옮겨 심기는 용이하다.

배롱나무의 꽃말은 '떠난 님을 그린다, 웅변' 이다.

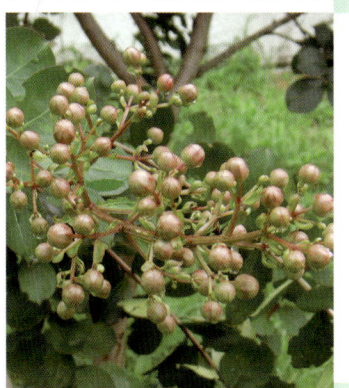

🌸 옴에 좋다

한방에서 배롱나무 꽃을 자미화(紫薇花), 잎을 자미엽(紫薇葉), 뿌리를 자미근(紫薇根)으로 부른다. 산후에 멎지 않는 혈붕(血崩) · 개라선창(疥癩癬瘡 : 옴) · 태독에 쓰고, 어린이의 잦은 기침과 백일해에 쓰고, 주로 치통 · 이질 · 창상출혈 · 대하증 · 불임증 · 지혈 · 혈액 순환에 다른 약재와 처방한다.

민간에서 배롱나무 잎과 뿌리를 달여 어린이의 잦은 기침과 백일해에 쓰고, 꽃을 달여서 잦은 기침에 쓰고, 여성의 대하증이나 혈액 순환에 뿌리를 달여 먹었다.

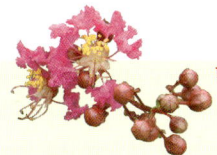

번식 ● ● ●
배롱나무는 10월에 성숙된 종자를 따서 노천매장하여 이듬해 봄에 파종한다. 그외에 삽목, 접목, 조직배양을 하면 유전적으로 좋은 품종을 얻을 수 있다.

---
25) 류성룡이 학문과 업적을 기리기 위해 세운 서원이다.

| 꽃 이 아 름 다 운 나 무 |

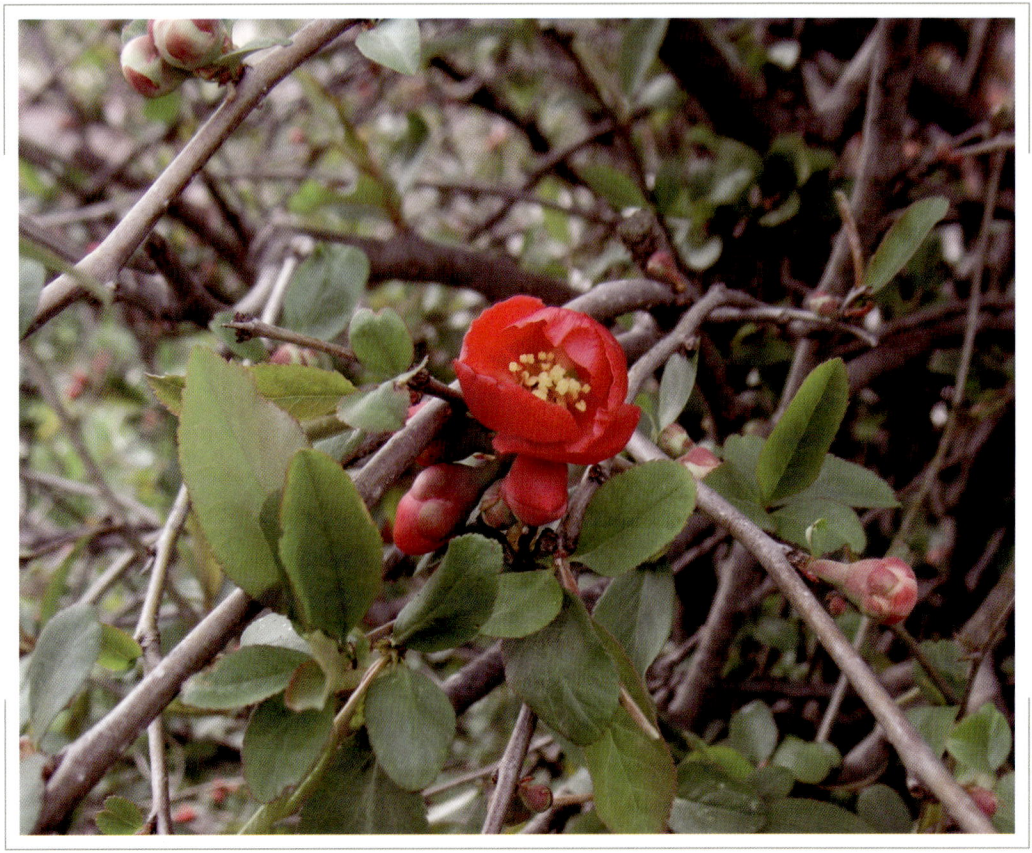

여인의 마음을 아는 여심수^{女心樹}, 명자나무

명자나무는 중국이 원산지이고, 공원이나 정원에 심는다. 갈잎떨기나무로 높이는 2m 정도까지 자라고, 잎은 타원형으로 어긋나고 가장자리에 날카로운 잔톱니가 있다. 줄기는 곧게 자라고 가지를 많이 치고, 잔가지는 날카로운 가시로 변한다. 꽃은 4월에 가지 끝에서 붉은색 또는 흰색으로 피고, 열매는 7~8월에 타원형의 장과가 여문다.

아름답고 화려한 열정의 꽃

명자나무는 조선 시대 때 위험한 사랑을 꿈꾸게 하는 나무로 보았다. 이유는 명자나무가 봄에 활짝 필 때는 사람의 마음을 홀린다고 해서 집 안에 심지 않았기 때문이다.
　아녀자들이 명자꽃의 화려한 모양새를 보면서 옷장의 옷을 꺼내 입고 문밖 출입을 하면 바람이 난다는 속설이 있어 '사랑의 묘약'이라는 애칭을 가지고 있다.

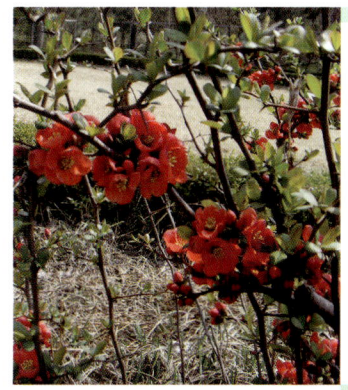

　명자나무는 중국이 원산지로 남부 지방에서 주로 관상용으로 공원이나 화단에서 볼 수 있다. 명자나무는 대기 오염에 대한 저항성도 강하고 특별히 건조한 것들을 제외하고는 어디서나 잘 자라기 때문에 삭막한 도심 속을 아름답게 꾸미는 데 적합한 나무이다.
　맹아력이 강하고 수형을 마음대로 조절할 수 있기 때문에 생울타리나 분재를 만드는 데 적합하다.

　명자나무의 꽃은 4월부터 5월까지 흰색, 분홍색, 빨간색의 모양으로 조화를 이루면서 황홀하게 피고, 꽃이 지고 나면 8월쯤엔 누렇게 모과 모양의 지름이 10cm 정도의 열매가 여문다. 경기도에서는 아가씨꽃, 애기씨꽃, 전라도에서는 산당화로 부른다.
　명자나무의 꽃말은 '조숙, 열정'이다.

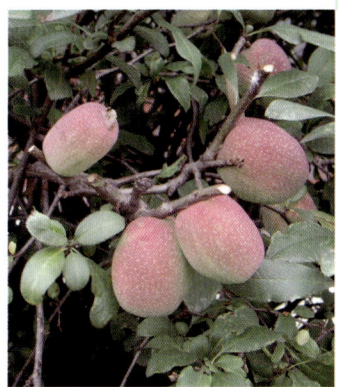

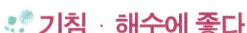 기침·해수에 좋다

　명자나무 열매에는 malic acid라는 성분이 함유되어 있어 가래를 삭히는 약재로 쓴다.

　한방에서 명자나무 열매를 목과(木瓜), 말린 열매를 노자로 부른다. 주로, 평간·거습·화위의 효능이 있고, 해수·천식·구토·하리·근육경련·류머티즘성 마비·각기·수종에 다른 약재와 처방한다.
　민간에서 열매로 술을 담가 먹었고, 기침이나 가래를 다스릴 때 열매를 달여 먹었다.

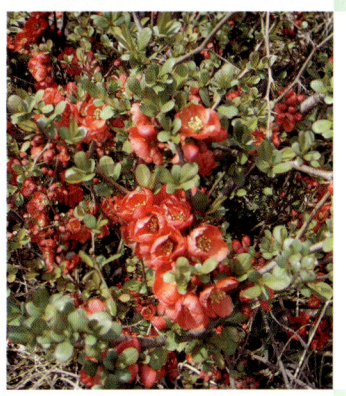

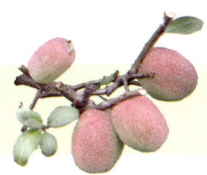

번식 · · ·
가을에 종자를 채취하여 겨울에 습한 모래와 혼합해서 노천 매장한 후 봄에 파종을 하거나 삽목이나 접목을 한다.

| 꽃 이 아 름 다 운 나 무 |

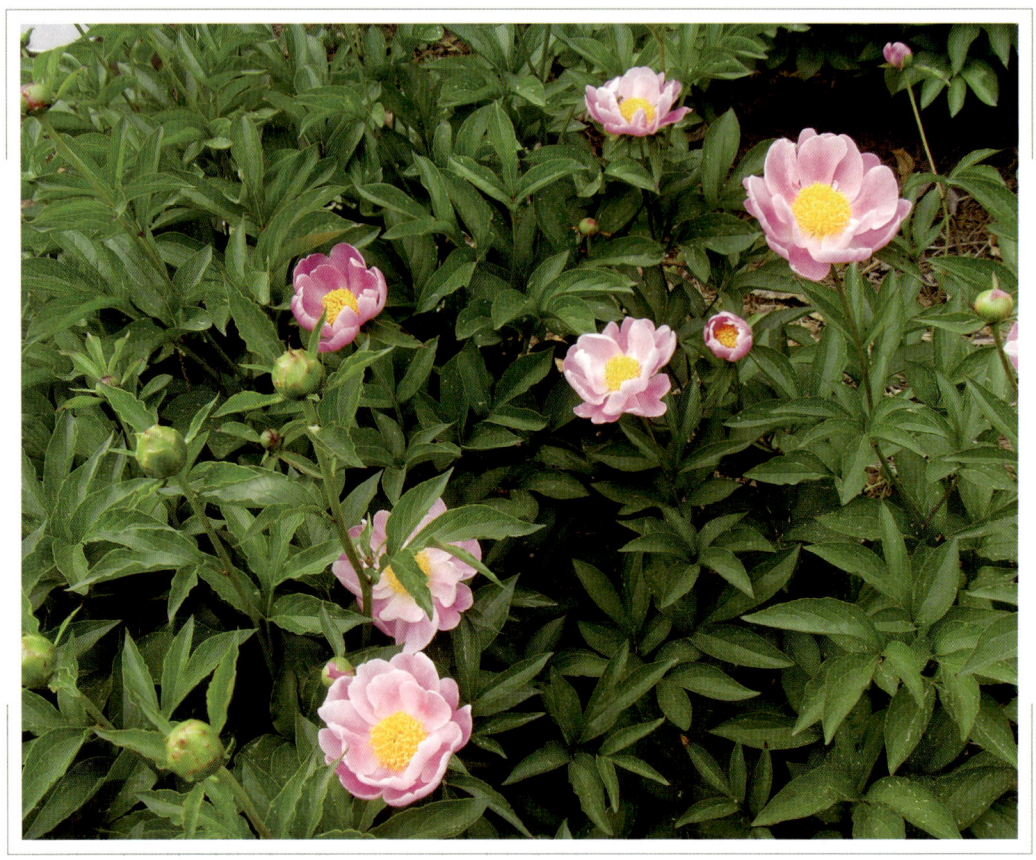

꽃이 아름다운 왕화수^{王花樹}, 모란

모란은 원산지는 중국으로 꽃밭에 심는다. 갈잎떨기나무로 높이 1m 정도이고, 잎은 어긋나고 3개의 작은 잎이 달리고, 가지는 굵고 털이 없고 갈라진다. 꽃은 5월에 가지 끝에서 붉은색이나 연한 분홍색으로 피고, 열매는 7~8월에 긴 타원형으로 푸르스름한 갈색으로 여문다.

🌸 부귀와 영화를 상징

모란은 수컷 모(牡) 자에 붉은 단(丹)으로 모단(牡丹)이 유음화하여 모란으로 부른다.

우리 조상은 모란은 모든 꽃 중에서 으뜸이라 하여 화중왕(花中王) 또는 화왕(花王)으로 불렀다. 모란

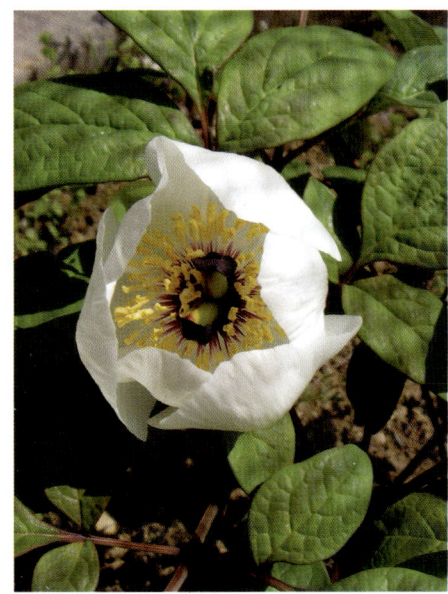
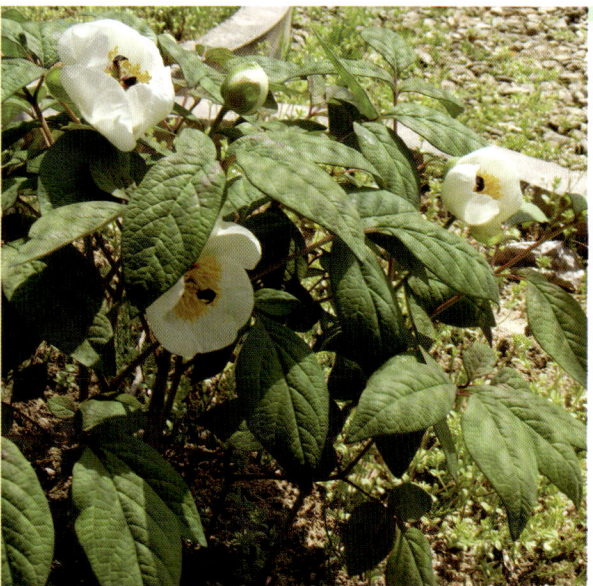

은 아름다움을 상징하고 천향국색(天香國色) 절세 미인에 곧잘 비유되었다. 우리 조상은 꽃이 아름답게 피면 좋은 일이 생기고 꽃이나 잎이 갑자기 시들면 불길한 일이 일어난 것을 예측하기도 했다.

조선 시대 때 모란은 부귀와 영화를 상징하여 왕비나 공주의 옷은 물론 신부의 예복인 원삼이나 활옷에 모란꽃을 수놓았다. 난초가 여성을 상징한다면 모란은 남성을 상징한다. 모란은 진선진미(盡善盡美)와 화목을 상징하여 복식, 가구 등 장식 도상으로 쓰였다.

모란의 꽃말은 '부귀, 장엄함, 성실' 이다.

간질에 좋다

모란은 약용, 관상용으로 가치가 높다.

한방에서 뿌리 껍질을 목단피(牧丹皮)로 부른다. 해열, 양혈, 화혈에 효능이 있고, 간질, 광기, 경간(驚癇)에 다른 약재와 처방한다.

민간에서 혈변을 볼 때 뿌리를 달여서 먹었다.

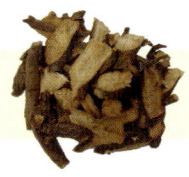

번식 • • •
모란은 포기나누기하여 4~6년 키워야 뿌리를 생약으로 쓸 수 있다.

| 꽃 이 아 름 다 운 나 무 |

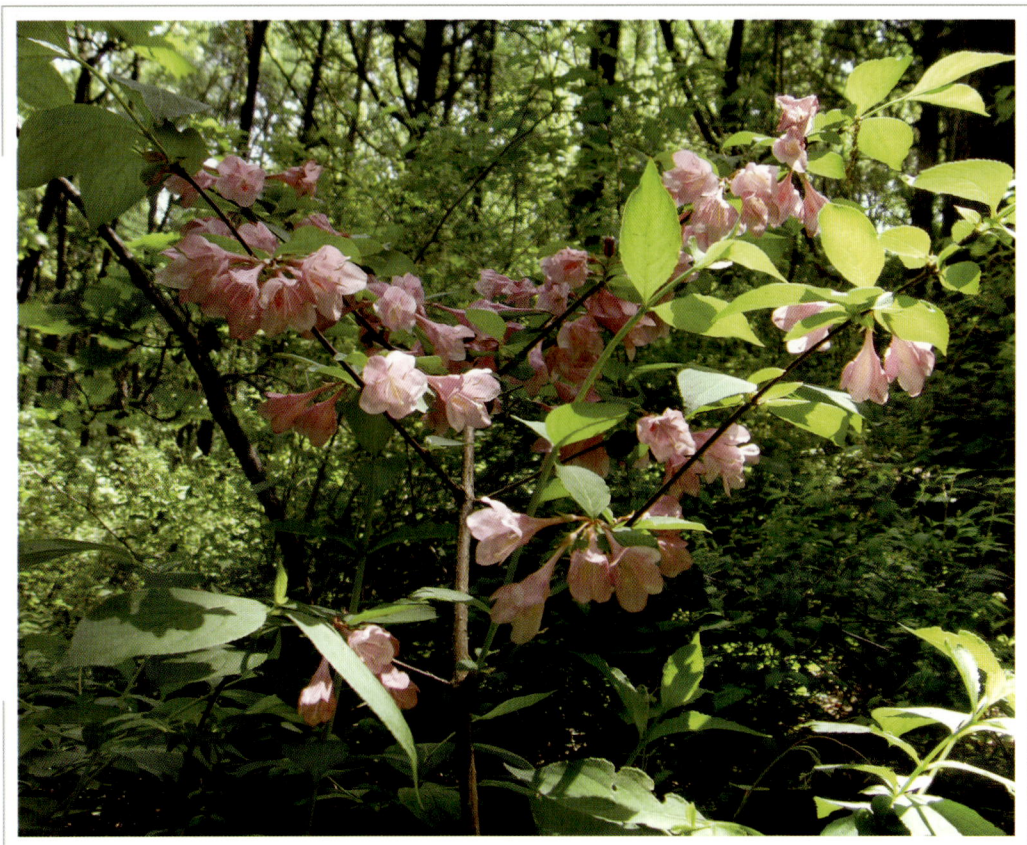

꽃이 병을 거꾸로 놓은 모습 병화수(甁花樹), 병꽃나무

병꽃나무는 산기슭이나 골짜기에서 자란다. 갈잎떨기나무로 높이 1~2m 정도이고, 타원형의 잎이 2개씩 마주 나고, 가장자리는 잔톱니 모양이고, 줄기는 연한 회색을 띠고 얼룩무늬가 있고, 가지는 많이 갈라지고 밑으로 처진다.

꽃은 5~6월에 잎겨드랑이에 1~2송이씩 깔때기 모양의 누르스름한 녹색으로 피었다가 분홍색이나 붉은색으로 피고, 열매는 9월에 갈색 기둥 모양이고 위쪽이 2갈래로 갈라진다.

색이 세 번 변하는 꽃

병꽃나무는 꽃 모양이 병을 거꾸로 세워 놓은 것 같거나 깔때기 모양을 하고 있기 때문에 '병꽃나무'라 부른다. 전 세계에서 10여 종이 분포하고 있고 우리나라에는 5종이 있다.

병꽃나무는 붉은병꽃나무, 물병병꽃나무, 좀병꽃나무 등이 있고 강원도에서는 팟꽃나무, 당양로(唐楊爐), 광엽금대화 등으로 부른다. 병꽃나무는 태백산맥의 주맥을 따라 백두대간에 이르기까지 많이 자생한다.

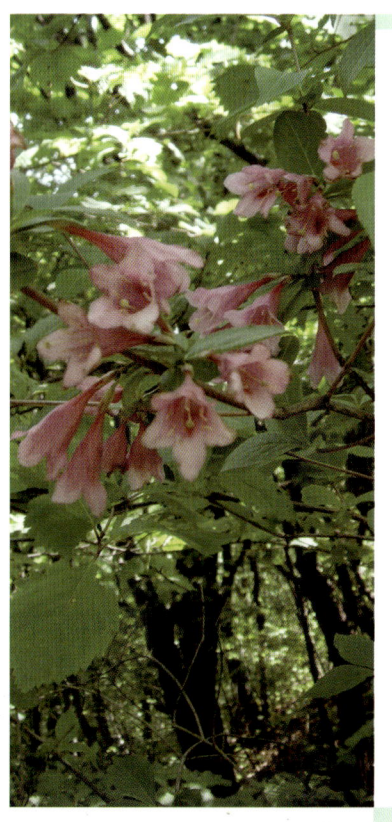

봄꽃들의 잔치가 끝날 무렵인 5~6월에 아름답게 꽃을 피울 때는 발걸음을 멈추게 한다. 인동 덩굴의 꽃이 하얀색에서 점차 노란색으로 변하듯이, 삼색병꽃나무는 꽃이 처음 필 때는 하얀색이었다가 며칠 지나면 노란색으로 변했다가 마지막에 빨간색으로 변하는 특성을 가지고 있다.

병꽃나무는 목재로서 대접을 받지 못하지만, 신록이 왕성한 오월에 꽃이 피어 있는 시간이 길어 산을 찾는 사람에게 즐거움을 준다.

병꽃나무는 조경수, 밀원식물로 가치가 높다. 예전에 땔감이 귀할 때는 열량이 좋아 숯가마의 땔감으로 사용했다.

병꽃나무의 꽃말은 '전설, 비밀'이다.

피부병에 좋다

한방에서 약용으로 사용하는 부분은 잎과 열매이고 채취 시기는 잎은 개화 중, 열매는 9~10월 중에 채취해 쓴다. 산후통, 타박상, 골절, 두드러기, 피부 가려움증 등의 치료에 효험이 있다.

민간에서 이뇨에 효능이 있다 하여, 잎 또는 열매를 달여 복용한다.

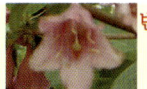

번식 ● ● ●
9월에 잘 성숙된 종자를 채취하여 봄에 이끼 위에 파종을 하면 발아가 잘 된다. 그외에 봄부터 여름 사이에 나온 새순을 삽수로 하면 30~40 발근이 된다.

| 꽃이 아름다운 나무 |

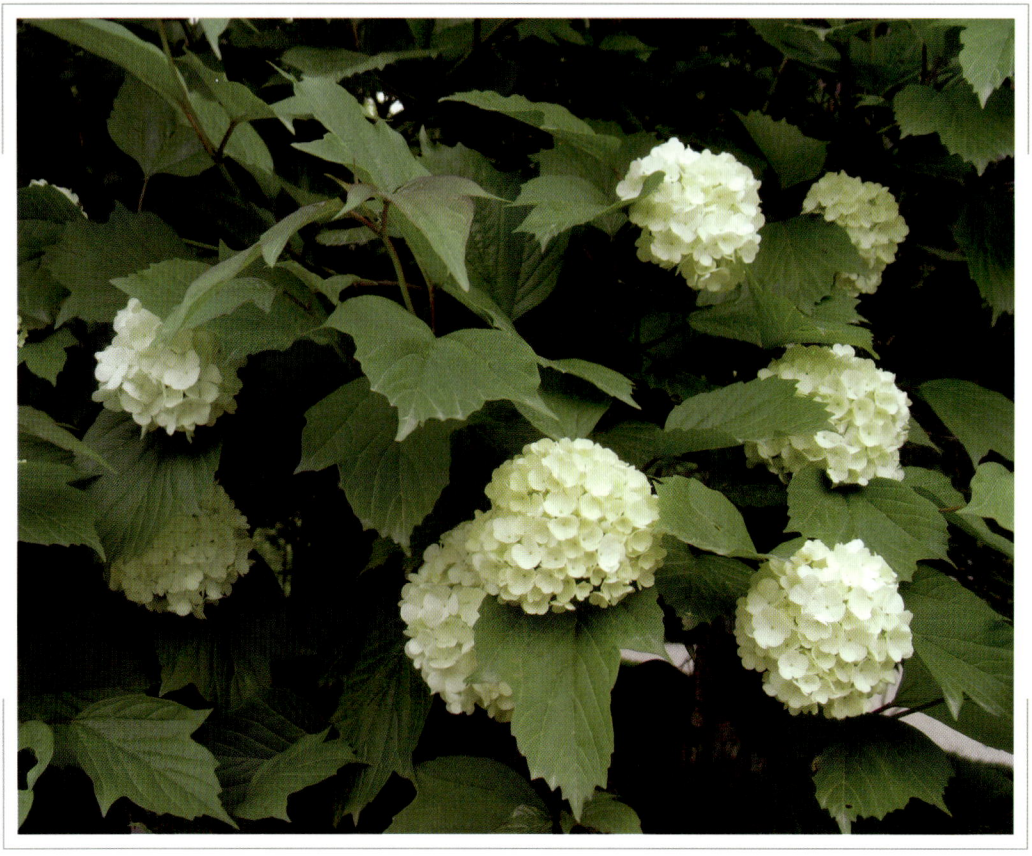

꽃으로 황홀하게 하는 황홀수^{恍惚樹}, 수국

수국은 중국이 원산으로 사찰이나 꽃밭에 심는다. 갈잎떨기나무로 높이 1m 정도이고, 넓은 달 걀 모양의 잎이 가지에서 2개씩 마주 나고 가장자리에 톱니 모양이고, 줄기는 무더기로 모여 나고 윗부분은 겨울에 말라 죽는다. 꽃은 6~7월에 가지 끝에 연한 자주색으로 피었다가 하늘색이 되었 다가 연한 분홍색으로 바뀌며 핀다. 열매는 10월에 삭과가 여물지만 결실은 되지 않는다.

🌸 꽃이 토양에 따라 다르게 핀다

도교에서는 수국을 신선들이 사는 선상에서 피는 꽃이라 여긴다. 아름답기 때문이다. 여름이 한창일 때 보라색, 하늘색, 분홍색으로 어우러진 수국의 꽃송이는 한여름의 더위를 식혀 준다. 수국은 취팔선(醉八仙), 수구(繡毬), 수구화(繡球花), 취인선(醉人仙), 간관수국 등으로 부른다. 뭉게뭉게 피어난다 해서 중국에서는 분단화 또는 수구화로 부른다.

예로부터 수국은 우리나라와 만주 지방에 많이 자생하여 고택 정원이나 사찰에 많이 심었다. 작은 꽃들이 모여 커다란 공처럼 만들어 내는 꽃무리는 흰색으로 피기 시작하여 청색으로 변하고 나중에는 붉은 기운이 도는 자색으로 변한다. 이것은 꽃잎이 아니라 꽃받침이다.

토양이 산성인 땅에서는 청색을 많이 띠고, 알칼리성인 땅에서는 붉은색을 띠는 생리적 특성을 가지고 있기 때문에 토양에 첨가제를 넣어 꽃색을 원하는 색으로 바꿀 수 있는 꽃이다.

수국은 우리나라 향토 수종으로서 초여름에 산을 찾는 사람들이 황홀해하는 꽃나무이고, 사찰 주변에서 흔히 볼 수 있다. 일본에서는 석가탄신일에 수국의 잎을 따서 차(茶)물을 불상에 붓는 풍속이 있다.

수국의 꽃말은 '변하기 쉬운 마음' 이다.

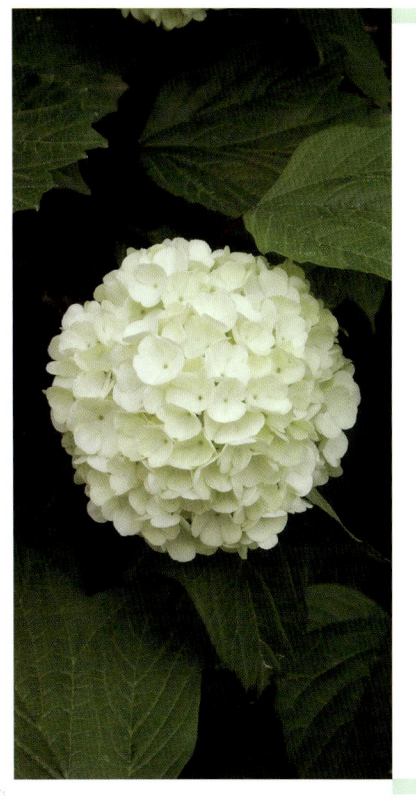

심장병에 좋아

수국은 약용, 관상용, 밀원용으로 가치가 높다.

한방에서 잎을 팔선화(八仙花)로 부른다. 잎과 뿌리를 약재로 쓴다. 심장병, 학질, 심열량계(心熱凉悸)를 다스릴 때 다른 약재와 처방한다.

민간에서 여름에 꽃이나 잎을 따서 말려서 차로 먹는다. 당뇨병 환자가 차로 만들어 설탕 대용으로 쓰기도 한다.

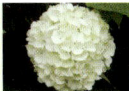
번식 • • •
수국은 종자로 묘목을 얻을 수 있지만, 삽목이 잘 되기 때문에 여름철에 자란 가지나 이른 봄에 지난해 자란 가지를 잘라 삽목한다.

수국 유래

중국의 시인 백낙천(백거이)은 어느 날 '초현사'를 찾아갔는데 스님이 보랏빛의 작은 꽃들이 모여 핀 이 꽃을 가리키며 이름이 뭐냐고 물었다. 그는 한참 동안 넋을 잃고 바라보다 시 한 수를 지어 스님에게 건넸다.

어느 해였을까?
선단상(仙壇上)에 심어졌던
이 꽃이 이 절로 옮겨 온 것은
비록 이 세상에 있다 하나
사람들이 몰라보며
그대와 함께 자양화라 이름짓네.

| 꽃 이 아 름 다 운 나 무 |

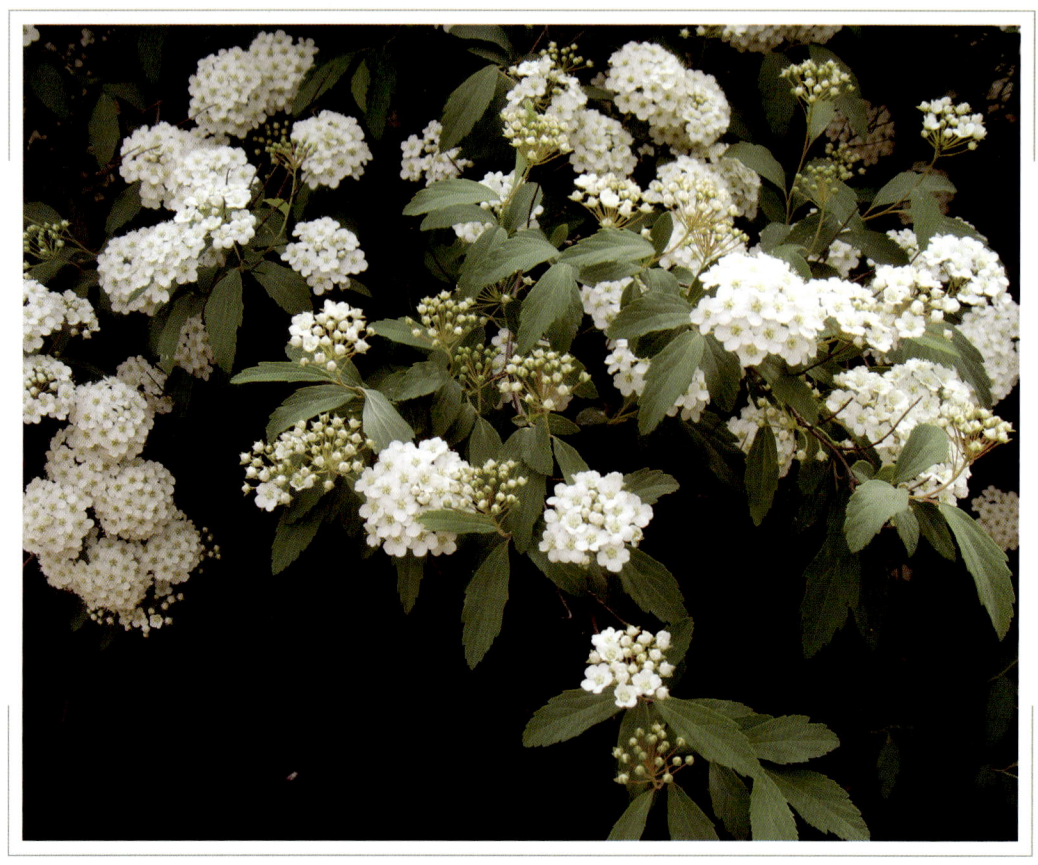

흰 쌀밥을 담아 놓은 백미수^{白米樹}, 조팝나무

조팝나무는 햇볕이 잘 드는 산기슭이나 밭둑에서 자란다. 갈잎떨기나무로 높이 1.5~2m 정도이고, 끝이 뾰족한 타원형의 잎이 어긋나고, 가장자리는 톱니 모양이고, 많은 줄기가 모여 난다. 꽃은 4~5월에 잎겨드랑이에 자잘한 꽃이 흰색으로 피고, 열매는 8~9월에 검은 갈색으로 여문다.

꽃이 만발할 때는 벌들의 축제의 장
우리나라 각지의 산과 들에는 많은 종의 조팝나무가 있다. 조팝나무는 『조선왕조실록』에 일본 사신이 궁중에 바쳤다는 기록이 있는 것으로 보아 궁중에서 한약재로 사용했음을 추측할 수 있다.

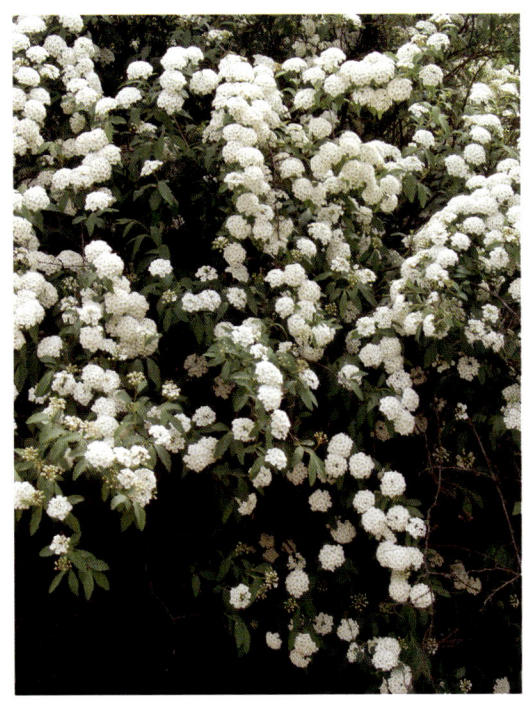
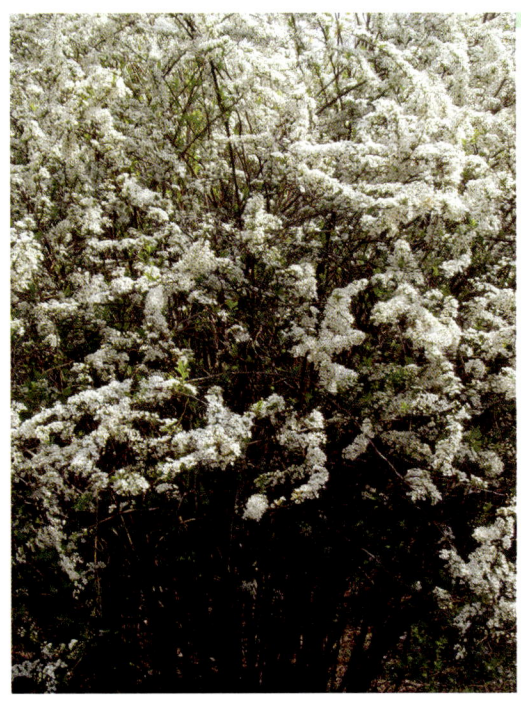

조팝나무는 둥근조팝나무, 당조팝나무, 참조팝나무, 왕조팝나무, 털조팝나무, 긴조팝나무, 좀조팝나무, 바위조팝나무, 남해조팝나무, 산조팝나무, 긴잎조팝나무, 초편조팝나무, 꼬리조팝나무, 덤불조팝나무, 목조팝나무, 공조팝, 능수조팝, 꽃조팝나무 등이 있다.

조팝나무의 흰 꽃은 함박눈송이가 내린 것보다 더 희고 눈부시다. 꽃이 필 때 무수히 많은 꽃들이 가지를 덮고 있지만 멀리서 보면 마치 흰 구름덩이로 보인다. 대둔산, 덕유산, 지리산, 치악산, 용문산에 심겨져 있는 조팝나무의 흰 꽃은 매우 아름답다. 조팝나무는 꽃이 아름다워 생울타리나 도로변에 무리지어 심는다.

꽃이 좁쌀을 튀겨 놓은 듯하다 하여 조팝나무로 부르게 되었고, 중국에서는 수선국, 그 외에 진분홍빛 꼬리조팝, 잎이 둥근 산조팝, 꽃이 무성한 참조팝 등 29종이 있다. 그 중에서 가장 흔하게 볼 수 있는 것이 조팝나무다. 꼬리조팝나무는 열매 양이 소라 모양을 하고 있고, 꽃차례의 모양이 화환(花環)을 만드는 나무처럼 생겼고,

조팝나무 전설

옛날 어느 마을에 수선이라는 효성이 지극한 소녀가 아버지를 모시고 살고 있었다.

어느 날 나라에 전쟁이 일어나 아버지는 징집되어 나가게 되었다. 아버지가 적국의 포로가 되었다는 소문을 듣고 수선은 남장을 하고 아버지를 찾아 나섰다.

고생 끝에 감옥을 지키는 옥리가 되어 아버지를 만나기를 소원했지만 얼마 전에 돌아가셨다는 말을 듣고 슬픔이 북받쳐 울었다.

비록 수선이 적국의 사람이었지만 그 효성에 적군의 마음이 움직여 고향으로 돌아오게 되었다. 수선은 돌아오는 길에 아버지의 무덤에서 작은 나무 한 그루를 캐어 와서 아버지를 모시듯 정성껏 가꾸었는데 이듬해 아름다운 꽃을 피웠다. 사람들은 이 꽃을 수선국이라 불렀다.

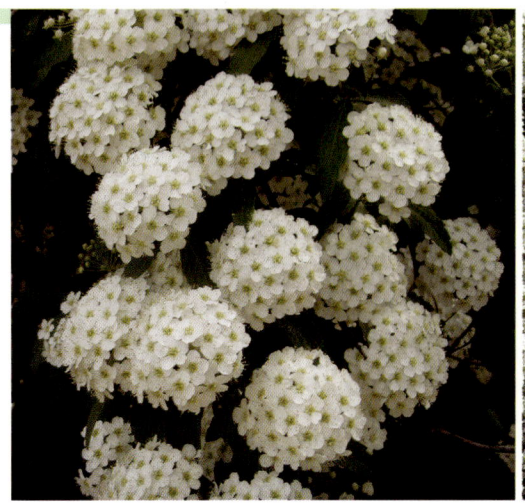 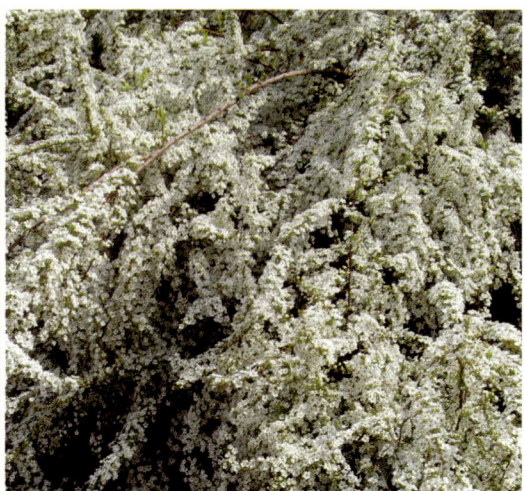

조팝속(屬) 중에서 색깔이 가장 화려하기도 하지만 방향성이 있어 은은한 향기가 많이 나기 때문에 벌들의 축제의 장이 된다.

조팝나무는 약용, 식용, 밀원용, 조경수로 가치가 높다. 꽃밭이나 담장 혹은 고속도로변에서 꽃이 만발할 때는 오가는 사람에게 즐거움을 준다.
조팝나무의 꽃말은 '노련함' 이다.

🌿 학질에 좋다

『동의보감』에서 조팝나무는 "맛은 쓰며 맵고 독이 있으나 학질을 낫게 하고 가래를 토하게 할 뿐 아니라 열이 심하에 오르내릴 때 신속하게 치료할 수 있다" 고 기록되어 있다.

조팝나무는 버드나무와 함께 아스피린의 원료가 되는 성분을 추출하고 있다. 북아메리카의 인디언은 말라리아에 걸리거나 구토를 하고 열이 많을 때 줄기나 뿌리를 달여 먹었다.

한방에서 뿌리를 목상산(木常山), 줄기를 촉칠로 부른다. 해열, 수렴의 효능이 있고 학질, 신경통, 설사, 대하에 다른 약재와 처방한다.

민간에서 봄에 어린 잎을 따서 끓는 물에 살짝 데쳐서 나물로 무쳐 먹었고, 꽃을 따서 용기에 담아 술을 붓고 3개월 후에 먹는다.

번식 ● ● ●
가을에 종자를 채취하여 이끼 위에 파종을 하거나, 분주 또는 삽목을 한다.

| 꽃이 아름다운 나무 |

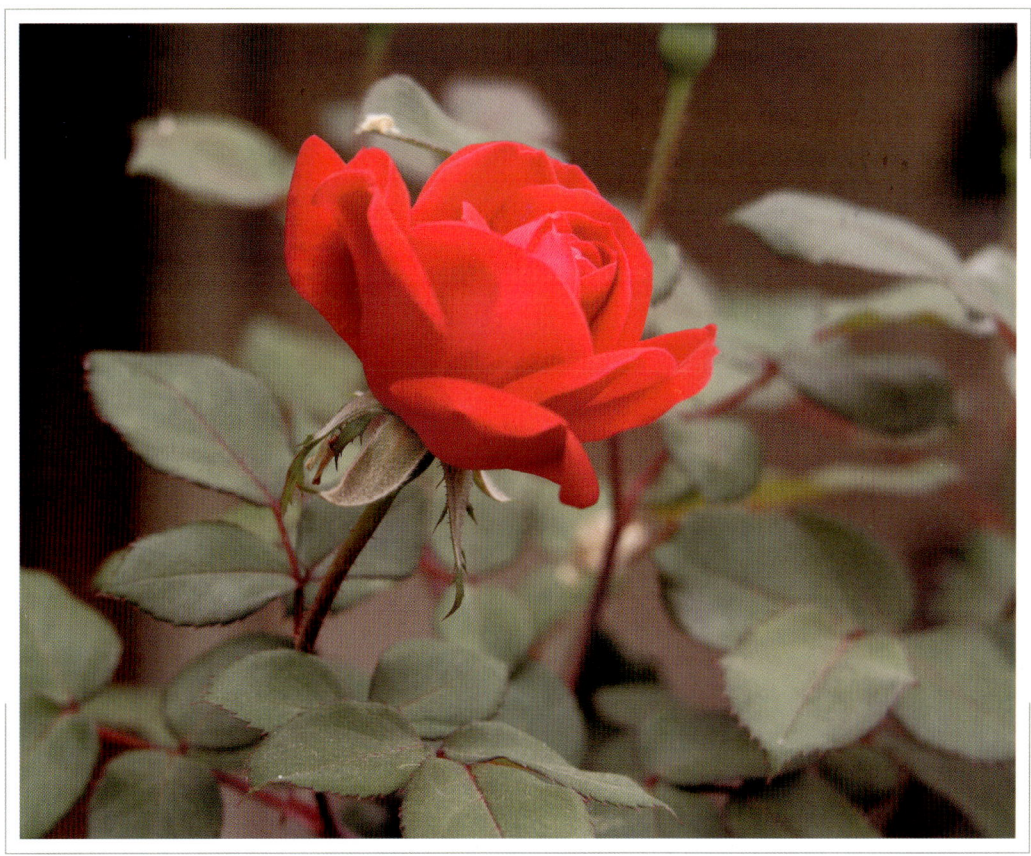

영국의 국화수^{國花樹}, 장미

장미는 꽃밭이나 온실에 심어 기른다. 갈잎떨기나무로 높이 1~2m 정도이고, 꽃은 5~6월에 가지 끝에 1송이 또는 여러 송이로 붉은색·노란색·흰색으로 피고, 열매는 긴 타원형으로 누르스름한 갈색으로 여문다.

꽃의 여왕

장미는 동·서양을 막론하고 꽃과 향기가 좋아 모든 사람에게 꽃의 여왕으로 불린다. 전 세계적으로 1만 5,000여 종의 품종이 있다. 장미는 1년에 한 번 피는 꽃이 있는가 하면 두 번 피는 것부터 봄부터 가

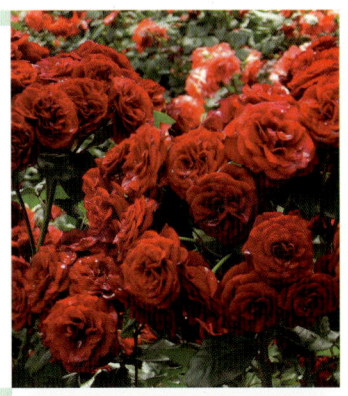

을까지 계속해서 피는 등 품종이 다양하다. 꽃의 모양도 홑꽃, 겹꽃, 중겹꽃 등이 있고, 꽃의 색깔도 흰색, 노랑색, 붉은색 등 다양하다. 이 중에서 흑장미와 꽃잎의 안쪽과 바깥쪽이 다른 복색(複色)이 사랑을 받는다.

장미를 최초로 재배하게 된 것은 기원전 2000년 전 바빌론 왕국이었고, 원예 식물로서 본격적으로 재배하게 된 것은 16세기경 영국과 프랑스였다. 이후 영국의 나라꽃이 장미가 되었다. 전쟁 중에서 장미 전쟁은 1455년에서 1485년에 이르는 30년 동안의 영국 명문 요크가(家 : 흰 장미)와 랭커스터가(家 : 붉은 장미) 사이에 일어난 왕위 계승을 둘러싼 싸움으로서 타운트 촌에서만 3만 6천 명이 죽었다.

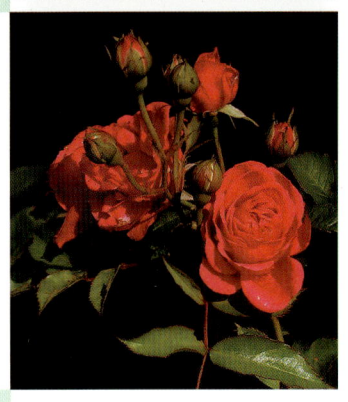

장미속은 종간 교잡이 잘 되고 아조변이가 발생되기 쉬운 특성을 가지고 있기 때문에 자연 상태에서도 많은 변이체를 발견할 수 있어서 다양한 품종이 가능하다.

장미는 약용, 관상용, 밀원용으로 가치가 높다. 장미꽃에는 꿀이 많아 밀원농가에 도움을 준다. 장미꽃이나 열매에서 향이나 기름을 추출하여 화장품 원료나 향미유(香味油)로 쓴다.

장미꽃 향기에는 여성 호르몬을 자극하는 성분이 있어 여자들이 장미꽃 향을 맡으면 기분이 좋아지기 때문에 선호한다. 그래서 남자들이 여자에게 프로포즈를 할 때 다른 꽃보다 장미꽃을 선물한다.

장미의 꽃말은 붉은색은 '열렬한 사랑, 애정', 흰색은 '순결, 존경', 노란색은 '질투', 분홍색은 '감동'이다.

장미꽃의 전설

옛날 유대의 제이라는 소녀는 하우엘의 구애를 받아 주지 않았다. 이에 앙심을 품은 하우엘은 제이라가 마녀라고 소문을 내어 억울하게 화형당할 순간에 다다르고 말았다. 이를 가엾게 여긴 신이 소녀를 구해 주려 했다. 그러자 갑자기 그 화형주(火刑柱)에서 새싹이 트고 잎이 나서 홍백색(紅白色)의 꽃이 피었다. 인류가 에덴 동산을 쫓겨난 이후 처음으로 장미꽃을 본 것이다.

향수의 재료

한방에서 꽃에서 기름을 추출한 것을 장미유(薔薇油)로 부른다. 마음을 안정시킬 때 장미유와 약재를 병행한다.

민간에서 장미꽃에서 향을 추출해 미용이나 향수의 재료로 쓴다.

번식

장미는 종자나 꺾꽂이로 번식을 한다.

| 꽃이 아름다운 나무 |

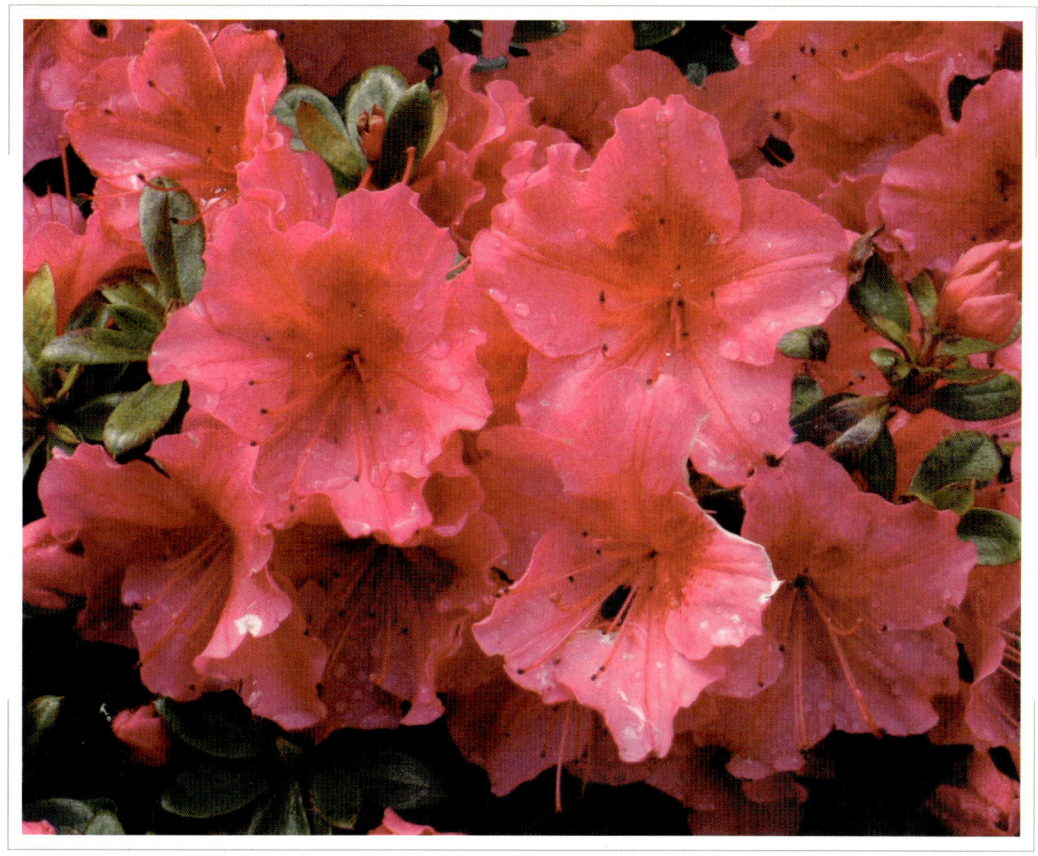

산야를 아름답게 수놓는 산야수^{山野樹}, 철쭉

철쭉은 산기슭에서 자란다. 갈잎떨기나무로 높이 2~5m 정도이고, 잎은 어긋나며, 가지 끝에 5장씩 모여 피고, 줄기는 잿빛이 도는 갈색이다. 꽃은 4~5월에 깔때기 모양의 꽃이 2~5송이씩 연한분홍색으로 피고, 열매는 10월에 달걀 모양의 갈색으로 여문다.

걸음을 멈추게 하는 꽃

철쭉꽃은 진달래꽃이 지고 나서 한 달쯤 지난 5월부터 피기 시작한다. 봄에 본격적으로 철쭉꽃이 피기 시작하면 사람들은 산을 찾는다.

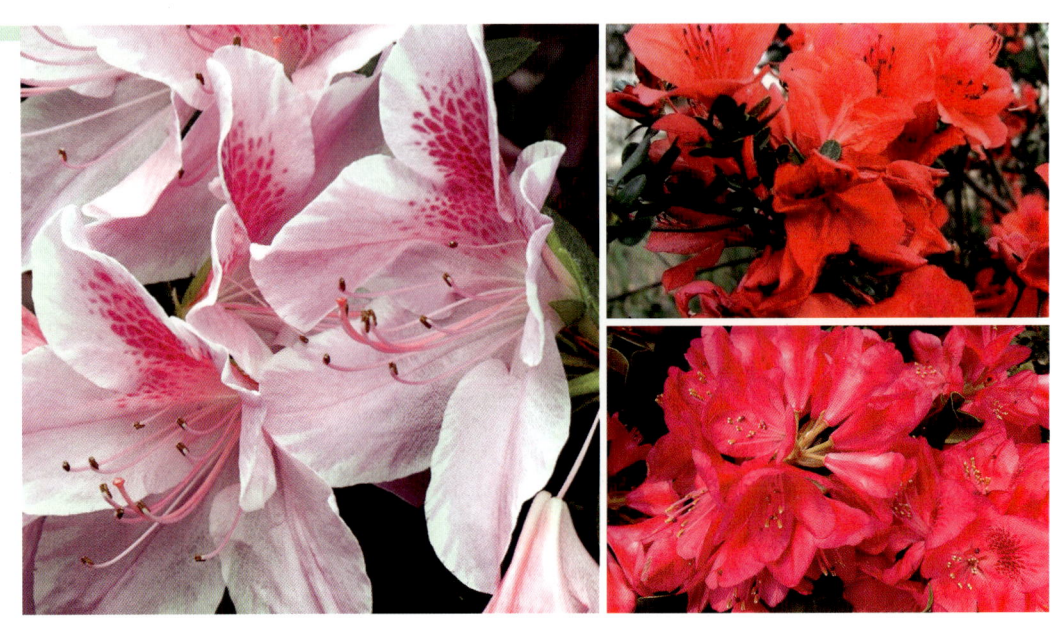

철쭉은 시든 꽃잎이 한 장 한 장 떨어지지 않고 보기 싫은 모습이 되기 전 앙증스런 깔때기 모양의 통꽃잎이 한 번에 떨어진다. 마치 동백꽃과 같다. 먹을 것이 부족하던 시절에 뒷산에 지천으로 피는 진달래 꽃을 따서 먹었기 때문에 진달래를 '참꽃'으로 불렀지만, 철쭉에는 독이 있어 먹을 수 없기 때문에 '개꽃'으로 불렀다.

중국에서는 가던 길을 더 가지 못하고 걸음을 머뭇거리게 한다 하여 산철쭉을 산척촉(山躑躅)으로 부른다. 철쭉은 약용, 관상수로 가치가 높다. 설악산이나 소백산 비로봉에서 해마다 소망과 안녕을 비는 철쭉제를 하고 있다. 철쭉은 독성 외에도 꽃받침 주변에서 끈끈한 점액질에 발이 묶여 꼼짝 못 하게 하여 벌레를 곤경에 빠뜨린다.

철쭉의 꽃말은 '사랑의 즐거움'이다.

철쭉 전설

신라 성덕왕 때 수로 부인이 강릉 태수로 부임하는 남편과 동행할 때에 절벽 위에 피어 있는 철쭉을 보고 갖고 싶어했다. 마침 소를 몰고 지나가던 한 노인이 절벽의 꽃을 꺾어 바치면서 노래를 지어 불렀다. 이때 부른 노래가 향가인 헌화가(獻花歌)이다.

🌸 이뇨에 좋다

한방에서 꽃잎을 따서 말렸다가 간장 보호, 이뇨, 건위 작용, 혈압을 내리는 데 다른 약재와 처방한다.

민간에서 통증이 있는 부위에 꽃을 짓찧어 붙였다.

번식

가을에 잘 성숙된 종자를 채취하여 기건 저장하여 봄에 촉촉한 이끼 위에 씨를 뿌린다. 철쭉나무는 잔뿌리가 적어 이식은 어렵고, 꺾꽂이나 분주를 하면 번식이 잘 된다.

| 꽃 이 아 름 다 운 나 무 |

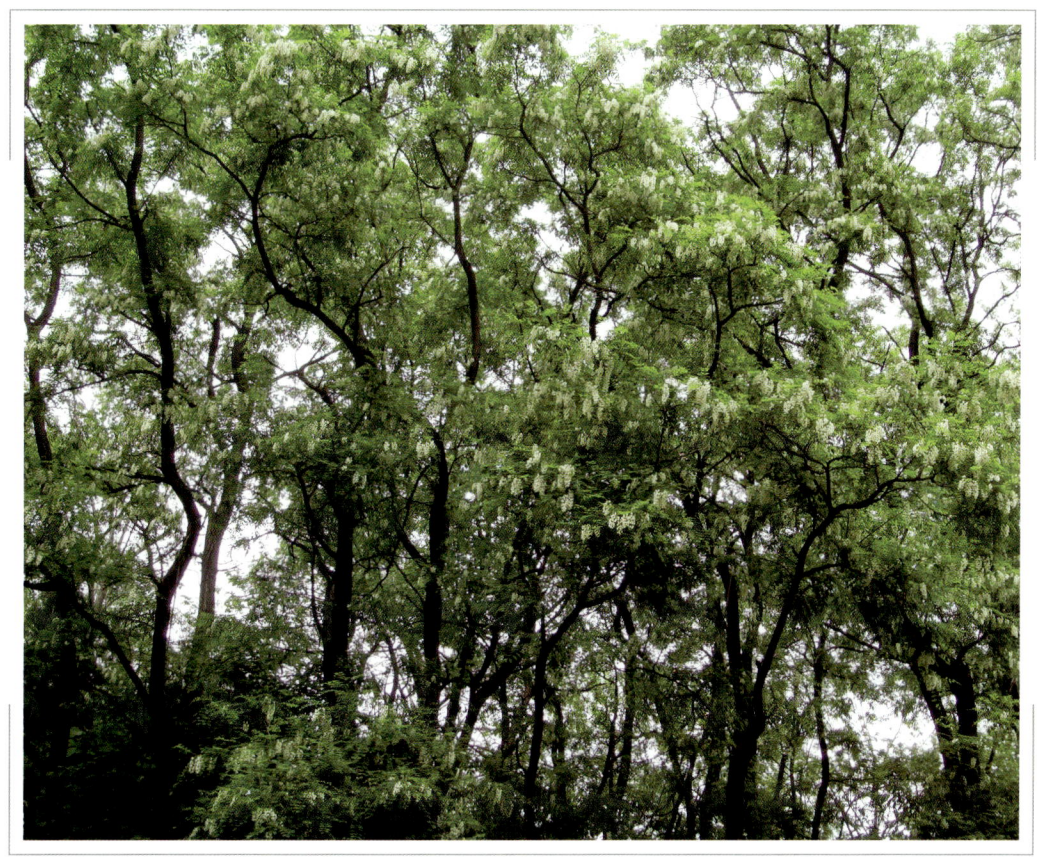

꽃에 꿀이 많아 양봉수^{養蜂樹}, 아카시아나무

아카시아나무의 원산지는 북아메리카이고, 비교적 낮은 산에서 자란다. 갈잎큰키나무로 높이는 10~25m 정도이고, 잎은 어긋나고 타원형의 작은 잎이 10~20개 정도 마주 붙고, 줄기에는 가시가 있다. 꽃은 5~6월에 나비 모양의 흰색으로 촘촘히 모여 밑으로 늘어져 피고, 열매는 9월에 꼬투리가 검은 갈색의 협과(莢果)로 열매가 여문다.

🐝 꿀벌나무

신록이 왕성한 5월에 아카시아나무 가득히 뒤덮는 하얀 꽃은 눈부시도록 아름답다. 아카시아나무의

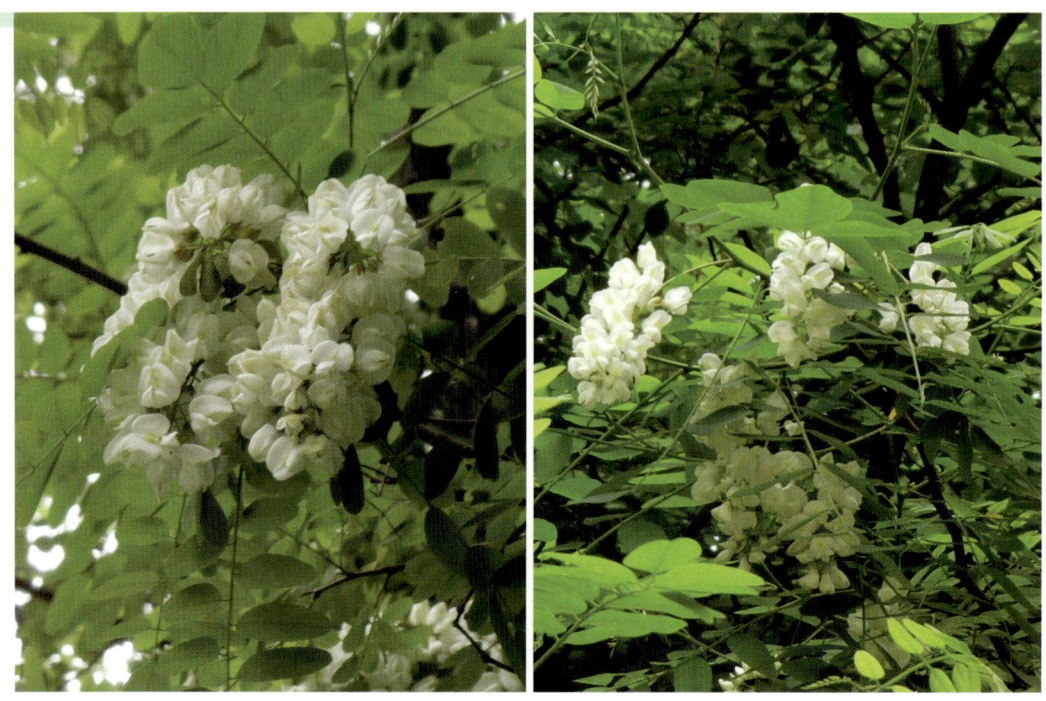

꽃에는 꿀이 있어 '꿀벌나무'라 하여 영어로 비트리(Bee tree)로 부른다. 아카시아꽃은 남해안부터 피기 시작하여 북쪽으로 올라온다. 아카시아나무에 주렁주렁 포도송이처럼 달린 하얀 꽃송이의 향기는 사람과 벌을 부른다. 아까시꽃을 찾아 꿀을 채취하는 사람들은 벌통을 트럭에 싣고 남쪽에서 북쪽으로 일정기간 이동하기 때문에 꿀이 흐르는 땅을 따라 나그네가 된다.

산에서 나무를 베어 땔감을 사용할 때 나무가 희생을 당했다. 일제 강점기 때 황폐한 산을 긴급히 녹화하기 위해 우리의 산림을 훼손하고 산을 망쳐 버리는 아카시아나무를 심었다. 아카시아나무는 번식력이 대단하여 우리 산림을 크게 잠식한다는 잘못된 인식으로 한때 망국수(亡國樹)로 제기되기도 했다. 6·25 한국전쟁 후에도 녹화 사업에 열을 올리고 산림 보호 차원에서 아카시아나무를 심었다.

아카시아나무는 꿀이 많고 아름답고 향기가 좋아 추억 속의 나무가 되었다. 대다수 우리 국민은 아카시아나무에 대하여 부정적이다. 왜일까? 목재가 쓸모가 없고, 아카시아나무의 뿌리가 묘지의 봉분(封墳) 땅 속까지 파고 들어가 피해를 주기 때문이다. 아카시아나무가 우거진 숲은 대부분 잡풀이 적은 이유는 성장이 왕성하여 스스로 자라는 데 많은 영양분이 필요해 다른 식물이 자라지 못하게 독성을 내보내기 때문이다.

미국의 루우스벨트 대통령이 테네시강 유역의 황폐지 복구에 아카시아나무를 심어 성공한 사례는 유명하다. 아카시아나무는 목재가 강인하고 오랫동안 썩지 않기 때문에 미국에서는 아카시아나무로 배를 만드는데 썼다. 과거에는 아카시아나무의 목재가 잘 썩지 않아 철도의 침목으로 많이 이용되었다.

1900년대 초에 도입되어 척박한 토양에서도 생육이 왕성하므로 황폐지 복구사방조림 및 연료림 조성 목적으로 많이 심었다. 우리나라도 황폐지 조림에 알맞은 특성을 가지고 있고, 땔감으로 좋고, 잎은 가축의 사료로 쓸 수 있어 많이 심었다.

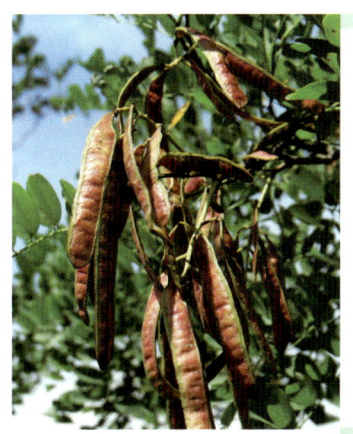

　아카시아나무는 대단히 빨라 자라서 10년이 지나면 10m 정도까지 자란다. 아카시아나무는 곳에 따라서는 녹화수, 가로수, 풍치수, 녹음수, 공원수, 용재림 조성용으로 이용이 가능하고, 목재는 강도가 뛰어나고 보존성이 강해 차량재, 농기구재, 건축내장재, 가구재 등으로 이용된다.
　아카시아나무의 껍질이 변해서 가지에 가시가 된다. 사람들은 가시가 있어 싫어한다. 아카시아나무의 가시는 손으로 누를 때 똑똑 잘 떨어지지만, 탱자나무, 시무나무, 쥐엄나무 등은 가시가 떨어지지 않는다.

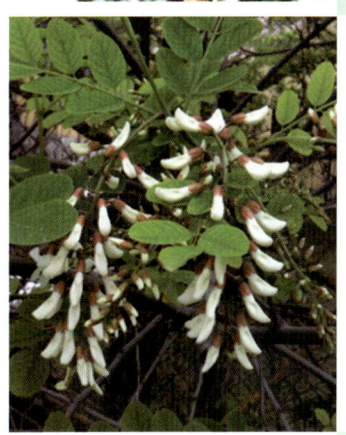

　아카시아나무는 추위에 강하고 양지나 음지에서도 잘 자라며 내염성 및 내공해성도 강하나 뿌리 부분에서 새가지가 솟아나는 맹아력이 왕성하여 수종을 갱신할 때는 어려움이 따른다. 아카시아꽃이 한참 만발할 때는 밀원으로서 가치가 크다. 아카시아나무에서 꿀의 생산량을 따져 보더라도 수익을 주는 나무임에 틀림이 없다.
　아카시아나무의 꽃말은 '청순한 마음의 사랑, 쾌락, 우아'이다.

🌿 신장에 좋다

　한방에서 잎은 신장 기능을 좋게 하는 데 쓰고, 뿌리의 껍질을 가을에 채취하여 잘게 썰어 건조시켜 말린 것을 이뇨, 수종, 변비에 다른 약재와 처방한다.
　민간에서 꽃을 따서 차로 먹거나 효소를 담가 먹고, 봄에 어린잎을 나물이나 샐러드로 먹기도 하고 가축의 사료로 쓰고, 양봉을 통해 꿀을 얻는다.

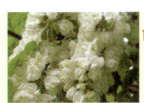

번식 ● ● ●
아카시아나무는 씨, 포기나누기, 꺾꽂이로 번식한다.

| 꽃 이 아 름 다 운 나 무 |

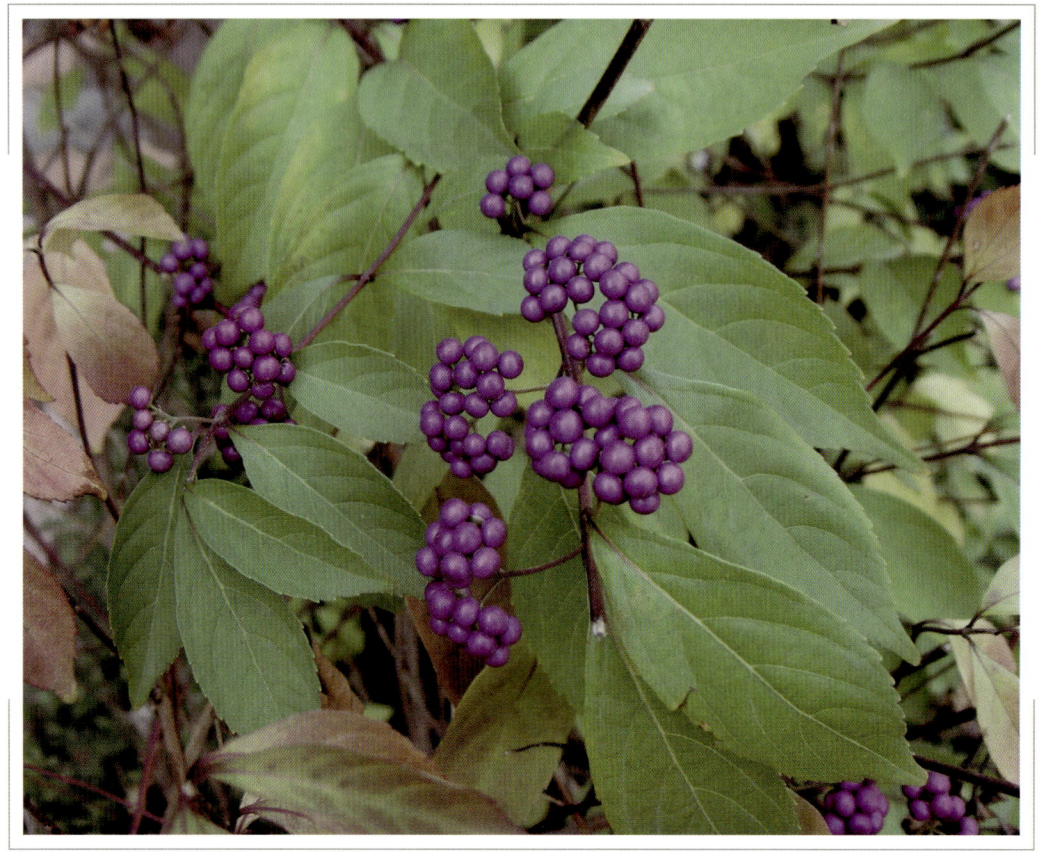

벌과 나비를 부르는 향수香樹, 좀작살나무

좀작살나무는 산과 들에서 자란다. 갈잎떨기나무로 높이 2~3m 정도이고, 잎 가장자리의 절반 이상에만 톱니가 있고, 중간 이하에 톱니가 없다. 가지는 아래로 처진다. 꽃은 5~6월에 잎겨드랑이에 촘촘히 둥글게 모여 연한 자주색으로 피고, 열매는 10월에 둥글게 여문다.

꽃보다 열매가 아름다워

여름이 거의 끝나 갈 무렵이면 산기슭이나 허리에 자리한 작살나무는 잎 겨드랑이에 연보라빛 깨알 같은 작은 꽃을 살포시 내민다. 산행 중에 보라색 구슬을 송알송알 달고 있어 발걸음을 멈추게 하는 나무다. 작살나무 가지는 어느 것이나 원줄기를 가운데 두고 양쪽으로 두 개씩 마주 나기로 나오고 중심 가지와의 벌어진 각도가 약 60°로 좀 넓기는 하나 물고기를 잡을 때 쓰는 작살과 비슷하여 작살나무로 부른다.

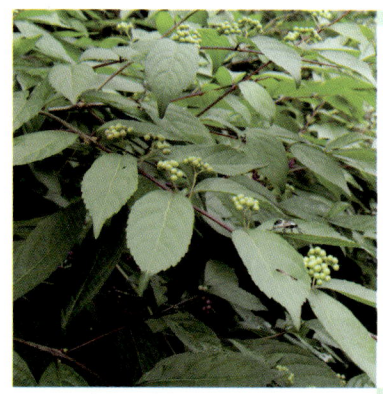

작살나무의 속명은 Callicarpa인데 그리스어 Call(아름답다)와 Carpos(열매)의 합성어다. 자주(紫珠)라는 한자도 열매를 자줏빛 구슬로 비유하였듯이 작살나무는 꽃보다 열매가 훨씬 아름답다.

나무 전체에 털이 없는 민작살나무, 잎이 훨씬 커다란 왕작살나무, 흰작살나무, 송금나무, 새비나무, 긴새비나무, 좀새비나무 등이 있다. 작살나무는 약용, 관상수, 조경수로 가치가 높다. 작살나무 열매가 열릴 때는 새들이 모여든다.

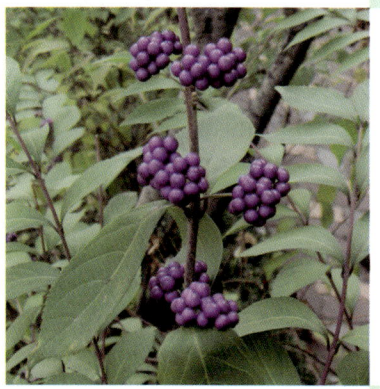

작살나무 목재는 굵게 자라지 않기 때문에 그 용도가 제한되어 있다. 색깔이 희고 무겁고 조직이 치밀하고 점성이 강하여 기구재로 쓰고, 이 나무로 목탄을 제조하여 쓴다.

좀작살나무의 꽃말은 '총명함' 이다.

어혈에 좋다

한방에서 잎이나 줄기 및 뿌리를 자주(紫珠)로 부른다. 어혈, 장출혈, 자궁출혈, 편도선염에 다른 약재와 처방한다.

민간에서 종기로 인한 독이나 피가 날 때 또는 산후통에 잎을 짓찧어 환부에 붙였다.

구 분

- **작살나무**는 잎이 타원형으로 가장자리에 톱니가 있다. 열매는 4~5mm 정도이다.
- **좀작살나무**는 잎 가장자리의 절반 이상에만 톱니가 있고, 중간 이하에 톱니가 없다. 작살나무 열매보다 작고 촘촘히 둥글게 모여 핀다.
- **흰작살나무**는 열매가 우윳빛으로 반질거린다.
- **새비나무**는 남해안에서 자생하고 잎 표면에 털이 있다.

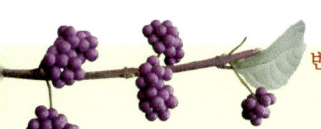

번식
가을에 성숙된 열매를 채취하여 노천 매장하여 이듬해 봄에 파종을 하거나 삽목을 한다.

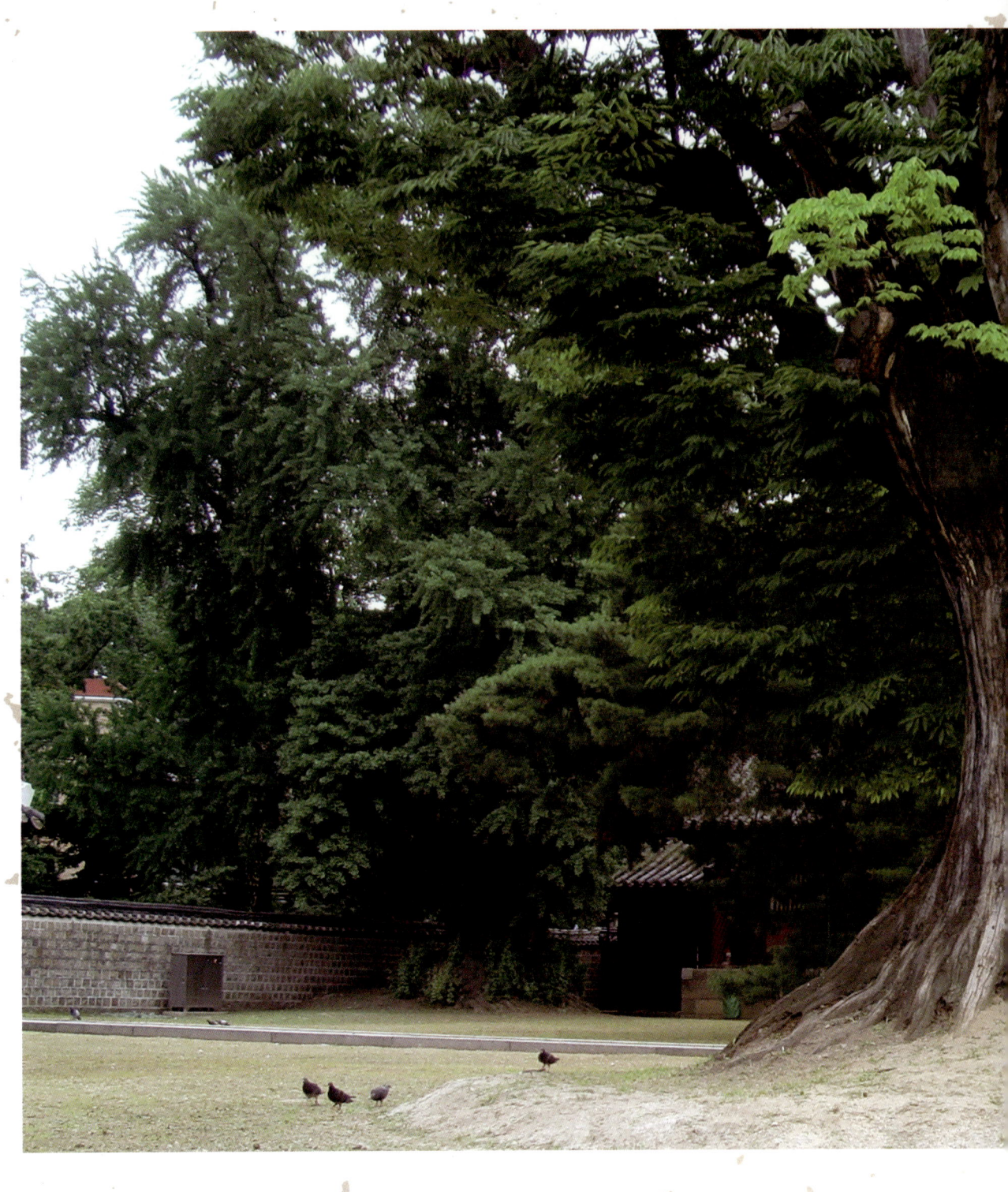

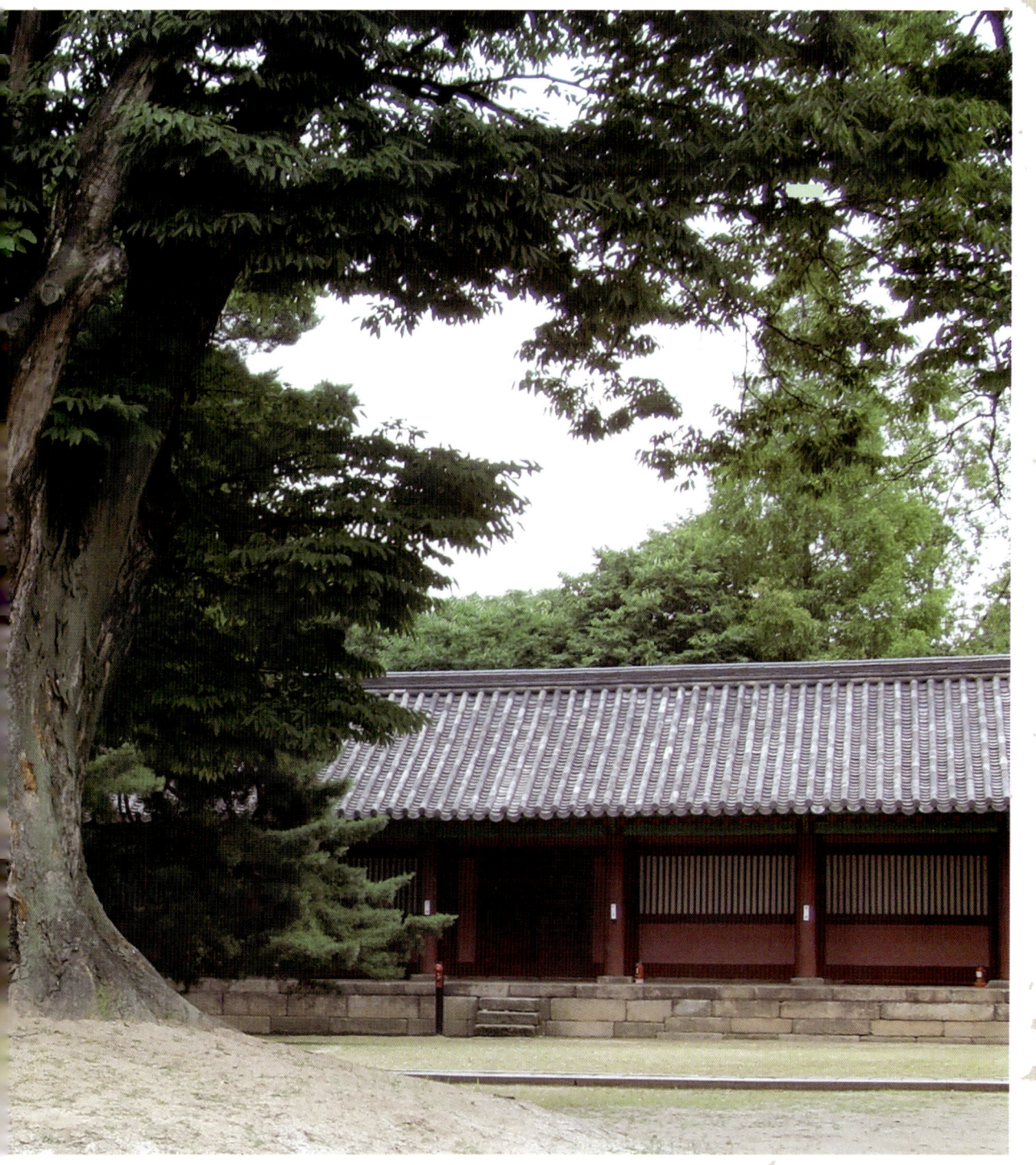

나무동의보감
한국의 토종 나무

| 한 국 의 토 종 나 무 |

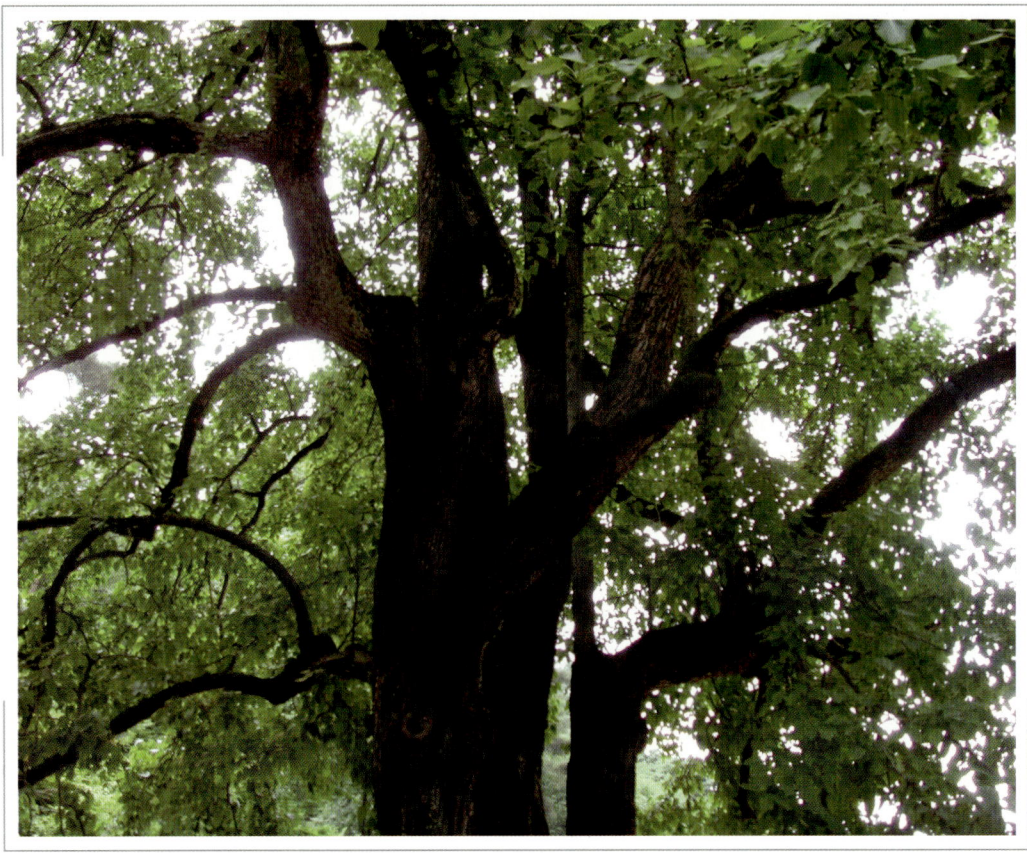

은수사에 이성계가 심은 왕수^{王樹}, 산돌배나무

산돌배나무는 중부 이남의 산지에서 자란다. 갈잎큰키나무로 높이는 3~5m 정도이고, 잎은 어긋나고, 꽃은 4~5월에 잎과 같이 흰색으로 피고, 열매는 10월에 둥글게 이과로 여문다.

기혈에 좋다

산돌배는 우리 토종나무다. 우리나라 산 배는 세계에서 가장 우수한 것으로 알려져 있다. 우리 조상은 흰색을 좋아하는 백의 민족이어서 그런지 유난히 백설처럼 희고 정갈한 배꽃을 좋아했다. 예로부터 배나무 하면 남쪽보다는 북쪽이 유명해 황해도 봉산배를 알아주고, 재래종인 산돌배의 열매는 3~4cm

정도이고, 북부 지방에서 과수로 재배해 오던 배나무를 '참배'라 불렀고, 최근 들어왔거나 개발된 품종이 대부분이다.

산돌배는 일반 배보다는 맛이 없지만, 신물과 단물이 배어 있어 효소로 담가 먹으면 좋다. 전남 백운산에서 자라는 백운배, 잎이 타원형인 금강산돌배, 여러 곳에 털이 있는 남해배, 꽃의 크기가 더욱 큰 문배, 붉은 빛이 도는 취앙배, 황해도 이남에서 볼 수 있는 콩배나무 등이 있다. 과실이 열리는 나무에서 천연기념물로 보호를 받고 있는 나무가 청배나무[26]이다. 보통 배는 연한 갈색을 띠지만 청배나무(일명 산돌배)는 지름이 3~4cm 정도로 작다.

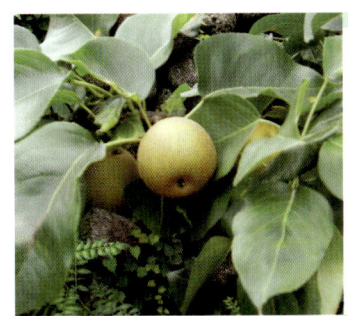

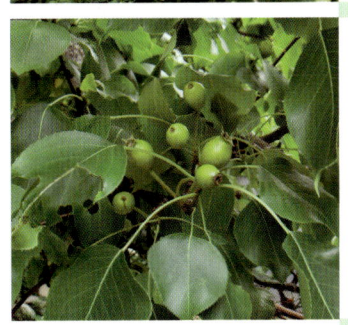

전설에 의하면 보통 배나무와는 달리 청배나무는 심은 지 300년 만에 꽃이 피고 열매가 열린다고 한다. 청배 한 개를 먹으면 몸에 막혔던 기혈이 소통되어 몸이 구름처럼 가볍다고 하지만 속설에 불과하다. 오랜 모진 세월과 강한 태풍 속에서도 살아남은 신비의 나무가 청실배나무이다. 조선을 개국한 태조 이성계가 전북 진안 마이산에서 기도를 하고 그 증표로 은수사(銀水寺)에 심었다고 전해지고 있다.

세계에서 딱 한 그루인 청실배나무는 수령이 약 500년이 넘고, 그 높이가 18m, 가슴둘레 3m, 가지는 동서남북으로 각기 7~9m 가량으로 천연기념물 386호로 지정되어 보호를 받고 있다.

산돌배는 식용, 약용으로 가치가 높다. 배꽃에는 꿀이 많아 양봉 농가에 도움을 준다. 목재는 매끄럽고 단단하여 염주알, 다식판, 주판알, 각종 기구재를 만든다. 나무에 병을 옮기는 중간 숙주 역할을 하는 향나무를 곁에 심지 않는다.

산돌배나무의 꽃말은 '참고 견딤'이다.

🌿 폐에 좋다

배에는 효소가 풍부해 고기를 연하게 하고 소화를 돕는다. 배나무 아래 송아지를 매어 놓았더니 송아지는 간 데 없고 고삐만 남았다는 이야기는 배의 왕성한 소화력을 말한다.

한방에서 열매를 이(梨)로 부른다. 생진(生津), 윤조(潤燥), 청열에 효능이 있고, 열해(熱咳), 해열, 이뇨, 토사 곽란에 다른 약재와 처방한다.

민간에서 생과실을 먹거나 열매 껍질과 핵을 제거하고 즙을 내어 먹는다. 열매를 따서 술이나 효소를 담가 먹는다.

번식 • • •
산돌배나무는 접목을 해야 활착률이 높다.

---
[26] 청실배나무는 산돌배나무의 변종으로 장미과에 속하며 잎은 타원형으로 그 가장자리는 톱니처럼 거칠다. 구전으로 전해져 내려오는 전설에 의하면 청배를 먹으면 막혔던 기와 혈이 뚫린다고 한다.

| 한 국 의 토 종 나 무 |

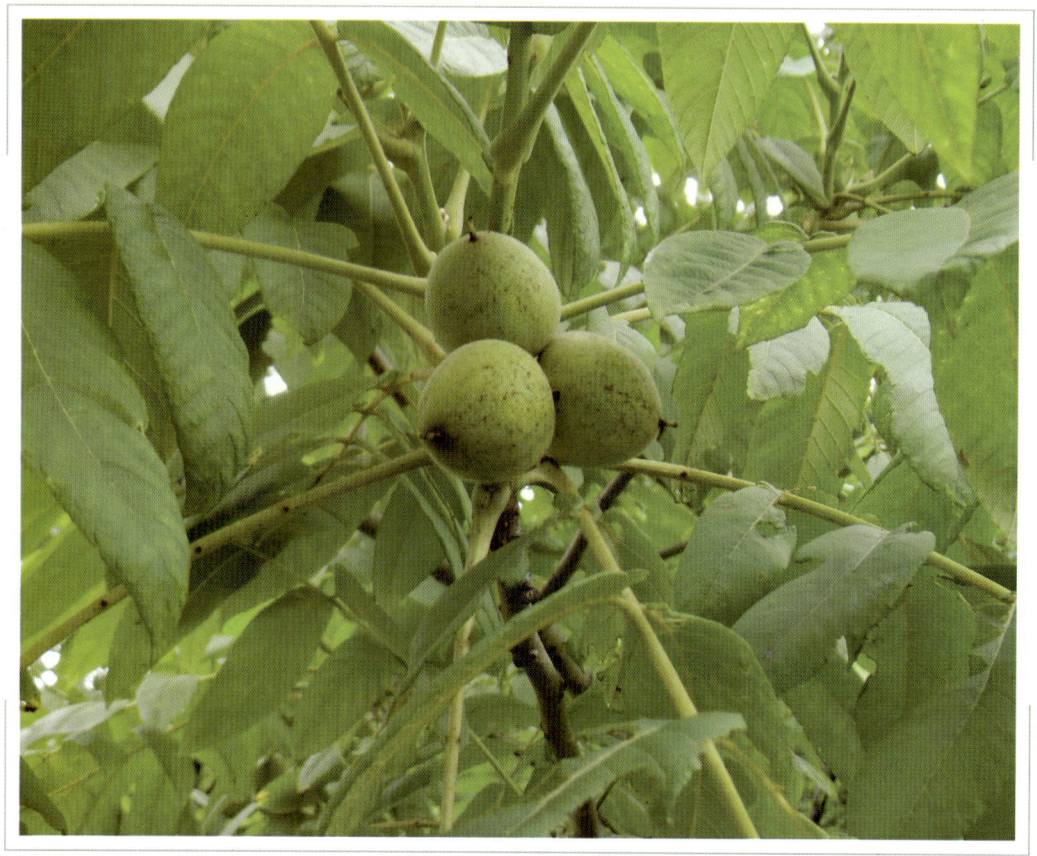

호두나무의 사촌인 사촌수^{四寸樹}, 가래나무

가래나무는 햇볕이 잘 드는 산기슭에서 자란다. 길잎큰키나무로 높이 15~20m 정도이고, 잎은 둥글게 모여 9~17개가 달리고, 가장자리는 잔톱니 모양이고 뒷면에 털이 있다. 꽃은 4~5월에 녹색으로 피고, 열매는 9~10월에 달걀 모양으로 여러 개가 모여 여문다.

묘지 옆에 심는 나무

가래나무는 호두나무와 비슷하여 형제나무로 부르기도 하지만 우리 땅에서 군락을 이루며 스스로 자라는 토종나무다. 가래나무를 한자로는 추목(楸木)이라고 부르고 열매를 '추자'라 부른다. 옛 사람들이 조상의 묘를 찾는 추행(楸行)은 '산소'에 간다는 의미가 있어 후손들이 효도하기 위해 무덤가에 가래나무를 심기도 했다.

호두나무 열매는 두 개씩 마주 달리지만, 가래나무는 여러 개가 길게 모여 달린다. 딱딱한 껍질을 제거하면 호두처럼 속살이 나온다. 가래나무는 식용, 약용, 조경수로 가치가 높다. 가래 껍질이 호두보다 훨씬 단단하여 좀처럼 깨어지지 않기 때문에 불가(佛家)에서는 이것을 둥글게 갈아 염주를 만들고, 큰 것은 손목에 걸고 다니는 단주(短珠)를 만들었다. 가래나무 열매가 복숭아를 닮아 귀신을 쫓을 것이라는 믿음으로 향낭·노리개·조각의 재료로 사용되었다.

옛날 사람들은 가래나무 열매인 추자를 만지작거리며 손 안에서 손바닥을 자극하는 노리개로 놀았다. 가래나무 목재는 재질이 치밀하고 단단하고 뒤틀리지 않아 비행기의 기구재나 총의 개머리판에 쓰고, 그 외에 건축 내장재, 기계재, 조각재로 쓴다. 껍질은 섬유 자원으로 쓴다.

가래나무의 꽃말은 '지성'이다.

🌿 폐에 좋다

가래나무 열매의 기름을 짜서 궁중 요리인 신선로에 넣어 먹었다. 가래나무의 덜 익은 열매를 따서 돌로 짓이겨 두들겨서 물고기를 잠시 기절시켜 잡는 데 사용했다.

한방에서 열매를 핵도추과(核桃楸果), 줄기 껍질을 핵도추피(核桃楸皮)로 부른다. 주로 폐, 기관지염에 다른 약재와 처방한다.

민간에서 고기를 먹고 체했을 때 열매를 달여 먹었고, 무좀에는 잎을 짓찧어 바르기도 했다. 어린잎을 따서 봄나물로 끓는 물에 살짝 데쳐서 나물로 무쳐 먹었다.

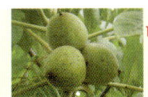

번식 • • •
가을에 잘 성숙된 열매를 따서 4~5일간 물에 담갔다가 모래와 혼합하여 노천 매장하여 이듬해 봄에 파종한다.

| 한 국 의 토 종 나 무 |

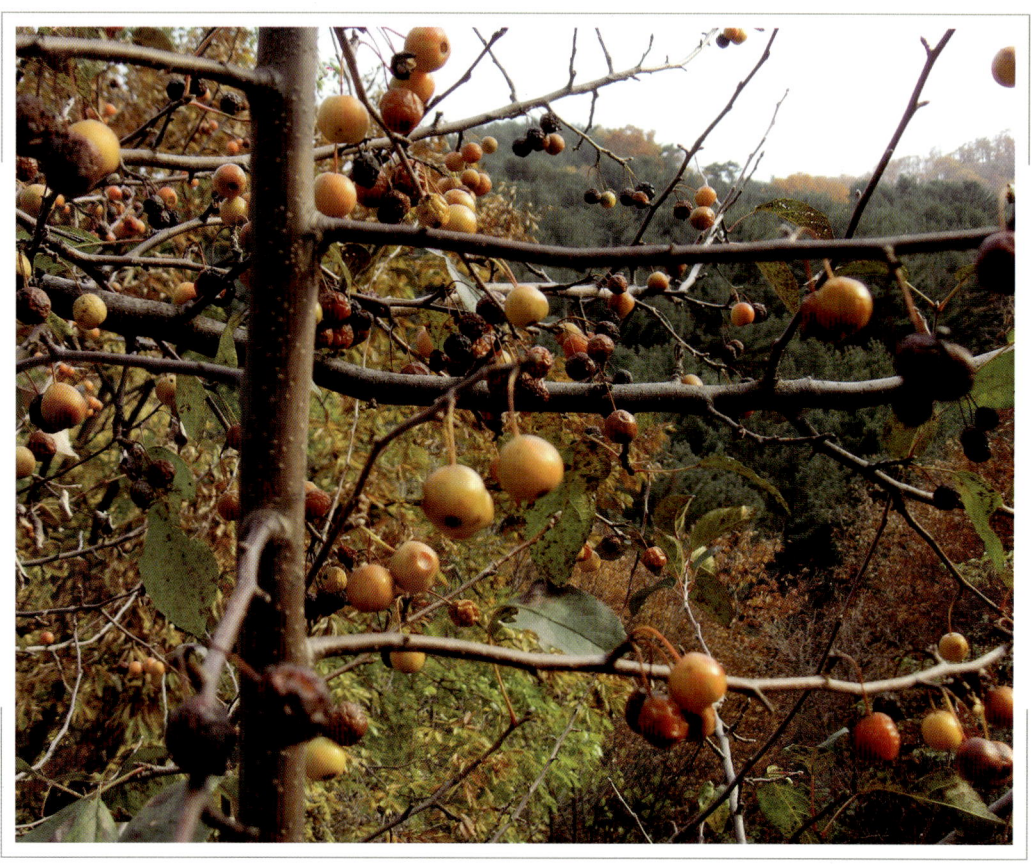

감나무를 접목하는 접목수椄木樹, 고욤나무

고욤나무는 산기슭에서 자란다. 감나무과의 큰키나무로 높이는 10m 정도이고, 꽃은 6월에 황색으로 피고, 열매는 10월에 둥글게 황록색으로 여문다.

🌱 왕의 진상품

고려 인종(仁宗) 때 고욤에 대한 기록이 있는 것으로 보아 당시 감이 재배되었던 것으로 보인다. 신화의 전설적인 민족 로토파고스족이 먹었다는 환상의 음식이 고욤이라고 말하고 있다. 우리 속담에 고욤 70개는 감 하나만 못 하다는 말이 있지만, 가을에 서리를 맞은 고욤은 별미이다. 고욤나무는 추위에 약하기 때문에 경기도 이남의 중남부 지방에서 심어 키운다.

우리 조상은 전통적으로 "100년 된 감나무에는 감이 1,000개 열린다" 하여 집 안에 심었다. 조선 시대에 들어와서는 건시(乾柿)와 수정과에 대한 기록이 있고 『동국여지승람』에서 감의 주산지가 기록되어 있을 정도로 널리 재배되었다.

일찍부터 임금에게 올리는 진상물에 감이 포함되어 있었고, 의식(儀式)이나 제물(祭物)로 올려졌다. 감나무 고목(古木)은 득남(得男)과 자손의 번창을 기원하는 신앙의 상징으로 보았다. 감나무는 어린 감나무와 고욤나무의 밑동을 자르고 좋은 감나무로 접목해야 좋은 감나무를 얻을 수 있다.

고욤나무의 꽃말은 '경의'이다.

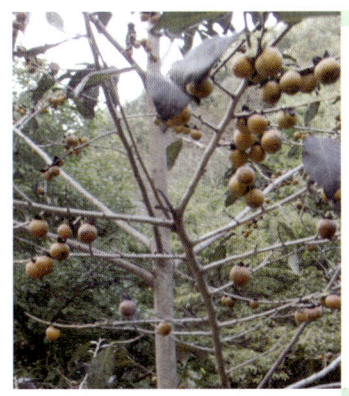

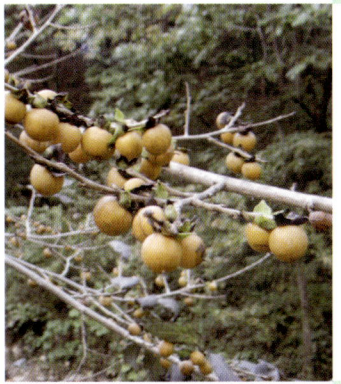

🌱 설사에 좋다

고욤나무 열매에는 비타민 C가 풍부하게 함유하고 있고, 단맛과 떫은맛이 있다. 소금물 항아리에 넣어 타닌의 떫은 맛을 삭힌 것이 우린감이다.

고욤나무의 고욤은 식용과 약용으로 가치가 높다. 가을에 고욤을 따서 항아리에 두고 삭히면 단물이 나오는데, 겨울에 얼었다 녹았다 하면서 조청처럼 까맣고 끈적할 때 먹는다.

한방에서 열매를 군천자(桾櫏子)로 부른다. 주로 지갈(止渴)에 효능이 있어 한열을 치료할 때 다른 약재와 처방한다.

민간에서 열매의 즙을 짜서 먹었다. 봄에 잎을 따서 그늘에 말려서 차관이나 주전자에 넣고 끓여 꿀을 타서 차(茶)로 먹거나, 효소를 담가 먹는다.

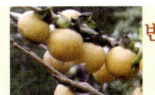

번식 • • •
가을에 잘 성숙된 열매를 따서 갈색 씨를 이듬해 봄에 파종한다.

| 한 국 의 토 종 나 무 |

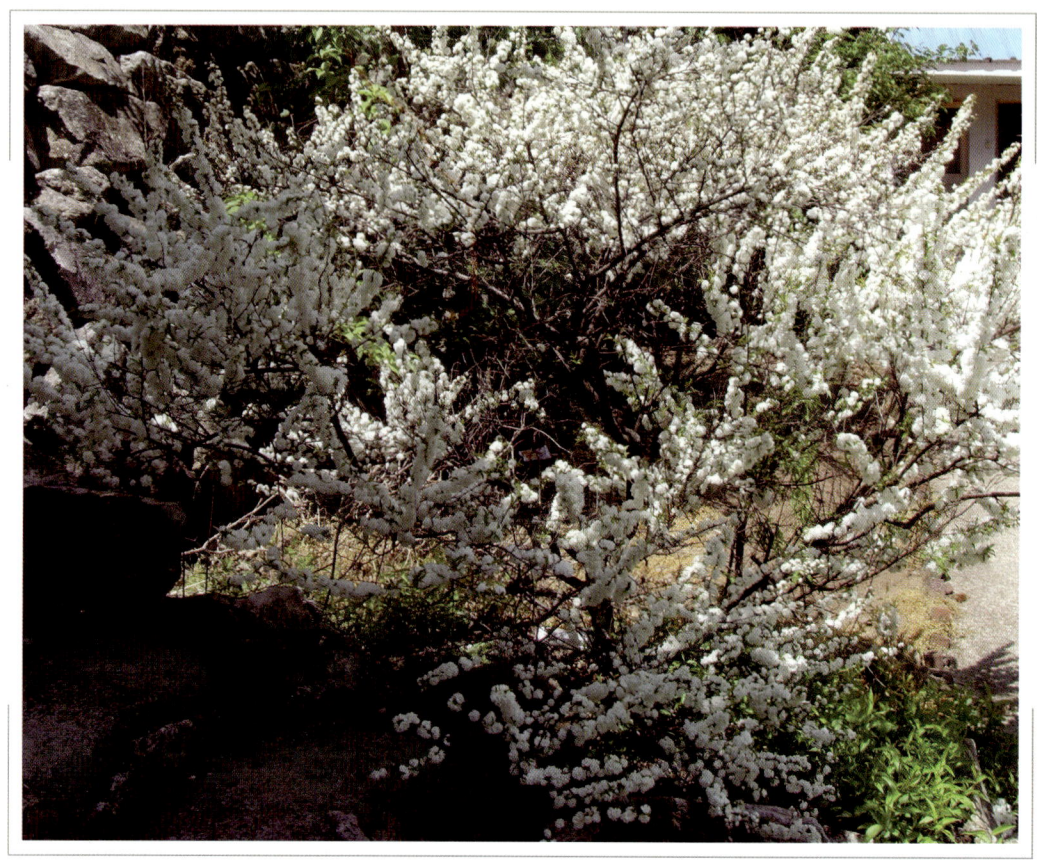

우물가에 웃음을 주는 희수^{喜樹}, 앵두나무

앵두나무는 중국이 원산으로 밭이나 정원에 심는다. 갈잎떨기나무로 높이 2~3m 정도이고, 타원형의 잎이 어긋나고, 가장자리에 잔톱니가 있고, 가지가 많이 갈라진다. 꽃은 4월에 잎보다 먼저 가지 끝에서 흰색 또는 연한 붉은색으로 피고, 열매는 6월에 작고 둥글게 붉은색으로 여문다.

종묘의 제물

앵두나무는 꽃이 아름답고 열매를 먹을 수 있기 때문에 고택의 정원이나 사찰 경내에 많이 심었다. 앵두나무는 앵도목(櫻桃木), 함도(含桃), 주앵(朱櫻), 옥앵(玉櫻) 등으로 부른다. 고려 때부터 앵두는 제

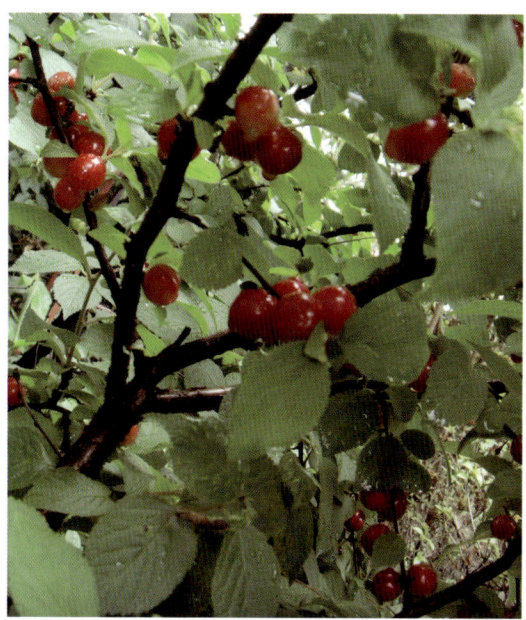 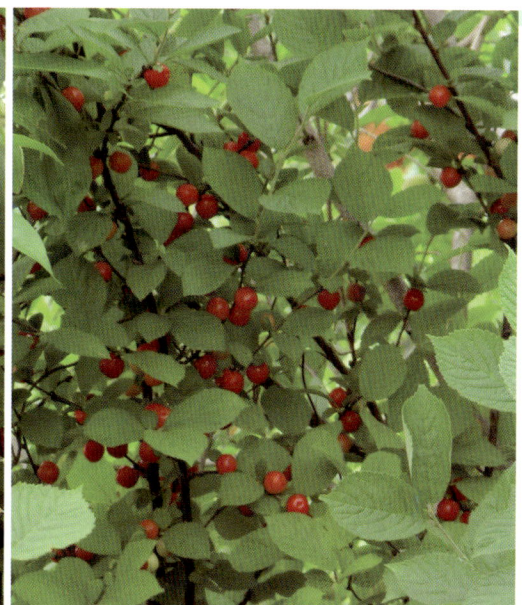

물로 쓰였고, 종묘에서 제물로 빠지지 않는다. 조선 시대 문종은 아버지 세종대왕이 앵두를 좋아하는 것을 알고 아버지를 위해 궁궐에 많이 심었다.

　앵두나무는 비교적 습기가 있는 곳에서 잘 자라기 때문에 동네 우물가에 한두 그루 심어 동네 아녀자들이 모여서 이야기꽃을 피웠다. 잘 익은 앵도는 빨간색이 한점 티없이 맑아 아름다운 여인의 입술로 표현하였다. 앵도나무는 식용, 약용, 조경 유실수로 가치가 높다. 목재는 키가 작아서 가치가 없다. 오늘날에도 초여름에 앵도 열매는 어린이의 간식으로 요긴하게 먹는다.
　앵두나무의 꽃말은 '수줍음' 이다.

촌충 구제에 좋다

　한방에서 열매를 산앵도(山櫻桃)로 부른다. 익기고정(益氣固精)에 효능이 있고, 주로 설사, 하리, 유정, 촌충, 회충 구제에 다른 약재와 처방한다.
　민간에서 뱀에 물렸을 때 잎을 짓찧어 환부에 붙이고 즙을 짜서 먹었고, 오줌소태에 앵두로 담근 술을 만들어 먹었다.

번식
　앵두나무는 종자, 삽목, 접목, 분주로 번식이 잘 되지만, 과실을 얻기 위해서는 좋은 품종을 선택하여 무성 번식을 한다.

| 한 국 의 토 종 나 무 |

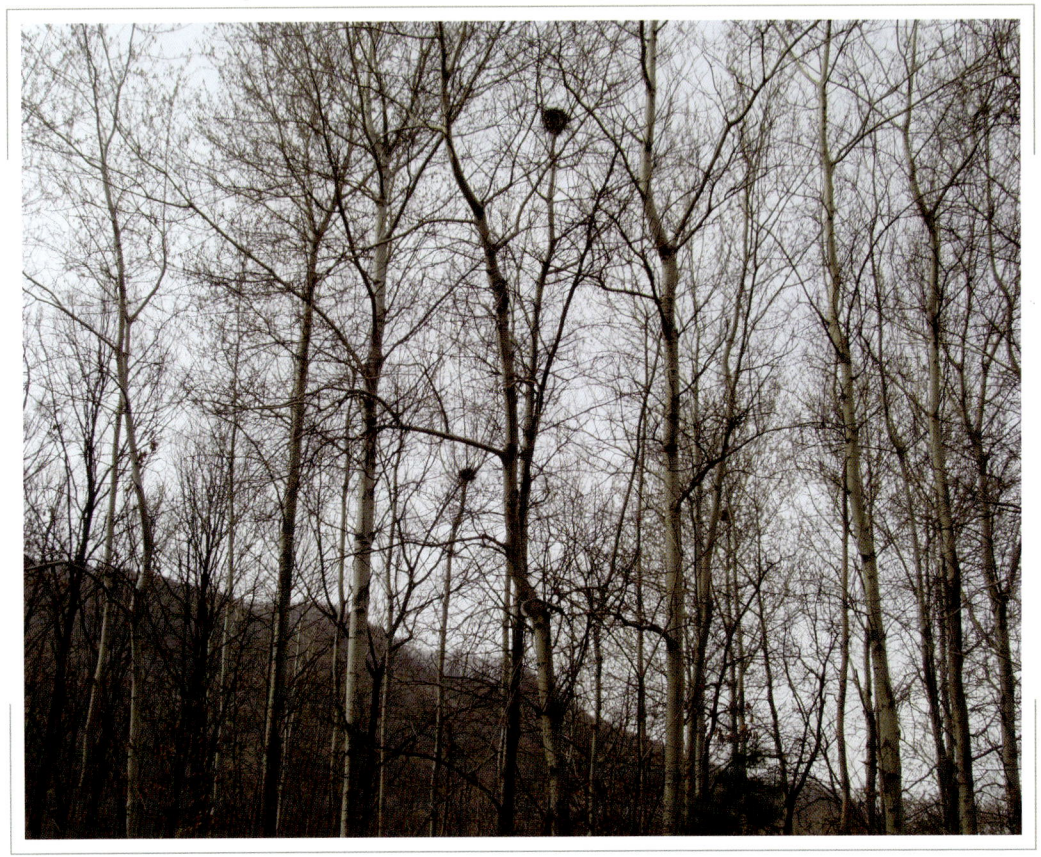

겨울 숲의 귀부인 귀족수^{貴族樹}, 자작나무

자작나무는 우리나라 북부 지방의 높은 산에서 자란다. 갈잎큰키나무로 높이는 20m 정도이고, 잎은 어긋나며 가장자리는 불규칙한 잔톱니 모양이고, 나무껍질은 흰색이고 수평으로 얇아 벗겨진다. 꽃은 4~5월에 원통 모양으로 밑으로 처져 녹색으로 피고, 열매는 9~10월에 긴 원통 모양으로 여문다.

🌸 겨울 숲의 귀부인

겨울 문턱에 하얗게 빛나는 나무가 자작나무다. '나목(裸木)'이라는 표현이 가장 잘 어울리는 자작나무는 겨울로 갈수록 수피가 하얗다 못해 은빛을 발하는 나무다. 사계절 중에서 수많은 나무 중에서도 자작나무는 늦가을이 되면 눈부신 흰색 나신(裸身)을 드러내기 때문에 '겨울 숲의 귀부인'으로 부른다. 자작나무를 태울 때 '자작자작' 소리를 내며 잘 탄다고 해서 자작나무, 백화, 백단으로 부른다.

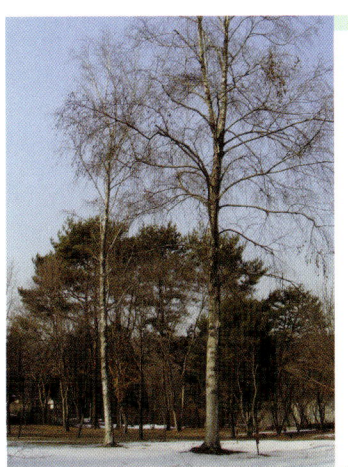

자작나무는 순수함과 정결을 잃지 않고 품위를 지키고 숲속에서 가장 아름다워 숲의 가인(佳人)으로 예찬 받는다. 백두산(白頭山) 주변 사람들은 자작나무아래서 태어나서 자작나무에 살고 자작나무에 죽는다고 한다. 백두산의 원시림 속에 통나무집을 만들고 지붕에는 자작나무껍질[27]을 덮고 그 위에 굵은 돌을 가득 얹어 놓으면 바람에 날리지 않고 비가 와도 비가 새지 않는 지붕이 된다.

예로부터 개마고원 너머의 여진족은 죽은 사람의 영혼이 자작나무에 머문다고 믿는 속설이 있어 시신을 자작나무로 쌌다. 사람이 죽으면 관(棺)을 쓰는 것이 아니라 자작나무껍질에 싸서 땅 속에 묻었다.

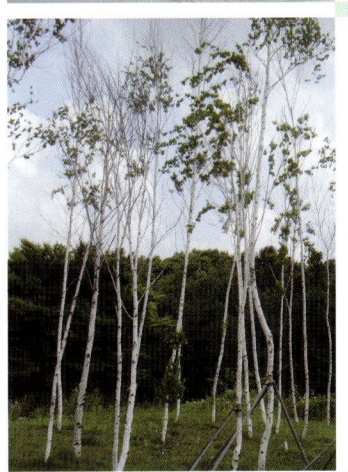

자작나무는 한반도 개마고원쯤에나 자라는 추운 나라 수종(樹種)으로 알려져 있지만, 강원도 인제군 남면 수산리 매봉 자락 산중 600ha에 1986년에 펄프용으로 심은 자작나무 90만 그루, 인제 국유림관리소가 만든 '산림 레포츠 숲'에 속삭이는 자작나무 숲 6ha에 1993년에 심은 3만 6,000그루가 잘 자라고 있다. 경기도 광릉수목원에 가면 자작나무의 숲을 구경할 수 있다.

자작나무는 기후가 따뜻한 낮은 곳에서는 자생하지 않는 것으로 알려져 있지만 강원도 인제군 남면 수산리 응봉산의 90만 그루는 장신구 하나 없는 새하얀 나신으로 북풍을 뒤로 하고 흰 눈밭에 꼿꼿히 세우고 있고 하늘과 맞닿는 능선에도 온통 자작나무숲의 절경으로 사람의 마음을 사로잡는다.

산길을 갈 때 자작나무의 토막과 뽕잎을 밟아서는 안 된다는 말이 있다. 왜냐하면 자작나무껍질에는 기름기가 많아 썩지 않고 항상 새나무처럼 보이기 때문에 잘못해서 밟으면 넘어질 수 있기 때문이다. 껍질이 매끄럽고 물기에 강해서 우천시에 불쏘시개, 낚싯대, 지팡이, 연장 등의 손잡이를 감는 데 사용하였다.

구 소련에서는 자작나무를 건류해서 얻은 자작나무타르를 가죽 제조에 사용하였고, 새순을 증류해서 얻은 방향유를 화장품 제조에 사용한다. 목재가 단단하고 치밀하여 합천 해인사(海印寺)의 대장경은 자

---
27) 기름기가 많기 때문에 썩는 일이 거의 없다.

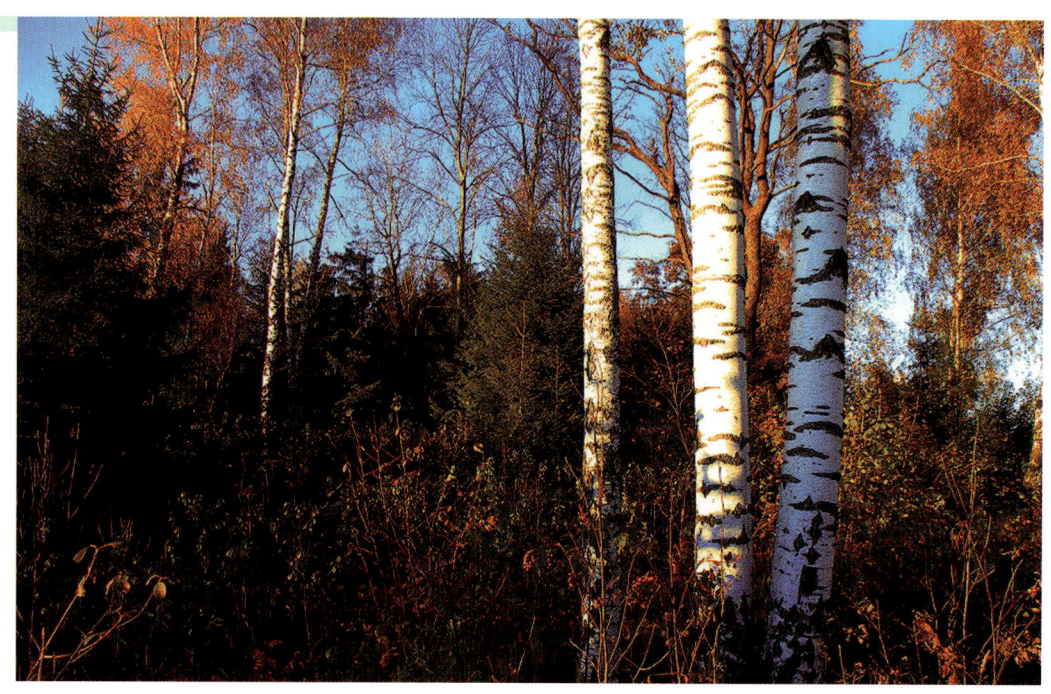

작나무와 박달나무로 만들었다. 자작나무는 내한성이 강하나 공해에 약하고 옮겨 심기가 어렵다.
자작나무의 꽃말은 '님 기다림'이다.

🌿 혈액 순환에 좋다

핀란드에서는 혈액 순환에 좋다 하여 사우나탕 안에서 자작나무 가지의 다발로 팔과 다리, 어깨를 두드리는 풍속이 전해지고 있다. 이른 봄에 자작나무 줄기에서 수액을 채취하여 발효를 시켜 자작나무술(樺酒)인 와인을 만들어 먹었다. 목재를 건류한 타르는 피부발진, 류머티즘의 환부에 발랐다.

한방에서 작자나무의 생약명은 백화피(白樺皮), 화피(樺皮), 화목피(樺木皮)이고, 이뇨, 진통, 해열, 해독 등의 효능이 있다. 편도선염, 폐렴, 기관지염, 신장염, 요도염, 방광염 등의 치료에 쓰인다.

민간에서 껍질을 벗겨 피부병에 썼고, 신경통이나 위장병에는 이른 봄에 자작나무 밑동에서 수액을 채취하여 먹었다.

번식 ● ● ●
9월 말경에 잘 성숙된 종자를 채취하여 기건 저장하였다가 1개월 전에 노천 매장하거나 습사 저장 후 파종한다.

| 한 국 의 토 종 나 무 |

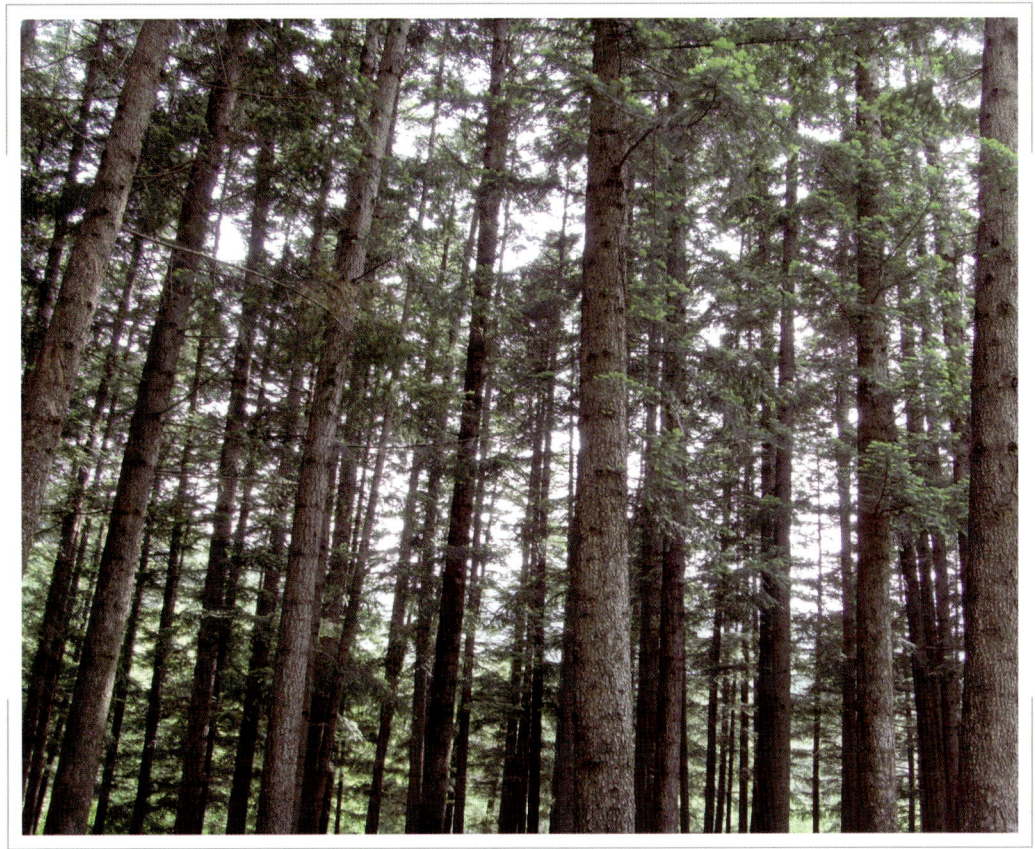

곧은 기상의 우주수^{宇宙樹}, 전나무

전나무는 높은 산에서 자란다. 늘푸른큰키나무로 높이는 20~30m 정도이고, 짧고 굵은 바늘 모양의 잎이 가지에 돌려 나고, 나무껍질은 진한 갈색이다. 꽃은 4월에 묵은 가지의 잎겨드랑이에서 녹색으로 피고, 열매는 10월에 원통 모양의 녹색으로 여문다.

영원한 안식처

인류가 탄생한 이래 물질적, 정신적으로 삶에 필요한 의·식·주(衣食住)의 모든 것을 숲에서 얻어 써 왔다. 인간이 숲을 신성한 존재로 생각한 것은 숲을 떠나서는 살 수 없다는 것을 알고 있기 때문이다. 그

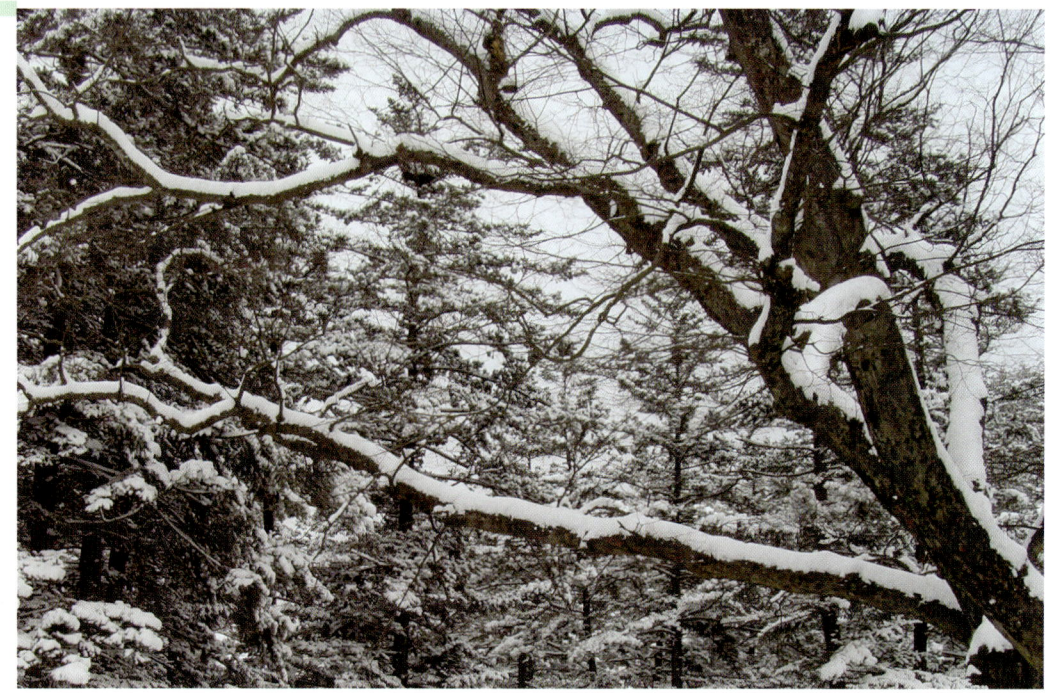

래서 특정한 나무를 숭배했다. 사람들이 택한 나무에는 선택한 사람들의 삶이 고스란히 녹아 있기 때문이다. 우리나라의 유서 깊은 사찰 입구에는 곧은 줄기와 웅장한 자태로 산을 찾는 사람에게 심적으로 안정감과 기분을 상쾌하게 해 주는 나무가 있다. 그 나무들은 대부분 '삼림욕의 왕' 인 전나무다.

산에는 숲이 있다. 숲속 길을 거닐 때 꽃과 열매와 잎과 향기와 맛있는 공기가 있고 전나무의 아름드리 곧게 뻗은 줄기가 우리의 마음과 영혼을 맑게 한다. 전나무는 곧게 서서 하늘 높이 자라는 특징 때문에 기개를 상징하고 사찰 주변에 심었다. 전나무는 곧은 줄기로 하늘을 향해 쭉 뻗는 특징을 가지고 있고, 줄기를 자르면 하얀 색의 액이 나오는데, 이 유액을 '젓' 이라 한다. 젓나무가 전나무로 부르게 된 것은 『훈몽자회(訓蒙字會)』에서 '젓' 이 '전' 으로 바뀐 데서 유래한다.

전나무는 우주목 또는 세계목이라는 애칭을 가지고 있다. 중국의 「설문해자(設文解字)」에서 전나무 잎은 소나무, 몸은 측백나무를 닮은 것으로 기록되어 있고, 중국에서는 전나무를 송삼(松杉), 냉삼(冷杉)으로 부른다. 전나무는 줄기가 곧고 마디가 많지 않으며 잘 썩지 않고 단단하여 집의 기둥이나 대들보로 쓰이는 최상품 목재로 이용가치가 높다. 우리나라 전나무 숲 가운데 가장 아름다운 숲으로 꼽히는 강원도 오대산 월정사(月精寺)[28] 전나무 숲은 700년경에 형성되었다. 조선 시대 단원 김홍도의 금강사군첩(金剛四郡帖) 1권 화첩에 상원사와 더불어 전나무 숲에 파묻힌 월정사의 전경이 담겨 있다.

---

28) 당나라에서 귀국한 자장(慈藏)이 세운 사찰로, 조선 시대의 사고(史庫)인 『조선왕조실록』을 보관하는 곳이다.

전북 부안군 내소사 전나무 숲길은 수령이 100~200년 정도로 조성되어 있다. 광릉숲은 조선 시대에 죽엽산을 중심으로 15리를 세조가 자신의 능을 정하면서 주변 지역을 왕릉을 지키는 능림으로 지정해 수백 년간 엄격히 보호했다. 주변에 화소(火巢)를 설치하여 산불을 막고, 벌채를 금(禁)하고 나무를 꾸준히 심는 등 철저하게 보호하기 시작하여 조성된 전나무 숲과 도로변에 아름드리 전나무가 잘 자라고 있다.

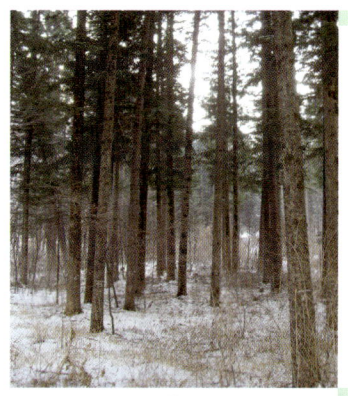

내소사(來蘇寺)[29]에 전나무 숲이 유산으로 남게 된 것은 일설에 의하면 일제강점기 때 일본 사람이 내소사 전나무를 전부 베어 내려고 할 때 내소사 스님들과 이 소식을 접한 호남 지방의 수많은 스님들이 사투를 벌이며 전나무를 지켰다고 한다.

내소사 일주문부터 천왕문까지 약 600m 가량이 전나무 숲길이다. 아름드리 나무로 이루어진 전나무 숲길을 걷다보면 침엽수의 피톤치드 향이 심신을 맑게 하고 숲과 일부가 되어 어느덧 몸과 마음과 영혼이 휴식 속에서 산책하고 있다는 것을 느낄 수 있게 해 준다.

내소사 전나무 숲은 2005년도 산림청, 생명의 숲과 유한킴벌리에서 공동 주최한 아름다운 숲 전국대회에서 걷고 싶은 아름다운 숲길 부문에서 선정될 만큼 아름다운 숲이다.

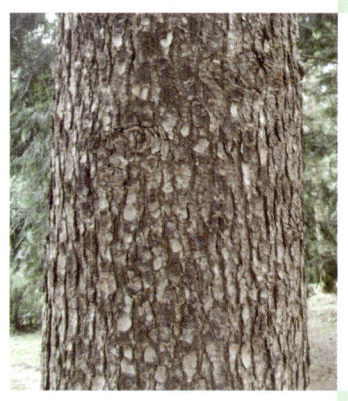

월정사의 전나무는 겨울에도 늘 푸른 잎을 달고 있는 상록수로 30~40m까지 곧고 장대한 전나무 가 뻗어있다. 눈 쌓인 숲길을 거닐다 보면 그 아름다움에 빠져 도심에서는 경험할 수 없는 자연의 섭리에 대하여 저절로 찬사를 보내는 행복한 산책이 된다.

오래전부터 월정사 스님들 사이에 전해 오는 말에 의하면 "우중월정(雨中月精) 설중오대(雪中五臺)"라 했다. 즉, "비 오는 여름 풍광은 월정사에서 바라보는 것이 최고요, 눈 오는 겨울 풍광은 오대산에서 바라보는 것이 최고다"라고 예찬할 정도로 오대산 전나무 숲은 아름답다.

일주문에서 금강문으로 이어지는 1km의 전나무 숲길 설경은 이 땅 어느 곳에도 쉽게 볼 수 없는 풍광을 선사한다. 눈 쌓인 숲길을 거닐다 보면 그 아름다움에 한번 놀라고, 편백나무 다음으로 많은 양의 피톤치드를 내뿜는 전나무로 인해 상쾌해진 몸과 마음이 깨끗해지는 쇄락(灑落)의 경험에 또 한 번 놀란다.

> **유럽을 상징하는 나무**
>
> **유럽**에서는 성탄절에 아기 예수를 영접하는 뜻으로 전나무에 촛불을 밝혔고, 유럽에서는 귀한 손님을 맞이할 때는 집 앞 전나무에 아름답게 장식을 하고 촛불을 켜 두는 풍속이 있으며, 해마다 전나무로 축제를 맞이할 정도로 유럽을 상징하는 나무 중의 하나다.

---
29) 내소사는 백제 무왕 34년에 혜구두타(惠丘頭陀)가 소래사라는 이름으로 창건했다. 예전에는 선계사 · 실상사 · 청림사와 함께 변산의 4대 명찰로 꼽혔으나 6 · 25 한국 전쟁때 모두 불타 없어지고 내소사만이 남아 있다. 소래서였던 이름이 언제부터 내소사로 바뀌었는지는 분명하지 않다.

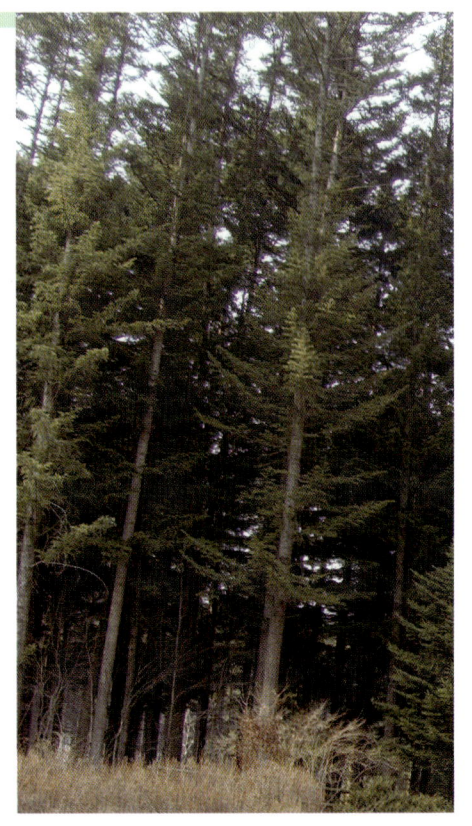

　월정사 전나무 숲은 천연림이라기보다 인공림에 가깝다. 고려 말 무학 대사의 스승인 나옹 선사가 부처님에게 공양을 준비하고 있을 때 소나무에 쌓인 눈이 그릇에 떨어졌고, 눈을 떨어뜨려 공양을 망친 소나무를 못마땅하게 여긴 산신령이 소나무를 꾸짖고 대신 전나무 9그루가 절을 지키게 했다는 아홉 수(九樹)의 설화에 의해 숲이 조성되었다고 한다.

　월정사 전나무 숲의 역사성은 지난 100년의 격동기에 일제가 자행한 산림 수탈과 6·25 한국전쟁과 주민의 벌채 속에서도 훼손되지 않고 살아남았기에 더욱 빛난다.

　은행나무 등 다른 나무와 달리 전나무는 공해에 약하기 때문에 도시에서는 보기 힘들다. 그러나 전나무는 소나무처럼 추운 곳에서도 잘 자라고 높은 산에서 잘 자란다. 어린 시절에는 매우 느리게 자라다가 10살쯤 되면서부터 빠르게 잘 자라는 특징이 있다.

　경남 합천의 해인사 팔만대장경판 보관 건물인 수다라장을 비롯하여 사찰의 기둥은 전나무로 지었다. 기둥재는 반드시 전나무를 쓸 정도로 쓰임새가 많다. 지구상에서 가장 오래된 전나무는 불가리아 피린의 1,300년생으로 알려져 있고, 우리나라에도 전남 화순 만연사의 전나무는 수령이 1,200년 정도 된다.

　전나무는 고산성 수목으로 도시환경에 부적절하나 최근 공원, 학교 교정 등에 독립수로 심는다.
　전나무의 꽃말은 '성실, 정직'이다.

🌱 방향제의 원료
　한방에서 전나무잎은 요통, 요도염, 임질, 폐렴에 다른 약재와 처방한다.
　민간에서 멍이 들었을 때 잎을 짓찧어 붙였고, 잎과 뿌리에서 방향제를 만들었다.

번식 ●●●
　가을에 종자를 채취하여 젖은 모래와 1:1로 섞어서 땅에 묻어 두었다가 이듬해 파종한다.

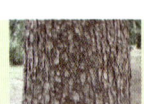

| 한 국 의 토 종 나 무 |

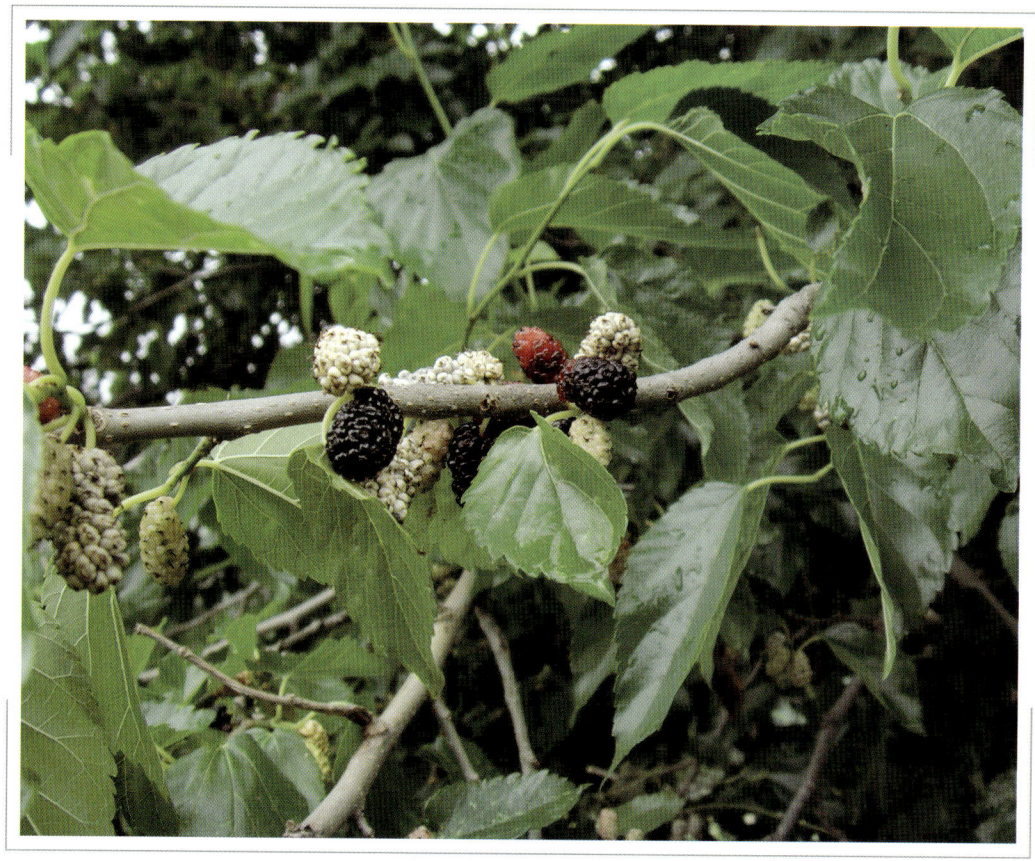

버릴 게 하나도 없는 유익수^{有益樹}, 뽕나무

뽕나무 원산지는 온대 또는 아열대 지방이고, 밭이나 밭둑에 심는다. 갈잎큰키나무로 높이는 5~10m 정도이고, 잎은 어긋나고 가장자리에는 둔한 톱니가 있다. 작은 가지는 잘 휘어진다. 꽃은 4~5월에 햇가지 잎 겨드랑이에서 연두색으로 피고, 열매는 6~7월에 흑색으로 여문다.

🌸 애정관계를 논할 때 등장하는 나무

뽕나무는 "임도 보고 뽕도 딴다"는 남녀의 애정관계를 논할 때 흔히 등장하는 나무다. 우리 민족은 삶에서 뽕나무를 실용적으로 활용도 했지만, '너하고 잘 하고 살구나무, 입맞추어 쪽나무, 오디를 많

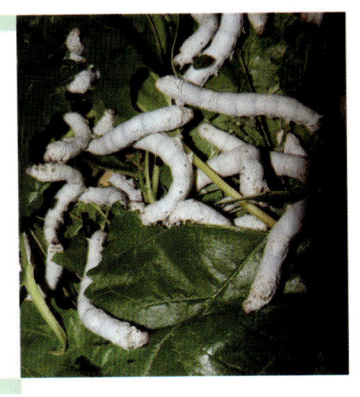

뽕나무의 전설

옛날 아버지의 병을 고치기 위해 한 아들이 백방으로 용하다는 의원을 찾아가 비방(秘方)을 물었다.
아버지의 병(病)에는 큰 거북을 삶아서 그 물을 마시면 좋다고 답하는 말을 듣고 거북을 구하기 위해 즉시 시냇가에 나갔다. 그때 족히 천 년을 살아온 듯한 거북 한 마리가 시냇물 밖으로 걸어나오고 있었다.
아들은 하늘이 준 감천(感天)으로 알고 거북이를 잡아 지게에 올려 끈으로 묶고 집으로 향했다.
큰 뽕나무 아래서 지게를 세우고 쉬고 있는데 갑자기 거북이가 아들에게 "여보게 자네 헛수고하고 있네. 자네가 나를 가마솥에 넣고 백 년을 장작불로 고아도 나는 죽지 않는다"고 말했다.
이때 그 옆에서 서 있던 뽕나무가 말했다. "여보게 거북이, 큰 소리 말게나, 나 뽕나무를 베어다 장작으로 해서 고아도 안 죽을 텐가? 내가 장작불이 되면 자네는 당장 죽게 될 것일세." 아들은 이상한 대화로만 여기고 그대로 집으로 와서 거북을 가마솥에 넣고 백 날을 끓여도 거북은 웃고만 있었다. 아들은 문득 뽕나무의 말이 생각나서 당장 도끼로 베어 뽕나무 땔감으로 끓였더니 거북은 당장 죽게 되어 그 끓인 물로 아버지를 보양해 건강을 찾았다는 이야기다.
뽕나무와 거북을 삼간다는 "신상구(愼桑龜)"는 우리에게 '말조심' 하라는 교훈을 준다.

이 먹으면 방귀가 뽕뽕 잘 나와서 뽕나무, 방귀 뀌는 나무가 뽕나무'라 하여 미학으로 보기도 했다. 뽕나무는 한자로는 상(桑)으로 쓴다.

나무 위에 뽕나무 열매가 다닥다닥 붙어 있는 모습이다. 뽕나무는 목재를 생산하기 위해서 심는 경우는 거의 없고 잎으로 누에고치를 얻어 비단을 생산하고 열매는 식용과 약용으로 쓴다.

충남 아산에서 전해지는 민요에서 "뽕 따러 가세, 뽕 따러 가세, 정든 임 따라서 뽕 따러 가세, 얼씨구 좋다, 절씨구 좋다, 정든 임 따라서 뽕 따러 가세"라고 했다. 농경 문화에서 부의 척도는 비단이었다. 뽕나무는 잎을 누에의 먹이로 쓰기 위해 심어 기르는 나무이다. 비단의 원료는 누에에서 나오기 때문에 누에를 키우려면 누에가 가장 좋아하는 먹이인 뽕잎이 있어야 했다.

천충을 먹이는 뽕잎은 천약(天藥)이며, 뽕나무는 천목(天木)이 된다. 누에를 천잠(天蠶)으로 뽕잎을 먹고 사는 누에는 실을 토하는 많은 곤충 중에서 사람의 생활에 가장 유익한 대표적인 견사곤충(絹紗昆蟲)으로 비단(緋緞)을 만든다.

우리 조상은 구황식물로 뽕나무 속껍질을 말려 떡과 죽으로 만들어 먹었고, 봄에는 뽕잎의 어린잎을 채취하여 나물을 무쳐 먹었고 여름에는 오디를 생식하고, 잎은 4~5월경 무성할 때 따서 햇빛에 말려 가루로 만들어 곡식과 섞어서 밥, 죽, 떡을 만들어 먹었다.

민간에서는 뽕나무 뿌리로 머리를 감는 풍습이 있었고, 동쪽으로 뻗은 뽕나무 뿌리가 효험이 있다고 믿었고, 정월에 바늘을 입에 물고 힘껏 내뿜는 유희로 충치를 치료하는 주문을 외었고 뽕나무 잎에 바늘을 박는 등 주술적으로 바늘을 사용하는 믿음의 속신이 있었다.

예로부터 낙동강 상류 지역에 자리를 잡는 뽕나무는 자라는 데에 더없이 좋은 기후 조건을 가지고 있다. 누에가 건강하게 자라기 위해서는 건강한 뽕나무가 있어야 한다. 한 나무가 암꽃 수꽃을 모두 가지고 있을 때 일가화(一家花)라고 하는데 뽕나무는 한 구루에 자웅양성(雌雄兩性)을 지닌 것이 많다.

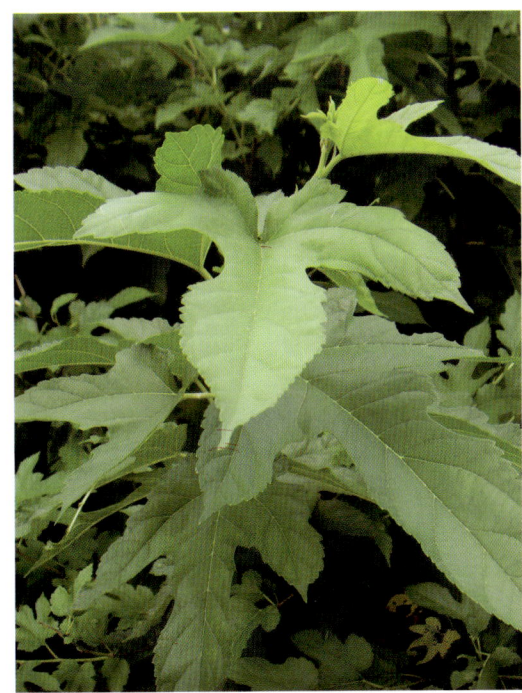
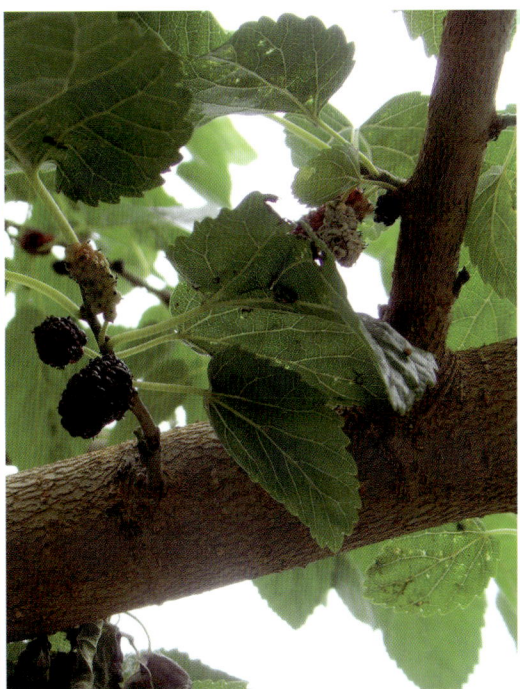

　지금도 상주에서는 누에가루와 동충하초를 생산하여 전통을 잇고 있다. 상주시 은척면 두곡리 뽕나무는 수령이 약 350년 정도로 높이는 12m 정도이고 가슴둘레는 3m 정도로 해마다 이 나무의 뽕잎으로 누에고치 30kg을 생산하고 있고 경상북도 지방기념물 제1호로 지정되어 보호를 받고 있다. 강원도 정선 봉양리 뽕나무는 고학규 가옥 앞 도로변에 자라고 있는데 높이가 약 20m 정도이고, 가슴둘레는 2.5~3m 정도 되는 우리나라에서 가장 큰 뽕나무로 강원도 지방유형문화재 제89호로 지정되어 보호를 받고 있다.

　밭둑이나 길가에 서 있는 뽕나무를 맥상상(陌上桑)으로 부른다. 그와 관련되어 전해 오는 이야기가 있다. 중국 전국 시대 진나부(秦羅敷)가 길가에 서 있는 뽕나무에서 뽕잎을 따고 있는데 초왕(五馬 : 지방의 장관)이 진나부의 아름다움에 반해 연정(戀情)과 연모(戀慕)의 정을 받아 줄 것을 바랐다. 그러나 진나부는 남편이 있어 초왕의 사랑을 뿌리치기 위하여 사랑을 거절하는 내용의 민요를 불렀다.
　이 민요가 맥상상이다. 그 이후 길가의 뽕나무는 변함없는 여자의 절조를 상징한다. 그래서 그런지 예로부터 뽕나무밭은 흔히 사랑의 사연이 만들어지는 곳이 되었다.

　뽕나무는 공해에 강하고 어떤 토질에도 잘 자리지만 뿌리가 깊고 많아 옮겨 심기가 쉽지 않다.
　뽕나무의 꽃말은 '지혜, 못 이룬 사랑'이다.

🌿 노화 억제 · 중풍 예방 · 항산화 작용 · 혈당 저하로 당뇨 환자에게 좋다

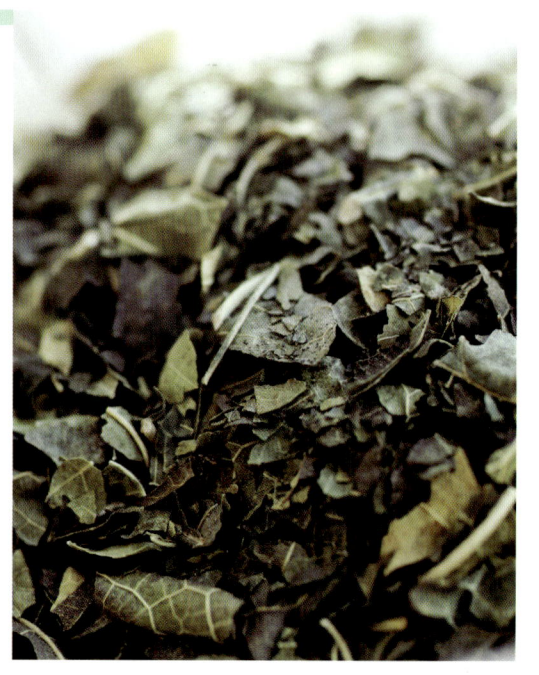

뽕나무는 식용과 약용으로 가치가 높다. 뽕나무, 뽕나무잎, 뽕나무열매(오디), 뽕나무 뿌리껍질을 모두 쓴다. 뽕나무 뿌리인 상백피(桑白皮)는 '식품의약품안전청'이 정한 식용 가능한 식품으로 당뇨의 혈당을 내리고, 혈압 강하 작용, 항산화, 이뇨 작용, 미백 등 다양한 효능이 입증되어 각광을 받고 있다.

뽕잎을 말린 것을 '상엽(桑葉)'이라 하며 차(茶)로 만들어 먹을 수 있다. 최근에 뽕잎에 들어 있는 폴리페놀 성분이 노화를 억제하고, 루틴(rutin) 성분은 모세 혈관을 튼튼하게 하여 뇌졸중을 예방하고, 혈당 저하 성분이 있어 당뇨 환자에게 좋다.

뽕나무 열매인 오디(상심자:桑椹子)는 포도당, 타닌산, 능금산, 칼슘, 비타민 A, 비타민 D 등을 함유하고 있어서 신경쇠약, 동맥경화, 당뇨병에 좋다. 오디는 술을 담거나 날 것으로 먹을 수 있다. 오디는 간장(肝臟)과 신장(腎臟)을 보(補)하기 때문에 스태미나(stamina)와 정력에 좋고 장복하면 근골(筋骨)이 강해지고, 노화를 억제한다. 뽕나무에 생기는 혹 '상영'은 술을 담가 먹거나 류머티즘, 위통에 쓰고, 뽕나무 겨우살이인 상상기생(桑上寄生)은 임금의 약재로 썼다.

한방에서 잎을 상엽(桑葉), 줄기를 상지(桑枝), 뿌리를 상백피(桑白皮)라 부른다. 상엽은 항균 작용으로 해열 · 진해 · 거담 · 기침 · 해수 · 구갈(口渴), 수종(水腫), 두통, 발열(發熱)에 쓰고, 상지(桑枝)는 당뇨병 · 관절염 · 류머티즘 · 고혈압에 쓰고, 상백피는 사폐평천(瀉肺平喘) · 해열 · 진해 · 토혈 · 수종 · 각기 · 빈뇨에 다른 약재와 처방한다.

민간에서 열매로 오디주(酒)를 담가 먹었고, 벌레에 물렸을 때 뽕잎으로 생즙을 내어 환부에 붙였고, 뽕나무껍질이나 잎에서 나오는 하얀 즙액은 버짐, 종기, 외상출혈에 발랐다.

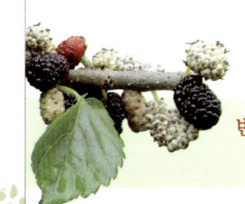

번식 • • •
뽕나무는 씨, 꺾꽂이, 포기나누기로 번식한다.

| 한 국 의 토 종 나 무 |

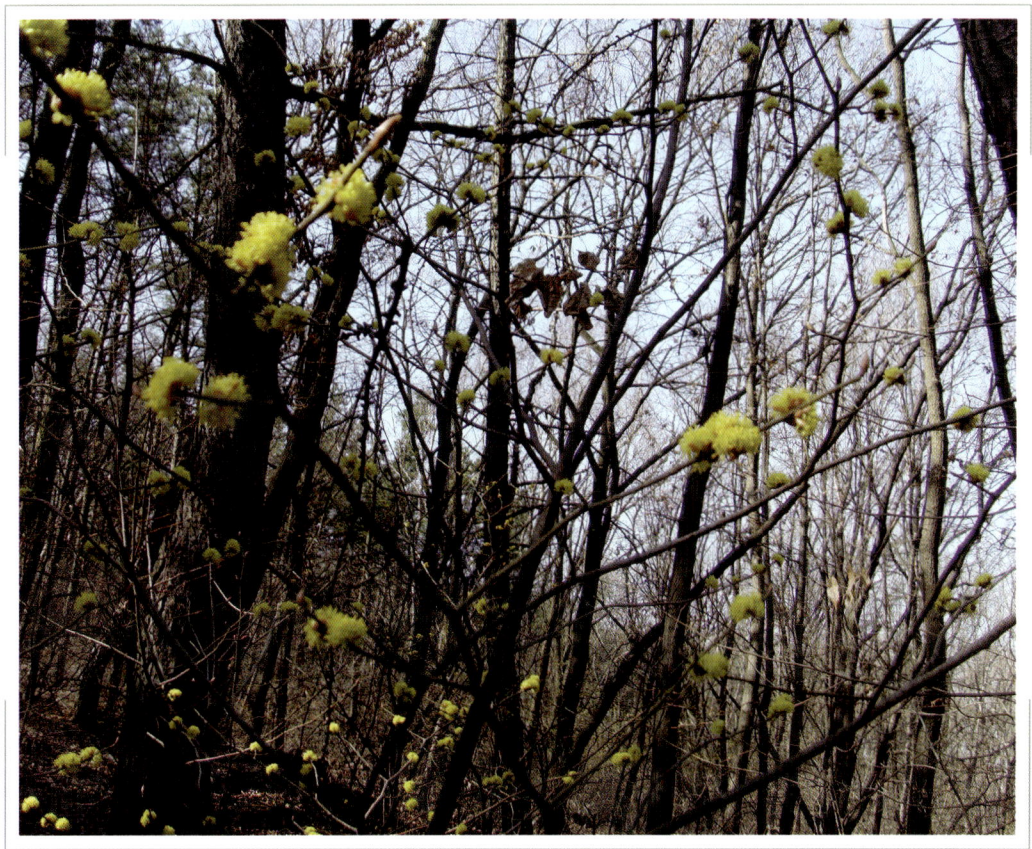

향이 좋아 향수香樹, 생강나무

생강나무는 우리나라 각지의 산기슭이나 양지바른 곳에서 자란다. 갈잎떨기나무로 높이는 3~5m 정도이고, 잎은 어긋나고, 윗부분이 3~5갈래로 얕게 갈라지고, 뒷면에 털이 있다. 꽃은 3월에 잎보다 꽃잎이 없이 노란색으로 피고, 열매는 9~10월에 둥글고 녹색에서 붉은색으로 변했다가 검은색으로 여문다.

정열과 평화를 상징

장자(莊子)는 "산에 작은 나무는 원숭이 집을 만드는 데 잘라서 쓰고, 중간치의 나무는 집을 짓는 데

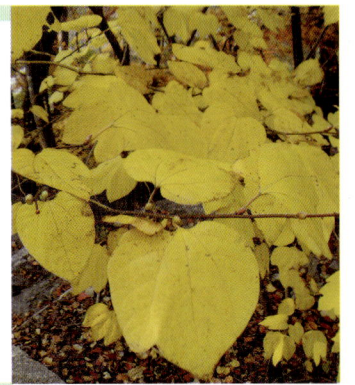

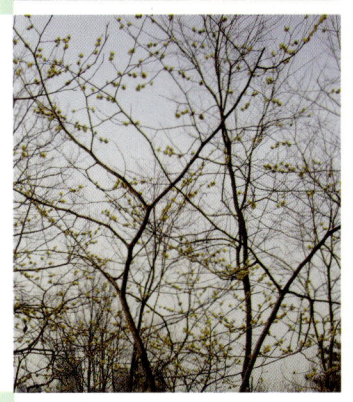

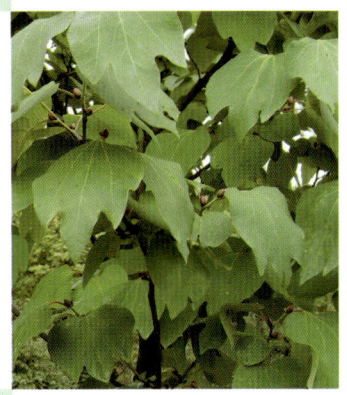

잘라서 쓰고, 큰 나무는 부잣집 관재(棺材)로 쓰기 위해 자른다."

이렇게 쓸모가 있는 나무는 나이를 다 채우지 못하고 생명을 마감하듯이 쓸모가 있기 때문에 희생을 당한다고 했다. 그래서 못 생긴 나무가 산소를 지킨다는 말이 생겼다.

생강나무는 향기 때문에 수난을 당한다. 생강나무 잎을 따서 손으로 비비면 생강 같은 향기가 코를 톡 쏘기 때문에 생강나무로 부른다. 생강나무 가지는 향이 좋아 이쑤시개로 만들었다.

생강나무에는 특유한 방향성 정유를 향유하고 있어 잎이나 가지를 잘라 비비면 생강 냄새가 난다. 봄에 생강나무, 산수유, 개나리, 미선나무 등의 노랑꽃은 정열과 평화를 상징한다. 생강나무는 가장 먼저 봄을 알린다 하여 영춘화(迎春花)로 부른다. 생강나무를 한자로는 황매(黃梅)로 부른다.

예로부터 생강나무는 우리 조상들과 함께 한 나무이다. 살아온 연륜만큼 각 지역에 따라 쓰임새에 따라 다양한 이름이 붙여졌다. 생강나무를 황매목(黃梅木), 단향매(檀香梅), 개동백, 아기나무, 새앙나무, 강원도에서는 산동백으로 부른다. 도가(道家)에서 사당(祠堂)이나 신당(神堂)에 차(茶)를 올릴 때 생강나무의 잔가지를 달인 물을 바쳤다. 선가(仙家)에서 수행자는 정신수련과 무술을 병행하기 때문에 뼈와 근육이 튼튼해야 되기 때문에 생강나무의 잎이나 가지를 달여서 차(茶)로 마셨다.

봄은 노란색으로 시작한다. 생강나무는 새봄을 알리는 전령사로 노란꽃을 피운다. 2월의 겨울에 산행을 하다 보면 눈 속에서 복수초의 노랑꽃이 피고 생강나무 가지의 마디마디에 노랑구슬과 같은 노란꽃이 봄의 시작을 가장 먼저 알려 준다.

열매에는 약 60%의 유지(油脂)가 들어 있어 등불을 밝히는 데 사용하였다. 검은 열매로 기름을 짜서 동백기름처럼 머릿기름으로 쓴다. 예전의 전기가 없던 시절에 등잔의 기름으로 썼고, 특히 양반집의 마님들이 생강나무의 종자로 짠 기름을 썼다. 생강나무 씨앗의 기름인 동백기름은 옛날 사대부 귀부인이나 이름난 기생(妓生)들이 사용하는 최고급 머릿기름이었다.

계피나 생강과 고추 같은 향신료가 들어오기 전에는 생강나무의 잎과 껍질을 말려 가루로 만들어 양념이나 향료로 썼다. 산 속에서 생강나무의 냄새는 산행 중 상쾌함을 준다. 우리 강산 어느 곳에서나 지역 구분 없이 사시사철 제각기 다른 모습으로 생강나무를 구경할 수 있다. 생강나무의 꽃들은 마른 가지에 바싹 붙은 채 우산처럼 동그랗게 모여 핀다. 잎은 향기만큼이나 독특하다.

9월에 맺기 시작하는 열매는 처음에 노랗게 달리다가 점점 빨갛게 변하고 완전히 성숙되면 검은색으로 변한다. 생강나무는 약용, 식용, 기름, 정원수로 가치가 높다. 전국 숲속의 그늘이나 산골짜기에서 자생한다. 우리나라에서 내장산에서만 자생하는 고로쇠생강나무가 있다.

생강나무의 꽃말은 '매혹, 수줍음, 사랑의 고백' 이다.

산후병에 좋다

잎은 봄철 새순이나 한여름철 잘 자란 것을 채취하고, 잔가지는 가을이나 겨울, 이른 봄철에 채취한다. 잔가지를 잘게 썰어 그늘에서 말려서 약재로 쓴다. 5월에 새순을 따서 그늘에 말려서 먹거나 작설차(茶)를 만든다. 우리가 자주 먹는 녹차는 찬 성질이 있지만, 작설차는 몸을 따뜻하기도 하고, 향이 좋고, 근육과 뼈를 튼튼하게 하고, 몸 안의 독(毒)을 풀어주는 효과가 있다.

여성이 출산 후에는 자궁과 골반의 근육과 뼈가 본래의 자리로 돌아가게 하기 위해서는 몸을 따뜻하게 하고 어혈과 독기를 배출해야 하고 몸조리를 잘해야 한다. 생강나무는 여성의 산후병에 좋다. 옛말에 "산후조리를 잘 못해서 생긴 병을 회복하고자 할 때는 산후조리를 잘 해서 가능한 빨리 고치는 것이 제일이다" 라고 했다.

잎과 잔가지를 달여 먹으면 몸이 따뜻해지고 뼈가 튼튼해지는 것으로 알려져 있다. 전통의학에서는 아이를 출산하고 자궁과 골반이 벌어졌다가 제자리로 돌아가는 기간이 49일로 보았다. 21일까지는 팔다리가 제자리로 돌아오고, 49일이 되어야 처진 근육이 제자리로 돌아오고, 찬물과 힘을 쓰는 일을 하지 않고 몸을 항상 따뜻하게 해야 한다고 경고한다.

한방에서 생강나무를 황매목(黃梅木)이라 해서 건위제(健胃劑)·배앓이·해독(淸肝)에 효능이 있고, 줄기 껍질을 삼찬풍(三鑽風)으로 부른다. 활혈, 산어(散瘀), 소종(消腫), 서근(舒筋), 타박상, 어혈로 인한 통증에 다른 약재와 처방한다.

민간에서 생강나무의 새순을 따서 나물로 무쳐 먹거나 찹쌀가루를 묻혀 튀겨 먹었고, 가지는 햇볕에 말려서 잘게 썰어서 약용으로 썼고, 냉증·근육통·신경통에 잔가지를 달여 먹었고, 발목이 삐었을 때 뿌리를 달여 먹었다.

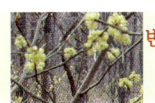
번식 ● ● ●
9월에 잘 성숙된 까만 열매를 채취하여 노천 매장하여 봄에 파종한다.

| 한 국 의 토 종 나 무 |

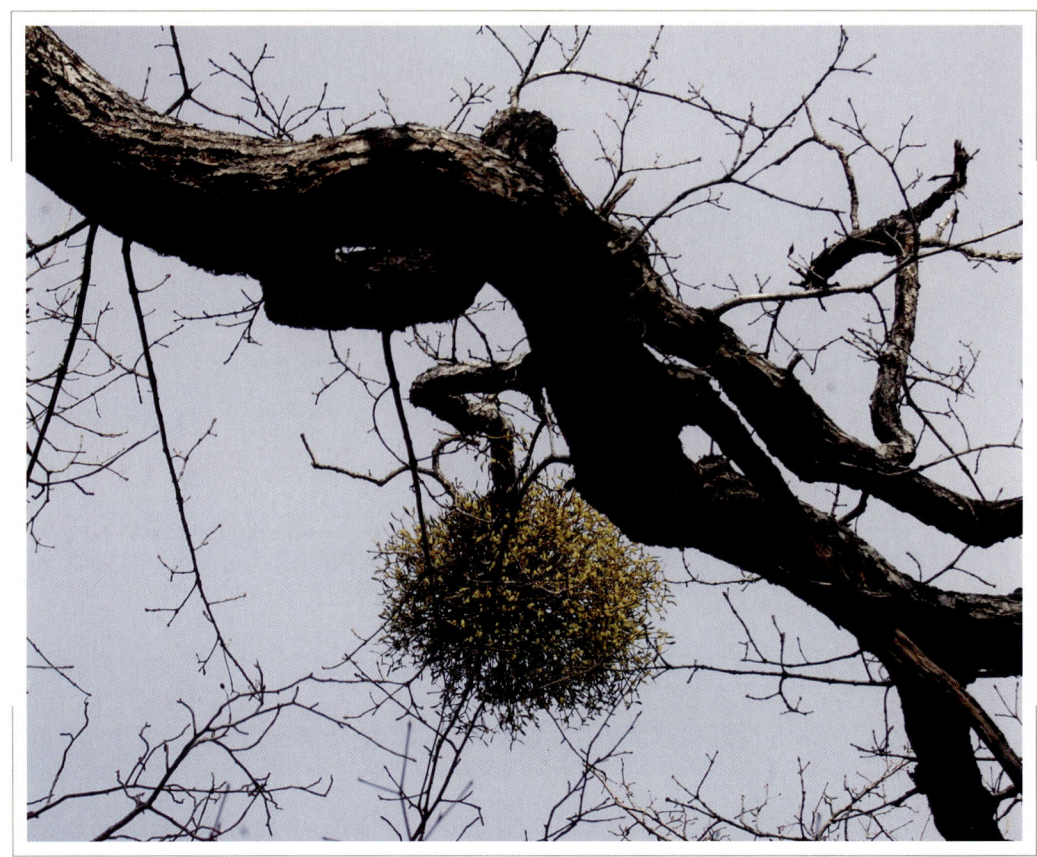

사진_배종진

겨울에도 생명을 돋우는 동수^{冬樹}, 겨우살이

겨우살이는 다른 나무 가지에 뿌릴 박고 산다. 늘푸른떨기나무로 높이는 50cm 정도이고, 새둥지 같은 둥근 모양이고, 잎이 마주 나며 잎자루는 없고, 줄기에 마디가 있으면 가지가 둘로 갈라진다. 꽃은 1~3월에 가지 끝에서 꽃잎이 없이 종 모양의 연한 노란색으로 피고, 열매는 11~12월에 구슬 모양으로 여문다.

🌸 겨울의 산청목
겨우살이는 뽕나무, 동백나무, 참나무, 버드나무, 팽나무, 물오리나무, 배나무, 밤나무, 자작나무

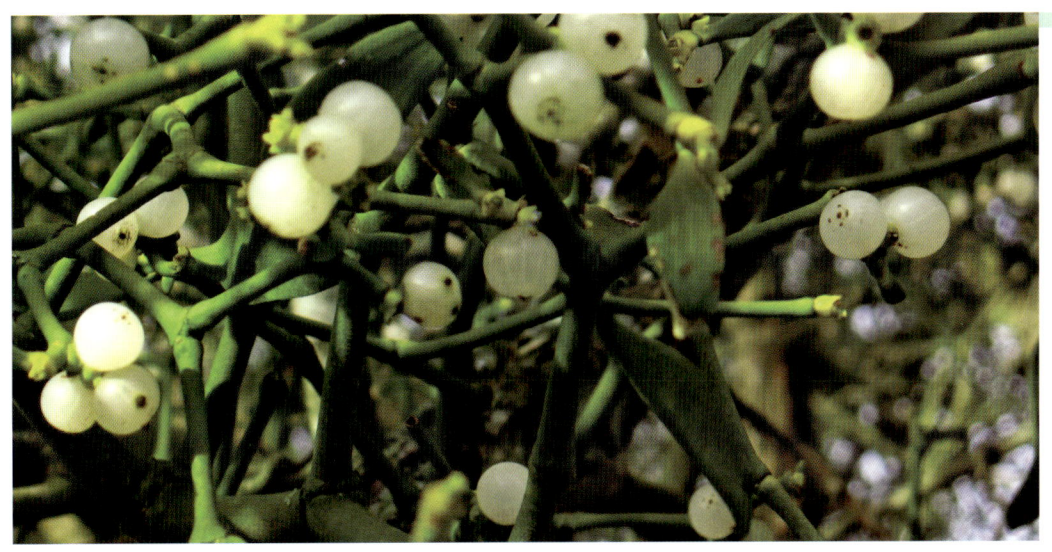

등에 기생뿌리로 수분과 영양을 공급받아 겨울에 꽃과 열매를 맺는다. 우리 조상은 겨우살이가 공중에서 나무에 의지하고 푸름을 잃지 않고 겨울을 겨우겨우 살아가므로 '겨우살이' 라는 이름을 붙였다. 겨우살이는 다른 나무의 살아 있는 가지로부터 먹을 것을 얻는 기생목(寄生木)이다.

가을이 되면 열매를 산새, 산비둘기, 까치가 먹고 나무 위에서 배설하면 씨가 그 안에서 싹을 트는데 뿌리는 나무껍질을 뚫고 가지 속으로 들어가 생명을 유지한다. 겨우살이는 점점 커가는 가지를 지탱하기 위해 숙주식물30)에 쐐기형으로 붙은 기생뿌리와 숙주식물의 양분을 빼앗기 위해 뿌리를 내린다. 겨우살이를 겨울에 채취하여 음지에 말리면 황금색으로 변하기 때문에 '황금가지', 겨우살이는 소나무처럼 푸르름을 간직하기 때문에 예부터 '동청(凍靑)' 으로 부른다.

서양에서는 겨우살이를 좋은 일의 상징으로 여겨 고대 제사장들이 벽사의 제물로 썼다. 참나무에 두 마리의 황소를 묶고 흰 옷을 입은 승려가 나무 위에 올라 황금으로 된 칼로 겨우살이를 채집하고 기도를 하고 축복을 기원한 후에 겨우살이를 끓는 물에 담가 우려낸 물인 옴니아 사난스(Omnia sanans)31)를 마시게 되면 모든 병이 낫는다는 믿음을 가지고 있다.

가을에 참나무 잎이 떨어지면 참나무에 살고 있는 신(神)은 그 나무에 붙어 있는 겨우살이로 옮겨 가고 봄이 오면 다시 참나무로 옮겨 온다고 믿었다. 홀스타인 지방에서는 겨우살이를 들고 있으면

> **신(神)이 깃들어 있는 나무**
>
> 유럽의 드루이드(Druide) 종교에서는 참나무 겨우살이에 신(神)이 깃들어 살고 있다고 믿기 때문에 해마다 섣달이 되면 드루이드교 승려(僧侶)가 겨우살이를 채집하는 의식을 치른다. 참나무의 겨우살이를 신(神)의 집으로 숭배하고 있기 때문이다.

---

30) 기생식물에 양분을 빼앗기는 식물을 말한다.
31) 옴니아는 모든 것을 뜻하고 사난스는 치료한다는 뜻이다.

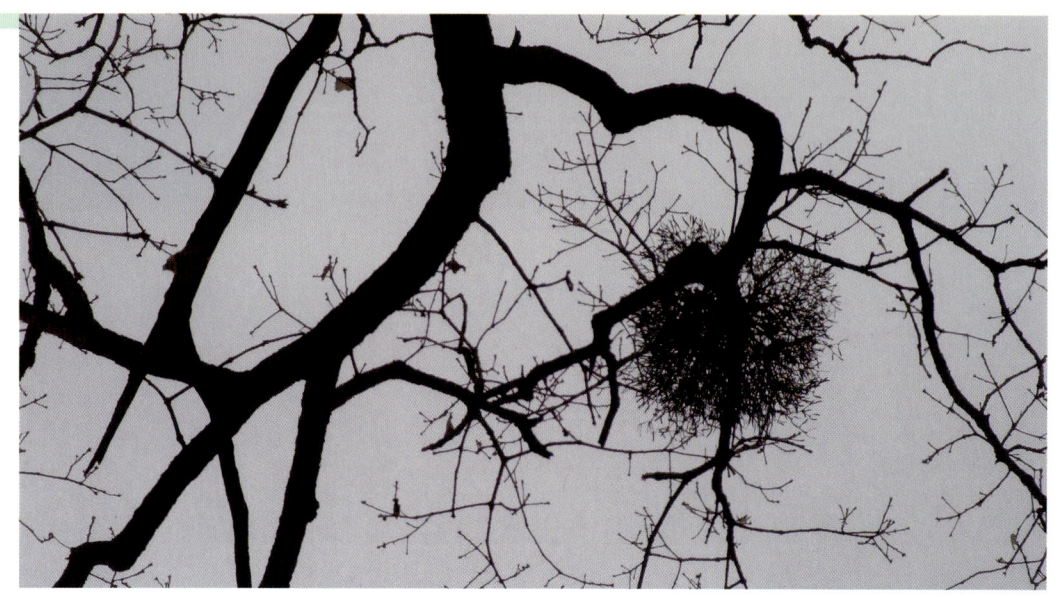

유령을 눈으로 볼 수 있다는 믿음 때문에 귀신의 지팡이로 부른다.

　서양에서는 겨우살이 나무 아래서 키스를 하면 결혼한다는 풍속이 전하고 있고, 근대에 와서는 문 위에 달아 두면 집에 찾아 오는 손님에게 좋은 일이 생긴다 하여 성탄절 축하 모임에 겨우살이 나무를 이용하기도 한다. 겨우살이를 채취할 때는 긴 장대를 이용한다. 참나무에 기생하는 겨우살이는 열매를 맺는 11월부터 이듬해 1월까지 채취한 것을 약재로 쓴다. 겨우살이는 참나무에 사는 것을 곡기생, 뽕나무에 사는 것을 상기생(桑寄生)으로 부른다.

　겨우살이는 겨우살이과에 속하는 늘푸른 잎과 황록색 줄기가 Y자를 만들어 다른 나무에 즉 참나무류, 버드나무, 팽나무, 밤나무, 자작나무에 붙어 나 엉켜 양분으로 자라는 기생하는 상록성 관목으로 기생목[32]으로 부른다. 『본초강목』에서 겨우살이에 대하여 "나무 가지 위에 새가 앉아 있는 것 같다"고 표현하고 있다. 겨우살이는 먼 곳에서 보면 까치집처럼 보인다.

　겨우살이는 나무의 높은 가지 끝에 까치집처럼 매달려 있어 채취가 어렵다. 겨우살이는 인공재배가 불가능하여 100% 자연산이지만 최근 중국과 러시아에서 수입되어 판매하고 있기 때문에 주의를 요(要)한다. 겨우살이는 앞뒤가 없다. 잎은 연해서 바람에도 잘 부러지지만 가지는 탄력이 있어 강한 바람에도 꺾어지지 않는다.
　겨우살이의 꽃말은 '정복, 강한 인내심, 고난을 이겨 다오' 이다.

---

32) 기생나무는 스스로 광합성을 하여 양분을 생산하면서도 다른 나무의 줄기에 뿌리를 내려서 양분과 물에 의지하여 사는 독특한 습성을 지닌 식물이다.

🌿 면역력을 키워 주고 항암 효과가 탁월하다

겨우살이가 수난을 당하고 있다. 겨우살이에 항암 효과가 있다고 알려지면서 수난을 당한 지 오래 되었고, 최근에 동백나무겨우살이가 몸에 좋다는 소문이 나면서 무차별 채취를 당하고 있는 것을 볼 때 아쉽기만 하다.

유럽에서는 1926년부터 임상실험을 거쳐 1980년대 이후 만병통치약으로 인식되었고 최근 항암 효과가 뛰어나 각종 암에 좋은 것으로 알려져 있어 암환자에게 희망을 주고 있다.

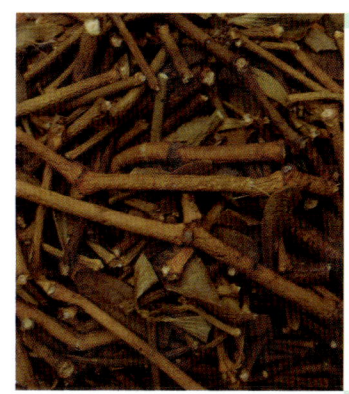

중국과 유럽에서 겨우살이 추출물을 흰쥐에게 투여하는 동물실험을 한 결과 70% 이상 암세포를 억제하는 효과가 있는 것을 밝혔다.

『동의보감』에서 겨우살이는 "맛은 쓰고 달며 성질은 평하고 독(毒)이 없다. 간경(肝經)과 신경(腎經)에 작용하여 힘줄, 뼈, 혈맥, 피부를 좋게 하고 태아를 안정시키며 요통, 고혈압, 해산 후 자궁의 이완성 출혈 등에 사용한다"고 했다.

『항암본초』에서 "태루(胎漏)[33]가 멎지 않는 것에 쓰고 태아를 편안하고 튼튼하게 한다"고 기록되어 있다.

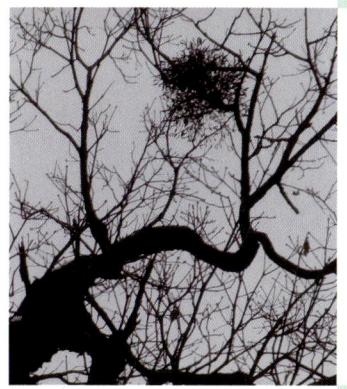

뽕나무에 나는 겨우살이는 상상기생(桑上寄生)으로 음력 3월 3일에 채취하여 그늘에 말려서 약재로 쓴다. 열매의 즙액이 끈끈할수록 약효가 좋다. 겨우살이는 독성이 없기 때문에 반드시 황금색으로 변한 것을 끓여서 체질에 관계없이 3개월 정도 상복하면 좋고, 환이나 고약을 만들어 먹거나 술을 담가 먹을 수 있다.

한방에서 이른 봄과 겨울에 채취하여 잎, 꽃, 열매, 줄기, 가지를 약재로 쓴다. 기생하는 나무, 채취 시기, 건조 방법에 따라 약효가 다르다. 주로 암, 간염, 고혈압, 중풍, 기관지염, 요통, 관절염, 근육통, 당뇨, 불면증에 다른 약재와 처방한다.

민간에서 겨우살이를 채취하여 차, 술, 효소로 만들어 먹는다.

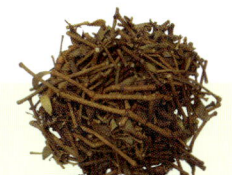

번식 • • •
새가 씨를 먹고 배설하면 씨가 나무에 싹을 트는데 뿌리는 나무껍질을 뚫고 가지 속으로 들어가 생명을 유지한다. 주로 새에 의해서 번식한다.

[33] 임신이 중절되려는 증상을 말한다.

| 한 국 의 토 종 나 무 |

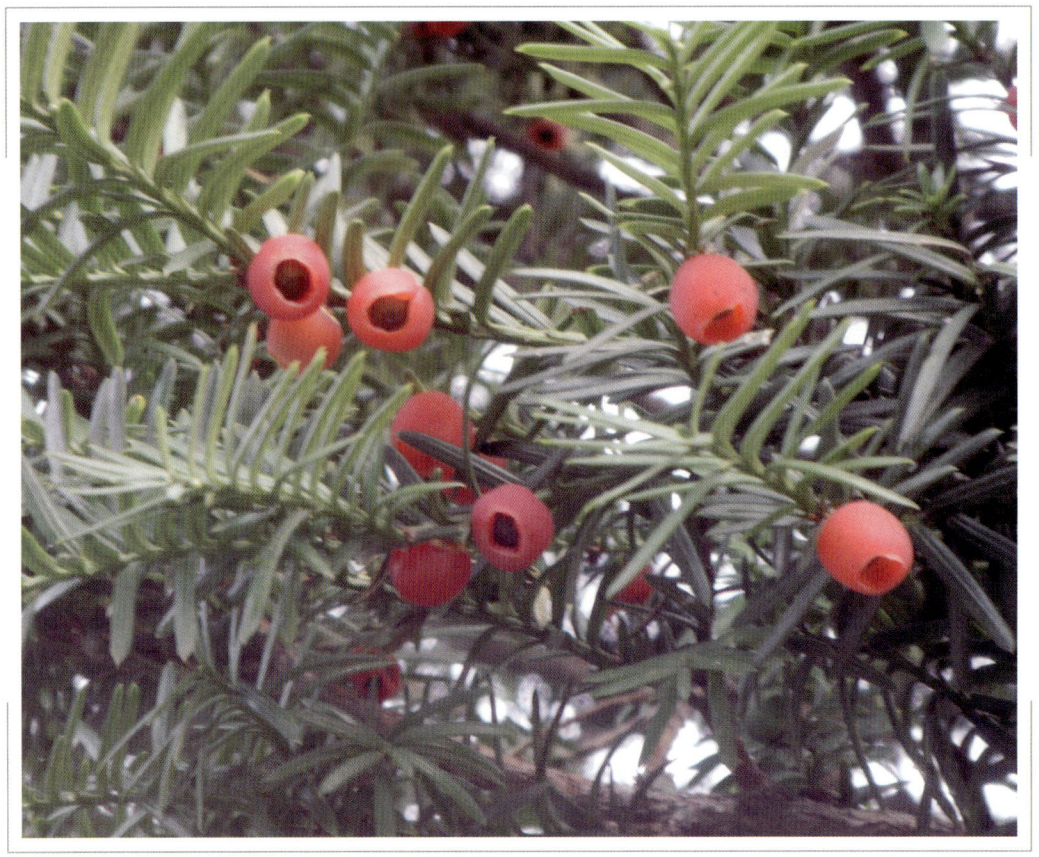

살아 천 년, 죽어 천 년. 천년수^{千年樹}, 주목

주목은 추운 지역에서 자라고 해발 1,000m가 넘는 정상이나 능선에서 자란다. 늘푸른큰키나무로 높이는 17~20m 정도이고, 짧고 굵은 바늘 모양의 잎이 가지에 촘촘히 돌려 나고 뒷면에 2개의 녹색 줄이 있다. 나무껍질은 얇아 띠 모양으로 벗겨지고 줄기를 자르면 붉다. 꽃은 4월에 수꽃은 황색, 암꽃은 녹색으로 피고, 열매는 9~10월에 붉은색으로 여문다.

천 년을 사는 나무

나무의 줄기가 붉은색을 띠어 붉을 '朱'에 자에 나무 '木' 자를 쓰기 때문에 주목(Taxus cuspidata)

으로 부른다. 주목은 "살아서 천 년, 죽어서 천 년을 산다"는 대표적인 장수목(長壽木)으로 '붉은색 나무'라고도 부른다. 주목의 속명은 'Taxus'는 그리스어 'Taxos(활:弓)'에서 비롯되는 것으로 주목은 가지의 탄성이 좋고 잘 부러지지 않아 예부터 활(弓)의 재료로 사용되었다.

일본에서는 주목을 귀하게 여기고 있고, 미국의 인디언들이 들소 떼를 쫓으며 들고 달리던 활도 주목으로 만들 정도로 단단하고 탄력이 있다.

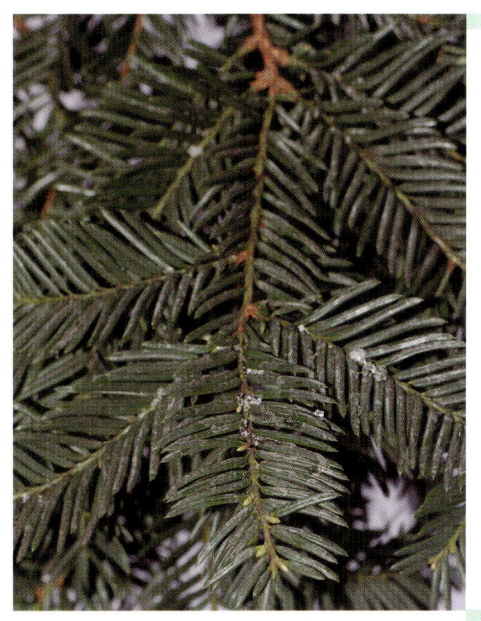

예로부터 주목은 일부 종교에서 '몰약'을 만드는 데 썼고, 유럽에서는 주목으로 활을 만들었고, 갈릴리아 사람들은 화살촉에 바르는 독(毒)을 주목에서 추출해서 썼다. 주목 목재는 재질이 치밀하고 탄력성이 있다. 주목은 나무의 모습이 고고하고 목재의 재질이 붉고 향기로우며 치밀하여 불교(佛敎)에서 불상이나 염주를 만든다.

주목은 재질이 치밀하여 가공성과 보존성이 우수하여 연필재료로 최상이며, 결이 곱고 아름다워 주로 건축재, 가구재, 조각의 재료나 바둑판, 문갑, 담뱃갑을 만드는 데 사용된다. 또한 향나무와 주목은 상류층의 귀중한 관재(棺材)로 쓰는 최고급 목재품으로 선호가 높아 전문 도벌꾼의 표적이 되기도 했다. 대체적으로 관(棺)은 느티나무나 소나무를 쓰지만, 일설에 의하면 삼성그룹의 창업자인 고(故) 이병철이 주목의 관(棺)을 썼다고 한다.

전 세계적으로는 태평양 주목, 유럽 주목, 캐나다 주목, 히말라야 주목 등이 있고 국내 자생 주목으로는 주목, 설악눈 주목, 회솔나무 등이 있다. 주목은 조경수로 가치가 높아 기념식수로 애용되는 데 생장 속도가 너무 느려 10년을 길러도 정원수로 내다 팔 수 없을 정도로 자란다. 설악산 대청봉 주변에서 유존림으로 나타나는 설악눈주목은 원줄기가 비스듬히 자라면서 땅에 닿는 가지에서 뿌리가 내린다. 울릉도 특산인 회솔나무는 주목보다 잎이 넓고 회색이 돈다.

영국에서는 교회 묘지 등에 심는다. 서양에서는 움돋이가 잘 되고 전정 등 견디는 힘이 강해 기하학적 형태나 정자목을 만드는 데 이용한다. 주목은 약용, 정원수, 공원수, 가공재로 가치가 높다. 장수의 상징으로 지팡이를 주목단장으로 만들었고, 주목으로 만든 바둑판은 최상품으로 친다.

주목의 꽃말은 '비애, 죽음'이다.

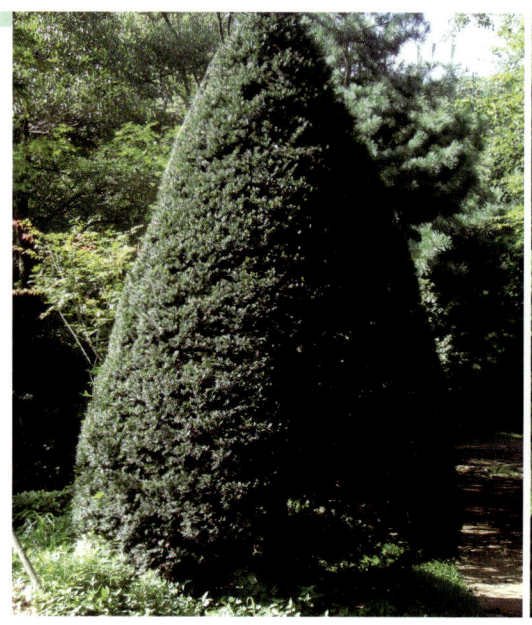 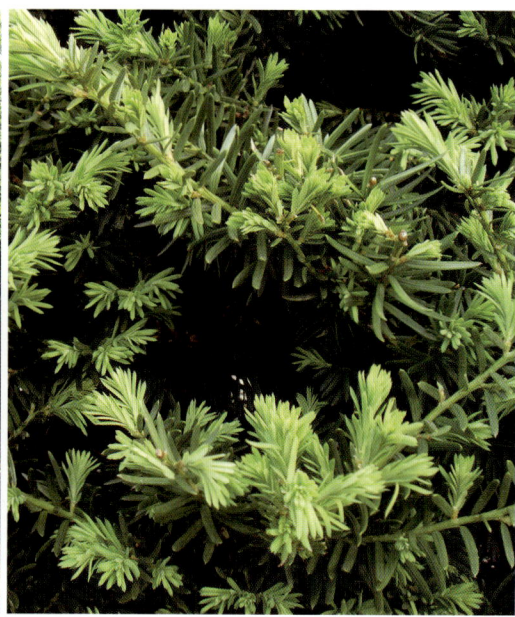

🌱 암에 좋다

1971년 미국 국립암연구센터에서 주목 껍질에서 항암 효과가 있는 파크리탁셀이란 물질을 발견했고, 21년 뒤 미국의 브리스톨 마이너스 스퀴브(BMS)는 미국식품의약청에서 이 성분이 항암제인 '탁솔'로 시판 승인을 받아 지금은 연간 1조 원이 넘는 매출을 올리고 있다. 주목은 암환자에게 희망을 주는 나무다.

주목에서 추출되는 의약품으로 시판되고 있는 것은 의사의 처방으로 먹을 수 있지만, 함부로 상복하면 중독성의 위험이 있고, 혈압을 떨어뜨리는 작용이 있기 때문에 주의를 요(要)한다. 잎과 씨앗에는 알칼로이드 계통의 탁신(taxin)이라는 유독 성분이 있어 혈압 강하 또는 심장을 정지시키는 부작용을 일으킨다. 중국에서는 가지나 잎을 자삼(紫杉)으로 부르고 이뇨, 통경, 당뇨병에 약용으로 쓴다. 미국에서 자라는 태평양산 주목에서 추출되는 독(毒) 성분은 새로운 항암 성분이 있어 유방암, 인후암, 후두암에 적용하고 있다.

한방에서 잎을 말린 주목엽(朱木葉)은 냄새가 심해 구충약이나 위장병·신장병·이뇨·당뇨에 효능이 있어 다른 약재와 처방한다.

민간에서 종자를 따서 기름을 짜기도 하고 물감을 들이는 염료로 사용한다.

번식 •••

주목은 삽목이나 조직 배양을 통해서 증식을 하기도 하지만, 종자를 채취하여 노천 매장하면 2년 만에 발아가 된다.

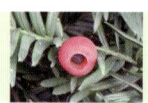

| 한 국 의 토 종 나 무 |

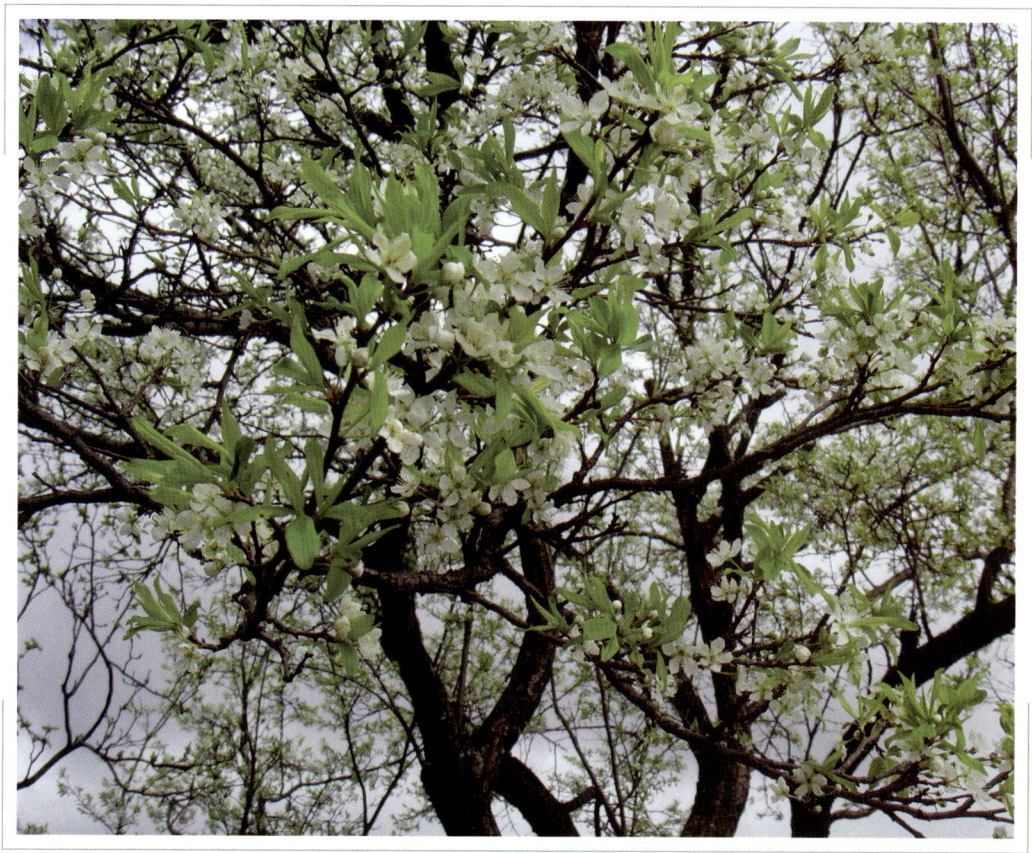

왕을 예언한 예언수預言帥, 자두나무

자두나무의 원산지는 중국으로 과수원이나 집 주변에 심는다. 갈잎큰키나무로 높이 3~5m 정도이고, 긴 타원형의 잎이 어긋나고, 뒷면에 털이 있다. 가지는 붉은 갈색이고 반질반질하다. 꽃은 잎보다 먼저 흰색으로 피고, 열매는 6~7월에 둥글고 노란색 또는 자주색으로 여문다.

열려수

자두나무는 밤이 되면 어린 가지는 수면(睡眠) 운동을 하는 것처럼 큰 줄기쪽으로 모이고 낮에는 모두 퍼진다. 마치 정다운 부부가 나란히 동금(同衾 : 한 이불 속에서 잠을 자는 것)하는 모양을 닮았다 하여 열녀

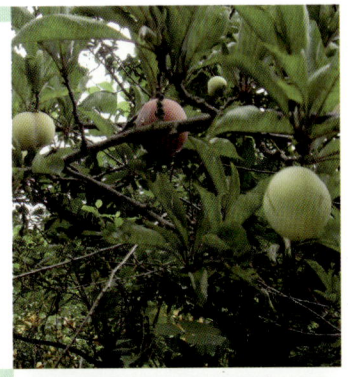

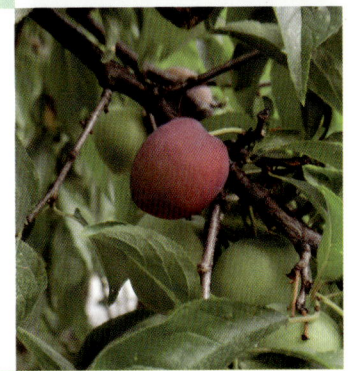

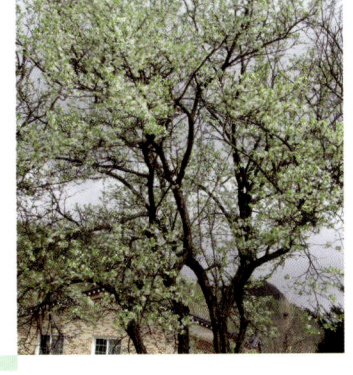

수(烈女樹) 혹은 열녀목(烈女木)으로 부른다. 우리 조상은 복숭아와 함께 오얏에 대한 시를 많이 썼다. 중국에서는 대추, 감, 배, 밤과 함께 5대 과일은 왕에게 진상했다.

자두나무는 오얏나무로 부른다. 자리(紫梨), 자도(紫桃), 이자도(李子桃), 구율자(歐栗子), 오얏, 외얏, 참추리나무 등으로 부른다. 나무 목(木) 자와 아들 자(子)를 합해서 이씨(李氏) 성이 만들어졌다고 하며, 고려 때 도선국사가 오얏 성씨를 가진 새 왕조가 탄생할 것이며, 이씨 왕조가 도읍을 한양으로 옮기게 될 것이라고 예언했다 한다. 고려 조정에서는 지금의 북한산에 오얏나무를 심어 어느 정도 크면 잘라 버리기를 반복하여 이성계가 조선을 개국하여 500년 영화를 누렸다.

자두나무는 재질이 단단해서 가내용품, 장식기구, 세공용으로 사용한다.

자두나무의 꽃말은 '오해' 이다.

당뇨에 좋다

자두나무는 식용, 약용, 유실수로 가치가 높다. 열매가 성숙된 것은 바로 생으로 먹을 수 있고, 덜 익은 것은 골절이 쑤시는 것과 오래된 열을 다스리는 데 쓴다.

오얏나무의 잎을 삶아서 어린아이의 경풍과 학질을 다스릴 때는 목욕을 시키면 효과를 볼 수 있다.

한방에서 열매를 이자(李子), 속씨를 이핵인(李核仁)으로 부른다. 생진(生進), 청간, 이수의 효능이 있고, 주로 소갈(당뇨), 복수(腹水)에 다른 약재와 처방한다.

민간에서 오얏씨를 가루내어 기미나 주근깨에 팩을 하였고, 땀띠에는 생잎을 따서 목욕을 했고, 목이 아프거나 기침을 진정시킬 때 열매를 태워 먹었다.

오얏 이야기

옛날 중국에 지혜와 재치가 뛰어난 동방삭은 어느 날 제자들과 함께 길을 가던 중 꽃이 만발한 어느 집에 까치 떼가 날아드는 것을 보고 그 집의 주인의 이름이 '오얏' 이고 까치의 다른 이름이 '박노' 이기 때문에 주인 이름이 '이박' 이라고 추정했다고 한다.

번식 • • •

자두나무는 벚나무나 복숭아나무를 대목으로 하여 접목을 한다.

| 한 국 의 토 종 나 무 |

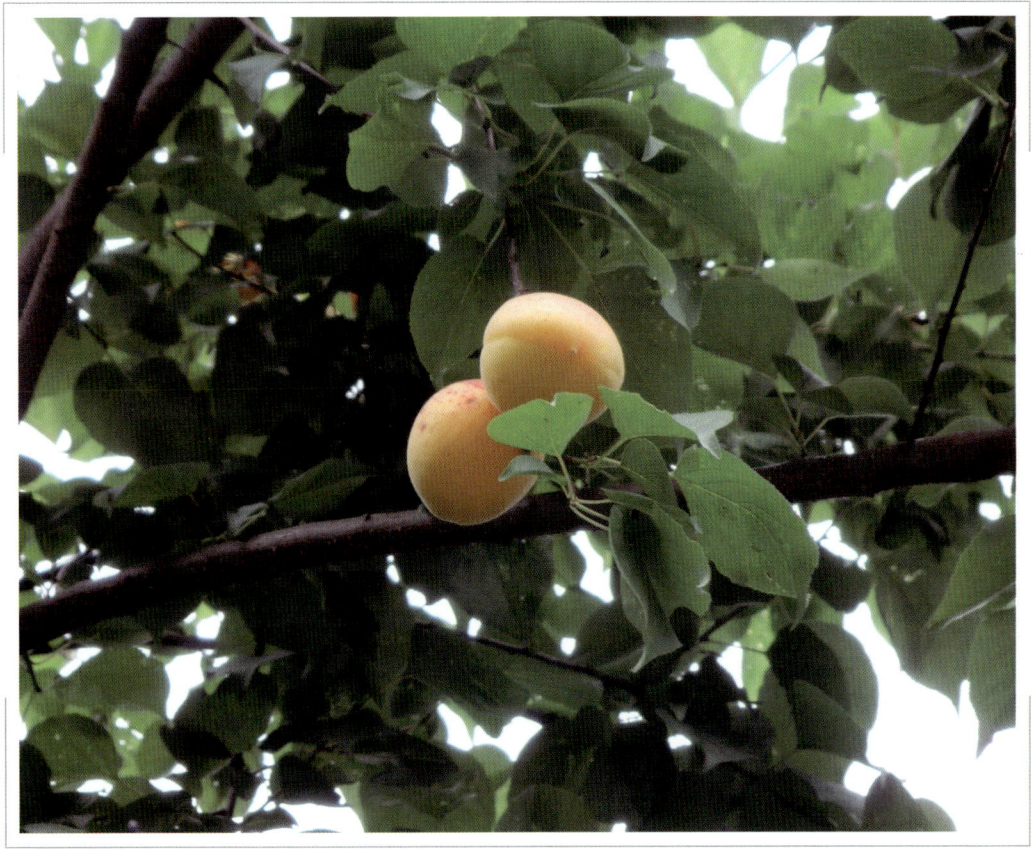

영롱한 소리를 내는 목탁수^{木鐸樹}, **살구나무**

살구나무 원산지는 중국으로 과수원이나 집 근처에 심는다. 갈잎큰키나무로 높이 5m 정도이고, 잎은 타원형으로 어긋나고 가장자리는 겹톱니가 있다. 어린 가지는 자줏빛을 띠고 잎자루는 붉은 빛을 띤다. 꽃은 4월에 잎보다 먼저 연한 분홍색으로 피고, 열매는 6~7월에 털이 덮여 둥근 노란색으로 여문다.

최고급 목탁 재료

살구나무 꽃이 만발할 때는 봄이 무르익었음을 알려 준다. 살구나무는 행목(杏木), 행자목(杏子木),

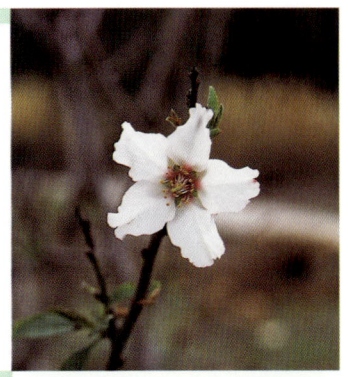

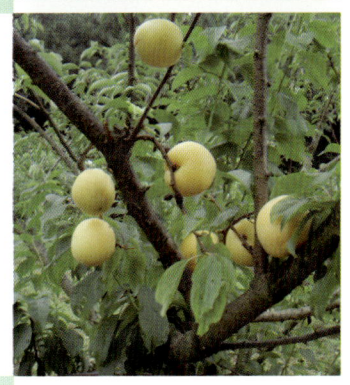

행송진(杏松津), 행수, 참살구나무, 행인유(杏仁油) 등으로 부른다.
『본초강목』에는 살구씨를 이용한 치료법이 2백여 가지나 기록되어 있다. 동쪽으로 뻗은 가지에서 살구 다섯 알을 따서 씨를 없앤 후 동쪽으로 흐르는 물에 담가 두었다가 이른 새벽에 먹으면 오장(五臟)의 잡물을 씻어 내고 육부(六腑)의 풍을 예방할 수 있고 눈을 맑게 한다고 속설로 전하고 있지만 꽃 그런 것은 아니다.

옛날 중국의 『신선전』에서 병을 고치는 의사를 행림이라 하는데 병이 중하면 5섯 그루, 가벼우면 1그루를 심게 했다 하여 살구나무 숲으로 부른다. 살구나무 목재를 채취하여 적당한 크기로 잘라 숲 속의 늪에 처박아 두었다가 몇 년 후에 꺼내어 말린 후에 만든 목탁을 최고급으로 친다. 살구나무는 식용, 약용, 유실수로 가치가 높다. 민간에서는 빨래판으로 쓰기도 했다.

살구나무는 식용, 약용, 관상용, 밀원용, 유실수로 가치가 높다. 속씨인 핵인(核仁)은 약재나 요리용으로 쓰고, 만주 지방의 상류에서는 살구나무를 관(棺)으로 썼고 가옥, 가구의 재료로 쓰고, 수레바퀴를 만들었다. 개살구나무는 꽃이 작지만 개량한 살구나무에 비해서 더 오랫동안 꽃을 피우기 때문에 산뜻함을 준다.

살구나무의 꽃말은 꽃은 '의혹', 과일은 '무분별함' 이다.

🌿 폐에 좋다

『본초비요』에서 살구는 "풍을 제거하고 한(寒)을 없애며 기를 내리고 담(痰)을 없앤다"고 했듯이 기침과 천식에 좋다. 살구에는 독이 있기 때문에 한꺼번에 많이 먹으면 정신이 흐려지고 근육과 뼈를 상하게 하기 때문에 적당히 먹어야 한다. 성숙되지 않은 열매는 먹지 않는다.

> **살구 이야기**
>
> 위나라의 조조는 뜰에 살구를 심어 놓고 키웠는데 어느 날부터 열매가 조금씩 줄어들자 조조는 꾀를 내어 머슴들을 불러 놓고 살구나무를 모두 베어 버리라고 했다. 한 머슴이 베는 건 아깝다고 말하는 것을 보고 그가 살구를 따 먹는 도둑임을 알았다.

한방에서 종자를 행인(杏仁)으로 부른다. 주로 천식, 진해, 거담에 효능이 있고, 주로 폐를 다스리는 데 다른 약재와 쓴다.

민간에서 속씨를 빼고 생으로 먹는다. 속씨를 빼고 용기에 담아 설탕이나 시럽을 붓고 100일 동안 발효시킨 후 효소 1에 찬물 5를 타서 먹는다.

번식 • • •
살구나무는 씨나 접붙이로 번식한다.

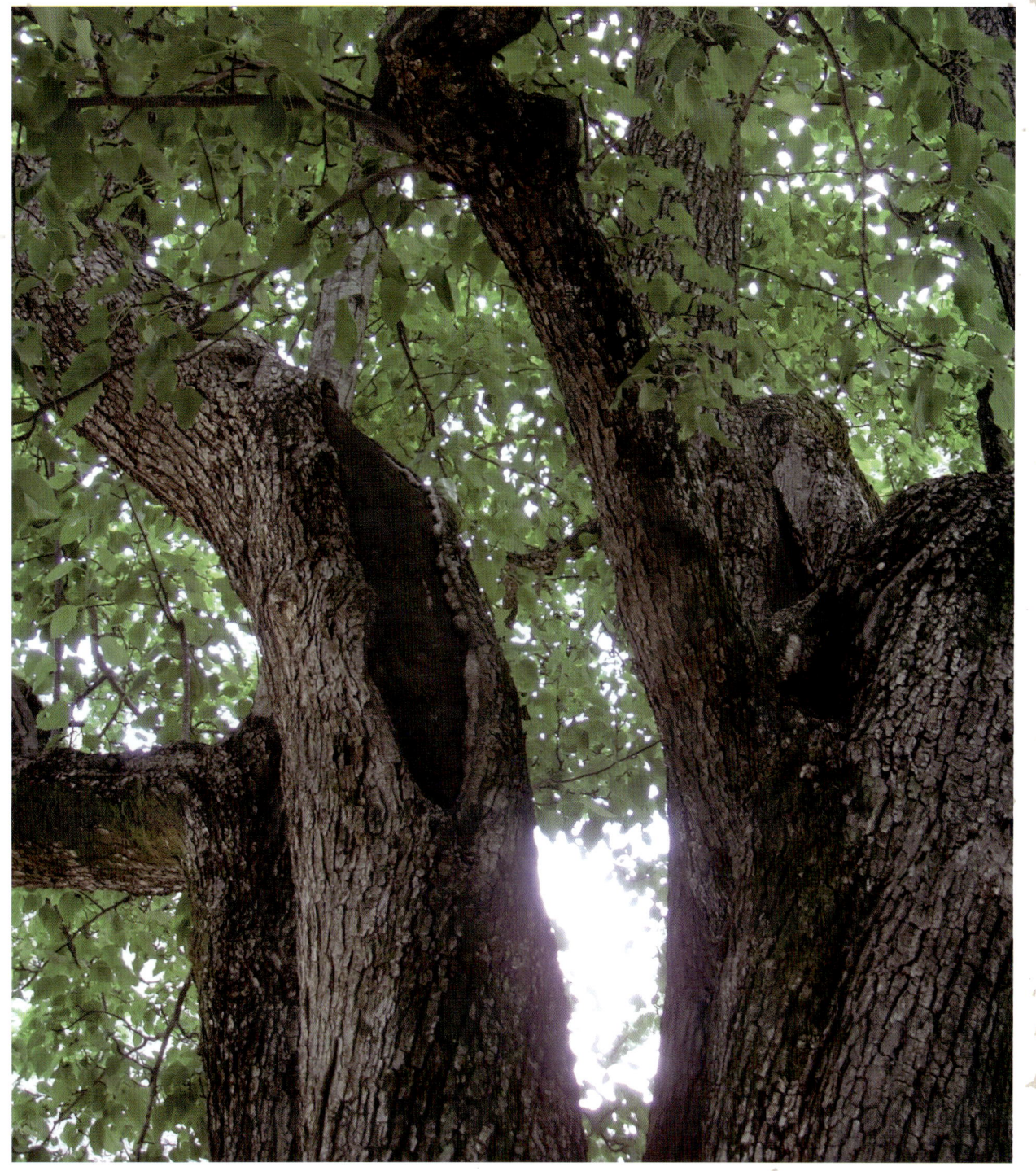

나무동의보감

상징과 문화를 의미하는 나무

| 상 징 과 문 화 를 의 미 하 는 나 무 |

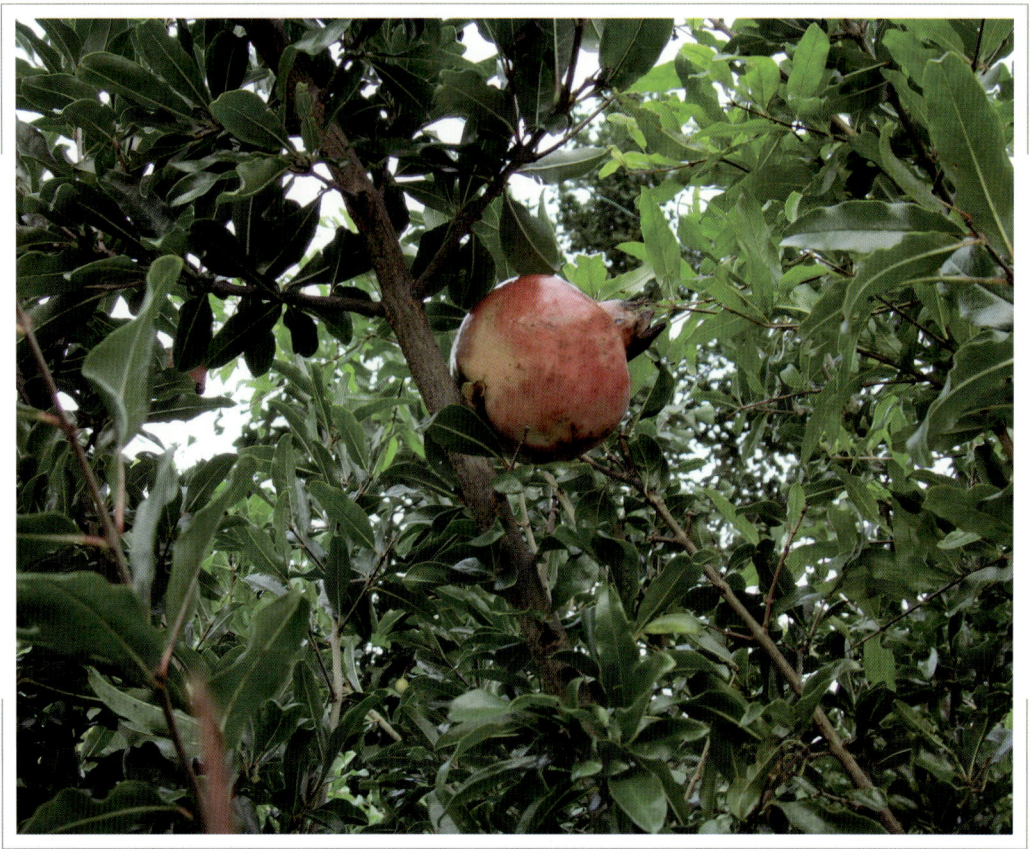

여성호르몬이 풍부한 여성수^{女性樹}, 석류나무

석류나무 원산지는 이란이고, 중부 이남에서 자란다. 갈잎큰키나무로 높이는 4~5m 정도이고, 잎은 마주 나고, 가지에는 가시가 있다. 꽃은 5~6월에 가지 끝에 1~5송이씩 붉은색으로 피고, 열매는 9~10월에 둥글게 6~8cm의 황홍색으로 자라 장과(漿果)가 터지면서 붉은색 씨가 나온다.

🌿 여신女神이 즐겨 먹은 과실

석류나무의 과실은 여신이 즐겨 먹은 것으로 알려져 있고, 세계적으로 '여성호르몬의 여왕'이라는 애칭을 가지고 있다. 서양에서 석류나무를 신성(神聖)한 나무로 보았으며, 동방에서 석류는 풍부한 다

산과 생명의 상징나무로 보았다. 예로부터 고대 페르시아에서 생명의 과일로 여겨 중동이나 이란 사람들은 석류를 10시간 이상 끓여서 모든 음식에 넣어 먹고, 음료로 만들어 건강을 유지하고 있다.

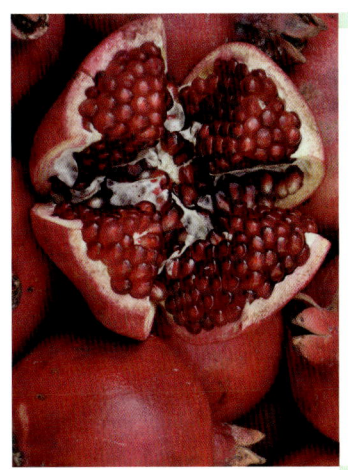

우리 조상은 석류나무를 정원에 마주 바라보이는 곳이나 담장가에 관상용으로 심었고, 농장의 벽장 안에 석류 그림으로 치장하였고, 추석 무렵이 되면 밤(栗), 감과 함께 사랑을 받는 나무였다. 우리 조상은 석류는 단맛과 신맛의 성분이 있어 음료로 대용했고, 사람이 많이 모이는 곳에 석류 그림을 걸어 놓을 정도로 미인이 석류를 좋아했다.

석류는 혈액을 정화해 주고 면역력을 강화해 주어 건강에 도움을 주는, 세계적으로 주목을 받는 과실이다. 석류와 포도를 꾸준히 상복하면 산성화된 체질이 알칼리성으로 개선되어 인체의 변조된 몸을 회복하여 주고 피부를 윤택하게 한다.

석류나무의 꽃말은 '자손 번영' 이다.

🌸 여성을 만드는 호르몬의 여왕

『동의보감』에서 석류는 '목 안이 마르는 것과 갈증을 치료하는 과일로 목이 쉬거나 부었을 때 먹으면 좋다'고 할 정도로 석류만 생각하면 입 안에 침이 고인다.

석류에는 여성 호르몬인 에스트로겐34)이 풍부하게 함유되어 있어 갱년기 여성이나 여성에 없어서는 안 되는 식물로 석류 종자 1kg당 10~18mg의 여성을 만드는 호르몬이 함유되어 있어 여성을 찾아주고 삶의 활력을 주기 때문에 여성을 위한 나무다.

석류는 식용, 약용 관상용, 공업용으로 가치가 높다. 석류를 어떻게 먹어야 하는가? 석류막에 많은 천연식물성 에스트로겐이 함유되어 있기 때문에 껍질과 씨앗까지 먹어야 효과를 볼 수 있다. 석류에는 주로 미네랄, 비타민, 무기질, 칼슘, 단백질 등이 풍부하여 각종 인스턴트 음식과 첨가물과 오염된 몸을 정화할 수 있다.

석류의 효능

- 석류를 상복하면 여성은 10년은 젊게 산다.
- 골감소증이나 골다공증으로부터 자유롭다.
- 여성 호르몬인 에스트로겐을 천연으로 먹을 수 있다.
- 에라그산을 다량 함유하고 있어 항암 작용으로 암을 예방한다.
- 자궁근육의 수축력이 좋아 여성의 성감이 좋아진다.
- 면역력을 강화하여 준다.
- 타닌과 펙틴이 풍부해 피의 해독이 좋아 맑은 혈액을 유지할 수 있다.

석류나무의 전설

옛날 중국 안덕왕 연종이 군수의 딸을 왕비로 삼고 처갓집을 방문하게 되었다. 장모는 사위인 왕에게 석류 두 개를 바쳤는데 왕이 석류의 의미를 모르고 땅에 버렸다. 딸인 왕비는 왕에게 석류는 씨가 많아 왕가(王家)에 자손이 많이 있기를 바란다는 뜻으로 석류를 바쳤다고 알려 준 후로는 석류가 '자손 번영' 의 상징이 되었다.

---

34) 에스트로겐의 역할은 자궁의 발육, 내막의 증식, 유선의 발육 등 2차 성장을 담당하고 콜라겐의 합성을 돕는 작용이 있어 피부 노화를 방지해 준다. 특히 갱년기 여성들의 안면 홍조·피부건조, ·우울증·근육통·구내염·심계항진·불면증 등에 효과가 있다.

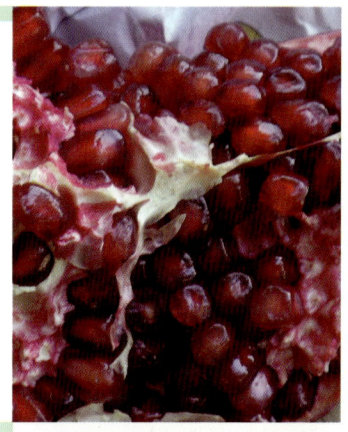

석류와 복숭아는 여성의 뺨과 피부에 비유하기도 한다. 석류는 여성호르몬[35] 부족의 원인으로 오는 질병을 치료하는 데 쓴다. 여성의 호르몬인 에스트로겐은 30대 이후부터 감소하여 45세 이후에 급격히 감소하면서 신체적으로 큰 변화를 맞게 되고 정서적으로도 여성(女性)을 잃어 가기 때문에 석류를 자주 먹는 사람은 10년은 노화를 늦출 수 있다. 여성은 폐경기 전에 건강관리를 해야 한다.

에스트로겐이 폐경기 이후에는 급격히 감소하여 피 속을 정화하지 못하기 때문에 갱년기 증후군인 안면홍조나 우울증을 비롯하여 몸의 변화를 느끼게 되는 원인이 되기 때문에 석류가 좋다. 그러나 여성이 임신 기간에는 석류를 상복하면 유산을 할 수 있으므로 주의를 요(要)한다.

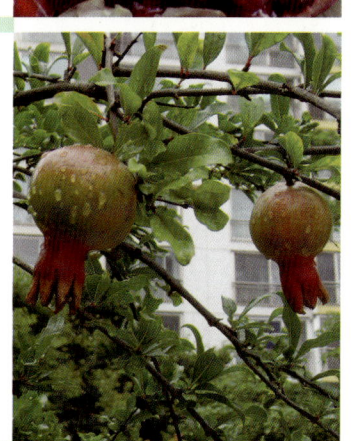

석류는 열매 껍질, 나무 껍질, 뿌리껍질을 약재로 쓴다. 이란 페르시아의 오랜 의서(醫書)에서 석류는 위(胃)와 장(腸)을 다스리고 석류껍질을 달여서 마시면 설사를 멎게 한다.

한방에서 뿌리 껍질 및 줄기 껍질을 석류근피(石榴根皮), 열매 껍질을 석류피(石榴皮)라고 부른다. 석류 열매는 인후 종통·여성의 자궁 출혈·혈붕중(血崩中)[36]·대하(帶下)·냉중·월경불순·치통·위장병에 효험이 있고, 석류엽(石榴葉)은 무월경을 치료하는 데 쓰고, 석류는 주로 지사·장출혈·구내염·편도선염·조충구제·피임·이질·설사·복통·대하증의 수축제에 다른 약재와 처방한다.

민간에서 코피를 멎게 할 때 석류꽃을 분말로 만들어 코에 넣어 붙여서 진정시켰고, 편도선염과 인후염에는 석류 한 개를 물에 넣고 달인 즙으로 양치질을 하였고, 석류의 달콤한 맛은 음식으로 새콤한 맛은 주스로 만들어 먹는다.

> **번식** • • •
> 가을에 잘 성숙된 열매를 따서 씨앗에 붙어 있는 과육을 제거하여 젖은 모래와 1:1로 혼합하여 땅에 묻어 두었다가 이듬해 4월 초순경에 파종한다.

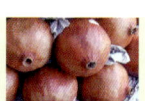

35) 우리 몸에서 뇌, 소화기관, 난소, 고환, 부신피질 등에서 150가지의 호르몬이 생산되어 건강한 몸을 유지하는 데 중요한 생명체이다. 피, 근육, 뼈와 더불어 우리 몸에서 절대로 필요한 신비한 물질로 호르몬의 균형이 깨지면 각종 병으로 나타난다. 예를 들면 **당뇨병**은 췌장에서 분비되는 인슐린의 부족으로 **고혈압**은 신장에서 분비되는 레닌이 과잉 분비되거나 부신에서 알도스테론의 과잉분비로 혈관이 수축되어 생기는 병증이다. **갑상선**호르몬이 과하거나 부족하면 신경질적이며 무기력하고 살이 찌기도 하고 마르기도 한다. 호르몬이 부족하면 스트레스에 약해지는 결과를 초래하기도 한다.
36) 해산 후에 피가 멈추지 않는 증상을 말한다.

| 상 징 과 문 화 를 의 미 하 는 나 무 |

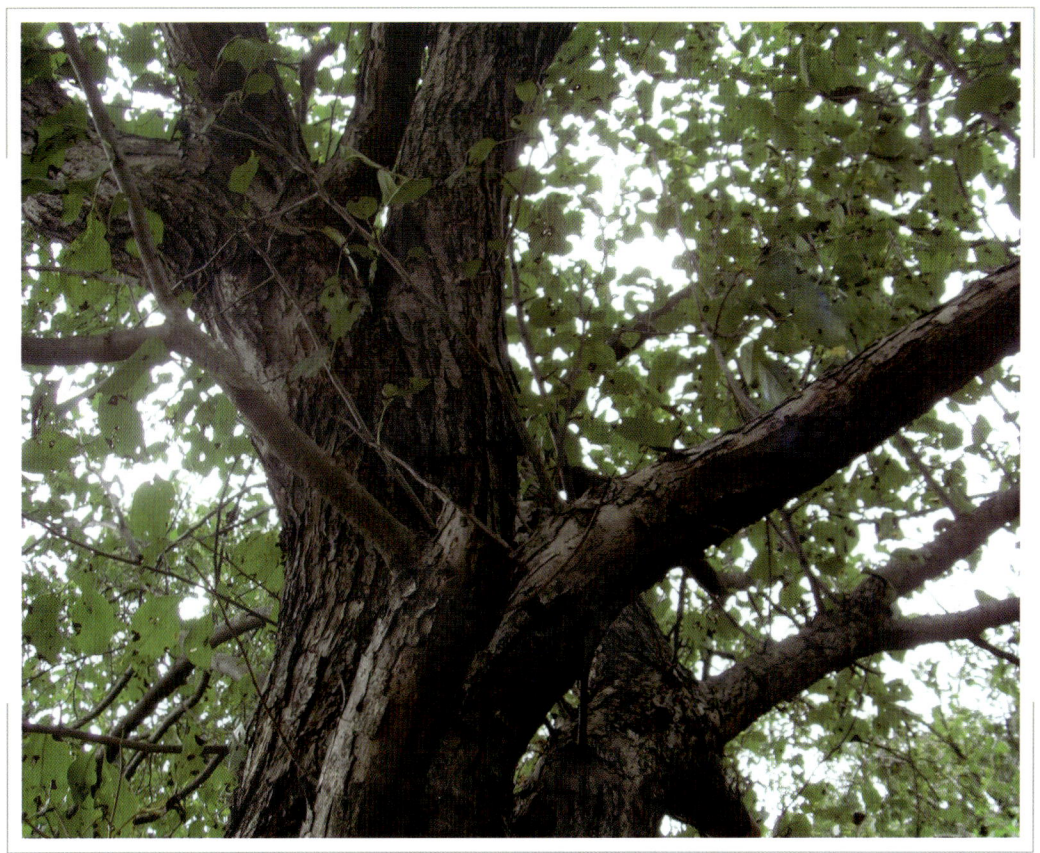

마음을 치료해 주는 심수(心樹), 배나무

배나무는 과수원에 심는다. 갈잎큰키나무로 높이는 5~8m 정도이고, 잎은 어긋나고, 반질반질하고 가장자리에 둔한 톱니가 있다. 꽃은 4월에 잎과 함께 흰색으로 피고, 열매는 9~10월에 둥글고 껍질은 연한 갈색이지만 속은 희다.

심신을 다스린다

예로부터 제삿상의 주된 과일은 대추(棗:조), 밤(栗:율), 감, 배(梨:리)이다. 배나무는 수명이 긴 데서 장수를 상징하고, 특별한 소망과 관련이 있는 전통적 과일로 건강, 희망, 벼슬을 표상하기도 한다.

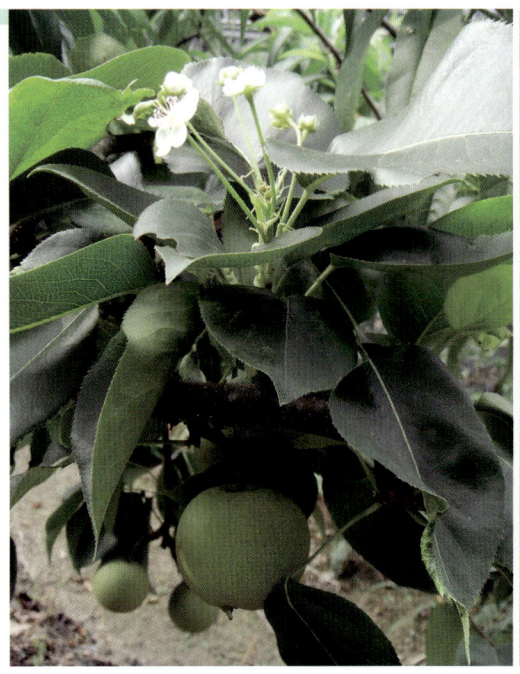
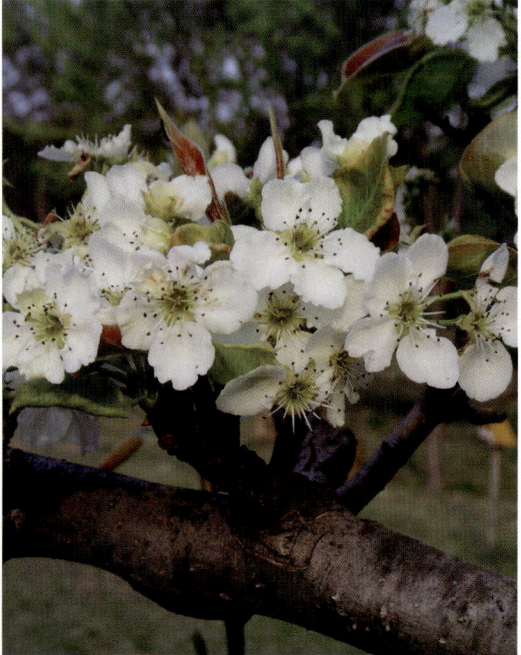

　「사자성어」에서 오비이락(烏飛梨落)의 "까마귀 날자 배 떨어진다"에는 "배가 맛있는 과일"이라는 속뜻이 담겨 있다. 배는 마음을 다스려 주기 때문에 수행을 하는 선인(仙人)이나 기(氣)를 수련하는 사람이 즐겨 먹었다. 중국 전통의서에서 당나라 무종왕(武宗王)이 오랜 기간 동안 앓았던 마음의 병을 한 도인(道人)이 배즙으로 치료했다는 기록이 있다.

　우리의 풍속에 죽은 사람의 영혼이 땅에 내려와 가족 중의 한 사람을 데려간다고 믿는 속설이 있어 칠월 칠석날에는 배를 주지도 받지도 않는다. 사과는 붉은색과 하트 모양을 닮았기 때문에 사랑의 상징으로 표현되지만, 배의 열매는 심장형으로 애정을 상징한다. 예부터 사과를 주는 행위는 사랑을 고백하지만, 배를 쪼개어 나눠 먹으면 헤어진다는 속설이 있어 연인이나 친척, 친구 간에는 배를 나눠 먹지 않는다.

　"배 썩은 것은 딸 주고, 밤 썩은 것은 며느리 준다, 배 주고 속 빌어 먹는다, 배 먹고 이 닦는다, 떫은 배도 맛들일 탓이다"처럼 삶에는 배(梨)와 관련한 속담이 많다. 소고기를 판매하는 집에는 반드시 배가 안주로 나온다. 왜 나올까? 지금도 민간에서는 소고기를 먹고 체했을 때는 생배를 먹는다. 고전에서 "배가 송아지를 먹었다는 웃지 못할 이야기"는 소고기를 먹고 배를 먹으면 소화가 잘 된다는 깊은 뜻을 내포하고 있다. 배나무 아래 송아지를 매어 놓았더니 송아지는 온데간데 없고 고삐만 남았다는 이야기는 배가 소화효소 작용이 뛰어나 고기를 연하게 하기 때문이다.

　배나무는 매끄럽고 단단하여 세계문화유산인 팔만대장경의 일부도 돌배나무로 만들었고, 다식판이나 염주알, 주판알, 가구재 등으로 쓰고 있다. 예로부터 고실네, 황실네, 청실네 등 여러 가지 배품종이 재배되었으나, 산자락에서 배나무와 야생인 산돌배를 쉽게 만날 수 있고, 현재 우리나라에서 재배하고 있는 품종들은 대부분 일본배이다. 배나무는 토양이 척박해도 열매도 잘 맺고 잘 자라기 때문에 심은 후 3~4년 후면 경제적 수확이 가능하고, 30~40년간 관리를 잘 하면 경제적 재배가 가능하다.

배나무의 꽃말은 '애정, 사랑' 이다.

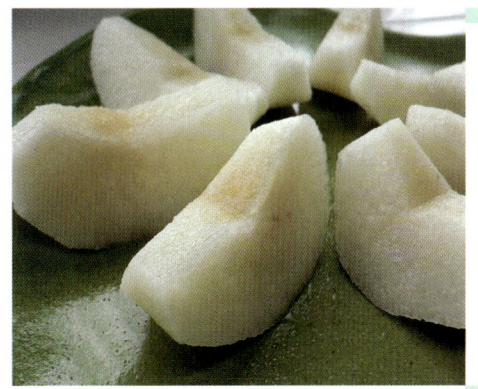

가슴의 답답함과 기침을 치료한다

『본초강목』에서 배는 "기침을 치료하고, 소갈(消渴)을 치료하고자 할 때는 매일같이 먹어야 한다. 특히 심장에 열이 있어 나는 갈증에 좋다"고 했고, 『의학입문』에서 "기침으로 가슴이 더부룩하면 좋은 배를 골라 속을 빼고 배 속에 꿀을 넣어 쪄서 먹으면 낫는다"고 했다. 과일 중에서 배는 수분이 많고 시원하고 상큼한 맛을 주기도 하지만, 배는 당분과 수분함량이 많아 주로 생과로 이용되고, 고기를 재는 데, 육회를 먹을 때, 냉면이나 김치를 담글 때 등에 이용된다.

하얀 배꽃은 문인(文人)들의 사랑 속에서 이화(梨花)를 소재로 한 노래가 등장을 하기도 하지만, 봄에 하얀 배꽃 따서 술을 담그는 것을 이화주(梨花酒), 배로 담근 술을 이강주(梨薑酒)라 한다. 이강주와 배와 생강과 꿀을 섞으면 이강고(梨薑膏: 기침약)가 되는데 이 명맥을 이어오는 곳이 전주이다. 이질(痢疾)에는 콩만한 배를 태워 먹었고, 배즙과 생강즙과 꿀을 타서 복용하면 해수(咳嗽)에 좋고, 원기(元氣)가 부족하여 기력을 회복하고자 할 때는 배에 꿀을 넣고 통째로 구어 먹으면 좋은 것으로 알려져 있다.

한방에서 배의 가지와 잎을 달여서 토사곽란[37]에 쓰고, 배나무 껍질은 잘 말려서 달여서 폐(肺)에 쓰고, 주로 담(痰)·기침·변비·이뇨에 다른 약재와 처방한다.

민간에서 버짐이나 옴이 생겼을 때 배나무 껍질을 달인 물로 환부를 씻었고, 복통에는 잎을 진하게 달여서 먹었다.

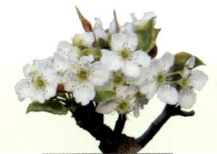

번식 • • •
배나무는 접붙이로 번식한다.

---

37) 위로는 토하고 아래로는 설사를 하는 증상

| 상징과 문화를 의미하는 나무 |

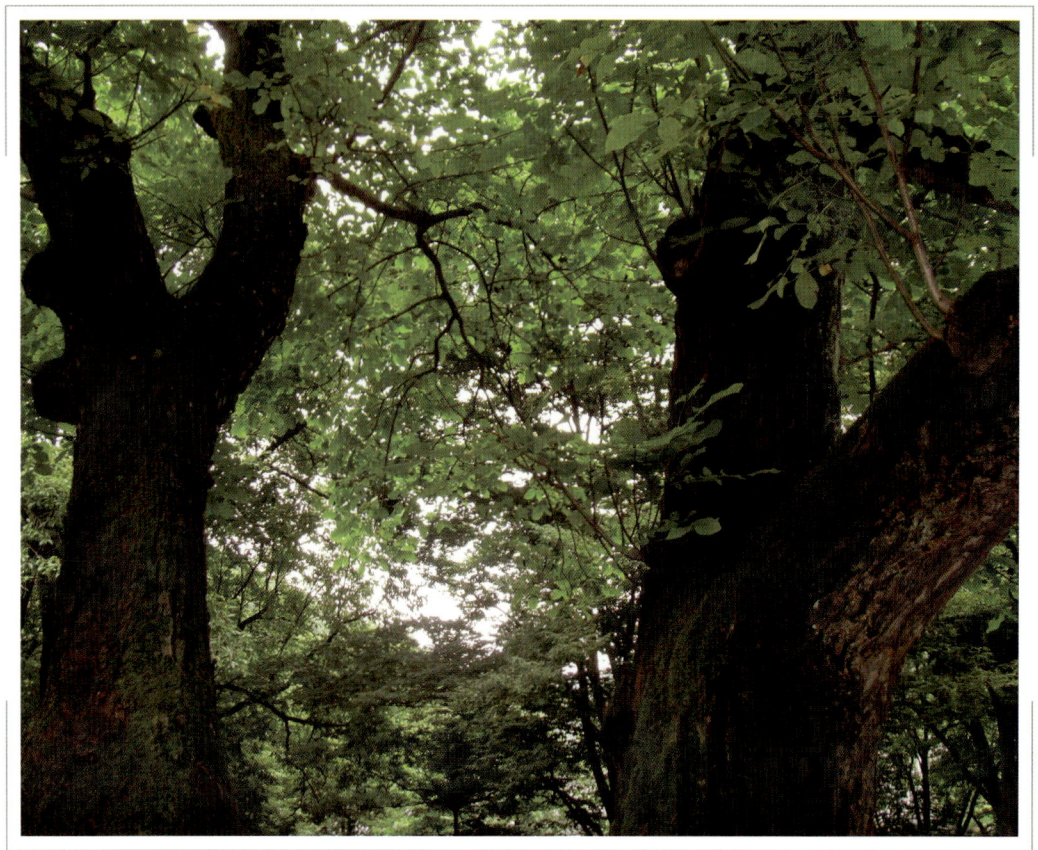

뇌를 좋게 하는 뇌수(腦樹), 호두나무

호두나무는 중국이 원산지이고, 산 중턱이나 밭둑에 심는다. 갈잎큰키나무로 높이는 15~20m 정도이고, 잎은 어긋나고 타원형의 작은잎이 5~7개 달린다. 꽃은 4~5월에 잎겨드랑이에서 밑으로 늘어지면서 녹색으로 피고, 열매는 9월에 핵과로 여문다. 호두인 씨는 껍질이 단단하고 가는 골이 패어 있다.

뇌를 닮았다

우리 조상은 호두에 대하여 "외강박유감(外剛樸柔甘) 질이고현(質似古賢)"이라 하여 성현(聖賢)의 품성에 견주어 "껍질은 단단하나 속은 달고 부드럽다"고 하여 예찬하였다. 호두는 정월 대보름날 잣, 밤, 땅콩과 함께 "부스럼을 깨문다"는 건강과 행운을 비는 '부럼'의 민속이 있어 오늘날에도 정초만 되면 날개 돋힌 듯 잘 팔리는 과실 중의 하나이다.

예전에는 호두알 두 개를 손에 쥐고 소리를 내고 다니는 사람을 흔히 볼 수 있었다. 손 기운이 묻어 반질반질하게 윤이 나는 호두를 깨뜨려서 속살을 파먹는 것도 재미있는 일 중의 하나였다.

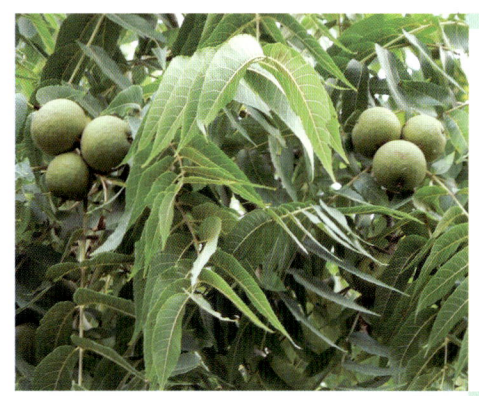

호도인(胡桃仁)은 『화경(花鏡)』에서 만세자(萬歲子)라 하는데 호두가 "일만 년간 수명을 누리는 씨앗"이라는 애칭을 가지고 있다. 『박물지(博物誌)』에 의하면 중국에 있는 호두나무는 2,000년 전에 한(韓)나라 사람이었던 장건(張騫)이 중앙아시아에 가서 호두를 얻어 왔다고 기록되어 있다.

세상에 존재하는 과실 중에서 호두나무는 뇌(腦)를 닮아 호두가 자라나는 어린이에게 좋고 건강에도 좋은 것으로 알려져 있다. 중국에서는 전통적으로 정초나 명절에 아이들과 임산부에게 호두를 선물하는 풍속이 있다. 아이들이 호두를 먹으면 머리가 총명해진다는 믿음과 임산부가 먹으면 태어나는 아기의 지능이 좋아진다는 믿음 때문이다.

중국 청조 말기에 무소불위(無所不爲)의 권력을 휘두른 서태후(西太后)는 살결이 더욱 아름다웠다고 한다. 일설에 의하면 노화 방지를 위해 호두를 상복했다고 하며 지금도 중국 이북에서는 호두를 장수식품으로 먹는다.

호두나무가 처음으로 자생한 곳은 옛 페르시아 지역(이란)이었고, 이후로 호두는 동남아시아, 중국 등지로 한 갈래가 전파되고, 유럽 서부 지역에까지 이르렀다. 그러다가 미국의 개척민들이 캘리포니아 일대에 옮겨 심었으며 이곳에서 급속도로 번식하여 최근에는 미국이 세계 호두 생산의 중심지가 되었다.

히말라야 산맥을 넘어 우리나라에 유입된 호두의 품종은 '동양종(Oriental Walnut)'으로 내한성이 강하여 추위에 잘 견딘다. 이 품종은 나중에 일본으로 전파되었다. 그러나 일본은 이것을 서양종과 교배하여 품종개량에 성공하였고 우리나라는 이것을 역수입했는데 만춘, 청옥, 화광 같은 품종이다.

호도유 만드는 법

1. 쌀뜨물로 법제하여 호두유를 만들 수 있다. 밥솥에 쌀을 적당히 넣고 물을 많이 부어서 끓기 시작하면 호두살을 보자기에 싸서 밥물에 잠기게 하여 짜서 말리기를 3번 반복한 다음 완전히 건조시켜서 기름집에서 살짝 볶아서 기름을 짜면 호두유가 된다.

2. 호두유를 장기간 보관할 때는 소금 속에 묻어서 보관하면 변하지 않는 것으로 알려져 있다.

가래나무 호두나무 구분

- 가래나무는 원산지는 우리나라 중부 이북으로 열매는 호두보다 길고 뾰족하여 토종 호두로 부른다.
- 호두나무는 원산지는 중앙아시아 이란으로 중국에서 고려 중엽에 유청신이 원나라에서 들여왔다.

---

38) 고려 시대 원나라에 사신으로 드나들면서 나라를 원나라에 팔아 먹고 자신은 원나라에서 벼슬을 얻고자 했던 간신으로 알려져 있다.

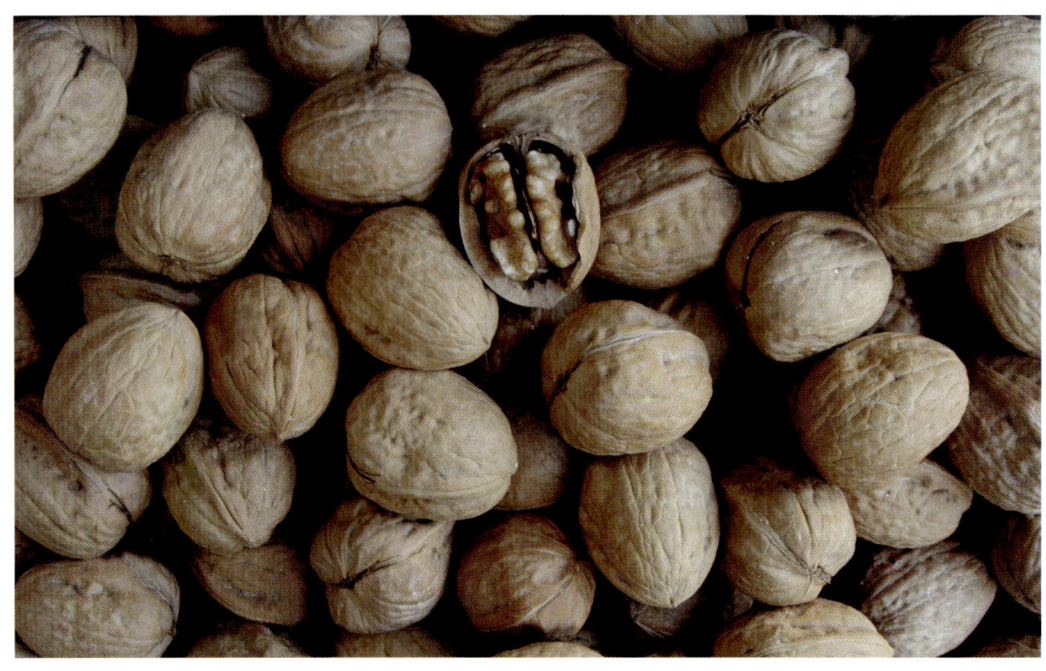

　천안에 호두가 심어진 것은 '고려 시대'다. 당시 이 고장 출신 고관이었던 유청신[38]이라는 사람이 원나라에 사신으로 갔다가 호두를 들여와 이곳에 심었으며 이후 몇 백 년 동안 번식하면서 천안의 토종으로 자리잡게 되었다고 전한다. 그가 충렬왕 16년(1290)에 원나라에서 호두나무 묘목과 씨앗을 각각 하나씩 가져와서 씨앗은 자신의 집에 심고, 묘목은 광덕사에 심었다고 전하고 있다.
　이 호두나무는 천연기념물 제398호로 지정되어 보호를 받고 있다. 천안 지역에서 생산되는 호두의 양은 우리나라 전체 생산량의 70%를 차지한다.
　호두나무의 꽃말은 '지성'이다.

🌼 우울증에는 호두알을 먹어라!

　중국 산시성(山西省) 자료에 의하면 호두인의 성분에는 지방유, 미네랄, 단백질, 탄수화물, 칼슘, 인, 철, 카로틴, 비타민을 함유하고 있다. 호두나무의 미성숙 과실의 외가피를 '호도청피'라고 하는데 위(胃)의 통증에 효능이 있다. 호두 열매는 자양분이 많고 오랜 기간 동안 저장이 가능하다. 우울증에는 날호두 2개를 먹으면 좋다.

　『본초강목』에서 "호두껍질은 약성이 남을 정도로 태우면 하혈(下血)과 혈붕(血崩)의 약이 되고 유선염(乳腺炎)에도 좋다"고 했고, 『본초강목』에서 "호두는 기(氣)를 보하고 혈을 기른다. 담을 없애 주며 수염과 머리카락을 윤택하게 해 준다. 종독을 흩어 버린다"고 했고, 『본초비요』에서 "호두는 폐(肺)를 따뜻하게 하고 장(腸)을 부드럽게 해 준다. 천식·요통·심복의 모든 통증을 다스린다"고 기술하고 있다.「중경초약(重慶草藥)」에 노인의 치통을 치료하며 보기(補氣)할 수 있고, 귀의 염증에는 호도의 종인을 짠 기름을 염증으로 분비액이 나오는 곳에 발랐다. 전통의학에서 '호도근'은 만성변비의 비약(秘藥)으로 쓴다.

 최근에 밝혀진 바에 따르면 호두기름은 급성 폐렴에 효험이 있고, 기침이 심한 독감에도 탁월한 효과가 있다.
 호두죽을 상복하면 아름다운 살결을 유지할 수 있어서 미용제로 더 각광을 받고 있다. 잦은 천식과 기침 가래에는 법제한 호두유가 좋은 것으로 알려져 있다.
 호두는 영양가가 풍부하고 소화 흡수가 잘 되므로 중병을 앓고 난 환자의 회복제로 많이 쓰이며 불면증 환자나 신경쇠약자에게 좋다.

 호두를 식용할 때는 보통 죽으로 만들어서 먹는다. 호두 10개의 속살과 쌀 1컵을 물에 잘 불려서 함께 섞은 후에, 이것을 으깨어 물 6컵으로 걸러서 냄비에 담고 끓여서 1컵 분량의 죽으로 만들면 된다. 이 호두죽은 몸이 허약하거나 정력이 부족한 사람에게 좋다.
 이처럼 호두는 알칼리성 식품으로 여러 모로 좋지만, 하루에 세 알만 먹어도 하루에 섭취해야 할 지방분은 충분하다. 또 냉한 체질의 사람은 다소 많이 먹어도 좋지만, 몸에 열이 많은 사람에게는 별로 적합하지 않다. 특히 호두는 지방이 많은 고열량 식품이기 때문에 겨울철 추위를 이기는 데 좋다.

 한방에서 호두는 머리를 좋게 하고 살결을 곱게 해 주며 두발을 검게 해 주는 효능이 있고, 다리와 허리를 튼튼하게 해 주고, 이뇨 작용이 있고 신장을 강하게 하는 효능이 있어, 주로 뇌질환·신경쇠약·불면증·기관지 천식에 다른 약재와 처방한다.
 민간에서 호두 속 알갱이를 먹는다.

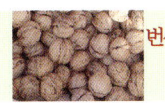
번식
호두나무는 모수에 대한 유전력이 강해 종자 번식도 잘 되고, 똑같은 품종을 증식하기 위해서는 접목이나 무성증식을 해야 한다.

| 상 징 과 문 화 를 의 미 하 는 나 무 |

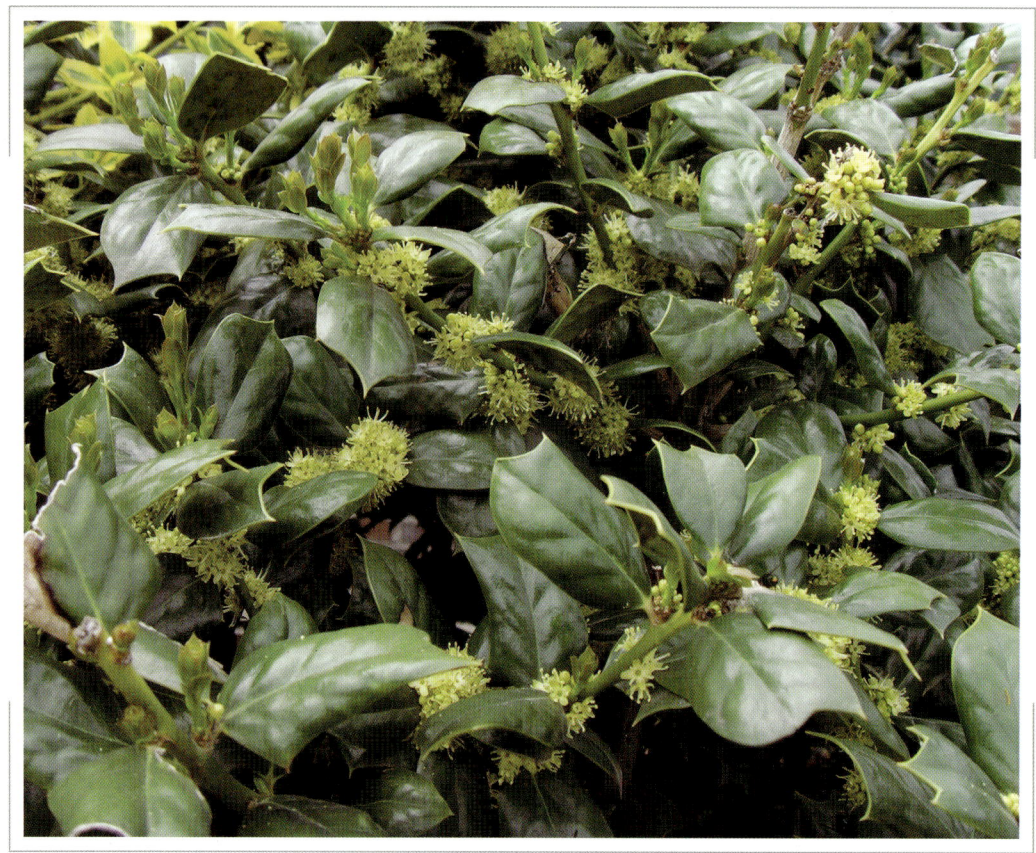

크리스마스에 등장하는 예수(야소)耶蘇樹, 호랑가시나무

호랑가시나무는 해변가나 산과 들에서 자란다. 늘푸른떨기나무로 높이는 2~3m 정도이고, 잎은 어긋나고 두껍고 반질반질하고, 잎 모서리마다 날카로운 가시가 있다. 꽃은 4~5월에 잎겨드랑이에 산형화서로 푸르스름하게 피고, 열매는 9~10월에 난형(卵形)의 핵과(核果)로 여문다.

예수를 상징

서양 사람들은 호랑가시나무의 꽃, 가시, 열매, 껍질이 예수를 상징하여 '예수의 나무'로 부른다. 호랑가시나무는 잎 끝에 호랑이 발톱 같은 가시가 달려 있어 호랑이발톱나무라고 한다. 제주도에서는 가시가 많이 달려 있다 하여 가시낭이, 가시가 고양이 새끼 발톱과 같다 하여 묘아자(猫兒刺), 늙은 호랑이 발톱을 닮았다 하여 노호자(老虎刺), 나무가 단단하고 나무껍질에 흰빛이 돌아 마치 개뼈처럼 생겼다 하여 구골목(狗骨木) 등으로 불린다.

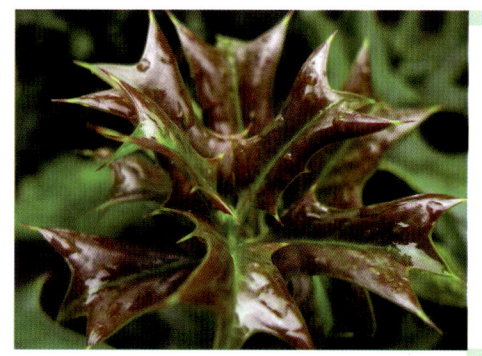

기독교에서 호랑가시나무 가지를 화환처럼 엮는 것은 예수가 십자가에 못 박힐 때 썼던 잎과 줄기를 둥글게 엮은 것은 가시면류관을 상징하고, 동그랗고 작은 빨간 열매는 예수가 십자가에 못 박혀 흘린 피를 상징하고, 호랑가시나무 꽃은 우유처럼 부드럽고 백합꽃처럼 하얗기 때문에 예수 탄생을 상징하고, 나무껍질은 연(蓮) 즙처럼 쓴 맛이 나기 때문에 예수 수난을 의미한다.

유럽에서 호랑가시나무는 크리스마스를 상징하는 성수(聖樹)이다. 해마다 크리스마스 시즌이 다가오면 잎, 열매, 줄기로 장식을 한다. 예수의 고난과 영광을 호랑가시나무로 표상하기 위하여 성탄 장식을 하거나 카드를 만들 때 사용하고, 조경용이나 크리스마스 장식을 위한 절화로 쓴다.

성탄카드, 크리스마스 상품 포장지, 크리스마스 트리를 비롯해 집집마다 실내 장식과 성탄절 축하 우편물 소인(消印)에 이르기까지 호랑가시나무로 장식한다. 크리스마스 장식에 호랑가시나무를 쓰는 풍습은, 크리스마스 축제의 원형인 로마 시대 토신제(土神祭)를 지낼 때 무성한 나뭇잎은 없고, 대신에 제단에 상록수인 호랑가시나무를 올려놓고 토신이 와서 깃들게 한 데서부터 시작되었다.

크리스마스에 빨간 열매가 달린 호랑가시나무로 실내를 장식하면 벼락을 면하고 요마(妖魔)를 쫓으며, 집 밖에 호랑가시나무를 심어 놓는 이유는 집에 붙어 다니는 잡귀가 이 나무에 쉬게 하여, 예수 탄생 크리마스를 보낼 때 경건하게 축복할 수 있다는 믿음 때문이다.

우리 조상은 음력 2월에 호랑가시나무를 꺾어 정어리의 고기 머리에 꿰어 처마 끝에 매달아 놓고 액운을 쫓는 풍속이 있었다. 영국에서는 호랑가시나무로 만든 지팡이를 짚고 다니면 맹수로부터 보호를 받을 수 있고 행운을 가져다준다는 믿음 때문에 고가에 팔린다.

로마인들이 호랑가시나무를 집 안에 심는 이유는 재앙이 없고 좋은 일만 생긴다는 믿음 때문이었고, 독일인은 면류관을 만들어 쓰고, 중국인은 새해 축제 때 장식용으로 쓰고, 일본에서는 해가 바뀌거나 유행병이 돌 때 정어리를 호랑가시나무에 꿰어 문에 달아 마귀를 쫓는 데 이용한다.

유대인들이 이집트를 탈출하여 광야를 헤맬 때 가을제사를 지내며 성막 안에 호랑가시나무를 꽂아 놓는 풍속이 있다.

로빈새와 예수 이야기

예수가 가시관을 쓰고 이마에 피를 흘리며 골고다 언덕을 올라갈 때 '로빈'이라는 작은 새가 예수의 머리에 박힌 가시를 부리로 뽑아 내려고 온 힘을 다해 쪼아댔으나 오히려 면류관의 가시에 가슴이 온통 붉은 피로 물들어 죽게 되었다는 이야기는 훗날 로빈새가 호랑가시나무 열매를 잘 먹기 때문에 사람들이 귀하게 여기게 되었고, 호랑나무를 신성시 하는 계기가 되었다.

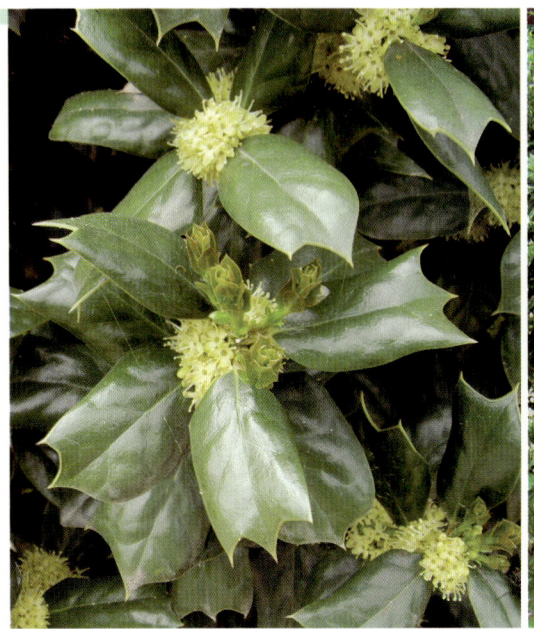 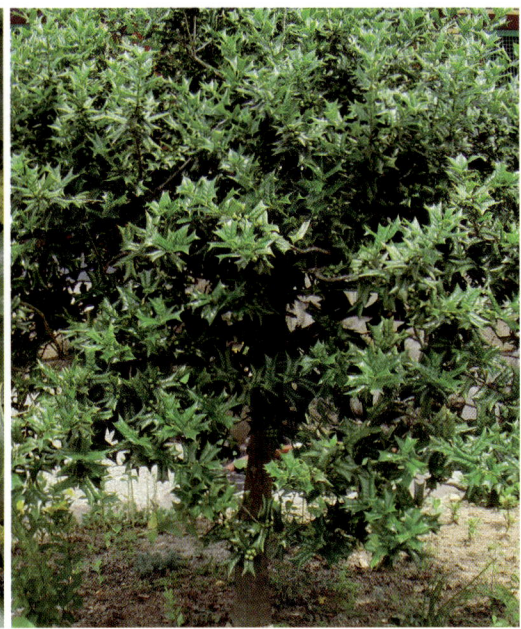

호랑가시나무는 암수 딴 그루로 은행나무처럼 같이 있어야 열매가 달린다. 내한성이 비교적 강한 과목(果木)으로 정원수로 가치가 높다. 나무 밑동에서부터 가지가 많아 빽빽한 수관을 형성한다. 잎은 사각형 또는 육각형으로 되어 각점(角点)은 단단한 가시로 되어 있다.

호랑가시나무는 감탕나무과에 속하는 늘푸른나무로 온대 지방과 저지대 및 양지바른 산록에 자생한다. 전북 부안의 변산 반도 남쪽 해안가가 북한 한계선이다. 부안군 도청리 해변가 호랑가시나무 700여 그루가 자생하고 군락지는 호랑가시나무 자생 북한지라는 점에서 가치가 인정되어 천연기념물 제122호로 지정하여 보호를 하고 있다.

호랑가시나무는 어릴 때에는 잎에 가시가 나고 육각형의 모양을 보이나 오래되면 가시가 퇴화하여 잎이 둥근 타원형으로 변하는 특징이 있다. 우리나라에서 가장 오래된 광주광역시 남구 양림동의 호랑가시나무는 수령이 약 400년 정도이고, 높이는 6m 정도 되고, 시도기념물 제17호로 지정하여 보호를 하고 있다.

호랑가시나무의 꽃말은 '가정의 행복, 격정' 이다.

퇴행성 관절염에 좋다

호랑가시나무는 독성이 없어 잎, 줄기, 열매, 껍질, 뿌리를 모두 약용으로 쓴다. 잎은 여름에 채취하여 말려서 쓰고, 열매는 빨갛게 익을 때 채취하여 술을 담가 먹는다. 뿌리는 강장제나 관절통에 약재로

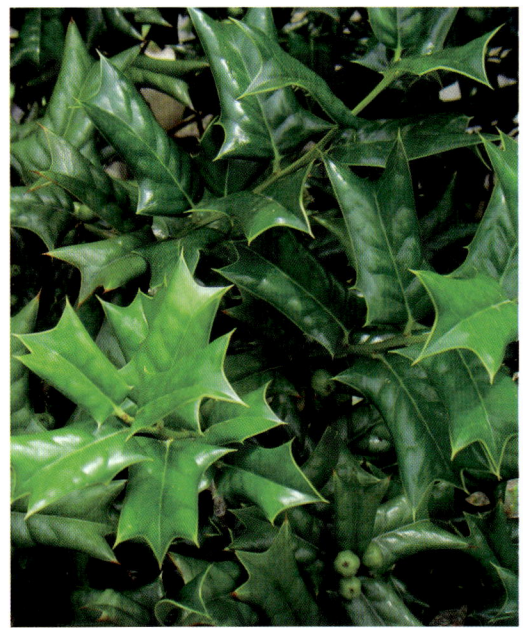 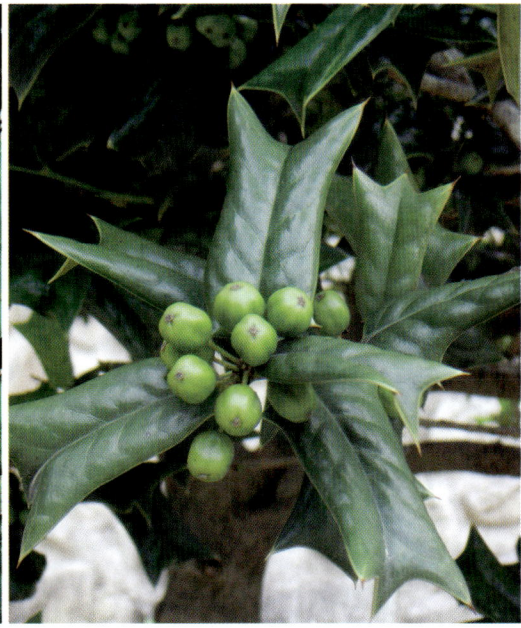

쓴다. 『본초강목』에서 "호랑가시나무 잎과 열매를 술에 담가 복용하면 허리가 튼튼해진다"고 했고, 『본초경소』에서 "호랑가시나무 잎은 담화(痰火)를 치료하는 데 특효가 있다"고 기록되어 있는 것을 볼 때 혈액 순환을 좋게 하고 어혈을 풀어주고, 근육과 뼈를 튼튼하게 하기 때문에 요통, 관절염, 신경통, 골다공증에 좋다.

유럽에서는 호랑가시나무 잎에 소금을 섞어 관절염과 류머티즘에 쓰고 있고, 북아메리카 인디언은 호랑가시나무 잎으로 차(茶)를 만들어 마시고 있다. 골다공증이 있고 관절염으로 고생을 하는 사람은 호랑가시나무, 겨우살이, 접골목, 골담초, 쇠무릎 등을 동량으로 섞어 1일 40g을 달여 복용한다. 그러나 호랑가시나무는 피임 효과가 있기 때문에 임신을 원하는 사람은 복용을 하지 않아야 한다.

한방에서 잎을 구골엽(枸骨葉)으로 부른다. 주로 자양 강장제와 관절과 뼈을 다스리는 데 다른 약재와 처방한다.

민간에서 소변에 거품이 많을 때 잎을 차(茶)로 먹었고, 출혈이 있을 때 잎과 열매를 술로 담가 먹었고, 나무껍질로 염료나 끈끈이를 만드는 데 사용하였다.

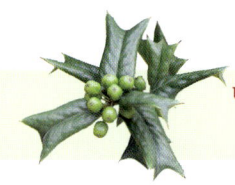

번식 ● ● ●
호랑가시나무는 추위에 약하기 때문에 씨로 번식한다.

| 상징과 문화를 의미하는 나무 |

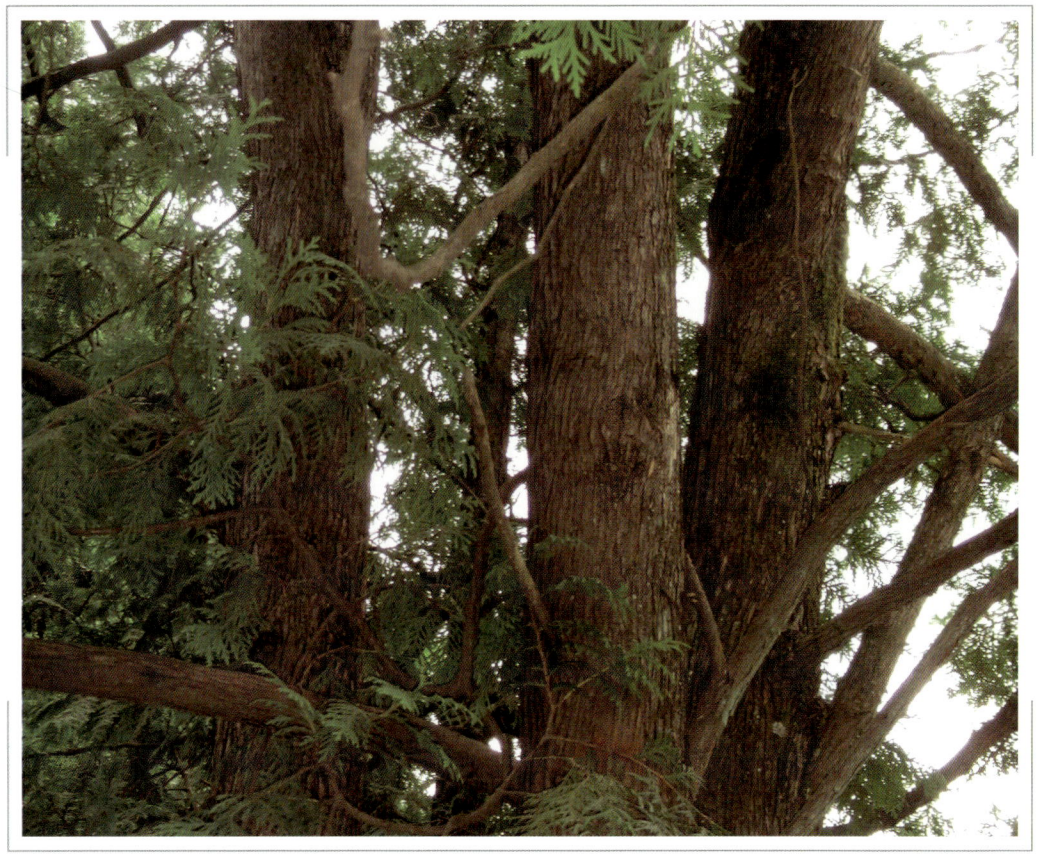

피톤치드가 가장 많은 산림수^{山林樹}, 측백나무

측백나무는 중국이 원산지이고, 정원이나 공원에 심는다. 늘푸른큰키나무로 높이는 10~20m 정도이고, 잎은 앞뒤 구분이 없이 비늘 조각 모양이고, 어린 가지는 녹색이지만 오래된 나무껍질은 잿빛이다. 꽃은 4월에 누르스름하게 피고, 열매는 9~10월에 울퉁불퉁한 난과형 구과로 여문다.

🌸 군자를 상징

어린 시절 가장 친근한 나무가 무엇인가 질문을 하면 십중팔구 별사탕 모양의 열매를 가진 측백나무를 떠올릴 것이다. 측백나무는 묘지나 사찰 주변에 많이 심었다. 불로장생(不老長生)의 상징으로 문묘

(文廟)에 심었다. 왕릉에는 소나무를 심었고, 왕족의 능에는 측백나무를 심도록 규정하여 성역(聖域)과 성수(聖樹)로 대우를 받아 왔다. 예로부터 측백(側栢)나무는 겉과 속이 다르지 않다 하여 군자의 나무로 불렸다.

중국에서는 측백나무는 성인의 기(氣)를 받은 신선(神仙)의 나무를 상징하고 불로장생을 상징한다. 중국 주나라에서는 왕의 능에는 소나무를, 왕족의 능에는 측백나무를 심었다. 그래서 측백나무는 중국에 많고 북경 자금성을 비롯하여 근처에는 아름드리 줄기를 가진 노거목이 많다.

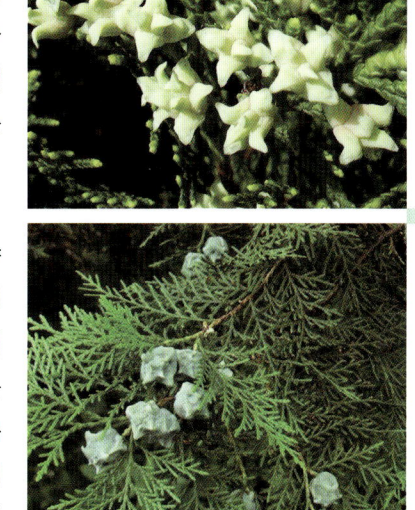

측백나무의 잎이 손바닥을 편 것처럼 옆으로 한쪽 방향을 향하기 때문에 측백(側柏)으로 부른다. 『화원기』에서 머리가 백발인 백엽 선인(仙人)은 8년간 측백나무 잎을 상복하였더니 어느 날 온 몸이 더워지고 전신에 종기가 나서 차마 볼 수 없었는데 얼마 후에 종기가 사라져 계곡에서 몸을 씻고 나니 머리가 검게 되고 새살이 돋은 듯 어린아이처럼 피부가 고아지고, 새털처럼 몸이 가볍고 얼굴에는 광체가 나고 신선이 되었다는 기록이 있어 도교(道敎)에서는 불로장생 나무로 상징한다.

중국의 『열선전』에서 적송자라는 사람이 측백나무씨를 꾸준히 상복한 결과 나이 들어 빠진 이(齒牙)가 새로 나왔다는 기록이 있고, 옛 문헌에 의하면 두꺼비가 측백나무 묘목을 잘 먹는다는 이야기가 전하고 있다.

『임원십육지(林園十六志)』에서 "모든 나무의 잎은 햇빛을 향하나 유독 측백나무는 서쪽을 향하는데, 이로 보아 이 나무는 음목(陰木)이고, 정덕을 가진 나무이기에 나무 '木' 변에 흰 '白' 자를 붙였다. 백은 서쪽을 상징하는 색이다." 옛 문헌인 『육조잡서』에 의하면 모든 나무는 햇빛을 향하여 동쪽을 향하는데 유독 측백나무만이 서쪽을 향하고 있어 음지(陰地)의 나무로 알려져 있다.

국보 제1호가 남대문, 보물 제1호가 동대문이라는 사실은 누구나 알고 있지만 식물의 천연기념물 제1호는 잘 모른다. 대구시 도동 향산의 측백나무림은 1962년 12월 3일에 천연기념물 제1호로 지정되었다. 이곳의 측백나무는 100m를 넘는 절벽에서 장생하고 있는데 숲이 장관을 이룬다.

> **측백나무 구분**
>
> **측백나무**는 양수이나 그늘에도 잘 견디고 내건성과 내한성이 강해 옮겨 심기도 용이하다. 자람은 느리지만 전정에 견디는 힘이 강해 정원수, 공원수, 생울타리용으로 심는다. 측백나무는 가공이 용이하고 내후력이 강하여 건축재, 선박재, 조각, 세공재 등으로 이용된다.

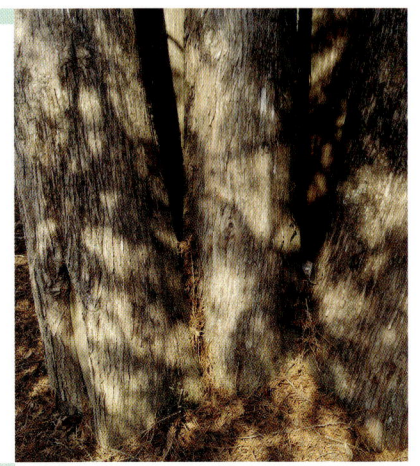

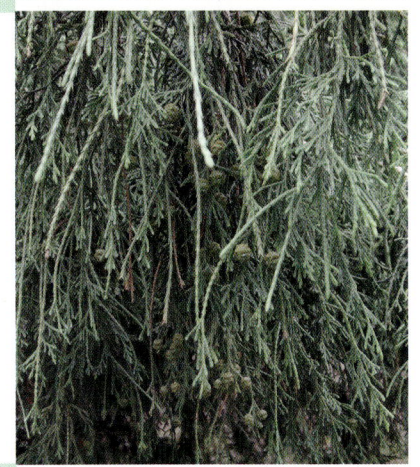

원래 신라 시대에 언덕 위에 묘지를 만들고 그 주변에 측백나무를 심었다. 달성 서씨의 집성촌 집 안의 문집에 의하면 조선 시대에 측백나무로 숲이 조성되어 낙화암으로 불렀고, 서거정(徐居正)이 달성 10경의 하나로 『북벽향림(北壁香林)』으로 예찬한 곳이기도 하다.

대구 도동의 측백나무림은 우리나라 천연기념물 제1호로 상징적 의미가 크다. '눈' 이라는 접두사가 들어가는 나무에는 눈측백 외에도 눈잣나무, 눈향나무, 눈주목 등이 있는데 원줄기가 곧게 서서 자라는 눈측백을 제외하고는 모두 땅에 납작하게 붙어 기어 다니는 모습을 하고 있다.

서울 삼청동 국무총리 공관의 측백나무는 높이가 약 10m 정도이고 지름이 약 2m 정도로 천연기념물 제255호, 단양 매포의 측백수림은 천연기념물 제62호, 경북 영양의 측백나무는 천연기념물 제114호, 안동 구리의 가파른 절벽과 암석 틈에서 자라는 측백나무림는 천연기념물 제252호로 지정되어 보호되고 있다.

측백나무는 석회암 지대의 지표(指標)식물로서 내건성과 내한성이 있어 대기오염에 강하다. 1년생 가지는 잎과 같은 색을 띠고, 2년생 가지는 녹갈색이고, 3년생 가지는 적갈색으로 변한다. 눈(芽)은 인엽으로 되어 있어서 분명치 않다.

측백나무는 관상수로 가치가 높고 울타리로 심는다. 목재는 가구재로 쓰고 잎과 종자는 한약재로 이용한다. 측백나무의 목재는 가공이 쉽고 견디는 힘이 강해서 건축재, 선박재, 조각, 세공재, 관재(棺材) 등으로 다양하게 쓴다.

측백나무의 꽃말은 '기도, 굳은 우정' 이다.

원기 회복에 좋다

중국의 『식물명실도고(植物名實圖考)』에서 측백나무는 "씨는 맛이 달다. 소(牛)나 말(馬)이 등창에 걸렸을 때는 측백나무 열매를 먹이면 낫는다" 고 했다. 고려 명종 때 측백나무의 잎으로 담근 백자주(柏子酒)는 가장 오래된 전통주이다.

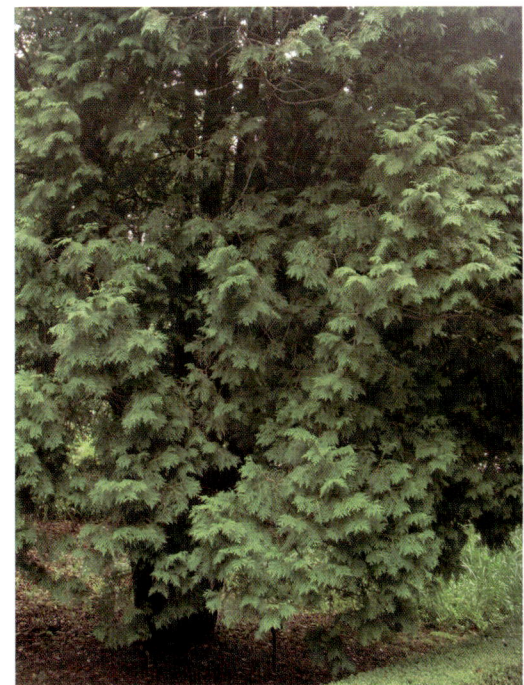 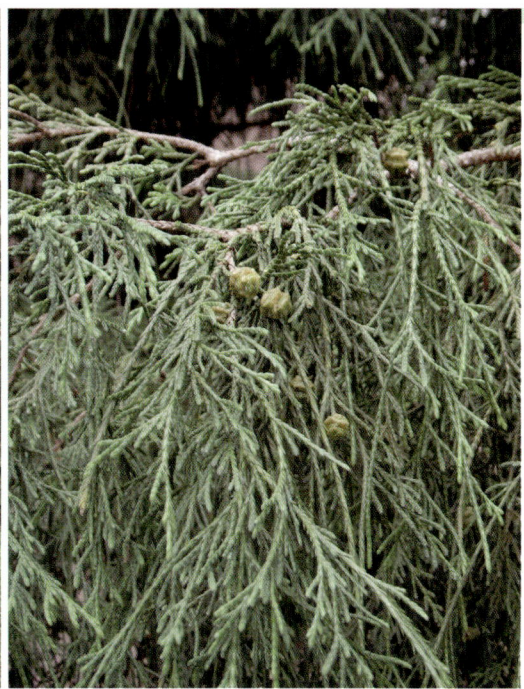

측백나무 잎에는 정유와 히노키티올(Hinokitioil)을 함유하고 있어 장출혈, 혈변이 있을 때 지혈제로 쓴다. 측백나무에는 신경쇠약과 불면증에 효능이 있는 '백자인'이 들어 있다. 측백나무의 어린잎과 가지나 종자를 햇빛에 말려서 식은땀, 신경 쇠약, 신체 허약증에 상복하면 좋은 것으로 알려져 있다.

한방에서 잎을 측백엽, 뿌리줄기를 백근백피(柏根白皮), 종자를 백자인(柏子仁)으로 부른다. 측백엽은 지혈, 거풍, 소염에 효능이 있고 토혈, 혈뇨, 이하선염에 쓰고, 백자인은 불면증, 자양강장, 진정, 통변에 좋고, 잎과 어린 가지인 백자엽(柏子葉)은 장출혈, 혈변 등의 지혈제에 다른 약재와 처방한다.

민간에서 측백나무 종자인 백자인(柏子仁)은 술을 담가 먹었고, 뿌리 줄기로 뜨거운 물에 데었을 때나 모발을 자라게 하는 데 사용하였다.

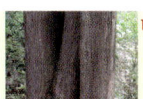 **번식** • • •
가을에 종자를 채취하여 기건 저장으로 하거나 노천 매장하여 이듬해 봄에 파종하거나 7월 상순경에 녹지를 잘라서 삽목한다.

| 상 징 과 문 화 를 의 미 하 는 나 무 |

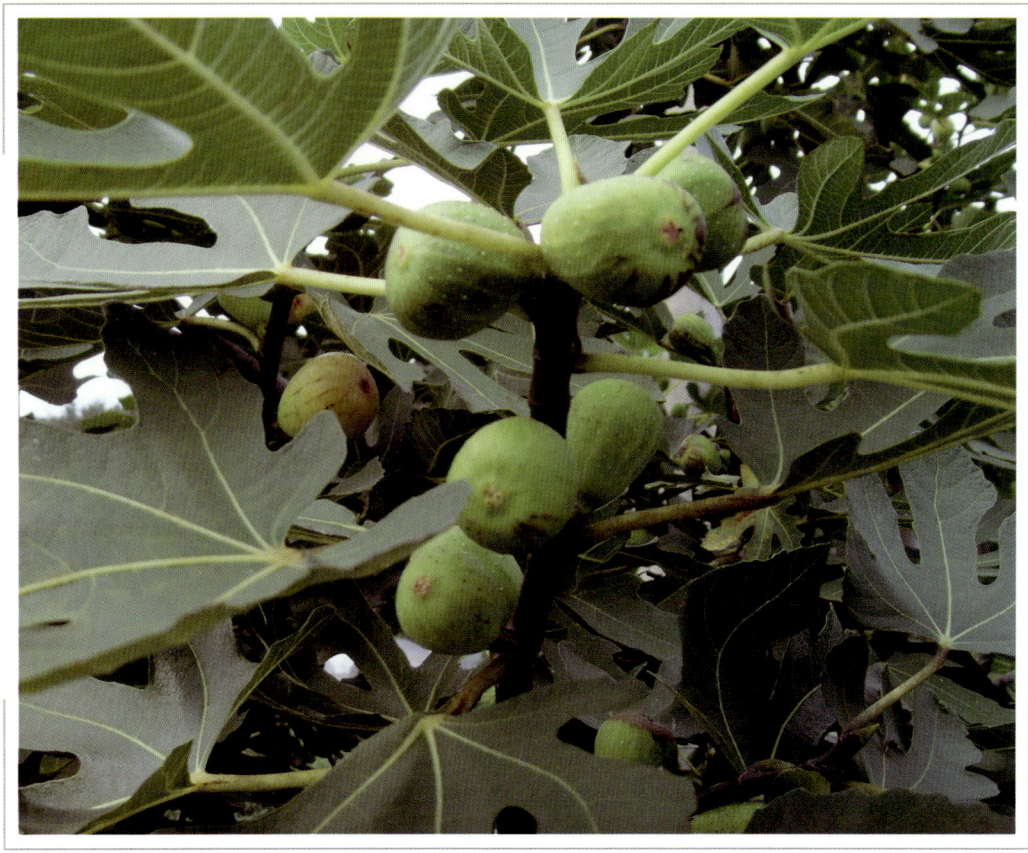

성경에 가장 많이 언급된 성경수^{聖經樹}, 무화과나무

무화과나무 원산지는 서아시아 및 지중해안이고, 우리나라 남쪽 지방에서 심는다. 갈잎떨기나무는 높이 2~4m 정도이고, 잎은 손바닥 모양이고, 어긋나고, 잎과 줄기를 자르면 흰색 즙이 나온다. 꽃받침은 5~7월에 잎겨드랑이에 달리고 그 안에 작은 꽃이 많이 피는 외화이고, 열매는 8~10월에 달걀 모양으로 검은 자주색으로 여문다.

🍇 성경에 가장 먼저 등장하는 과일

무화과나무는 세계에서 가장 오래된 재배 역사를 가진 과수(果樹)로서 기원전 4,000년경 고대 이집

트인에게도 알려졌으며, 기원전 2,000년경부터 이스라엘을 비롯하여 지중해 연안 지방에서 널리 재배하여 왔다. 북미에서는 10세기, 일본에서는 17세기에 도입되었으며, 우리나라에 1927년경 들어왔다. 무화과는 아일(阿馹), 저진(底珍), 영일과(映日果), 우담발(優曇鉢), 밀과(蜜果), 문선과(文仙果), 품선과(品仙果) 등 다른 이름으로 부른다.

『성경』 구약에서 무화과나무 잎으로 인류가 범죄한 뒤 치부를 가렸고, 그외 성경에서 가장 많이 언급되는 나무이다. 성경에서 히스기야 왕이 죽음에 이르는 한 피부의 종기(암종 : 癌腫)을 무화과로 치료했다는 기록이 있는 것으로 볼 때 피부에 좋은 것으로 알려져 있다. 무화과는 고대 이집트나 이스라엘 왕족과 귀족의 애용식품이었고, 클레오파트라가 즐겨 먹었다고 알려진 과일로 이국적인 맛과 향이 좋고, 로마 시대에는 검투사들이 강장제로 쓰일 정도로 좋은 것으로 알려져 있다.

무화과를 "하늘에 있는 생명의 열매"라 하여 『유양잡조(酉陽雜俎)』에서 '천생자(天生子)'로 부른다. 나무는 일반적으로 꽃이 핀 후에 열매를 맺지만, 무화과나무는 열매 속에서 꽃이 피는 내화이다. 무화과 열매에는 구멍이 있어서 물만 들어가면 썩게 된다. 또한 무화과나무는 묵은 가지에도 열매가 맺히고 새 가지에도 열매가 맺힌다. 묵은 가지에 맺힌 열매는 다 떨어지지만, 새 가지에 맺힌 열매는 안 떨어진다. 무화과는 8~11월 중순까지 수확할 수 있고, 제철인 9~10월에 입 안 가득 퍼지는 부드럽고 달콤한 풍미를 느낄 수 있다.

우리나라의 무화과나무는 수분(受粉)이 안 된 상태로 열매를 맺는 것으로 배(胚)가 없다. 새 가지에 꽃눈이 발달하고 그 해에 익는 것을 추과(秋果), 이듬해에 익는 것을 하과(夏果)라 부른다.

꽃의 종류와 수분(受粉)에 따라 4가지 품종으로 분류한다.

- 카프리(Capri Fig) : 암꽃과 수꽃이 발달하는 야생종을 말한다.
- 스미르나(Smyrna Fig) : 수분이 되기 위하여 카프리와 벌을 필요로 하는 종으로 주로 소아시아에서 건과용으로 이용된다.
- 산패드로(San Fig) : 수분 없이 1차 결실을 하나 2차부터는 수분을 필요로 하는 품종
- 보통종 : 과육이 붉은색 또는 보라색을 띠는 품종을 말한다.

최근 우리나라에서 특용작목으로 각광을 받기 시작하면서 재배면적이 증가하고 있다. 전남 영암이 전국 생산량의 70%에 달한다. 최근에 '꽃을 품은 영암무화과 유통센터'가 준공되어 품질 좋은 무화과를 먹을 수 있다.
무화과나무의 꽃말은 '은밀한 사랑'이다.

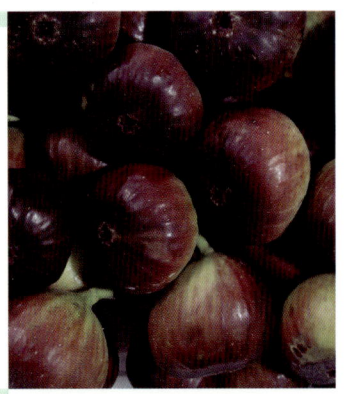

🫐 장(腸)에 좋다

무화과는 수확 후 이틀만 지나면 물러지는 부드러운 과일이므로 껍질째 먹거나 껍질을 벗겨 먹을 수 있다. 다른 과실은 덜 익거나 시기가 지나도 먹을 수 있지만, 무화과 열매는 적당히 익어야만 먹을 수 있다. 껍질을 벗긴 무화과는 냉동실에 얼려 두었다가 숟가락으로 떠 먹거나 우유나 요구르트를 넣어 셔벗을 만들어도 좋다.

『동의보감』에서 "체내의 독(毒)을 제거할 때, 위장 질환, 치질, 빈혈에 좋고 소화 촉진과 숙취 해소에 효과가 있다"고 했고, 『생초약성비요(生草藥性備要)』에서 "무화과 뿌리가 울화증을 치료한다"고 했고, 『전남본초』에서 "모든 무명 종독이나 옹저(癰疽)에는 무화과를 참기름에 으깨어 바른다"고 했다.

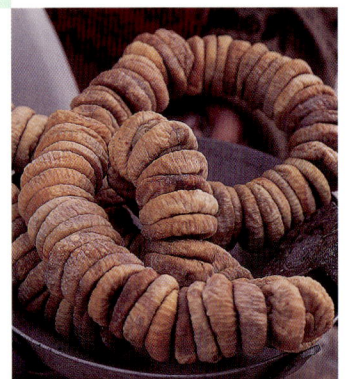

무화과는 단백질을 분해하는 효소인 '피신'이 함유되어 있어 소화를 촉진하고 변비에도 좋고, 식이섬유, 칼슘, 칼륨 등의 함유량이 높아 성인병 예방에도 좋다. 무화과는 생식용, 건과용으로 생산되며, 열매를 고리 모양으로 압착하여 만든 일반용인 스트링휘그(string fig)와 부분 건조시켜 원형을 보존한 고급 휘그로 가공되어 시판한다.

최근에 무화과에는 항산화 기능을 하는 폴리페놀도 함유되어 있어 콜레스테롤 수치를 떨어뜨리는 것으로 밝혀졌다. 무화과 열매를 말려서 차(茶)로 달여서 마시면 오줌에 섞여 나오는 당분이 적어진다. 서양에서는 커피의 대용 또는 설사제(下劑)로 이용된다. 무화과나무 생가지를 자르면 나오는 흰 유액은 피부의 상처나 눈에 들어가면 유독하나 소량으로 치질 등의 외용약으로 쓴다.

사진_이원희

한방에서 열매를 무화과, 잎을 무화과엽(無花果葉)으로 부른다. 건위청장(健胃淸腸), 소종, 해독에 효능이 있고, 주로 장염, 이질, 변비, 치질, 치창(痔瘡), 종독, 심통(心痛)에 다른 약재와 처방한다.

민간에서 고기양념에 넣어 연육제로 쓰고, 무화과 진액은 종기에 쓰고, 사마귀에 푸른 무화과의 하얀 즙을 발랐고, 무화과 잎은 심통(心痛)에 쓰고, 열매를 간식으로 먹었고, 잼, 즙, 양갱 등 다양하게 만들어 먹는다.

> **번식 •••**
> 무화과나무는 외화(外花)가 아닌 내화(內花)여서 종자에 배아(胚芽)가 없어 발아를 할 수 없기 때문에 줄기를 삽목을 하면 2년 만에 열매가 열린다.

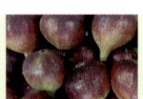

| 상 징 과 문 화 를 의 미 하 는 나 무 |

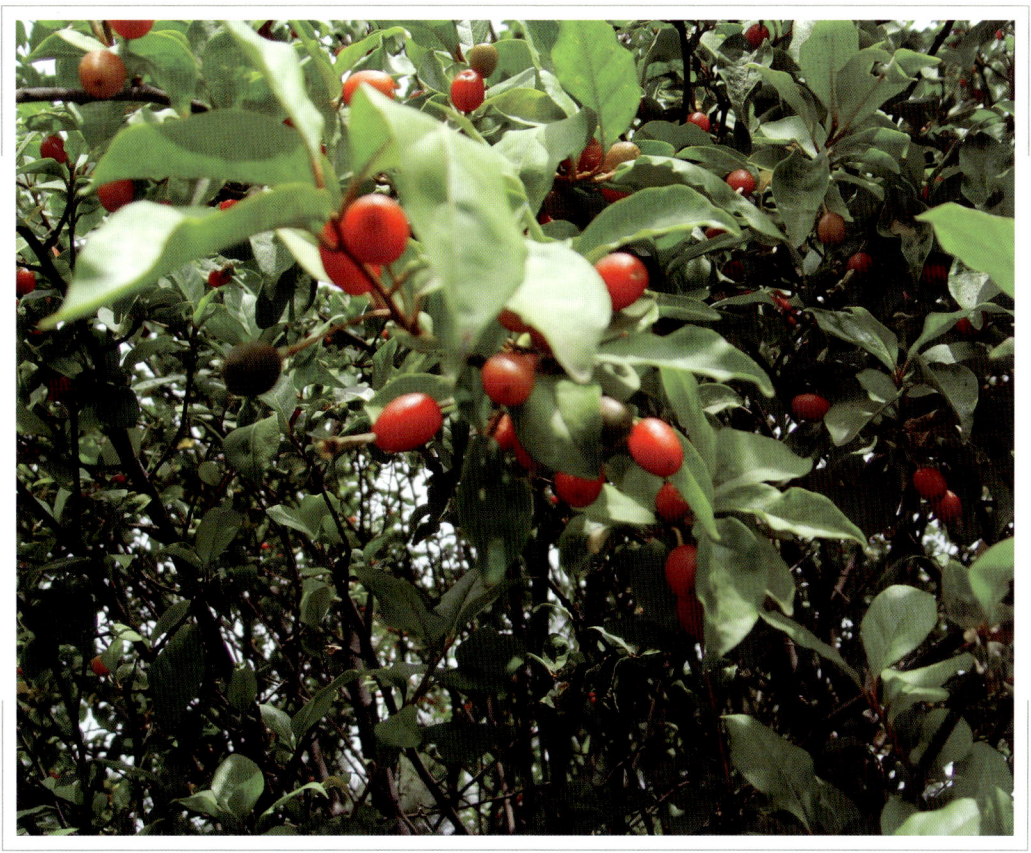

석가가 득도한 득도수^{得道樹}, 보리수나무

보리수나무는 산과 들에서 자란다. 갈잎떨기나무로 높이는 3m 정도이고, 잎은 어긋 나고 뒷면에 은백색 털이 있다. 어린 가지에 털이 있고 줄기에 가시가 있다. 꽃은 5~6월에 햇가지의 잎겨드랑이에서 흰색에서 노란색으로 변하고, 열매는 10월에 앵두처럼 붉은 장과의 열매가 여문다.

득도의 나무

보리수나무는 인도가 원산으로 석가모니(釋迦牟尼)나 불교를 연상하게 하기 때문에 신성하게 여긴다. 석가가 보리수나무 아래서 득도(得道)를 했다 하여 깨달은 나무라 해서 각수(覺樹), 도(道)를 닦고 얻은

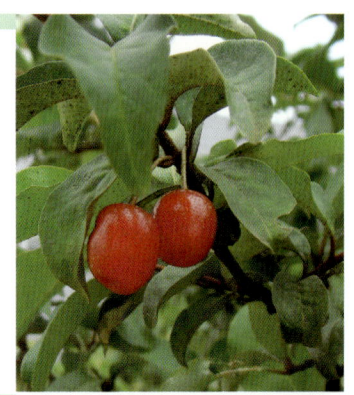

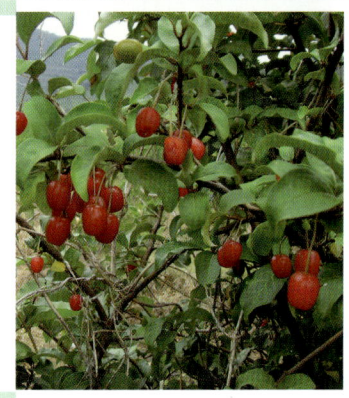

나무(道樹), 부처님의 나무(佛樹), 나무 아래서 생각하는 나무라 해서 사유수(思惟樹), 용화수 등으로 불린다.

보리수나무는 '근심과 걱정이 없는 나무'라 하여 무환자(無患樹)나무로 부른다. 예전에 비누가 없던 시절에는 나무의 속껍질로 빨래를 하는 데 썼고, 열매껍질로 머리를 감는 데 썼다. 보리수 열매는 산수유 열매와 비슷하다. 예로부터 앵두와 함께 어린이들에게 인기가 좋아 어린이들이 즐겨 먹었다.

뽕잎을 따면 흰색의 진액이 나오듯이 보리수나무의 잎이나 줄기를 꺾으면 그곳에서 흰색의 물이 나온다. 보리수나무는 열대지방에 나는 나무이다. 우리나라에서 말하는 보리수나무는 대부분 피나무를 가리킨다. 보리수나무는 보리화주나무, 볼레나무, 보리똥나무 등 다른 이름으로 부른다.

보리수나무는 식용, 약용, 관상수로 가치가 높다. 동그란 빨간 열매는 염주의 재료로 썼고, 목재의 질이 좋아 사찰 부근에 많이 심는다. 보리수 목재는 탄력이 있고 잘 쪼개지지 않아 농기구나 각종 연장, 지팡이를 만들어 이용했다. 종자는 염주를 만드는 데 쓰고, 목재는 가구재로 썼다.

도봉산 도선사(道詵寺) 뒷마당 옆에 보리수나무와 속리산 법주사(法住寺) 경내에 두 그루가 있다. 열대 지방에서 자생하는 나무는 나무 줄기에 나이테가 생기지 않지만 보리수나무에는 나이테가 있다. 보리수나무 열매는 약용과 식용으로 가치가 높고 목재로 사용을 않고 땔감으로도 부적절하다. 꿀을 모을 수 있는 훌륭한 밀원(蜜源)식물이다. 유럽 등지에서는 정원수로 식재되고 있다.

보리수나무의 꽃말은 '부부의 사랑, 결혼'이다.

🌸 자양 강장제

한방에서 잎과 뿌리와 열매를 우내자라 부른다. 청혈이습, 지혈에 효능이 있고, 십이지장충자양·진해·지사·이질·대하증·해수·이질·임병·붕대(繃帶)에 다른 약재와 처방한다.

민간에서 열매로 효소를 만들어 천식에 쓰고, 열매로 술이나 잼으로 먹었고, 기침에는 잎이나 뿌리를 달여 먹었다.

번식 ...
보리수나무는 가을에 종자를 채취하여 노천 매장하여 이듬해 봄에 파종을 하거나 삽목을 한다.

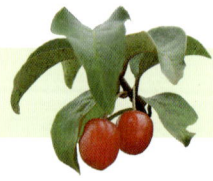

| 상 징 과 문 화 를 의 미 하 는 나 무 |

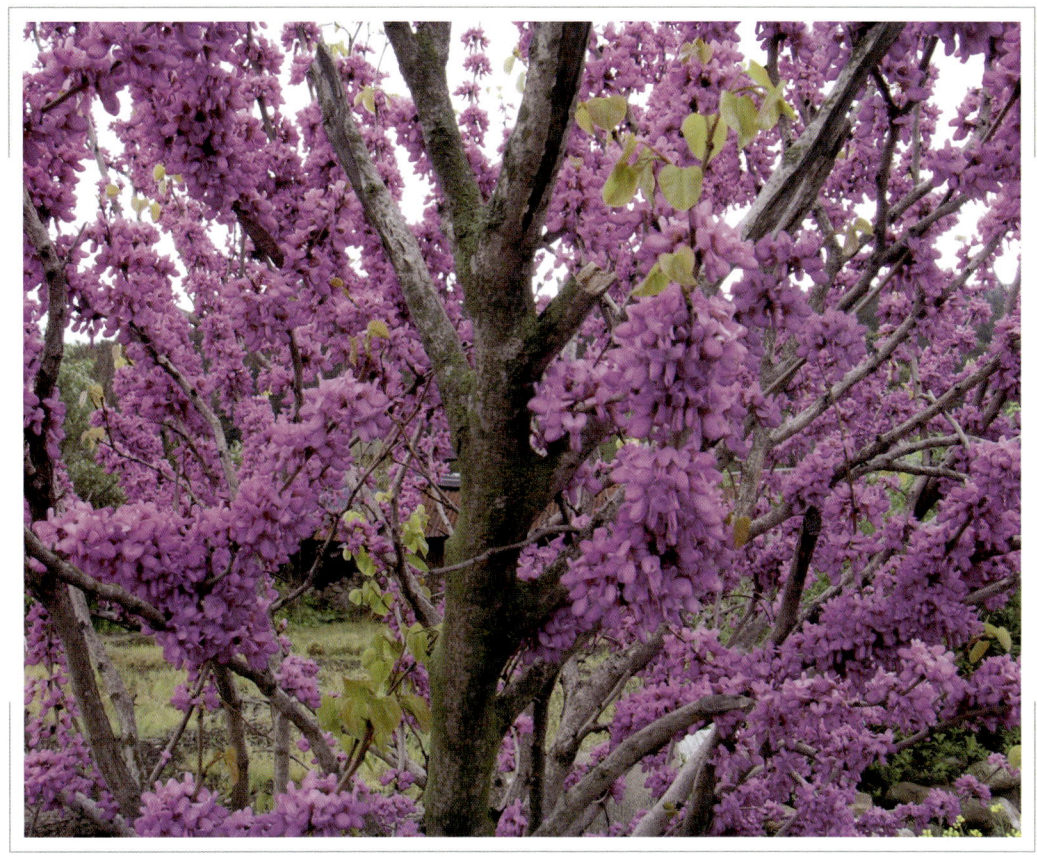

가룟 유다가 목매 죽은 자살수(自殺樹), 박태기나무

박태기나무는 중국이 원산지로 공원이나 정원에 심는다. 갈잎떨기나무로 높이는 3~5m 정도이고, 넓은 심장 모양의 잎은 어긋나고 반질반질하다. 가지에 흰빛이 돈다. 꽃은 4월에 잎겨드랑이에 여러 송이가 모여 붉은 보라색으로 피고, 열매는 9~10월에 납작한 타원형으로 여문다.

죄인이 목 매인 나무

박태기나무는 밥알 모양과 비슷한 꽃이 피기 때문에 박태기, 일부 지방에서는 밥티나무, 북한에서는 꽃봉오리가 구슬 같다 하여 구슬꽃나무, 칼처럼 생긴 꼬투리가 달린다 하여 칼집나무 등으로 부른다.

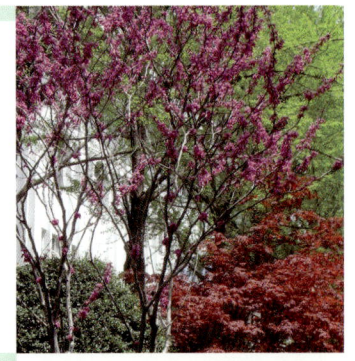

예수를 배반한 유다가 박태기나무에 목 매어 죽었다 하여 유다나무로 부른다. 박태기나무가 사찰에 많이 있는 것은 옛날에 스님들이 중국을 왕래하면서 들여와 심었기 때문이다.

박태기나무는 약용, 정원수, 공원수로 가치가 높다. 4월 하순경 진홍빛 작은 꽃들이 다닥다닥 붙어 피고 화려하기 때문에 정원이나 공원에 많이 심는다. 박태기나무 꽃에는 약간의 독성이 있어서 꽃잎을 따서 씹어 보면 아린 맛이 나며 많이 먹으면 안 된다.

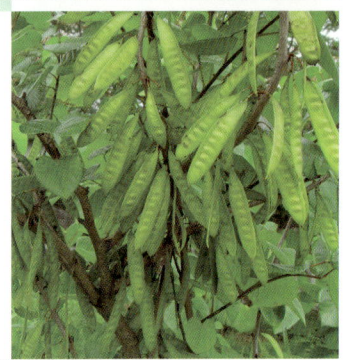

예수의 제자 가롯 유다는 은(銀) 삼십[39]에 예수를 팔았다. 예수가 재판을 받게 되자 가롯 유다는 그의 정죄함을 알고 스스로 목 매어 자살을 한다. 가롯 유다가 목매어 죽었다고 전승되는 추정되는 나무로 유다나무나 박태기나무로 보고 있어 유다나무는 '죄인이 목맨 나무' 라는 애칭을 가지고 있다. 가롯 유다가 왜 예수를 배반했는지는 아무도 모른다. 일설에 의하면 예수가 로마의 지배를 뒤엎고 유대 민족을 위해 권력을 장악할 줄 알았으나 그것이 오판이었다는 것을 깨닫고 예수를 배반했다는 이야기도 전하고 있다.

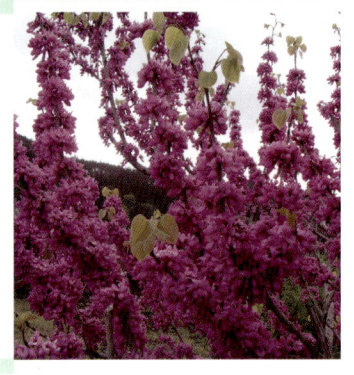

성경에서는 나무 이름을 밝히지 않았지만, 프랑스 유다 지방의 일설에 의하면 박태기나무는 흰꽃을 피우지만 가롯 유다가 목 매어 죽은 후부터 꽃이 붉어졌다고 한다.

박태기나무의 꽃말은 '영원한 사랑' 이다.

혈액 순환에 좋다

한방에서 뿌리 껍질을 자형피(紫荊皮), 목질부를 자형목(紫荊木)으로 부른다. 활혈, 통경, 해독에 효능이 있고, 주로 이뇨, 중풍, 고혈압, 대하증, 부인병에 다른 약재와 처방한다.

민간에서 꽃이나 잔가지를 채취하여 차로 달여 먹는다.

박태기나무 이야기

한 청년이 여성에게 사랑을 고백한 후 거절을 당하자 여성이 자신의 마음을 받아 줄 때까지 그 자리를 떠나지 않겠다고 다짐을 했다. 여성은 그 말에 아랑곳하지 않고 몇 년 뒤 그곳을 지나갈 때 검게 죽은 나무 한 그루를 보고 늦게나마 청년의 진실한 사랑고백임을 알고 눈물이 나무에 떨어지자 분홍색의 꽃이 피었다고 한다.

번식 ● ● ●
가을에 종자를 채취하여 그대로 파종을 하거나 젖은 모래와 섞어서 물이 잘 빠지는 곳에 노천 매장하여 이듬해 봄에 파종을 하거나 포기나누기를 한다.

---

39) 당시 은화 30개는 전통적으로 노예 한 사람을 살 수 있는 값으로 예수 당시에는 큰 액수가 아니었다.

| 상 징 과 문 화 를 의 미 하 는 나 무 |

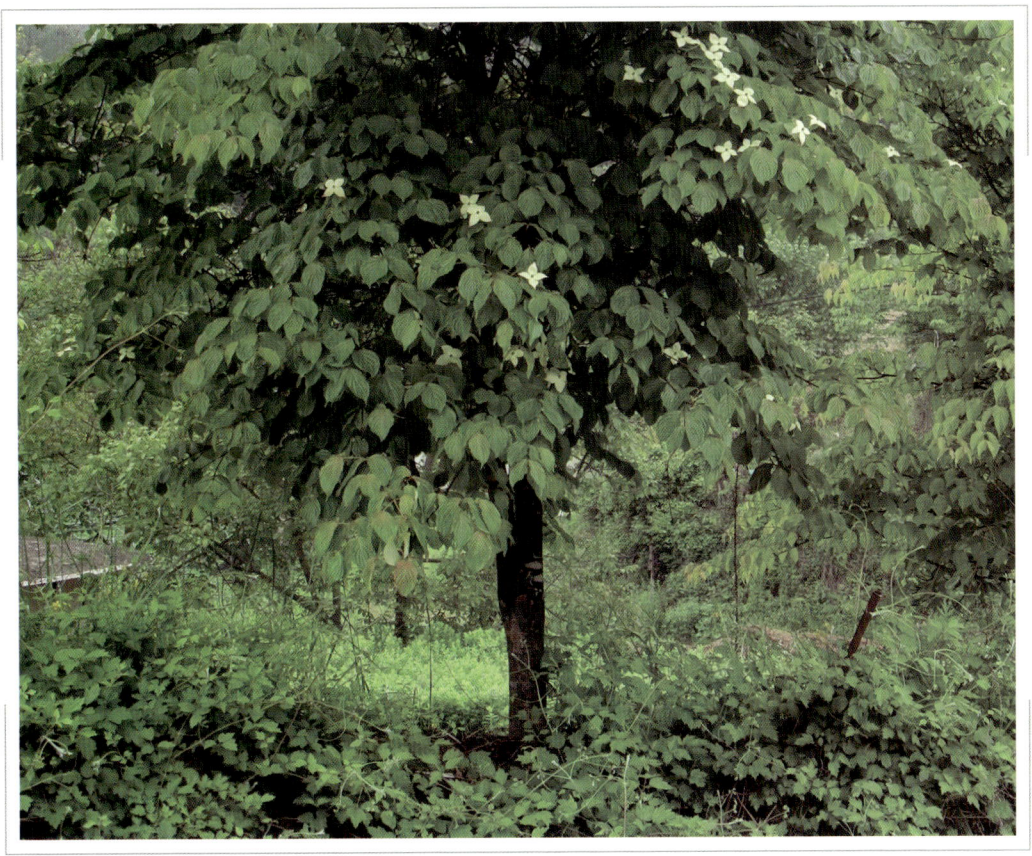

꽃잎이 십자가 모양인 십자수^{十字樹}, 산딸나무

산딸나무는 중국이 원산지로 산이나 숲속에서 자라고 가로수로 심는다. 갈잎큰키나무로 높이는 5~7m 정도이고, 잎은 타원형으로 마주 나고, 잎맥에 갈색의 털이 있다. 가지는 층을 이루고 수평으로 퍼진다. 꽃은 6월에 가지 끝에 촘촘히 모여 흰색으로 피고, 열매는 10월에 산딸기 모양으로 붉게 여문다.

십자가를 만든 나무

봄꽃들의 잔치가 끝나갈 무렵 초여름을 재촉하는 흰색의 산딸나무 꽃이 피기 시작한다. 보편적으로

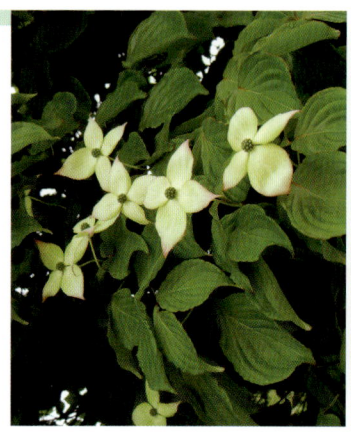 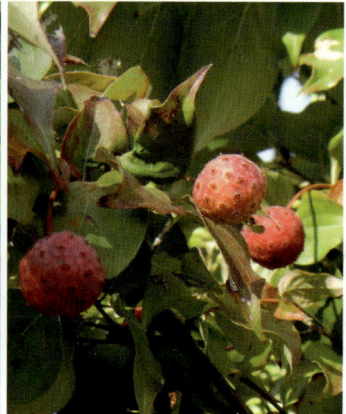 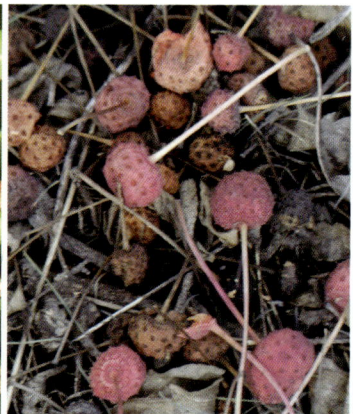

산딸나무로 부르지만 사조화(四照花), 소차축(小車軸), 딸나무, 산달나무, 지방에 따라서 제주도에서는 들매나무, 경기도에서는 박달나무, 전라도에서는 미영꽃나무 등으로 부른다. 중부 이남과 지리산, 덕유산 등에서 볼 수 있다.

산딸나무의 총포(總苞)[40]를 꽃으로 오해하는 사람이 많다. 총포는 처음에는 작고 녹색이지만 점차 커지면서 꽃이 필 무렵에는 흰색으로 변한다. 꽃은 20~30개가 머리 모양으로 모여 달리고 작은 꽃대가 없다. 예수가 십자가에 못 박혀 죽을 때 이 나무로 십자가를 만들었다고 하는데 묘하게도 넉 장의 꽃잎이 십자가를 닮아서 그런지 기독교인들이 성스러운 나무로 여기고 있다.

산딸나무는 식용, 약용, 조경수, 가로수로 가치가 높다. 목재는 기구재, 상류재(箱類材)로 쓴다. 강원도 춘천, 전북 진안에서 가로수로 심어 사람들에게 즐거움을 준다. 겨울이 오기 전에 산딸나무의 빨간 열매는 산딸기를 닮아 이름이 붙여졌다. 열매를 따서 생으로 먹기도 하고 술이나 효소를 담가 먹기도 하지만 새들의 먹잇감이 되고 있다.
산딸나무의 꽃말은 '위장' 이다.

기력 회복에 좋다

한방에서 생약명은 사조화(四照花)로 부른다. 기력 회복에 다른 약재와 처방한다.
민간에서 10월에 성숙한 열매를 따서 생으로 먹는다. 6월에 꽃을 따서 말려 차로 먹는다.

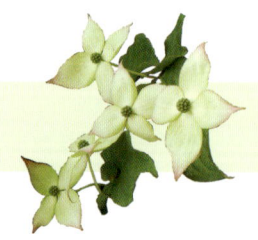

번식 • • •
가을에 새들이 잘 성숙된 열매의 과육만을 먹고 씨를 배설하여 번식하기도 하지만 씨로 번식한다.

---
40) 네 개가 사방으로 퍼져 꽃잎같이 보인다.

| 상징과 문화를 의미하는 나무 |

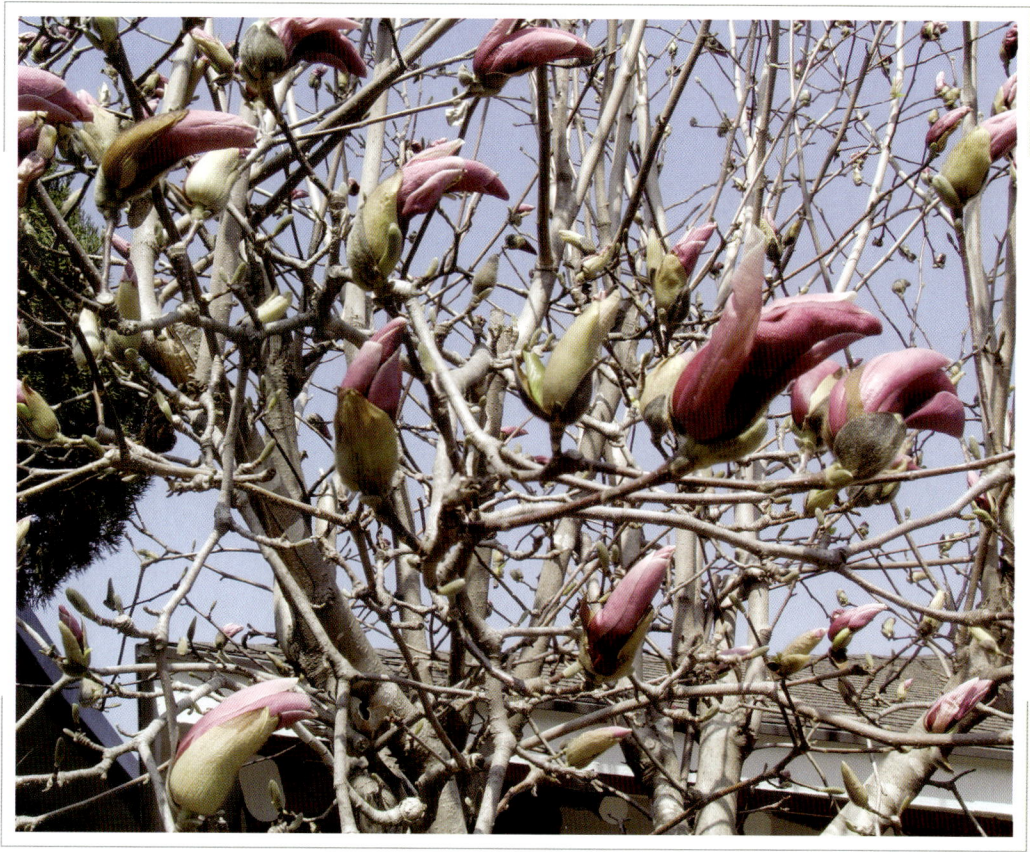

원예용으로 가치가 높은 원예수園藝樹, 자목련

자목련은 중국에서 들어온 귀화식물이다. 관목상인 것이 많으며 관상용으로 심는다. 높이 15m에 달하고 가지가 많이 갈라진다. 잎은 마주 나고 달걀을 거꾸로 세운 듯한 모양이며 가장자리가 밋밋하다. 양면에 털이 있으나 점차 없어지고 잎자루는 길이 7~15mm이다.

꽃은 4월에 잎보다 먼저 피고 검은 자주색이다. 꽃받침 조각은 녹색이며 3개이다. 꽃잎은 6개이고 길이 10cm 내외이며 햇빛을 충분히 받았을 때 활짝 핀다. 꽃잎의 겉은 짙은 자주색이며 안쪽은 연한 자주색이다. 수술과 암술은 많다. 열매는 달걀 모양 타원형으로 많은 골돌과로 되고 10월에 갈색으로 익으며 빨간 종자가 실에 매달린다. 꽃잎의 겉면이 연한 홍색빛을 띤 자주색이고 안쪽이 흰색인 것을 자주목련이라고 한다. 정원수로 가꾼다.

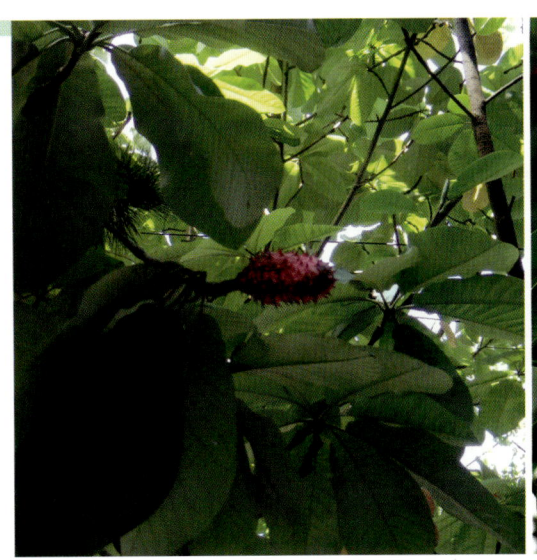
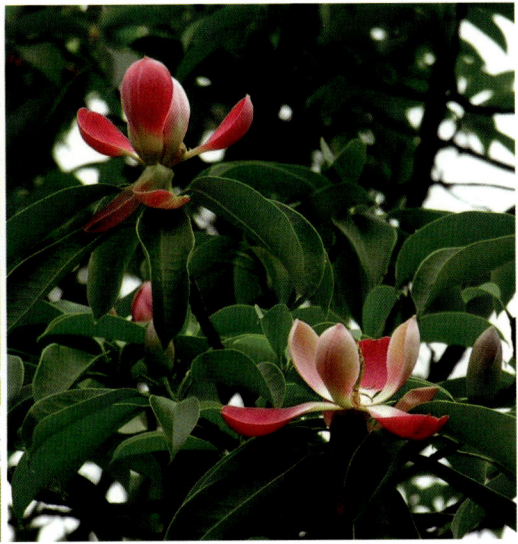

🌸 목련꽃차

　목련꽃차는 크고 순수한 모습으로 꽃차를 보기만 해도 마음이 정화되는 느낌을 준다. 우선 깔끔하면서 간도 맑게 해 주는 효능이 있다. 목련 봉오리는 예부터 귀한 약재로 사용됐다. 목련꽃은 꽃이 핀 후 하루 정도 된 것이 약효가 가장 뛰어나다. 맛과 성질은 평범한 편이다.

　다만, 손의 체온에 의해 꽃잎이 쉽게 변색하는 성질이 있어 꽃잎을 채취할 때는 손으로 따지 말고 핀셋이나 나무 집게를 사용하는 것이 좋다. 차를 만드는 과정은 한 잎씩 분리하여 연한 소금물에 한 번 씻은 후 채반에 널어 물기를 뺀 후 그늘에 말린다. 밀폐용기에 보관하여 뜨거운 물에 우려 먹는다.

　그런데 주의할 점은 자목련 꽃은 독성이 있는 것으로 많이 알려져 있으므로 전문 한의사 등과 상의한 후 복용하는 것이 좋겠다.

🌸 비염, 축농증에 좋다

　<u>한방</u>에서 목련 봉오리를 따서 말린 것을 '신이화(辛夷花)'라 한다. 축농증, 비염에 탁월하다. 폐에 찬 기운이 차서 생기는 가래에도 효능이 있다.

　<u>민간</u>에서 목련 꽃차를 복용하면 두통, 혈압 강하, 집중력 강화, 기억력 증진에 도움을 준다. 특히 요즘은 공해와 여러 환경 요인 탓에 알레르기 비염 환자가 많이 늘고 있다. 비염이 있으면 늘 머리가 무겁고 기억력과 집중력이 저하된다. 이런 증상에 꾸준히 복용하면 탁월한 효과를 볼 수 있다.

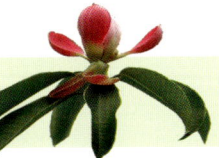

번식 • • •
자목련은 지난해에 자란 가지를 3월 중순경에 채취하여 삽목이나 접목이나 무성 증식을 한다.

| 상 징 과 문 화 를 의 미 하 는 나 무 |

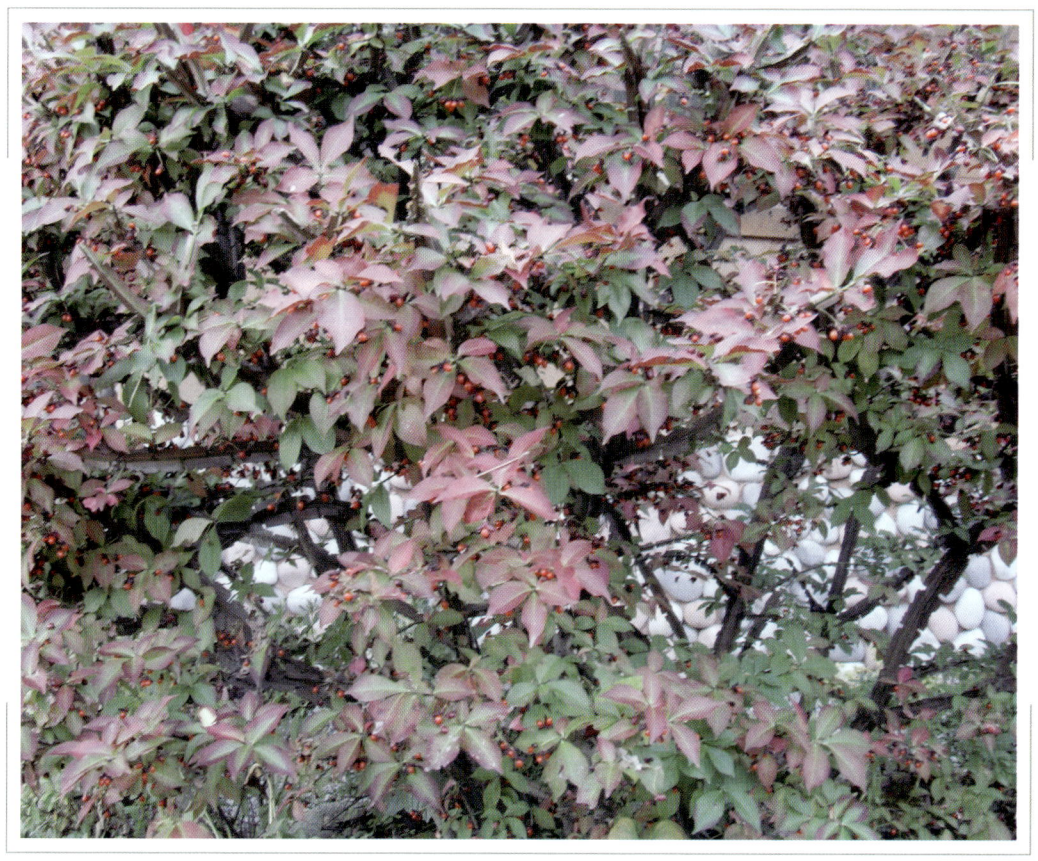

나무 줄기가 화살 모양인 화살수, 화살나무

화살나무는 산기슭이나 들에서 자란다. 갈잎떨기나무로 높이는 2~3m 정도이고, 잎자루가 짧고 타원형의 잎은 마주 나고 흰빛이 돈다. 가지에 2~4개의 회색 날개가 있다. 꽃은 5~6월에 잎겨드랑이에 3송이씩 녹색으로 피고, 열매는 10월에 달걀 모양으로 붉게 여문다.

화살나무는 가을에 단풍이 아름답고 잎과 줄기가 독특한 우리 나무다. 화살나무 줄기에 두 줄에서 네 줄까지 달린 코르크질의 날개가 화살과 같다 하여 화살나무, 날개의 모양이 머리를 빗던 참빗과 같다 하여 참빗나무, 단풍이 비단처럼 고아 금목(錦木)으로 부른다. 화살나무는 식용, 약용, 분재, 조경수로

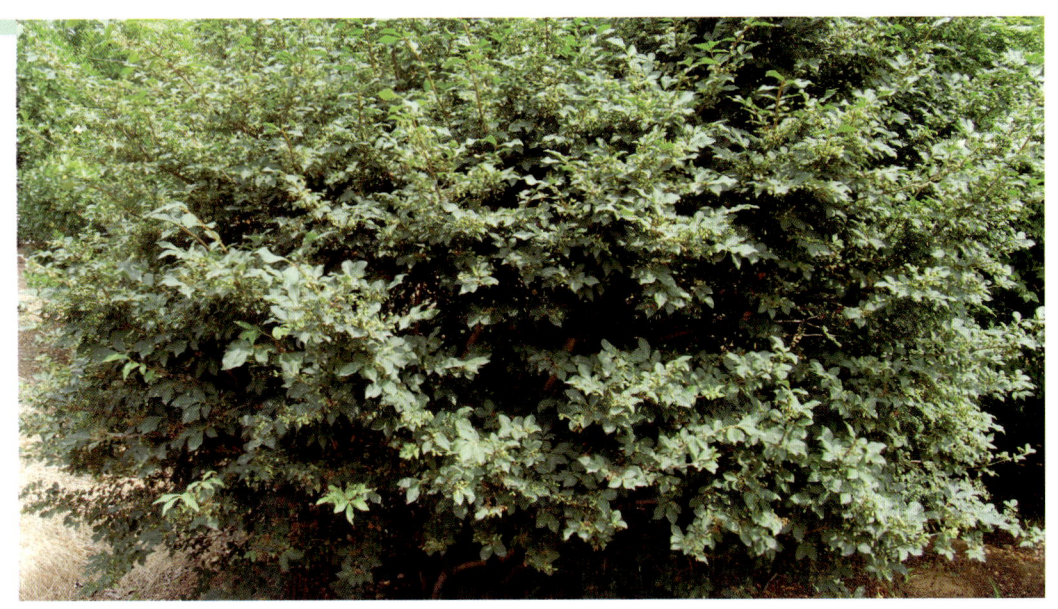

가치가 높다. 날개가 달린 줄기를 잘라 꽃꽂이에도 활용하고 있다.

옛날에 화살나무로 진짜 화살을 만들기도 했으며, 지팡이를 만들었다. 목재는 치밀하여 인장이나 강도가 높아 나무 못 같은 특수 용도나 세공재로 쓴다.
화살나무의 꽃말은 '위험한 장난' 이다.

혈액 순환에 좋다

대부분의 나무는 뿌리나 줄기를 약재로 쓰는 것이 많지만 화살나무는 날개 부분만 약용으로 쓴다.

한방에서 날개를 귀전우(鬼箭羽)로 부른다. 피멍을 풀어주고, 피를 조절하고, 거담 작용에 효능이 있어, 주로 동맥 경화, 혈전증, 가래 기침, 월경 불순, 출산 후 피가 멈추지 않거나 어혈로 인한 복통에 다른 약재와 처방한다.

민간에서 가시를 빼는 데 날개를 태워 쓴다. 어린 잎을 채취하여 끓는 물에 살짝 데쳐서 날로 무쳐 먹는다. 많이 먹으면 설사를 하기 때문에 적당히 먹어야 한다.

번식 • • •
화살나무는 꺾꽂이로 번식을 한다.

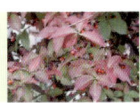

| 상 징 과 문 화 를 의 미 하 는 나 무 |

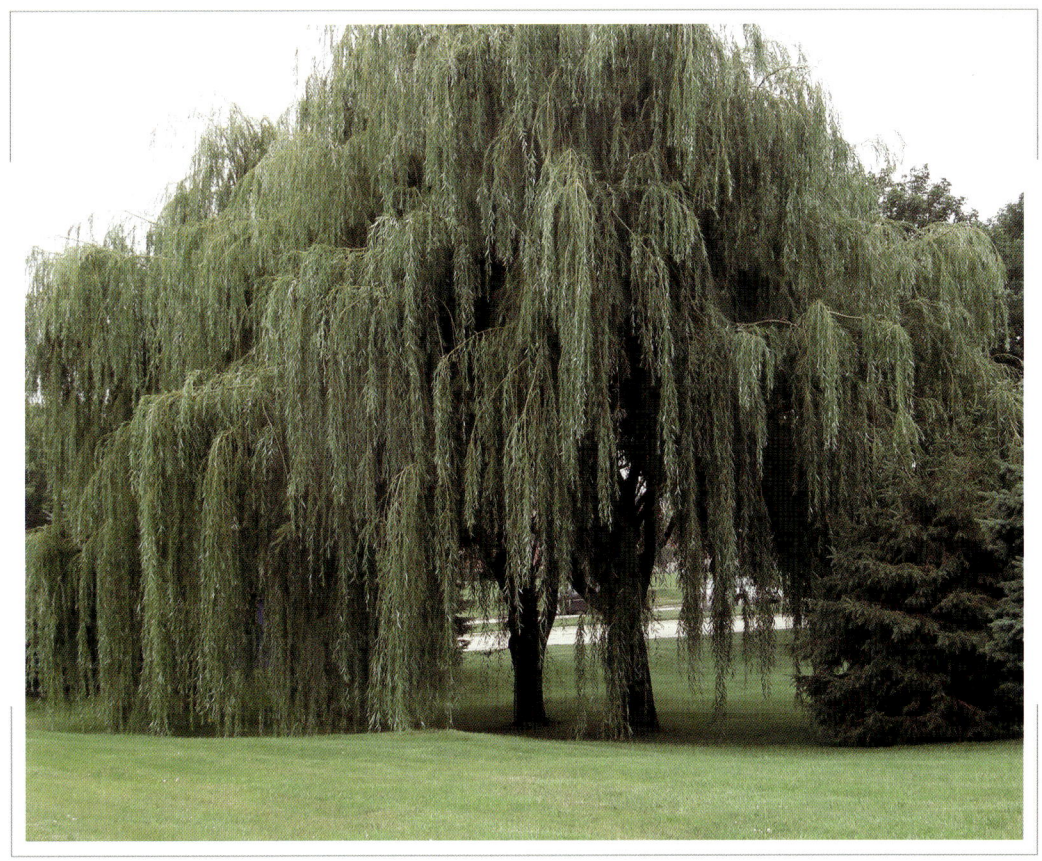

여인의 정절을 간직한 시냇가의 풍치수^{風致樹}, 버드나무

버드나무는 냇가에서 자라고 가로수로 심는다. 갈잎큰키나무로 높이 15~20m 정도이고, 잎은 어긋나고 가장자리에 잔톱니 모양이다. 어린 가지는 밑으로 처지고, 나무껍질은 얕게 갈라진다. 꽃은 4월에 잎과 함께 연한 노란색으로 피고, 열매는 5월에 달걀 모양의 삭과로 여문다.

봄과 생명력을 상징

우리 조상은 매화를 선녀(仙女), 벚꽃을 숙녀(淑女), 해당화를 기녀(妓女), 버드나무를 재녀(才女)라고 비유했다. 버드나무는 능수버들, 갯버들, 수양버들, 왕버들, 고리버들, 유수(柳樹), 수양(垂楊), 수류

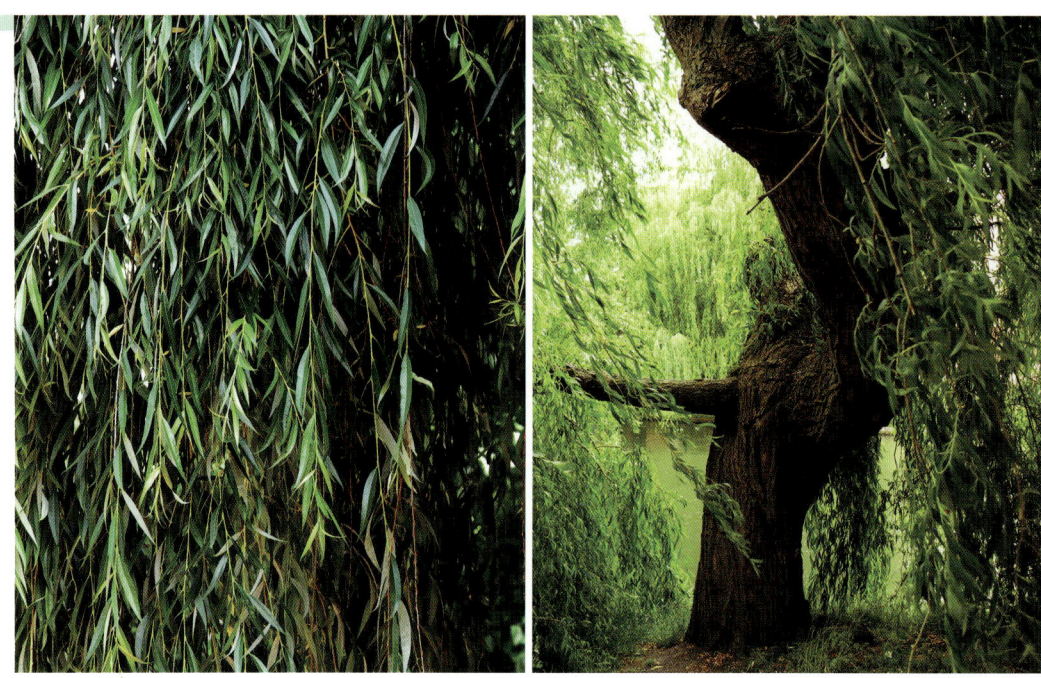

(垂柳), 유서(柳絮), 양류(楊柳) 등 다른 이름으로 불린다. 버드나무는 습한 땅을 좋아하기 때문에 물가나 연못가에 잘 어울리는 까닭에 수향목(水鄕木)으로 부른다. 우리 조상은 겨울이 가고 봄이 다시 찾아오는 기념일인 청명(淸明)에는 해마다 사흘 전에 아궁이 속의 불을 끄고, 청명일에는 찬 음식을 먹었고, 이때 버드나무로 불을 지피는 것은 악귀를 태우고 새봄을 맞이하는 재생(再生)을 상징하기 위하여 버드나무를 깎아 불을 피워 각 관청에 나누어 주는 관례가 있었다.

버드나무는 생명력이 강해 어느 곳에 꽂아도 뿌리를 잘 내려 자라는 속도가 빠르고 어느 틈에 거목(巨木)으로 자라 숲을 이루기 때문에 인생의 무상함과 속절없음을 의미한다. 불교(佛敎)에서 버들가지는 세상의 모든 소리를 관찰하고 중생의 고난을 상징한다. 우리 조상은 버드나무를 봄과 생명력에 비유하여 유색(柳色)으로 표현했으며, 문인(文人)들은 수양버들의 하얀 솜털이 바람에 휘날릴 때 눈보라가 날리는 것처럼 보인다 하여 유서(柳絮)로 부르며 운치를 즐겼고, 버드나무는 100번 꺾어도 새 가지가 돋아날 정도로 생명력이 강한 나무로 푸른 새싹이 돋아 청춘의 표상으로 삼았다.

버드나무는 물과 친근한 성질을 가지고 있어서 주로 물가에서 자란다. 때로는 아예 물 속에서 자라기도 한다. 수양버들은 생명력과 번식력을 상징하기 때문에 주로 집 근처의 연못가나 개울가에 심었는데 뿌리가 둑을 보호해 주기 때문이다. 수양버들은 중국 양쯔강 하류 지방에서는 풍치수로 가치가 높다.
중국 고서에 수(隨)나라 양제(煬帝)는 대운하(大運河)를 만들고 그 언덕에 버드나무를 심게 하였는데 이때 버드나무 한 포기를 심으면 한 폭의 비단을 상(賞)으로 주었다고 한다. 이후 버드나무들은 수류(隨

柳) 또는 양류(楊柳)라는 이름을 얻게 되었다.

　불교에서 양류관음(楊柳觀音)은 오른손에 버드나무 가지를 쥐고 왼손은 젖가슴에 대고 바위 위에 앉아 있는 상(像)을 말한다. 이것은 중생의 병고(病苦)를 덜어 주는 것을 의미한다. 도연명(陶淵明)이 집에 다섯 그루의 버드나무를 심고 오류 선생(五柳先生)의 호(號)를 내려 이 나무의 아름다움을 예찬한 바 있다. 정지상(鄭知常)은 시(詩)에서 "양류실실녹(楊柳絲絲綠) 도화점점홍(桃花点点紅)" 즉 '버드나무 가지는 천(千)가지 만(萬)가지 푸르고 푸른데 복사꽃은 한없이 붉고 아름답다' 라고 할 정도로 예찬했다.

　버드나무는 집 안에 심지 않았다. 버드나무 암꽃은 성욕을 감퇴시킨다 하여 아들이 귀한 집 안에는 암나무를 집 안의 정원에 심지 않았고, 부부 금실에 좋지 않은 나무로 알려져 집 안에 심지 않았고, 능수버들 가지의 늘어진 모습이 마치 상(喪)을 당한 여인이 머리를 풀어 헤친 모습 같아 불행을 상징하기 때문에 집 안에 심지 않았다. 능수버들이나 수양버들은 가지가 가늘게 실과 같이 늘어지는 까닭에 아름다운 여성에 비유된다. 버드나무는 부정적인 면이 많지만, 여인의 아름다움을 묘사하는 게 많다. 버드나무는 아름다운 여자의 몸매에 흔히 비유된다. 늘씬하고 아름다운 여인을 가리켜 유요(柳腰), 미인의 눈썹을 버드나무 잎에 비유하여 유미(柳眉), 예쁜 모습을 뜻하는 유용(柳容), 날씬한 허리를 유요(柳腰), 길고 윤기나는 여인의 머리를 유발(柳髮)이라 했다.

　예로부터 사랑하는 사람과 이별할 때면 버드나무 가지를 꺾어 주었고, 먼 길을 떠나는 사랑하는 낭군에게 버들가지를 꺾어 주어 빨리 돌아오기를 바라는 여인의 심정을 전했다. 이 나무를 도구로 삼은 이유는 버드나무처럼 죽지 않고 살아 돌아오라는 깊은 뜻이 담겨 있다. 버드나무가 성욕을 억제하고 불임(不姙)을 치료하는 약효가 있다고 믿는 속신과 버들가지로 아이를 때리면 아이의 성장을 방해한다는 속설이 있어 회초리로 쓰지 않는다. 예로부터 부드러움이 강한 것을 이긴다는 것은 버드나무 잎이 날카롭고 뾰족하여 벽사의 기능을 지니고 있다고 믿기 때문에 버들잎 모양으로 만든 '유엽전(柳葉箭)'을 화살촉으로 썼다.

　우리 조상은 썩은 버드나무의 원줄기가 캄캄할 때 빛이 나는 것을 보고 도깨비불로 착각하곤 했는데, 그 이유는 버드나무 속에 인성분이 있어 비에 젖으면 빛을 내기 때문에 귀류(鬼柳)라는 애칭도 있다. '지나친 욕심을 경계하는 버드나무 가지 좋다 칭찬하지 마라, 연하의 남자와 혼례가 이루어지면 버드나무에 꽃이 핀다, 늙은 남자가 젊은 여자를 아내를 맞이하면 버드나무에 새움이 돋는다' 는 속담은 여인의 섬세한 아름다움을 버드나무에 비유한 예다.

　경북 청송군 부동면 이전리 주산지[41] 왕버들은 주왕산을 배경으로 물 속에 서 있는데 이 30여 그루는 김기덕 감독의 「봄, 여름, 가을, 겨울 그리고 봄」의 촬영지로 이용되기도 한다. 김제 봉남면 성덕 마을 왕버들은 수령이 약 300년 정도며 높이는 약 16미터로 마을의 길흉을 지켜 주는 수호신으로 신성(神聖)

---

41) 조선 시대 숙종 때 조성한 농업용 저수지로 길이 100미터 너비 50미터의 산중 호수이다.

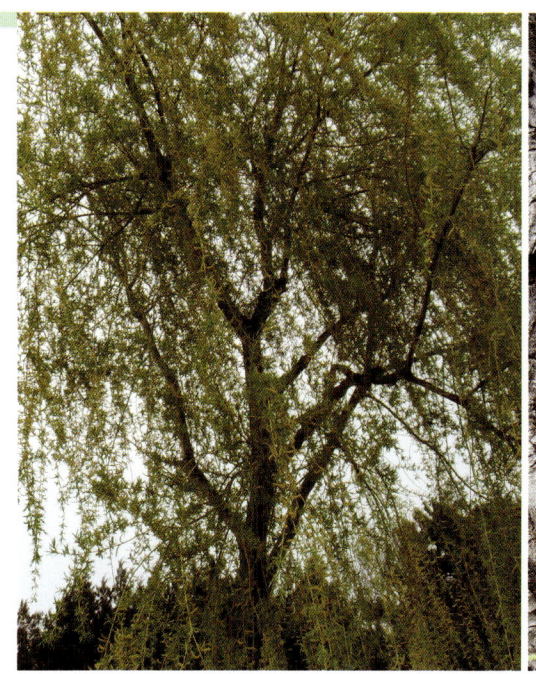
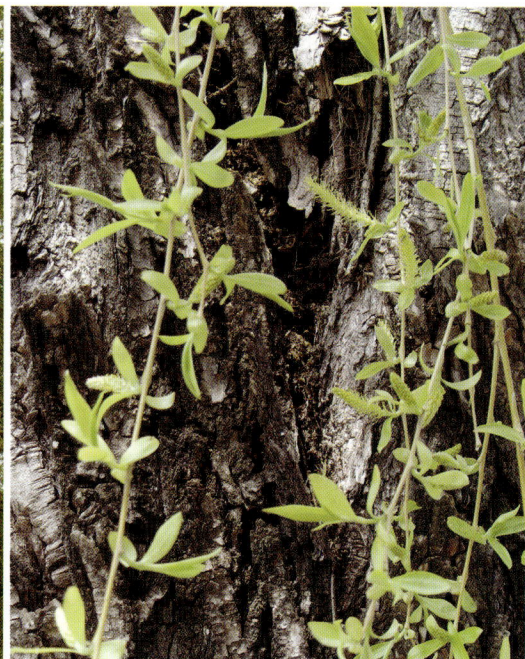

하게 여겨 얼마 전까지만 해도 마을의 안녕을 위해 해마다 3월 3일과 칠월 칠석에 마을의 평안과 번영을 기원하는 당산제를 지냈다.

우리나라 거리에 수양버들이 많은 이유는 쭉 늘어진 가지가 아름다워 물가에 잘 어울려 가로수나 풍치수로 많이 심었기 때문이다. 사람이 죽을 때 쓰는 관(棺)을 우리나라에서는 소나무나 느티나무를 사용해 만들지만, 만주 지방에서는 죽은 사람의 관을 버드나무로 만든다. 어머니가 돌아가셨을 때 어머니는 버드나무처럼 늘 부드럽고 온유한다는 뜻에서 버드나무로 지팡이를 만들어 상주가 짚는 풍속이 있었다. 왕버들(鬼柳 또는 河柳)은 잎이 넓다. 왕버들의 줄기가 썩어 만들어진 동공에는 인의 성분으로 인하여 '비 오는 어두운 밤이면 불빛을 발하는데 귀신들이 모여든다'고 해서 귀류(鬼柳), '하천변에서도 잘 자란다' 하여 하류(河柳), '새싹이 붉다' 하여 적아류(赤牙柳) 등으로 부른다.

예로부터 중국에서는 버드나무 가지가 부드럽기 때문에 이쑤시개를 만들었다. 그래서 우리나라에서는 이쑤시개를 '양지'라고 부르고 일본에서는 '요오지'로 부른다. 버드나무로 젓가락, 상자, 수레 등을 만들고, 나무 밑부분은 각종 기구(器具), 받침목, 건축용으로 쓴다. 버드나무는 목재를 이용하기 위하여 심는 일은 드물고 풍치를 위해서 주로 심는다. 버드나무는 햇빛을 좋아하고 어릴 때 그늘진 곳에서는 힘을 쓰지 못한다. 버드나무 종자는 흰 솜털 안에 있다. 솜털이 바람을 타고 멀리 날아가 물기 있는 곳에 앉게 되면 곧 뿌리를 내려서 자라게 된다.

버드나무는 수형이 미려하고 특히 봄철에 새순이 싹틀 때 진분홍색의 촛불 같은 모습이 매우 아름다워 저습지는 물론 환경 녹화수목으로 도심지의 공원수, 가로수 등으로 가치가 높다. 목재는 재질이 연하고 가공성이 좋아서 상품 포장상자, 조각 등에 이용된다. 숫나무의 가지를 꺾어서 봄에 꽂으면 뿌리가 잘 내린다. 봄이 오면 버드나무 가지에 물이 가장 먼저 오를 때 연필만한 굵기의 가지를 꺾어 껍질을 손으로 틀고 피리를 만들어 불기도 했다.

　조선 시대 정조(正祖) 임금이 수원 북문 밖에 심은 소나무와 왕버들은 잘 보존되어 오다가 산업화와 도시발전이라는 명분으로 200년이 넘은 왕버들이 희생되었다.
　버드나무의 꽃말은 '자유, 솔직함, 경쾌함' 이다.

🌱 아스피린을 추출

　버드나무는 독(毒)이 없어 고약(膏藥)을 만드는 재료로 쓰고, 나무껍질은 이뇨제로 쓰고, 아스피린의 원료도 버드나무의 뿌리에서 추출한다.
　의성 히포크라테스는 버드나무의 잎과 껍질이 통증 완화에 효과가 있다는 기록을 남겼고, 그로부터 2300여 년이 지난 1892년에 과학자들은 버드나무 껍질로부터 통증을 완화하는 성분인 '살리신'을 발견했고, 1915년 독일 바이엘은 이 살리신으로 우주인도 휴대한다는 해열진통제 '아스피린'을 개발하였다.

　우리 조상은 오랫동안 양치질을 할 수 없을 때 버드나무 가지를 사용하였고, 고대 인도에서는 버들가지로 이(齒牙)를 닦는 습속이 있었다. 우물가에 버드나무를 심은 이유는 뿌리가 물을 정화시키기 때문에 민간에서는 우물에 버드나무 잎을 넣어 살균하기도 했다.
　봄에 황사와 함께 버드나무의 씨앗인 솜털인 종모(種毛)에 먼지가 휩쓸려 다니면서 사람의 눈이나 콧속으로 들어가면 염증을 일으키는 화분병(花粉病)의 원인이 되기 때문에 호흡병에 조심해야 한다.

　한방에서 버드나무 생약명은 유서로 부른다. 주로 지혈제(止血劑)에 효과가 있는 것으로 알려져 있다. 잎과 가지를 이뇨·진통·해열제로 쓰고, 잎과 껍질은 지혈·각기·치통·황달에 쓰고, 수피는 수렴제·해열제·이뇨제로 쓰고, 가지는 중풍·거담·종기·소염·통경에 다른 약재와 처방한다.
　민간에서 객혈에는 꽃을 달여 먹었고, 옻이 오르면 가지를 태운 연기를 쐬었으며, 피가 나는 곳에는 열매의 솜털을 붙여 지혈에 썼다.

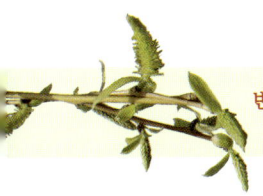

번식 ● ● ●
버드나무는 씨나 꺾꽂이로 번식한다.

| 상 징 과 문 화 를 의 미 하 는 나 무 |

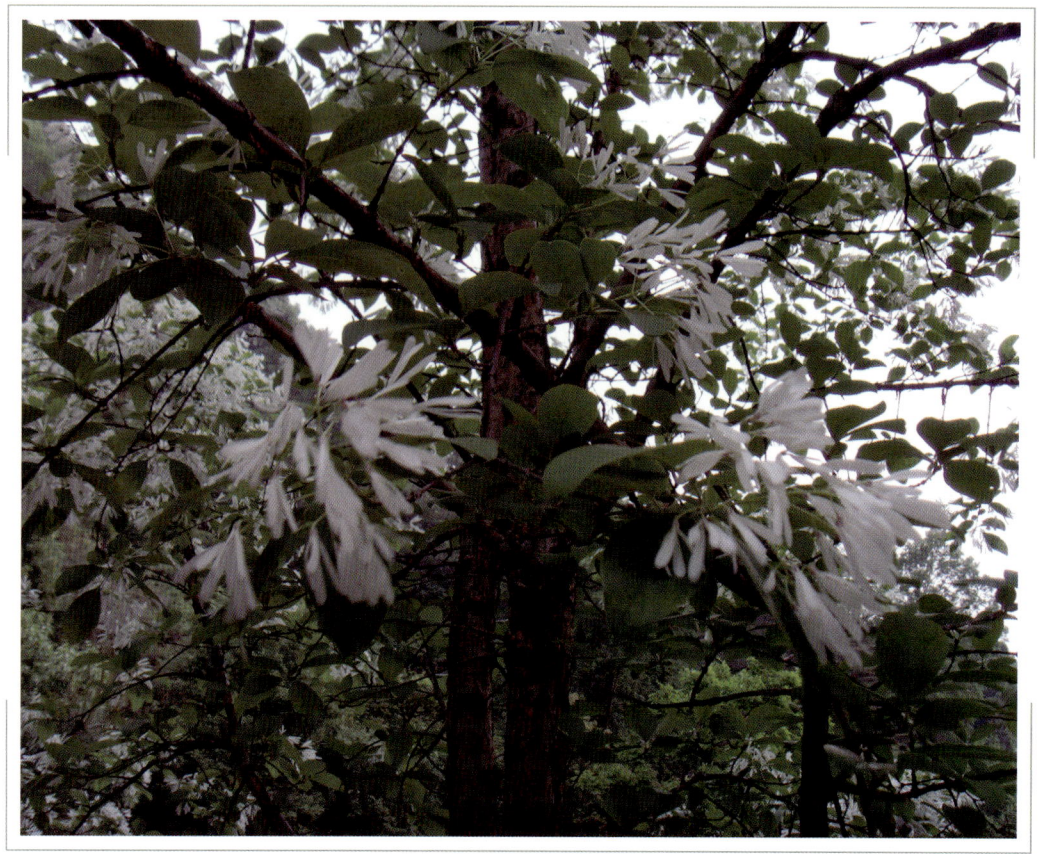

입하 때 꽃이 피는 입하수^{立夏樹}, 이팝나무

이팝나무는 높이 25m까지 자라고 수피는 회색을 띤 갈색으로 불규칙하게 세로로 갈라진다. 잎은 마주 나며 긴 타원 모양 또는 거꾸로 된 달걀 모양으로 가장자리는 밋밋하지만 어린 잎은 복거치가 있기도 하다. 꽃은 5~6월에 피며 흰색의 이가화로 새 가지의 끝부분에 달린다. 꽃받침은 4개로 갈라지며 꽃은 4개이고 밑부분이 합쳐져 통부가 꽃받침보다 길다.

수꽃은 2개의 수술만 있고 암꽃은 2개의 수술과 1개의 암술이 있다. 열매는 9~10월에 단단한 핵으로 싸인 씨앗이 있는 길이 1~1.5㎝ 정도의 타원형 열매가 짙푸른 검은색으로 여문다. 겨울에도 가지에 매달려 있다. 낙엽활엽교목으로 원산지는 한국이고 한국, 일본, 중국 등에 분포하며 산골짜기나 들판에서 서식한다.

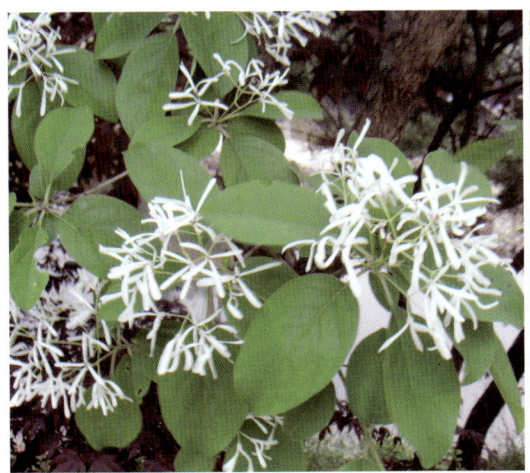
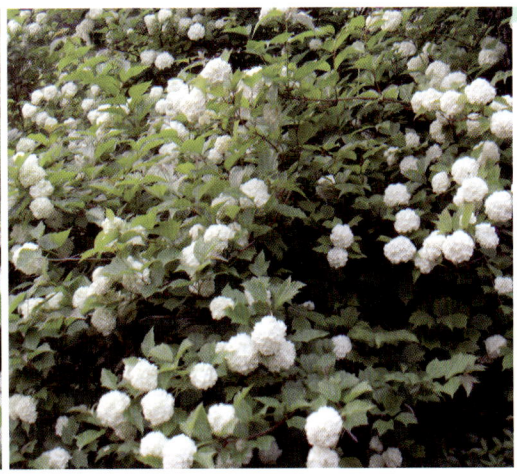

풍년을 기원하는 흰 쌀밥나무

늦은 봄에 이팝나무 가지에 하얀 꽃송이를 멀리서 바라보면 마치 흰 쌀밥처럼 생겼다 하여 이밥나무로 부르다가 이밥이 이팝으로 변하여 이팝나무로 부르게 되었다. 그래서 흰쌀밥나무라는 애칭을 가지고 있고, 꽃이 입하에 피기 때문에 입하목(立夏木), 이암나무, 뻿나무 등으로 부른다.

이팝나무에서 꽃이 많이 필 때는 풍년, 꽃이 많이 피지 않을 때는 흉년이 든다고 믿는 속설을 가지고 있기 때문에 한 해의 풍년을 점치는 나무로 알려져 있다.

전남 승주군 쌍암면의 수령이 500살쯤 되는 이팝나무는 당산목, 신목, 정자목, 기상목으로 여기고 있고 천연기념물 제36호로 지정하여 보호를 하고 있다.

이팝나무의 꽃말은 '영원한 사랑, 자기 향상'이다.

기력 회복에 좋다

한방에서 식물 전체를 지사제나 건위제로 사용하며, 꽃은 중풍치료에 쓰이기도 한다고 한다.

민간에서 강정 작용, 건위 작용, 기력이 감퇴되어 일어나는 수족 마비 증세 호전 등에 효능을 나타낸다고 한다.

이팝나무 전설

옛날 경상도 어느 마을에 시집을 와서 시부모님을 모시고 순종하며 사는 며느리가 있었다. 그러나 시어머니는 끊임없이 트집을 잡고 구박을 일삼았다. 어느 날 집에 제사가 있어 며느리는 조상들에게 올리는 쌀밥을 지었다. 항상 잡곡밥만을 짓다가 혹 밥을 잘못 지어 시어머니에게 꾸중을 들을 것이 겁난 며느리는 밤에 뜸이 잘 들었는지 밥알 몇 개를 떠서 먹는 순간 공교롭게 시어머니에게 발각되어 제사에 올릴 밥을 먼저 먹었다 하여 온갖 학대를 당했다. 견디지 못한 며느리가 그 길로 뒷산에 올라가 목을 매어 죽었고, 이듬해 이 며느리가 묻힌 무덤가에서 나무가 자라더니 흰 꽃을 피워 밥에 한이 맺힌 며느리가 죽어서 된 나무라 하여 동네 사람들은 이팝나무로 부르게 되었다.

번식 ● ● ●

이팝나무 번식은 좀 까다로워 삽목은 잘 안 되기 때문에 종자를 채취하여 두 해 동안 노천 매장하여 파종해야 발아가 된다.

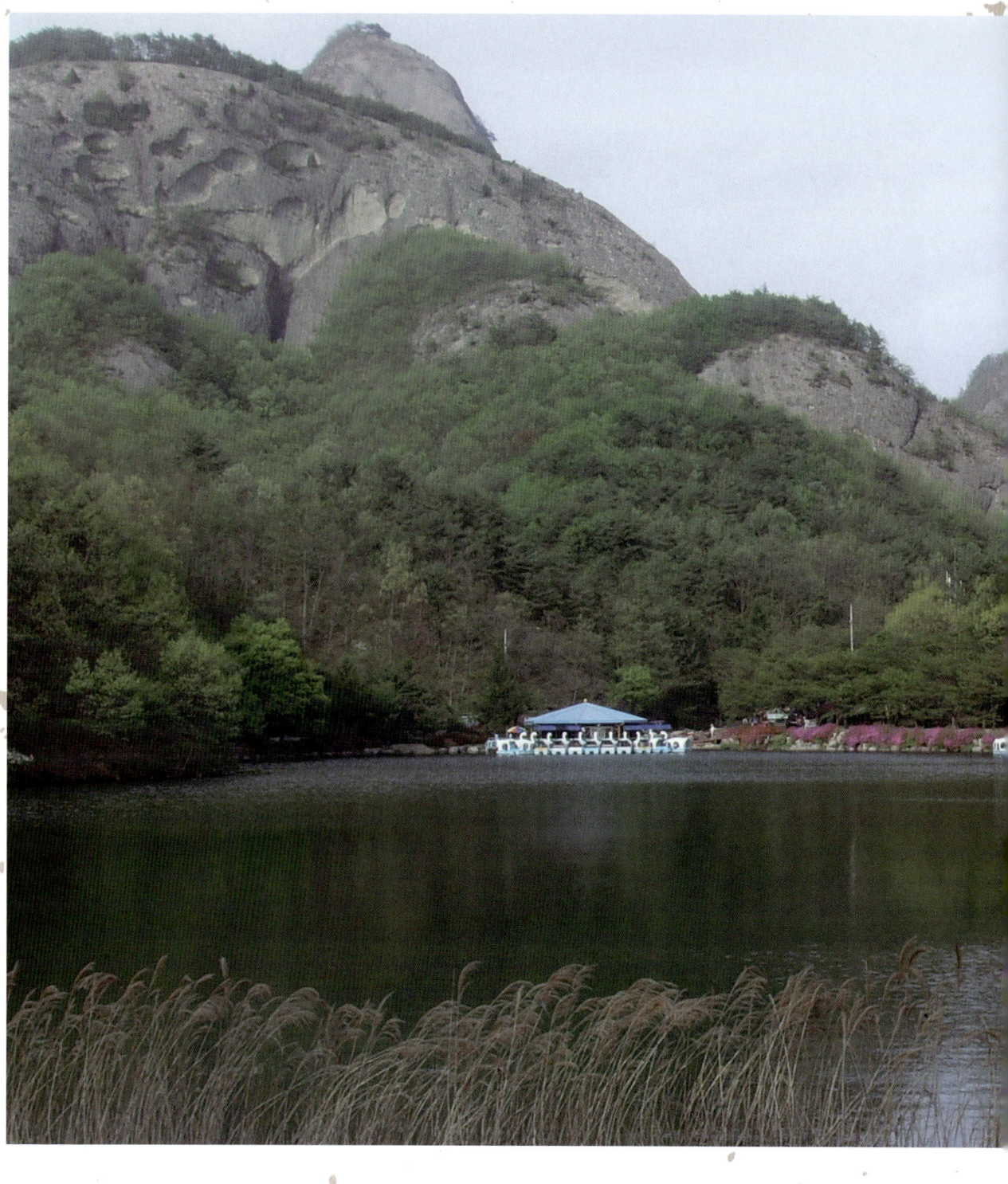

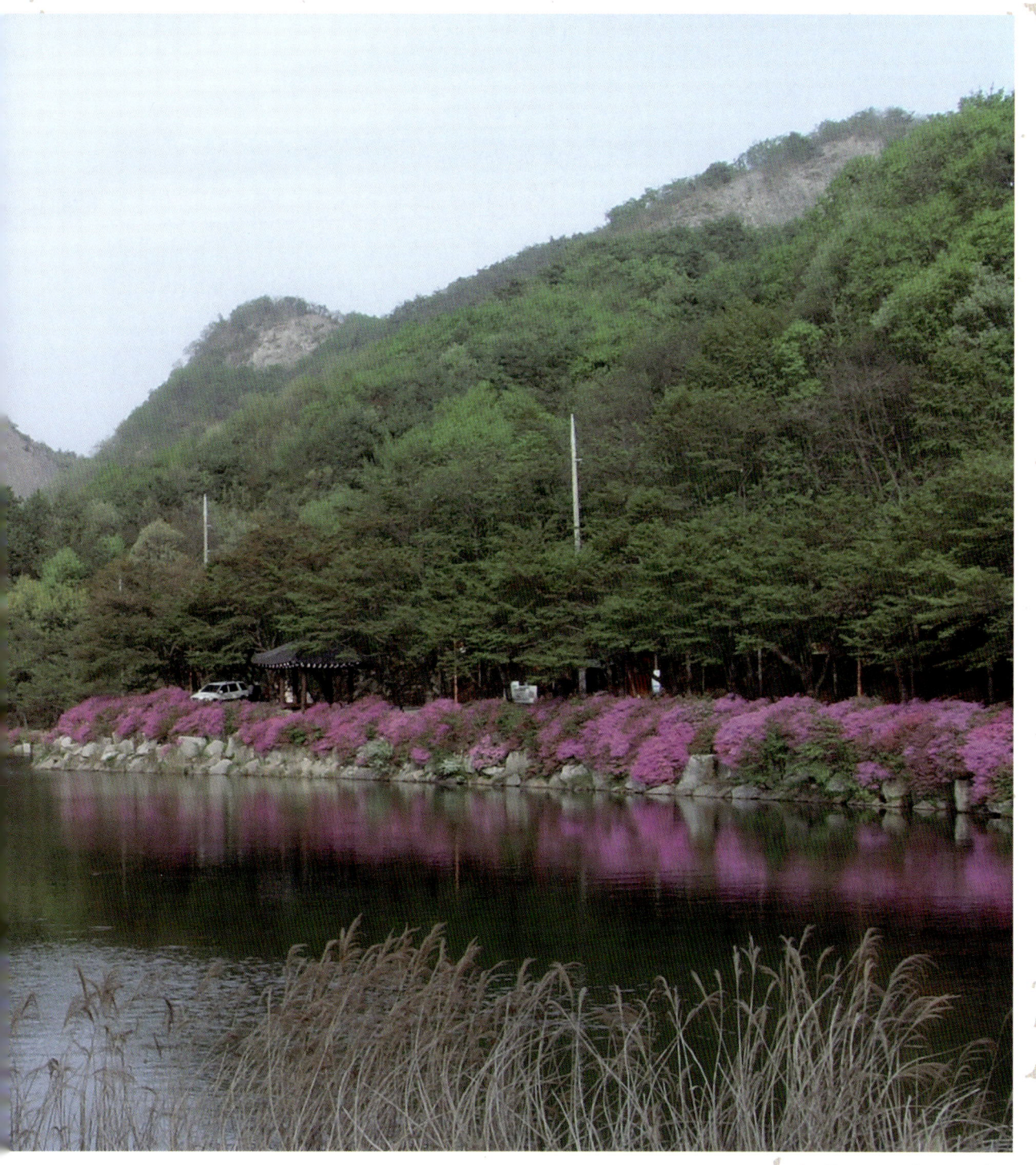

나 무 동 의 보 감

화두를 주는 나무

| 화 두 를 주 는 나 무 |

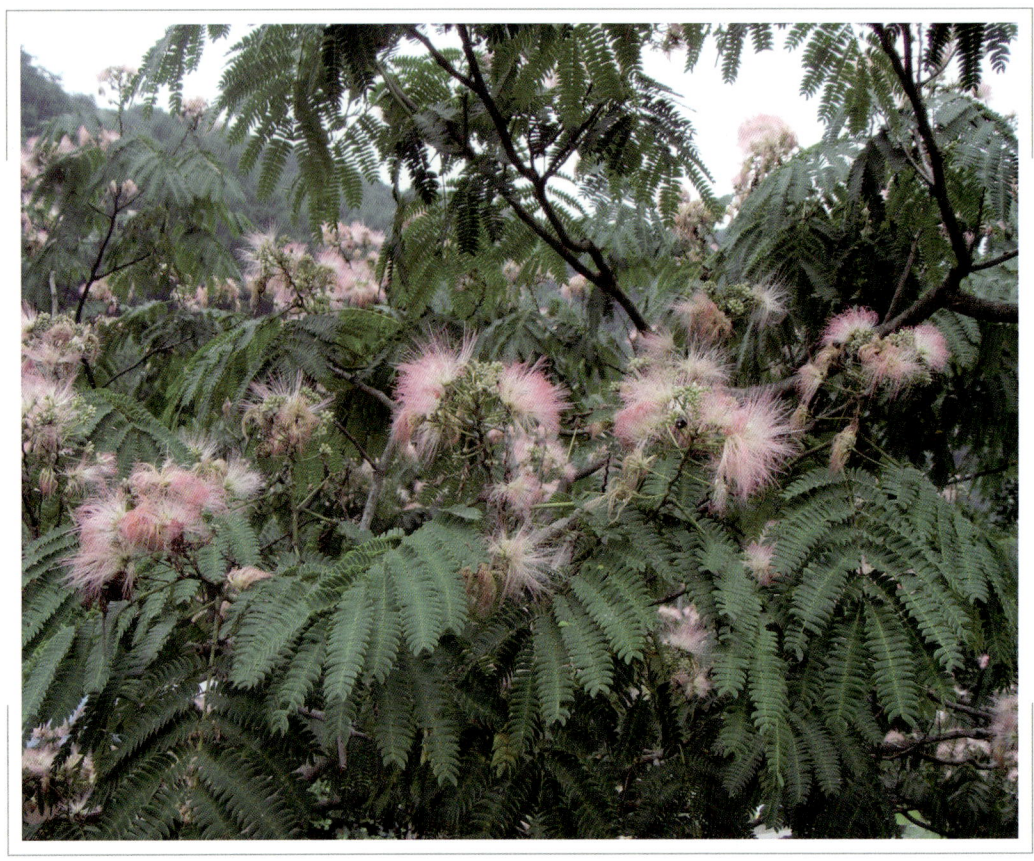

밤에만 잎이 붙는 애정수^{愛情樹}, 자귀나무

자귀나무는 가로수나 공원에 심는다. 갈잎큰키나무는 높이 6~9m 정도이고, 잎은 어긋나고, 가장자리가 밋밋하다. 줄기는 약간 드러눕는다. 꽃은 6~7월에 가지 끝이나 잎겨드랑이에 20여 송이가 연분홍색으로 모여 피고, 열매는 9~10월에 꼬투리 속 1개에 씨가 5~6개 들어 있다.

행복을 기원하는 나무

자귀나무는 동·서양을 막론하고 가정의 행복을 기원하는 나무다. 서양에서는 꽃술이 비단처럼 생겼다 하여 비단나무(Silk tree) 등 애칭을 가지고 있다. 중국에서는 뜰에 자귀나무를 심으면 부정적인 미

움이 사라진다는 믿음이 있어 평소에 사이가 좋지 않는 친구에게 자귀나무 잎을 선물하는 풍습이 있고, 일본에서는 집 안의 화목을 도모하기 위해 절구공이를 자귀나무로 만들어 부엌에 놓는 풍습이 전해지고 있다. 예로부터 우리 조상은 자귀나무에서 움이 트면 곡식을 파종했고, 꽃이 만발하면 그 해 농사가 풍년이 든다는 속설이 있다. 자귀나무는 우리나라에서 제주도를 비롯한 섬 지방에서는 심지 않는 것으로 알려지고 있으나, 전북 진안의 국도변에는 자귀나무가 유난히 많다. 자귀나무의 연분홍색과 흰색이 어우러진 꽃술이 바람에 휘날리는 모습이 발걸음을 멈추게 하는 나무이다.

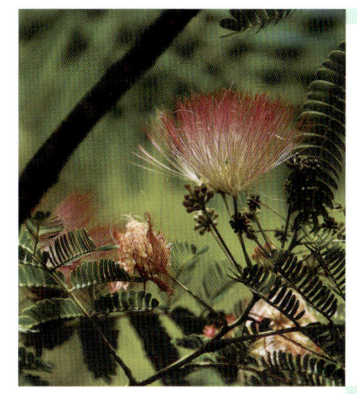

자귀나무 잎은 줄기에 붙어 있는데 해가 뜨면 떨어져 있다가 밤이 되면 서로 마주 붙는 이유는 수분 증발을 줄이기 위한 생존을 위한 몸부림이다. 자귀나무는 해가 저물고 밤이 되면 나뭇잎이 함께 찰싹 달라붙어서 부부가 함께 잠을 자는 것처럼 보이기 때문에 합환목(合歡木), 합혼수(合婚樹)로 부른다. 자귀나무 꽃을 말려서 베개에 넣고 자면 금실이 좋아진다는 속설이 있다.

자귀나무는 콩과의 낙엽성 떨기나무로 우리나라에는 노란꽃이 피는 왕자귀나무와 붉은 꽃이 피는 자귀나무가 있다. 꽃은 합환화(合歡花), 껍질은 합환피(合歡皮), 뿌리껍질은 야합화근(夜合花根)으로 부른다. 예로부터 자귀나무 잎이나 꽃을 차(茶)로 달여 먹으면 부부 금실이 좋아진다 하여 애정수(愛情樹), 밤이면 잎이 마주 보고 오므라지기 때문에 야합수(夜合樹), 해가 지면 잎이 합쳐 기쁜 나무라 하여 합환목(合歡木), 가을에 꼬투리처럼 생긴 열매가 바람에 흔들리는 소리가 여인들이 떠드는 소리처럼 들린다 하여 여설목(女舌木)으로 부른다.

> **자귀나무의 전설**
>
> **옛날** 어느 시골에 황소같이 힘이 세고 부지런한 장고라는 청년이 결혼을 하지 못하고 홀로 살고 있었는데 어느 날 장고는 꽃이 만발한 집을 보고서 자신도 모르게 그 집 뜰 안으로 들어서고 말았다. 그때 부엌문이 살며시 열리며 어여쁜 처녀가 모습을 보이자 장고는 첫눈에 반해, 자귀나무 꽃 한 송이를 따서 그 처녀에게 주면서 청혼을 하였고 결혼을 해서 함께 살았다.
> 어느 날 장을 보러 갔던 장고가 술집 여인의 유혹에 빠져 집으로 돌아오지 않기에 아내는 남편의 마음을 돌리기 위해 100일 기도를 마치는 날 꿈 속에서 산신령이 나타나 '너의 친정집 언덕에 피어 있는 자귀나무 꽃을 꺾어다가 방 안에 꽂아야 한다'고 하기에 아내는 그 꽃을 꺾어다가 방 안에 꽂아 두었는데 그날 밤 집에 돌아온 장고는 꽃을 보고 옛 추억에 사로잡혀 아내 곁을 떠나지 않고 잘 살았다.

자귀나무는 꽃이 화려하고 아름다워 정원수, 관상수, 가로수로는 최적이다. 자귀나무의 넓게 퍼진 가지는 한여름에 무더위를 피할 수 있기 때문에 집 주변에 한두 그루 심으면 좋다. 비누가 없던 시절에는 자귀나무 잎을 끓여서 즙을 내어 의복의 세탁에 사용했다. 자귀나무는 가공이 쉬워 간단한 기구나 조각의 원료로 이용한다.

옛날 중국에 두고라는 사람의 부인은 해마다 단오날이 되면 자귀나무의 꽃을 따서 말린 후에 베개 속에 넣어 두었다가 꽃을 꺼내어 술에 타서 남편에게 마시게 했다. 그러면 남편이 좋아하고 금세 명랑해졌다고 해서 "기쁨을 함께 하는 나무"라는 별명을 갖게 되었다. 자귀나무는 꽃이 공작처럼 피어 그 아름다움을 한 달간이나 감

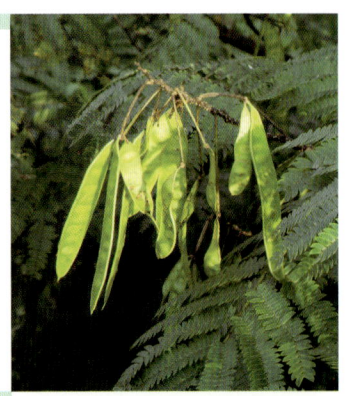

상할 수 있다. 자귀나무는 줄기가 굽거나 약간 드러눕는 형이어서 목재로는 크게 이용되지 않으나 꽃과 잎 그리고 나무의 수형이 아름다워 정원이나 공원에 관상수나 가로수로 심고 있다.

자귀나무는 가볍고 연하다. 건조나 절삭가공은 용이하고 재면(材面)에 광택이 있지만 뒤틀림이 생기기 쉽다. 용도는 가구재, 상자재, 기구재로 이용한다.

자귀나무의 꽃말은 '환희' 이다.

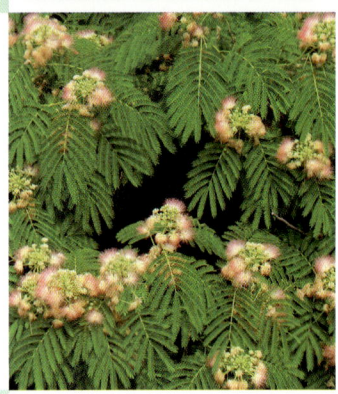

🌿 근골(筋骨)에 좋다

잎은 봄부터 여름까지 채취하고, 꽃은 필 때, 줄기와 껍질은 가을부터 이듬해 봄까지 채취하여 잘게 썰어 말려 약재로 쓴다. 자귀나무는 힘줄과 뼈를 이어 주는 작용이 탁월하여 골절통, 근골통에 좋은 것으로 알려져 있다.

자귀나무는 비타민 C, 사포닌(saponin), 탄닌(tannin), 알칼로이드(aikaloid) 성분이 있어 혈액 순환과 신진 대사를 좋게 한다. 잎을 말려 가루향(抹香)을 내거나 가축의 사료로 쓴다.

『동의보감』에서 합환피에 대하여 "성질이 평하고 맛은 달며 독이 없다. 오장을 편하게 하고 정신과 의지를 안정시키며 근심을 없애고 마음을 즐겁게 한다" 고 했고, 『항암본초』에서 "성내는 것을 누르고 기쁘게 하여 근심을 없게 한다. 자귀나무를 정원에 심어 놓으면 성을 내지 않게 된다" 고 했고, 『단심』에는 "자귀나무 껍질은 뼈가 부러진 것을 잘 붙게 하는 약이다" 라고 했다.

한방에서 줄기나 뿌리 껍질을 합환피(合歡皮)로 부른다. 늑막염과 타박상에 쓰고, 주로 이뇨, 살충, 강장, 구충에 효능이 있어 다른 약재와 처방한다.

민간에서 잎으로 고약(膏藥)을 만들어 썼고, 자귀나무는 폐농양으로 인한 해수와 토혈을 멈추게 하며 고름을 삭히는 데 쓰고, 신경안정에는 꽃과 수피를 달여 먹었다.

번식 • • •
9월 말경에 종자를 채취하여 기건 저장하였다가 1개월 전에 노천 매장하거나 습사 저장 후 파종한다.

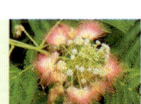

| 화 두 를 주 는 나 무 |

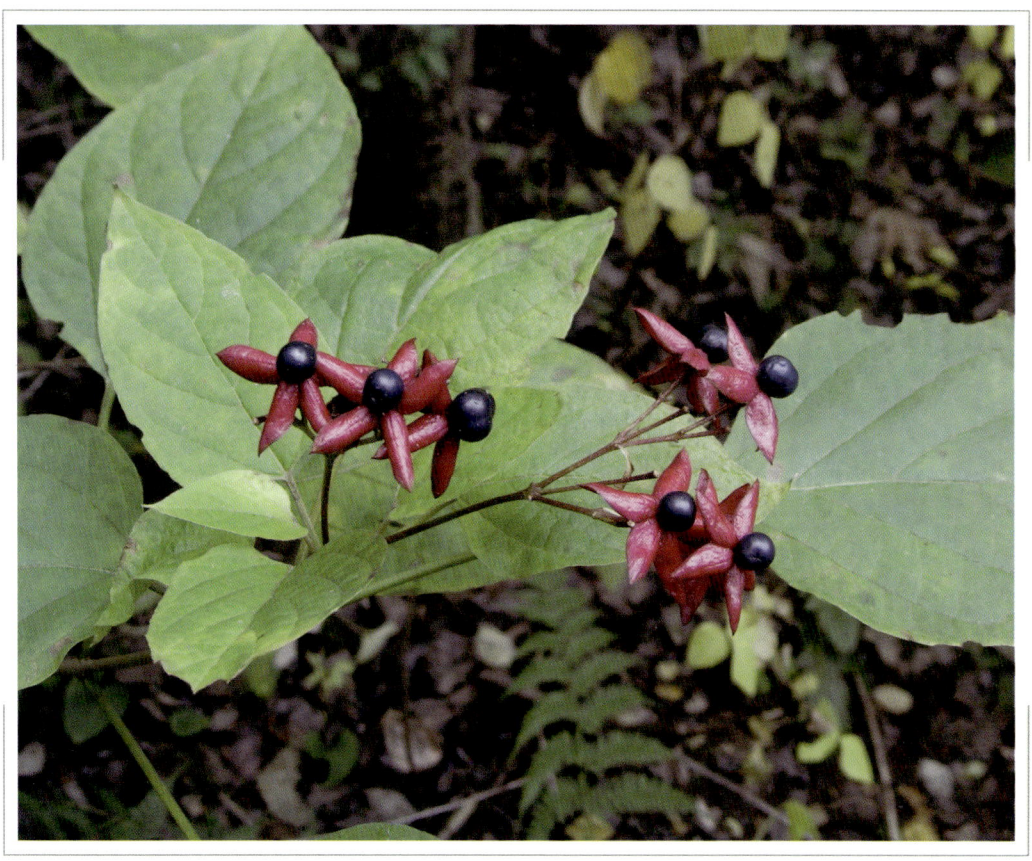

염료에 좋은 염료수^{染料樹}, 누리장나무

누리장나무는 햇볕이 잘 드는 산이나 들에 자란다. 갈잎떨기나무로 높이 2~3m 정도이고, 잎은 끝이 뾰족하고 마주 나고, 뒷면에 털이 있다. 잎이나 줄기를 자르면 고약한 냄새가 나고, 나무 껍질은 회색이다. 꽃은 8~9월에 햇가지 끝에 흰색으로 피고, 열매는 10월에 둥글고 진한 남색의 열매가 여문다.

누린내를 풍긴다

대부분위 나무들은 봄이나 여름에 꽃을 피우지만, 누리장나무는 가을에 꽃을 피운다. 산행 중 숲속

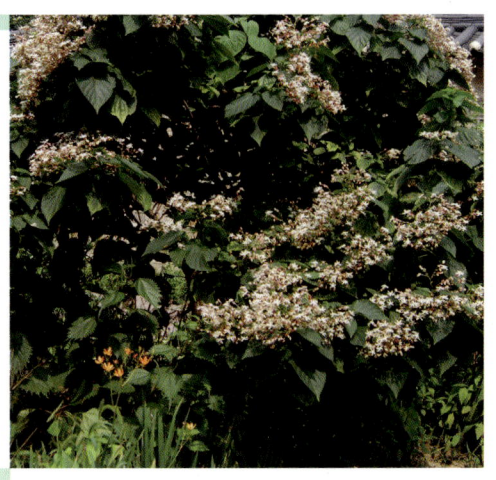

에서 누런내가 물씬 풍기는 나무가 '누리장나무' 다. 누리장나무는 여느 식물과 달리 어린 싹이 나올 때부터 잎에서 누런내가 난다.

누리장나무의 꽃말은 '깨끗한 사랑, 친애' 이다.

관절염에 좋다

누리장나무는 잎, 줄기, 잔가지, 뿌리, 열매를 약용으로 쓴다. 누리장나무는 성질이 차고 맛은 쓰지만 독은 없다. 잎은 꽃이 피기 전에 채취하고, 열매는 가을에 채취한다.

뿌리는 통째로 말려 잘게 썰어 사용한다. 누리장나무에는 탄닌(tannin) 성분이 있어 떫은맛이 있고 생잎은 누린내가 많이 나기 때문에 감초를 몇 조각 넣고 달이면 냄새가 해소된다.

『본초강목』에서 "아장풍(鵝掌風)42)과 모든 부스럼과 옴을 제거한다. 습열로 인해 오랫동안 다리가 부어 걷지 못하는 것을 치료한다. 학질과 가슴에 가래가 엉킨 것을 삭히며 모든 풍습과 사지맥락이 막히고 통하지 않는 것을 풀어준다" 고 기록되어 있는 것을 볼 때 피부병에 좋다.

누리장나무는 심장 기능을 강화시켜 주고, 혈관을 확장시키고 모세 혈관을 튼튼하게 하여 혈압을 저하시켜 주기 때문에 고혈압과 동맥 경화에 쓰고, 근육 마비를 풀어주고 염증을 해소시켜 주기 때문에 류머티즘 관절염, 반신불수, 근육통에 좋은 것으로 알려져 있다.

한방에서 한약명으로 잎을 취오동(臭梧桐), 꽃은 취오동화(臭梧桐花), 과실은 취오동자(臭梧桐子)로 부른다. 이뇨 작용, 신경통 치료, 건위, 통풍에 다른 약재와 처방한다.

민간에서 어린잎을 살짝 데쳐 찬물로 누린내를 우려낸 후 나물로 먹었고, 청자색 열매를 따서 천연염료로 쓰고, 통풍에는 잎으로 생즙을 내어 먹었다.

누리장나무 전설

옛날 신분제도가 엄격하던 때에 마을에 잘생긴 백정의 아들이 옆 마을의 양갓집 규수를 흠모하게 되었으나 백정의 신분 때문에 말 한 번 걸어 보지 못하고 가슴앓이를 하다가 처녀의 얼굴을 보기 위해 집 주위를 서성거리다가 관가에 끌려가 모진 매를 맞고 죽게 되자 백정 부부는 불쌍한 아들을 처녀의 집이 보이는 양지바른 곳에 묻었는데, 그로부터 몇 달 후 처녀가 무덤을 지날 때 발이 얼어 붙어 죽게 되자 합장하게 되었는데 그 이듬해 무덤 위에 누린내가 나는 한 그루의 나무가 자라나 사람들은 이 나무를 백정의 나무, 즉 누린내가 나는 나무라고 불렀다고 한다.

번식 ● ● ●
가을에 잘 성숙된 종자를 채취하여 노천 매장하여 이듬해 봄에 파종한다.

42) 손바닥에 생기는 피부병으로 흰 껍질이 벗겨져 쌓여 거위 발다닥처럼 생기는 피부병을 말한다.

| 화 두 를 주 는 나 무 |

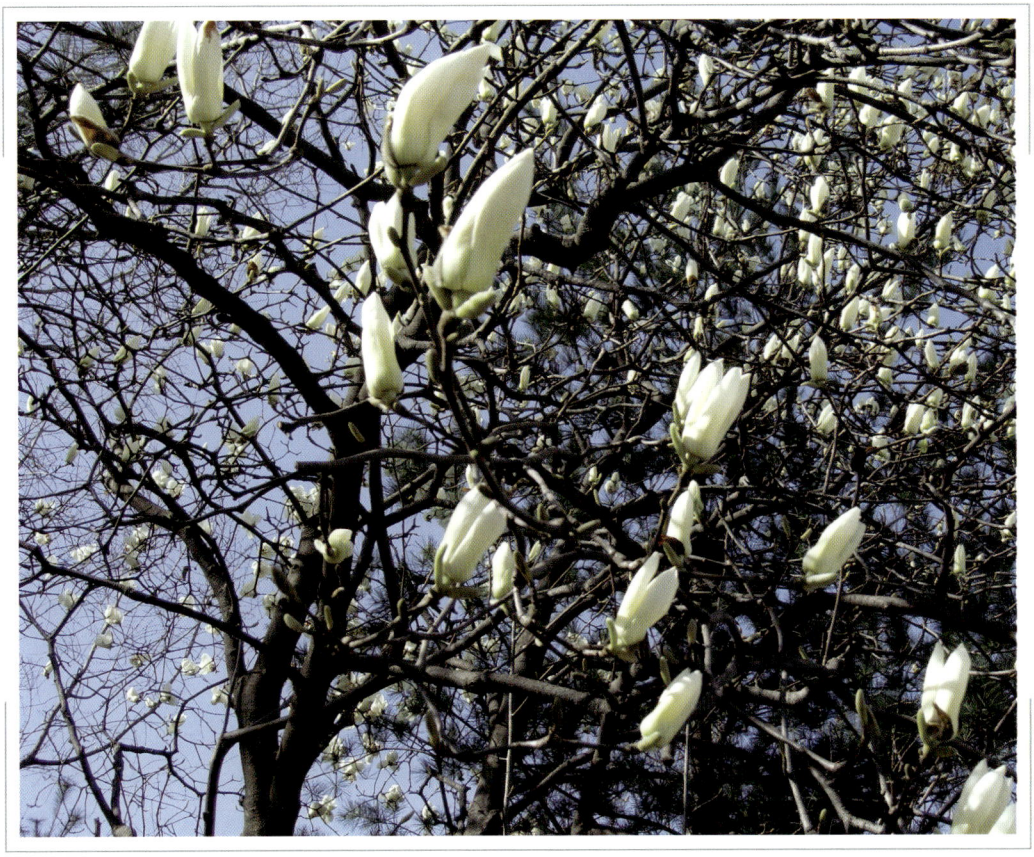

봄을 알리는 전령수(傳令樹), 목련

목련의 원산지는 중국이고, 정원이나 공원에 심는다. 갈잎큰키나무로 높이는 8m 정도이고, 잎은 넓은 타원형이고 어긋나고, 줄기는 연한 잿빛이고 가지가 많이 갈라진다.

약용, 정원수, 공원수로 쓴다. 낙엽성 교목으로 약 10m 정도 까지 자라고, 4월에 유백색으로 꽃이 피고, 가을에 적색으로 여문다.

🌸 충절을 상징

백목련은 꽃이 피기 전에 꽃봉오리는 붓을 닮아 목필(木筆), 봄을 맞는 꽃이라 하여 영춘화(迎春化),

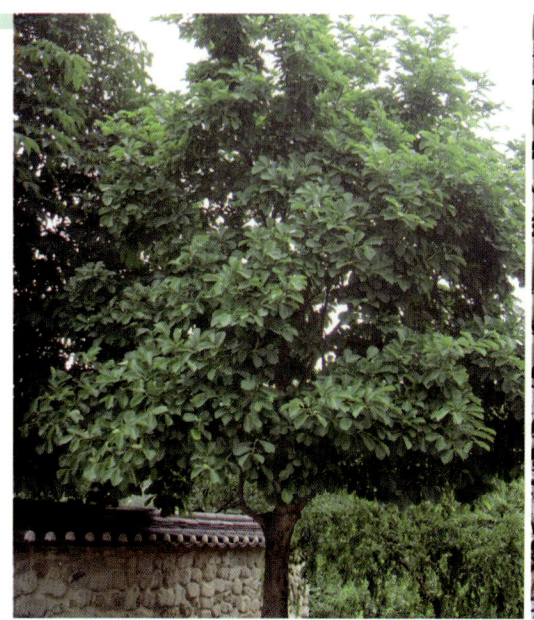
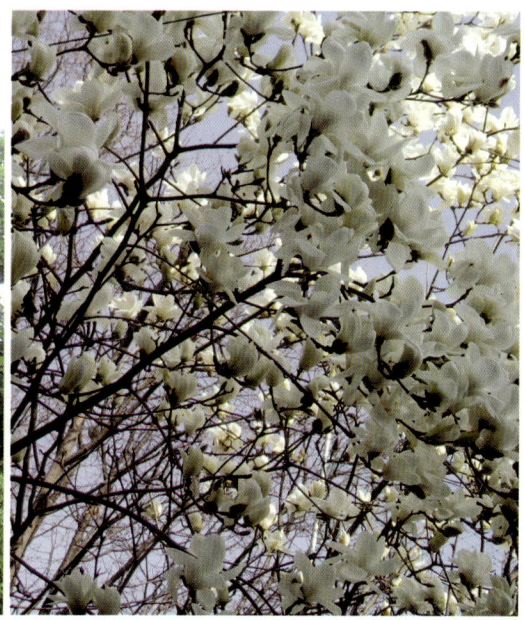

꽃 하나하나가 옥돌 같다 해서 옥수(玉樹), 꽃조각 모두가 향기가 있다 하여 향린(香鱗), 백목련의 꽃봉오리는 임금에 대한 충절(忠節)의 상징으로 북녘을 바라보기 때문에 북향화(北向花), 옥돌로 산을 바라보는 것 같아서 망여옥산(望如玉山), 눈이 오는데도 봄을 부른다 하여 근설영춘(近雪迎春), 꽃이 옥 같다 하여 옥란(玉蘭), 향기나는 난초라 하여 목란(木蘭) 등으로 부른다.

대부분의 식물은 생존을 위해 해(太陽)를 향하지만 목련의 꽃봉오리들은 약속이나 한 듯 북녘을 향하는 것을 보고 우리의 선비들은 임금님께 대한 인사로 여기고 임금에 대한 충절의 상징으로 여겨 북향화(北向花)라는 애칭을 가지고 있다.

> **목련의 전설**
>
> **옛날** 하늘나라에 아름다운 공주가 살고 있었다. 많은 청년들이 공주와 결혼을 하고 싶어했지만 그녀는 북쪽의 바다의 신(神)만을 사랑하였다. 어느 날 공주는 궁궐을 빠져 나와 바다의 신을 만나기 위해 북쪽 바다로 갔다. 바다의 신을 만난 공주는 그에게 아내가 있다는 사실에 충격을 받아 바다에 몸을 던져 죽고 말았다. 이 소식을 들은 바다의 신은 매우 슬퍼한 나머지 자기의 아내에게 독약을 먹여 아내와 나란히 묻어 주었는데 무덤에는 두 송이의 꽃이 피어났는데 공주의 넋은 백목련으로 피게 되었고, 아내는 자목련으로 피었다고 한다.

두보(杜甫)는 시(詩)에서 목련의 첫 꽃이 지는 것을 보고 젊음이 화살처럼 지나가고 영화도 덧없음을 말한 바 있다. 목련꽃을 세속(世俗)을 떠나 중이 되고자 산으로 들어가는 사람이 지은 시(詩) '뇌득산승매출가(惱得山僧悔出家)'라 해서 집을 떠나 산으로 가는 것이 목련꽃으로 말미암아 후회될 정도로 목련꽃에 대한 애정과 향기로움에 예찬을 하고 있다.

예로부터 우리의 선비들은 활짝 피지 않은 꽃송이를 나무붓이라 하여 목필(木筆)로 불렀는데, 바로 목련의 신이(辛夷)를 말한다.

겨울을 이기고 목련 꽃송이가 활짝 필 무렵이면 봄은 절정에 이른다. 예로부터 목련 꽃이 오랫동안 피면 풍년이 든다는 속설과 꽃잎이 아래로 처지면 비가 온다는 예측을 하곤 했다. 목련의 향기가 병마(病魔)를 물리친다 하여 벽사 신앙으로 집집마다 장마 전에 장작으로 준비하였고, 실질적으로 장마철에는 목련나무를 장작으로 불을 때어 나쁜 냄새나 습기를 없애기도 하였다. 세계적으로 목련과에 속하는 식물은 100여 종에 이른다. 우리나라는 중국이 원산지인 유백색의 백목련과 자주색인 자목련이 주종을 이루고, 산목련이라고 부르는 함박꽃나무와 태산목과 일본목련 등이 있다.

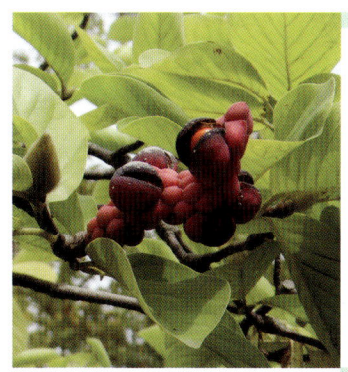

목련꽃이 필 때는 화려하게 피지만 질 때 지저분하게 지는 것을 볼 때 인생에서 말년이 좋아야 한다는 생각을 하게 하는 나무로 각인(刻印)되는 나무다. 꽃은 방향(芳香)이 있어 향수 원료로 쓰고, 잔가지에는 방향성의 목련유가 약 0.45% 함유되어 있다.

목련은 식용, 약용, 정원수, 공원수, 가로수로 가치가 높다. 목련은 양수로 추위와 공해에 잘 견디고 옮겨 심기도 용이하다. 목련은 나무의 재질이 고와 고급 목재로 이용하기도 한다.

목련의 꽃말은 '우애, 우정, 자연사랑, 환영, 장엄' 이다.

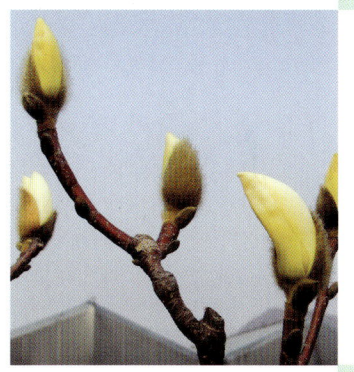

🌸 비염에 효험

목련은 약성은 약간 맵다. 전통의서에서 콧병에는 신이(辛夷)가 아니면 소용이 없다고 할 정도로 귀한 약재로 알려져 있다. 개화 직전의 꽃봉오리를 신이라 하며 1일 2~5g을 달여서 만성비염, 축농증, 두통에 쓴다. 최근 중국에서는 비염 환자 100명을 대상으로 임상실험한 결과 비염에 효험이 있는 것으로 밝혀졌다.

목련의 수피와 나무껍질 속에는 사리시보린의 유독 성분이 있기 때문에 주의를 요(要)하고 반드시 한의사의 처방을 따라야 한다.

한방에서 약으로 쓸 때는 '신이(辛夷)' 로 부른다. 신이는 비염에 쓰고, 목련의 종자, 뿌리, 나무껍질은 가려움증, 멀미 등에 다른 약재와 처방한다.

민간에서 봄에 꽃봉오나 활짝 핀 꽃을 따 차나 효소로 먹는다.

번식 ● ● ●
가을에 열매를 따서 과육을 제거한 후 노천 매장하여 이듬해 봄에 파종을 하거나 접목을 한다.

목련류 구분

- **목련**은 이른 봄에 개나리, 진달래, 벚꽃보다 먼저 피고 향기가 좋다. 꽃잎 아래쪽에 옅은 붉은색 줄기가 있고 꽃잎이 뒤로 젖혀진다.
- **백목련**은 꽃잎이 크고 희고 꽃잎 아래쪽에 붉은색 줄기가 없다.
- **자목련**은 바깥쪽이 진한 자주색이고 안쪽은 연한 자주색이다.
- **일본목련**은 잎이 매우 크고 열매가 긴 달걀 모양으로 곧게 선다.
- **함박꽃나무**는 목련의 사촌으로 깊은 산골짜기에서 자라기 때문에 '산목련'으로 부르고, 잎이 먼저 나온 다음에 뒤 가지 끝에서 밑을 향해 노란색이나 흰색으로 핀다.
- **태산목**은 목련에 비해 나무 수형이 크고 잎과 꽃이 크기 때문에 태산목으로 부른다.
- **별목련**은 줄기가 곧게 서고 어린 가지에 털이 많다.

| 화 두 를 주 는 나 무 |

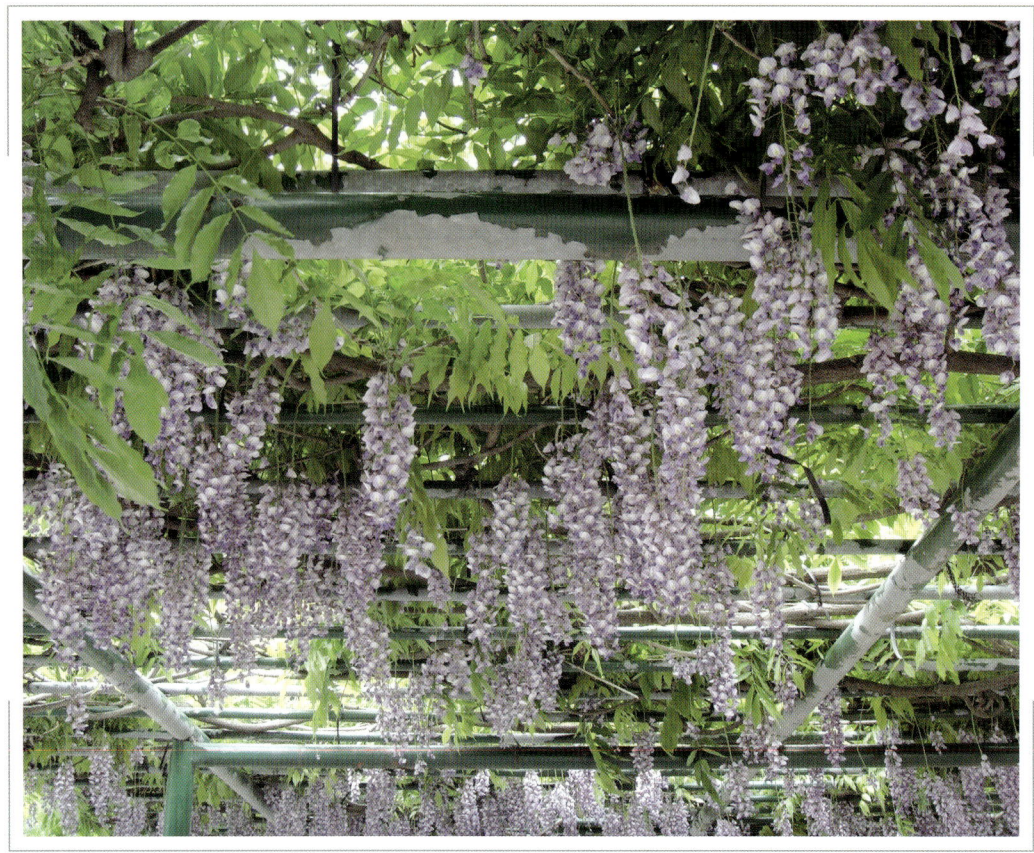

사랑을 주고 받는 사랑수^{舍廊樹}, 등나무

등나무는 공원이나 학교에 심는다. 갈잎덩굴나무로 길이 10~15m 정도이고, 잎은 어긋 나고 작은 잎이 11~20개 달린다. 꽃은 5월에 잎과 함께 나비 모양의 연한 보라색 또는 흰색으로 포도송이처럼 피고, 열매는 9~10월에 부드러운 털로 덮힌 갈색 꼬투리로 여문다.

향이 좋다

신록이 왕성한 5월에 연보라색 꽃송이가 포도송이처럼 주렁주렁 매달고 등꽃이 피어 있는 모습은 아름답기 때문에 정원수로서 한여름 도심에서 좋은 휴식처를 제공한다. 등나무의 등(藤)이라는 한자는

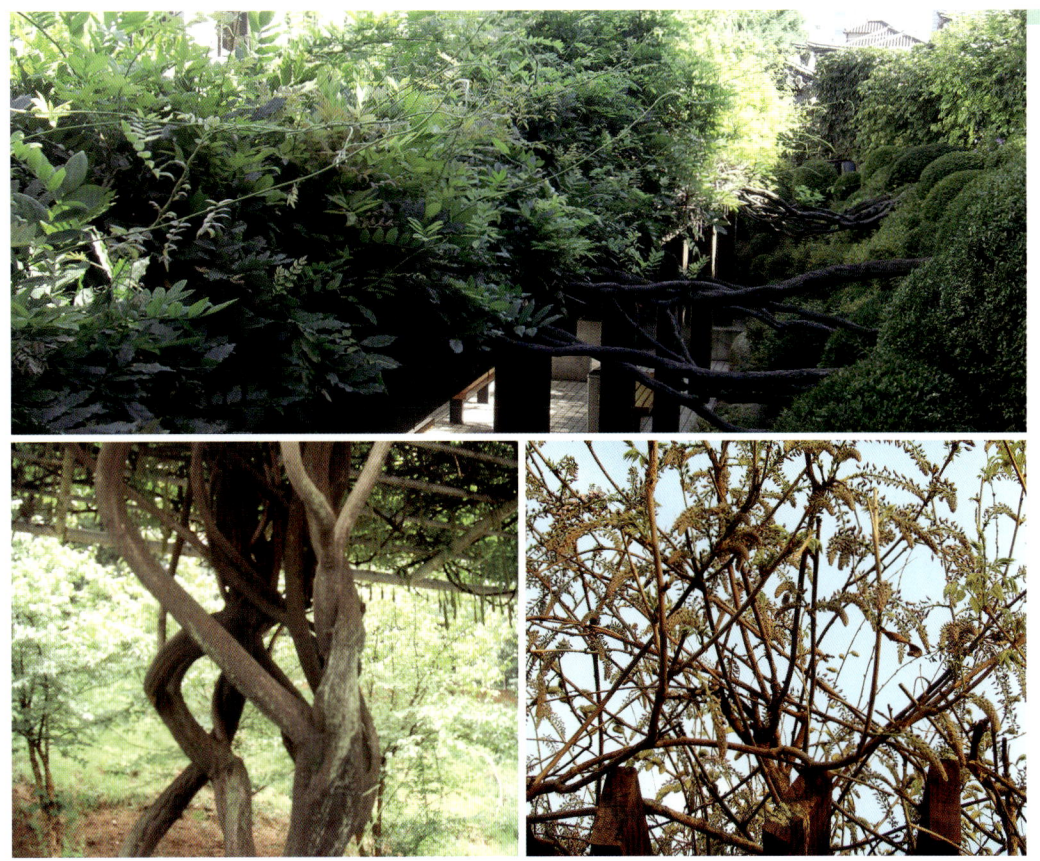

위로 감고 올라가는 상형문자이다. 5월에 연보라색의 등꽃은 연인의 발걸음을 멈추게 할 정도로 아름답지만 친친 휘감고 올라가는 특성 때문에 여인이 같이 있으면 좋지 않다는 속설이 있다.

『고려도경』에서 '고려의 종이는 때로는 등나무 섬유로 만들었다' 고 했고, 예로부터 등나무 지팡이는 신선이 짚고 다녔다고 해서 최상급으로 보았으며, 덩굴로 바구니를 만들고, 나무껍질로 새끼를 꼬거나 키를 만들어 썼다. 등나무 덩굴은 섬유가 강해 의자나 농(籠)이나 가구의 결합물로 쓰이고 밧줄로 사용하기도 한다. 소쿠리 등 토산품을 만들기도 한다.

중국에서는 등나무로 향을 피우면 다른 향과 조화를 잘 이룬다 하여 그 연기를 타고 신(神)이 강림하는 것으로 믿는 속신이 있다. 등나무는 포도송이보다 더 많이 매달리는 등꽃의 향이 좋고, 꽃이 만발할 때는 양봉 농가에 도움을 주는 나무로 알려져 있고, 속리산에 야생 상태로 자생하고 있으며, 주로 사찰, 집 근처, 공원, 뜰에 심는다.

경북 월성군 건곡면 오유리 등나무 4그루는 천연기념물 제89호로 지정하여 보호를 하고 있다. 신라

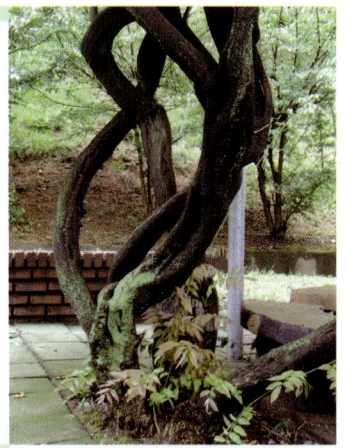

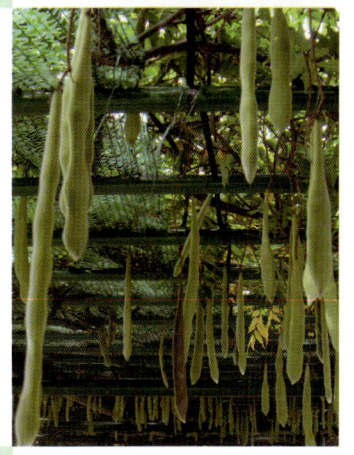

때 오유리는 용림(龍林)으로 등나무가 서 있는 곳이 못이었다고 한다. 이 등나무의 굵은 줄기가 다른 나무를 타고 올라가는 모습은 용처럼 보이기도 한다.

이 등나무 꽃을 말려서 신혼부부의 베개에 넣어 두면 부부의 금실이 좋아진다는 전설이 전하고 있다. 부산 범어사(梵魚寺)의 뒷산인 금정산(金井山) 등운곡(藤雲谷)에는 수많은 등나무가 자생하여 등꽃이 필 무렵에는 등나무 꽃송이로 꽃터널을 이룬다. 1966년 1월 13일 천연기념물 제176호로 지정하여 보호를 하고 있다.

서울 삼청동 국무총리 공관의 등나무는 수령이 약 800~900년 정도로 천연기념물 제254호로 지정하여 보호를 받고 있다. 등나무는 내한성이 강해 전국적으로 분포하며 수형을 마음대로 가꿀 수 있고 시원한 그늘을 제공하기 때문에 정원과 공원 등에 심는다. 등나무는 주로 정원수, 공원수, 기구재, 식용, 약용으로 이용한다.

등나무의 꽃말은 '우아, 아취' 이다.

🌿 피부병에 좋다

등나무 어린잎에는 배당체(配糖體)이누 위스타린(wistarin)을 함유하여 유독하나 독을 우려내고 소량은 데쳐서 식용할 수 있고 배앓이에 쓴다.

최근 일본에서는 등나무 뿌리의 혹에서 암을 치료하는 약을 연구개발 중에 있다. 등나무 뿌리는 이뇨제로 쓰고, 줄기의 혹을 종기나 위암 치료에 쓴다.

한방에서 등나무 뿌리를 달여 이뇨제·부종·근골통증 치료제·피부병의 일종인 부스럼에 다른 약재와 처방한다.

민간에서 등나무의 어린잎이나 꽃을 무쳐 먹었고, 종자는 볶아서 먹었고, 등나무 꽃을 가지고 음식을 만든 나물인 등화채(藤花菜)를 만들어 먹었다.

등나무 전설

어느 마을에 미남 총각과 아름다운 처녀가 살았다. 이 여인이 그 총각을 짝사랑하던 중 총각이 화랑이 되어 전쟁터에 나갔는데 총각이 전사하였다는 통보를 받자 연못에 몸을 던졌다. 그런데 총각이 죽지 않고 돌아와 그녀가 죽은 사연을 듣고 비통한 마음을 달래지 못하고 총각 역시 연못에 몸을 던져 목숨을 끊었다.
그 후에 연못가에 한 그루의 팽나무와 이를 감싸안은 등나무가 생겨났다는 슬픈 사랑의 전설을 간직하고 있다. 그래서 등나무는 "사랑의 나무"로 신라 시대부터 전설로 전하고 있다.

번식 • • •
등나무는 종자를 파종할 때는 80°C쯤 되는 뜨거운 물에 3~4분 처리하여 즉시 파종하면 발아가 된다. 그외에 포기나누기로 번식한다.

| 화 두 를 주 는 나 무 |

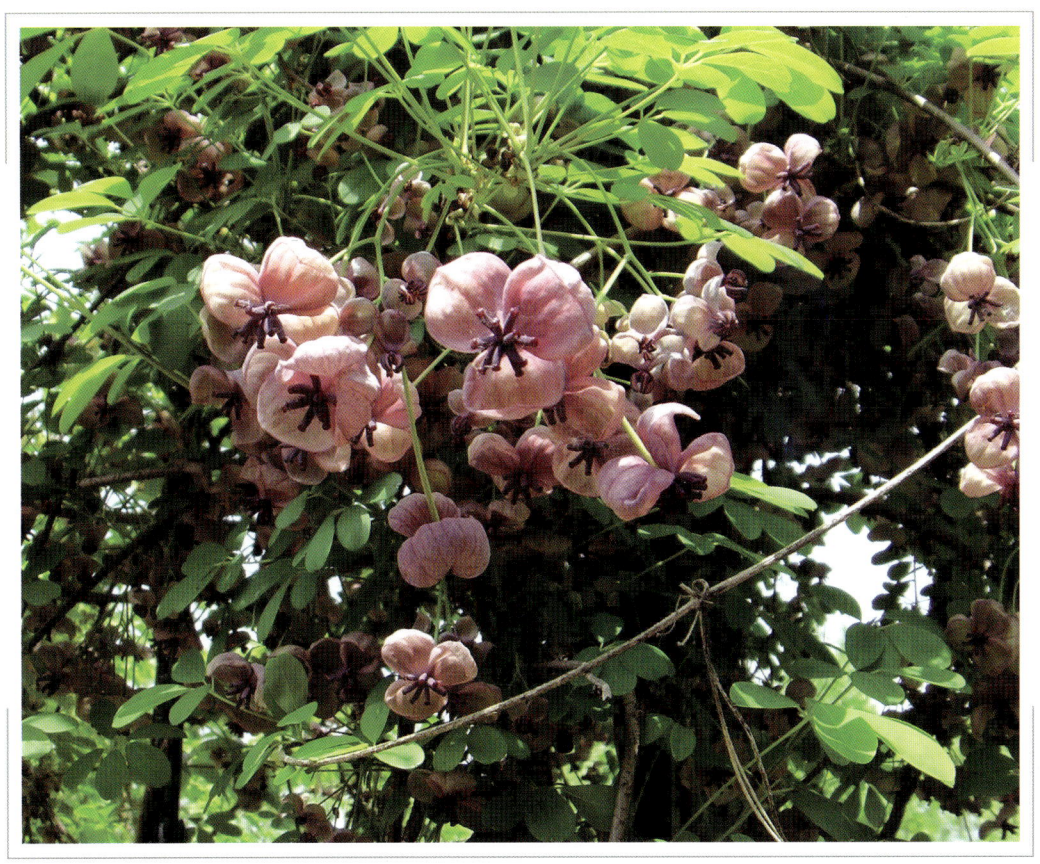

여성과 남성을 상징하는 성수性樹, 으름덩굴

으름덩굴은 깊은 산기슭이나 골짜기에서 자란다. 갈잎덩굴나무로 길이 6~8m 정도이고, 잎은 반질반질하고 가장자리는 밋밋하고, 작은 잎이 5~8개 모여 손바닥 모양을 이루고, 줄기는 다른 나무를 감고 올라간다. 꽃은 4~5월에 잎겨드랑이에서 나온 꽃대 끝에 자주색 또는 흰색으로 피고, 열매는 9~10월에 타원형으로 여물고 익으면 벌어져 속살이 나온다. 씨는 검고 둥글다.

숲속의 여인
으름 덩굴의 줄기는 야성미가 넘치고, 꽃은 여인의 모습처럼 아름답다. 으름 덩굴은 우리나라 중남

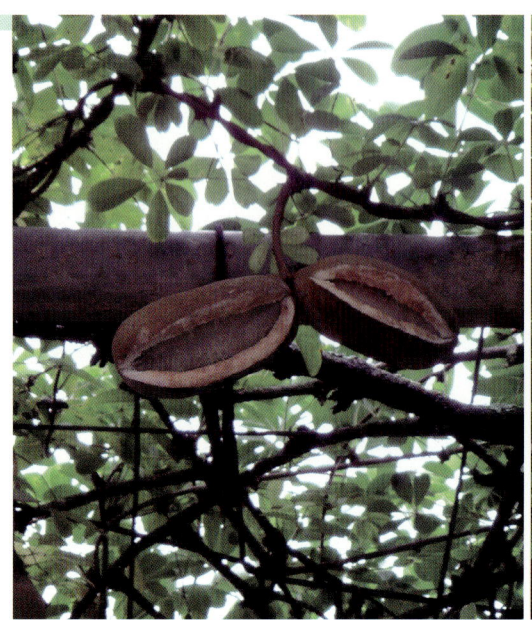
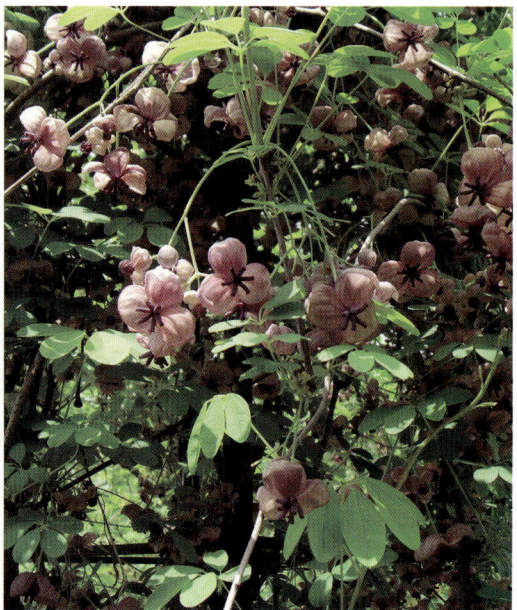

부 이남 지방의 산지(山地)에 자생하며 나무를 타고 잘 올라가는 '숲속의 여인'이라는 임하부인(林下夫人)의 애칭을 가지고 있고, 으름 뿌리의 껍질을 벗긴 것을 목통(木通), 줄기의 껍질을 벗긴 것을 통초(通草), 만등(蔓藤), 목통실(木通實)이라 부른다.

으름의 열매는 남성을 상징하고, 열매가 익으면 스스로 벌어지면서 속을 드러내는데 그 모습이 여자의 음부(陰婦)와 같아 성적 상징물로 여기는 속신이 있다. 으름의 검은 씨앗과 흰 빛의 과육을 입에 넣으면 달콤한 맛은 미식을 느끼기도 하지만, 전기가 없던 시절에는 으름 열매의 까만 씨앗으로 기름을 짜서 등잔불을 켜는 데 썼고, 으름나무의 껍질을 벗겨서 바구니를 만드는 재료로 썼다.

변산 국립공원의 내변산 깊은 산중을 산행할 때, 인천대공원의 한적한 곳, 전북 장수군 계북면 임평리의 마을 입구에서 으름의 장관을 만날 수 있다. 숲속의 여인의 애칭을 가진 으름을 아무도 보지 않는 깊은 산 중에서 만나면 걸음을 멈추게 한다.
으름덩굴의 꽃말은 '재능' 이다.

🌸 당뇨에 좋다

으름은 식용, 약용, 관상용, 공업용으로 가치가 높다. 으름은 덩굴, 열매, 어린잎을 약재로 쓴다. 으름은 기혈(氣血)을 소통시키고 12경맥을 통하게 하는 약재로 쓴다. 으름은 혈맥(血脈)을 잘 통하게 하기 때문에 마비동통(痲痹疼痛)에 쓴다.

『동의보감』에서 으름을 "목통이라 하고, 산 중에 나는 덩굴에서 큰 가지가 생기며 마디마다 2~3개의 가지가 생기고 끝에 다섯 개의 잎이 달리고, 결실기에 작은 목과(木瓜)가 달리고, 열매 속에는 검은 씨와 흰색의 핵은 연복자(燕覆子)로 먹으면 단맛이 난다"고 기록하고 있다.

염증과 종기를 제거하고 신장을 개선하기 때문에 방광염·신우신염·요도염 등에 사용하고 복수가 차는 증상, 월경이 불규칙한 여성이 먹으면 좋고, 산모가 모유가 부족하여 유선염으로 고생할 때 으름을 먹으면 좋은 것으로 알려져 있다.

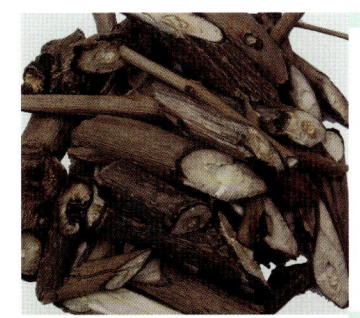

으름의 줄기와 뿌리를 건조하여 수종(水腫)에 달여 먹었고, 덩굴을 말린 것은 이뇨와 신장에 좋은 것으로 알려져 있으며 주로 줄기와 뿌리를 이뇨와 소통에 쓴다. 으름의 열매는 혈당을 내려 주기 때문에 당뇨에 좋고, 신경통과 관절염으로 고생을 하는 사람은 으름덩굴 50g을 끓여 수시로 마시면 효과를 볼 수 있다.

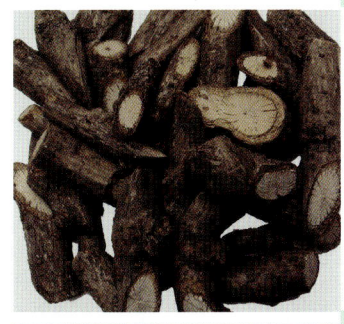

신장과 방광의 기능이 떨어져 소변을 시원하게 보지 못하는 사람에게도 좋다. 신장 기능이 약해서 배뇨 곤란과 몸이 자주 붓는 사람은 물 500c에 목통 10g을 넣어 끓여 반으로 줄면 차처럼 마시면 좋아진다. 으름 열매는 여러 종류의 진균 발육을 억제시켜 주고, 스트레스로 인한 화병(怒病)·울화병·우울증에 심화(心火)를 내려 주기 때문에 가슴 속에 답답한 증상에 좋은 것으로 알려져 있다.

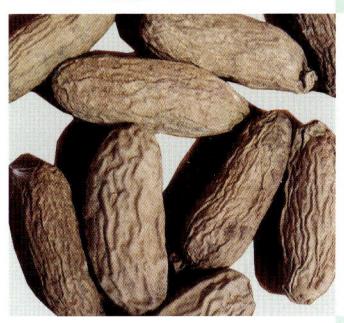

한방에서 으름의 열매 생약명은 목통(木通)으로 부른다. 이뇨제나 진통제로 쓴다. 주로 통경(通經)·소염·소변 불리·이뇨제·진통제·신장염·부종·수종·구갈증·요도염·진통·관절염·신경통에 다른 약재와 처방한다.

민간에서 어린순은 나물로 무쳐 먹었고, 어린잎은 말려서 차(茶)로 달여 먹었고, 열매는 맛이 달고 씨가 들어 있어 식용으로 먹는다. 덩굴은 삶아서 눈병을 치료하였고, 산모의 유즙 분비가 부족할 때 잎을 달여서 먹었다.

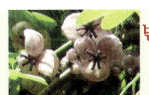

번식 ● ● ●
으름덩굴은 가을에 벌어진 까만 열매를 채취하여 파종을 하거나 삽목이나 분주를 하면 4~5년이 되면 아름다운 꽃을 볼 수 있다.

| 화 두 를 주 는 나 무 |

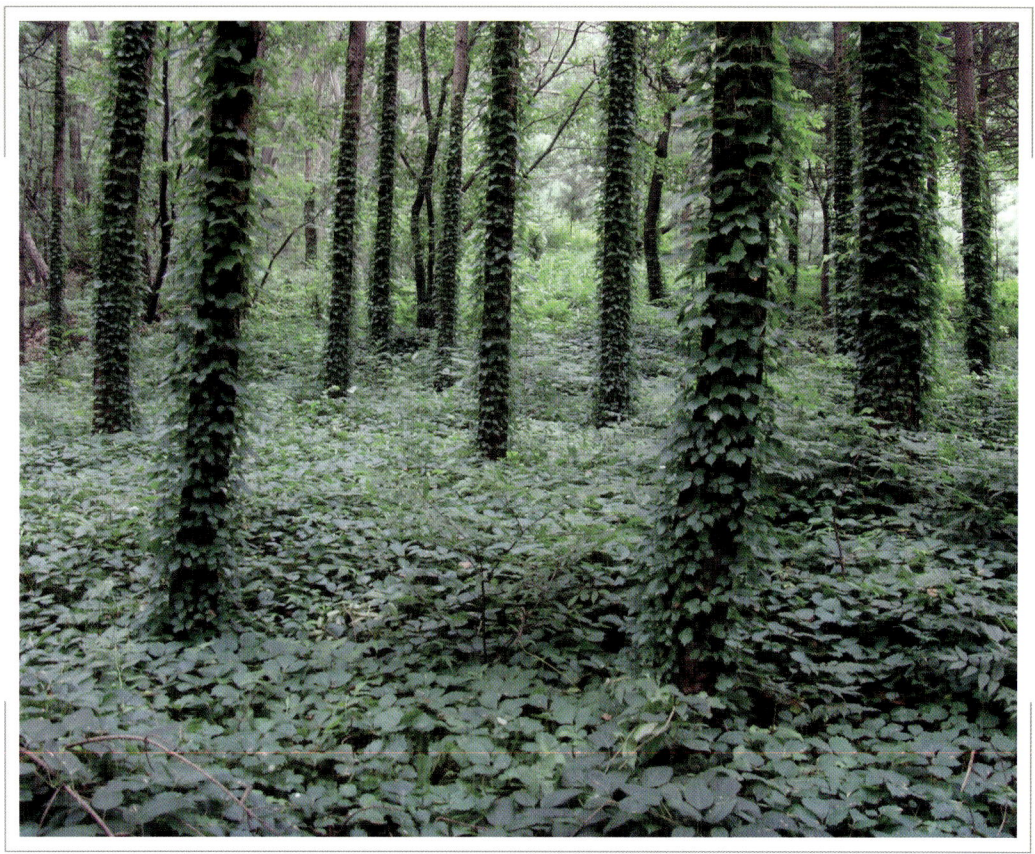

땅을 덮는 토수^{土樹}, 담쟁이덩굴

담쟁이 덩굴은 담이나 바위, 나무에 붙어 자란다. 갈잎덩굴나무로 길이는 8~10m 정도이고, 잎은 어긋나고, 가장자리는 불규칙한 톱니가 있고, 덩굴손이 잎과 마주 난다. 꽃은 6~7월에 가지 끝에 황록색으로 모여 피고, 열매는 8~10월에 포도알처럼 열매가 여문다.

땅을 덮는 비단

현대인은 아파트 공화국에 살면서도 해마다 싱그러운 담쟁이 덩굴 덕분에 더운 여름을 조금이나마 시원하게 보내고 있다. 우리나라 서울의 관문인 양재에서 강남터미널로 가는 고속도로의 주변 소음방지벽은 담쟁이 덩굴로 치장되어 있어 각박한 사람의 마음에 평안을 준다. 담쟁이 덩굴의 강한 생명력과

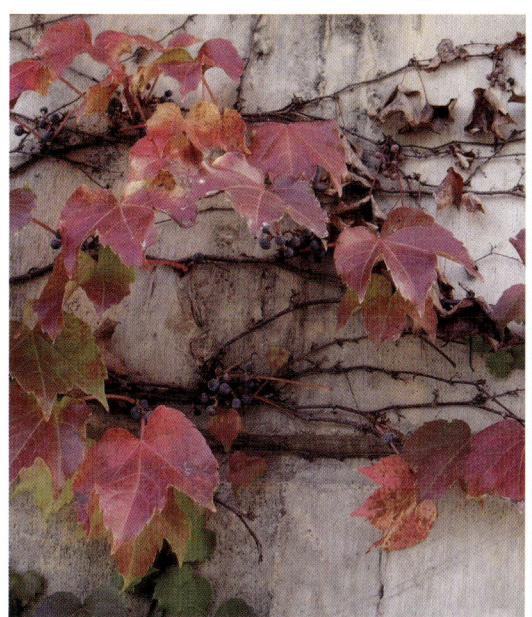
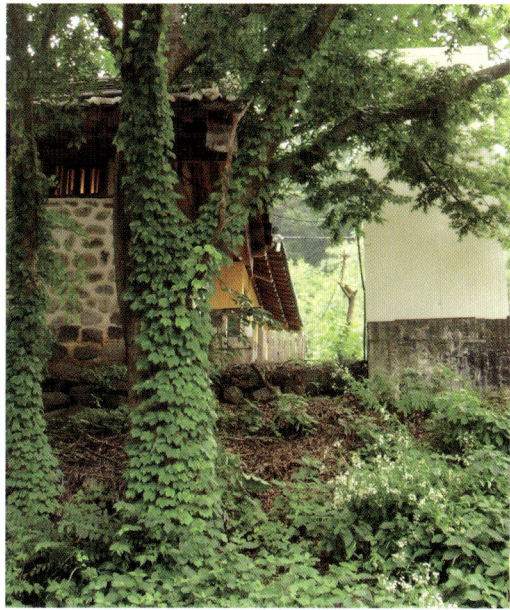

치열한 삶 덕분에 벽면 녹화가 가능하다. 담쟁이 덩굴은 산에 오르는 호랑이라는 뜻으로 파산호(爬山虎), 한자로는 우목(寓木), 완동(宛童)으로 부른다.

산행을 하다 보면 바위나 나무를 타고 올라가는 담쟁이 덩굴을 쉽게 구경할 수 있다. 봄에 싹을 피울 때도 아름답지만, 가을에 단풍이 들었을 때는 참 아름답다. 사람들은 담쟁이 덩굴의 잎만 보지만 잎이 지고 나면 포도송이를 볼 수 있다. 담쟁이는 다음해 잎을 만들기 전까지는 겨울 내내 건포도 같은 열매를 품고 산다. 사람은 경쟁을 넘어 무한경쟁만이 삶의 전부로 알고 있지만 담쟁이 덩굴은 인간에게 더불어 사는 것을 일깨워 준다. 담쟁이 덩굴은 누군가에게 기생하며 사는 특징이 있는데, 줄기마다 다른 물체에 달라붙는 흡착근이 있어서 담장, 벽, 바위, 나무 등을 타고 올라가며 자생한다.

담쟁이 덩굴은 담을 잘 타서 붙여진 이름이다. 그 외에 석벽려, 땅을 덮는 비단, 지금(地錦)으로 부른다. 담쟁이덩굴은 손으로 벽을 타고 올라가는 것이 아니라, 보조 뿌리에 해당하는 흡착근을 이용해서 벽을 타는 기술은 감탄이 절로 나올 정도이다. 가을에 단풍으로 물든 서울 청계산 원터골 뒷산에 수십 그루의 소나무와 땅을 덮고 있는 모습, 성공회대학교의 서양식 건물을 온통 감싸고 있는 모습, 민속촌의 담쟁이 덩굴의 모습은 아름답다.

담쟁이 덩굴은 약용보다는 관상용으로 가치가 높다. 담쟁이 덩굴은 도시화로 인한 여름철에 무성한 잎과 가을 단풍이 아름다워 아파트, 시멘트, 벽돌, 건물 벽면, 도로 비탈면 등의 녹화용으로 널리 이용된다. 담쟁이덩굴은 공해에 강하고 옮겨 심기가 용이하다. 『본초강목』에서 '우목'은 담쟁이 덩굴이 다른 나무

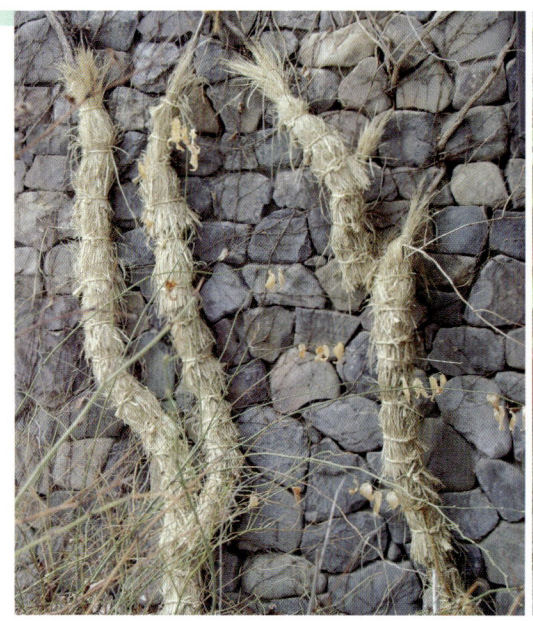 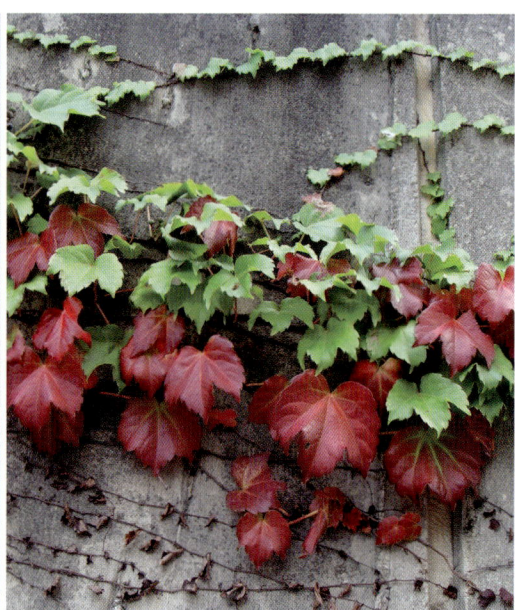

에 더부살이한다는 뜻이고, '완동'은 구부정한 어린이를 뜻하지만 모두가 담쟁이를 뜻한다.
담쟁이 덩굴의 꽃말은 '아름다운 매력' 이다.

류머티즘에 좋아

일본에서는 담쟁이 덩굴 줄기에서 나오는 즙액은 감미료의 재료로 쓴다. 관절염으로 통증이나 이뇨 작용이 있어 요로감염증이나 신우신염에 쓰고, 혈압을 내려 주는 효능이 있어 혈압 강하 작용에 쓴다. 담쟁이 덩굴은 류머티즘 관절염에 30~60g을 전탕하여 복용하면 좋고 산후 어혈, 어혈 복통을 제거하고, 관절과 근육의 통증에 좋은 것으로 알려져 있다.

한방에서 잎을 지면(地綿), 뿌리와 줄기를 말린 것을 지금(地錦)으로 부른다. 뿌리를 활혈(活血), 복중유괴(腹中有塊), 산후출혈, 골졸동통, 편두통, 지혈, 백대하 등에 효능이 있다. 주로 활혈·거풍·지통에 효능이 있고, 산후혈어·적백대하·풍습근골동통·편두통에 다른 약재와 처방한다.

민간에서 뿌리를 산후 출혈을 비롯한 각종 출혈이나 골절로 인한 통증과 잦은 편두통과 대하증에 쓰고, 뱀에 물렸을 때 외용으로 환부에 짓찧어 붙인다.

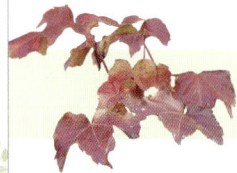

번식 • • •
담쟁이 덩굴은 씨, 꺾꽂이, 포기나누기로 번식한다.

| 화 두 를 주 는 나 무 |

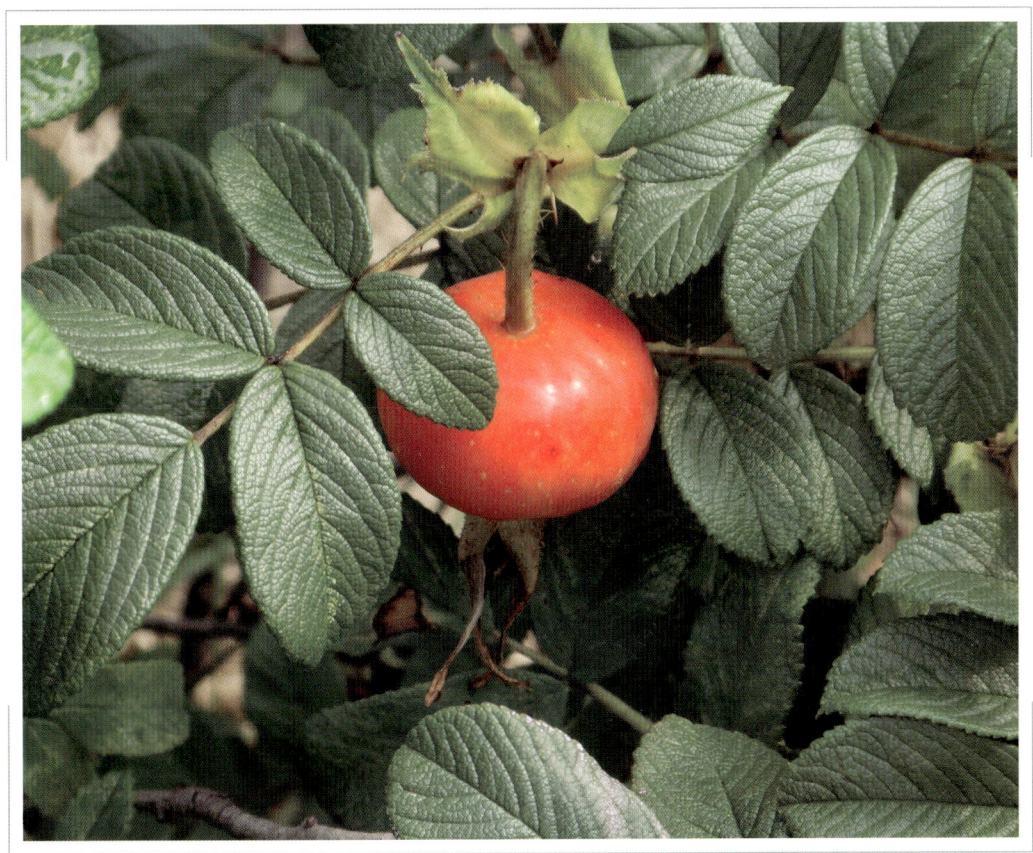

사랑하는 사람을 그리워하는 사랑수, 해당화

해당화는 바닷가 모래땅에서 자란다. 갈잎떨기나무로 높이는 1~1.5m 정도이고, 잎은 어긋나고, 가장자리는 톱니 모양이다. 줄기에 가시 같은 털이 많다. 꽃은 5~7월에 가지 끝에 1~3송이씩 붉은색·노란색·흰색으로 피고, 열매는 9월에 붉은색의 장과(漿果)가 여문다.

열매는 편구형 수과로서 지름 2~3cm이고 붉게 익으며 육질부는 먹을 수 있다. 열매는 비타민 C를 다량으로 함유하고 있으며 배와 같은 맛이 있어서 그대로 먹을 수 있다. 그러나 그대로 먹는 것보다 잼으로 가공해서 먹는 것이 이용가치가 높고 맛도 훨씬 좋다. 관상용이나 밀원용으로 심는다. 어린순은 나물로 먹고 뿌리는 당뇨병 치료제로 사용한다. 향기가 좋아 관상가치가 있다. 우리나라를 비롯한 동북아시아에 분포한다.

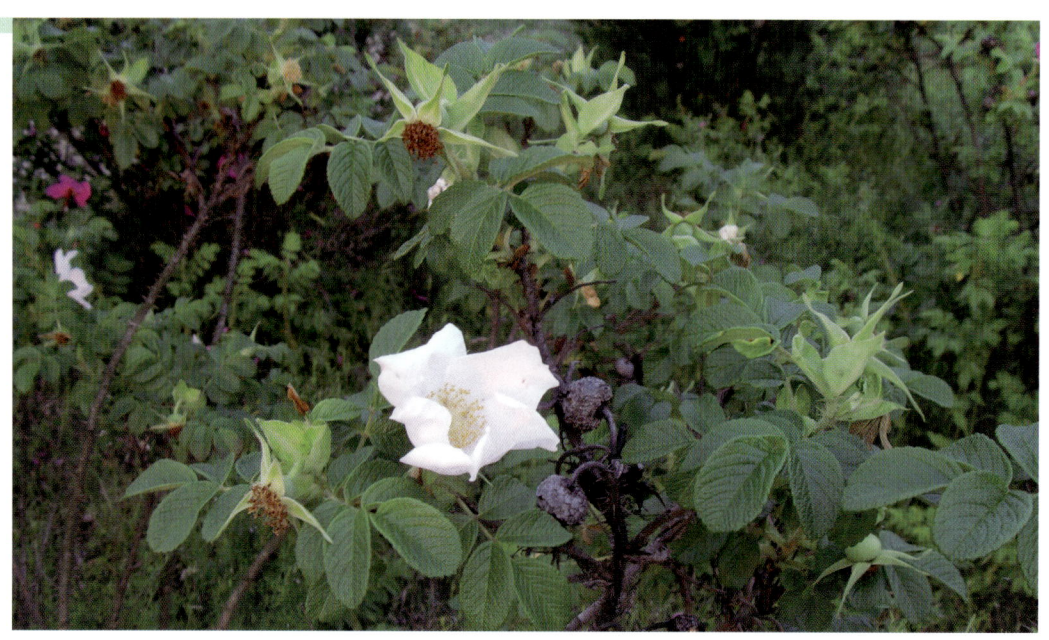

줄기에 털이 없거나 작고 짧은 것을 개해당화, 꽃잎이 겹인 것을 만첩해당화, 가지에 가시가 거의 없고 잎이 작으며 잎에 주름이 적은 것을 민해당화, 흰색 꽃이 피는 것을 흰해당화라고 한다.

🌱 아침 이슬을 먹는 꽃

해당화는 해변가에서 아침 이슬을 듬뿍 머금고 바다를 향해 사랑하는 사람이 돌아오기를 기다린다 하여 선비로부터 사랑받는 꽃으로 시(詩)나 그림의 소재로 등장한다. 중국에서도 해당화의 아름다움을 소재로 삼아 시(詩)로 읊거나 그림으로 그렸다.

『북한기』에서 해당화의 열매와 뿌리의 홍색염료로 썼다는 기록이 나오고, 『만선식물』에서 우리나라 해안이나 섬지방의 바닷가에서 무리를 지어 자란다는 해당화의 기록이 있는 것으로 보아 오래전부터 사람과 함께한 꽃이다.

> **해당화 전설**
>
> **중국** 당나라 현종 황제가 어느 봄날 양귀비를 불렀다. 양귀비는 술에 취해 누워 있다가 황제 옆으로 나갔는데, 잠이 채 깨지 않아 볼은 아직 붉은빛을 띠고 있었다.
> 황제는 "양귀비는 아직 술이 깨지 않았느냐?" 물으니 양귀비는 자신을 해당화에 비유하면서 다음과 같이 대답을 했다. "해당화는 아직 잠이 덜 깨었습니다."

예로부터 해당화를 떡이나 부침개의 색깔을 내는 재료로 썼고, 중국에서는 피를 맑게 한다고 하여 매괴차(梅槐茶)로 먹고 있으며, 만주 지방에서는 다른 약재를 가미하여 매괴탕을 만들어 식용으로 먹었고, 과자(菓子)나 매괴주로 만들어 먹었다.

해당화는 우리나라 전역의 해안가 모래언덕이나 낮은 산자락에 자라는 낙엽이 지는 키 작은 나무로 1.5m 정도까지 자라고, 뿌리에서 많은 줄기가 솟아나 큰 면적을 차지한다. 우리나라 동해안의 명사십리(明沙十里)의 해당화 자생지에서 채취는 법으로 금지되어 있고 보호를 받고 있는 대표적인 야생화이다.

매괴수의 꽃잎을 모아 말린 꽃에는 방향유를 0.03%를 함유하고 있어 귀중한 향정유(香精油)로 고급 향수, 화장품의 원료로 가치가 매우 높다. 해당화 꽃잎은 향기가 좋아 향수의 원료로 쓰고 열매는 관상가치가 높고 달콤해서 먹을 수 있고 한약재로 쓴다.

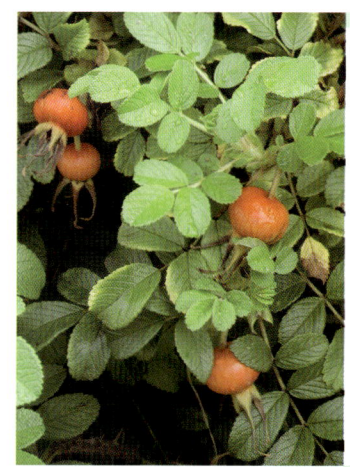

해당화는 나무와 줄기에 예리한 가시가 있지만 꽃이 아름다워 집 앞 뜰 정원, 공공건물 주변에 심는다. 해당화는 옛날에 기다림에 지친 여인의 한맺힌 눈물이 꽃으로 변신했다는 애틋한 전설을 간직하고 있다.
해당화의 꽃말은 '아름다운 용모, 슬픈 아름다움' 이다.

담즙 분비를 촉진
해당화는 약용, 공업용, 관상용으로 가치가 높다. 꽃은 방향성이 높아서 간장과 위장 기능의 감퇴로 인한 흉복부의 아픈 증상을 쓰고, 여성의 생리 불순이나 생리 전에 유방이 붓고 아픈 증상에 쓰고, 타박상이나 어혈을 풀어주는 데 쓴다.

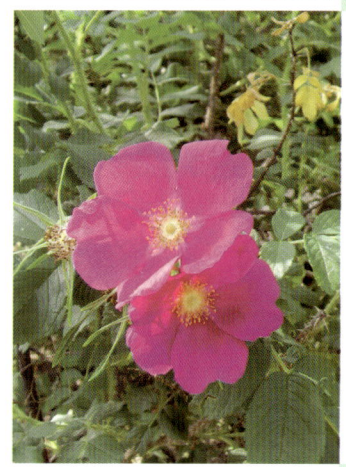

해당화 꽃봉오리는 포도당, 몰식자산 등을 함유하고 있고, 수렴 효과가 뛰어나 월경과다, 장염, 설사 멈춤 등에 약용으로 쓰고, 열매는 단맛이 있고 비타민 C가 다양으로 함유되어 있다.
약리 실험에서 담즙 분비 촉진 작용을 하고, 혈당을 강하하는 것으로 밝혀졌다.

한방에서 생약명은 꽃을 매괴화, 뿌리를 매괴화근으로 부른다. 주로 뿌리를 치통 · 관절염 · 당뇨병 등에 다른 약재와 처방한다.
민간에서 꽃봉오리를 매괴차로 마셨고 열매로 과실주를 만들어 먹었고 뿌리는 염료로 쓴다.

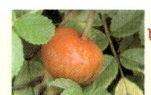
번식 ● ● ●
해당화는 씨, 꺾꽂이, 포기나누기로 번식한다.

| 화 두 를 주 는 나 무 |

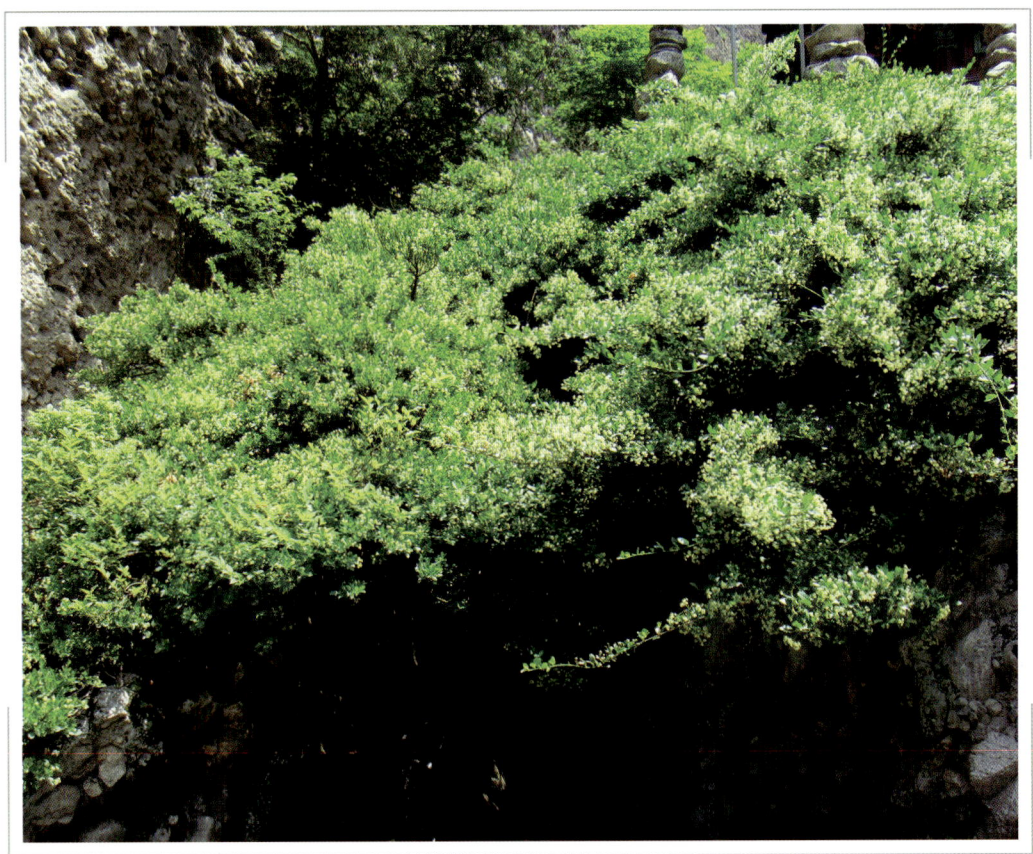

비행접시를 닮은 귀족수^{貴族樹}, 사철나무

사철나무는 늘푸른떨기나무로 높이는 3~6m 정도이고, 잎은 두텁고 반질반질하고, 긴 타원형의 잎이 마주 나고, 가장자리는 둔한 톱니 모양이다. 꽃은 6~7월에 잎겨드랑이에서 늘어진 꽃대에 모여 녹색으로 피고, 열매는 10월에 둥근 공 모양의 붉은색으로 여문다.

동청(冬靑)을 상징

사철나무가 일 년 내내 푸르름을 간직하고 있기 때문에 우리 조상은 동청(冬靑)이라 불렀다. 도심에서도 잎이 상하지 않고 항상 윤기가 흐르는 푸르름을 간직하는 사철나무는 정원수로 가치가 높다.

해안가는 바람이 많다. 사철나무의 광택이 있는 잎과 붉은 열매가 아름답고 바닷바람과 소금기에 매우 강하여 해안지역에서 생울타리를 조성하거나 도심지의 경계식재용으로 심는다.

사철나무는 겨울에도 쉬지 않고 탄소동화 작용을 하기 때문에 영국의 런던은 항상 안개가 많고 공장이 많은 곳이지만, 아시아에서 건너간 사철나무가 런던 거리를 밝게 꾸며 주고 있다.

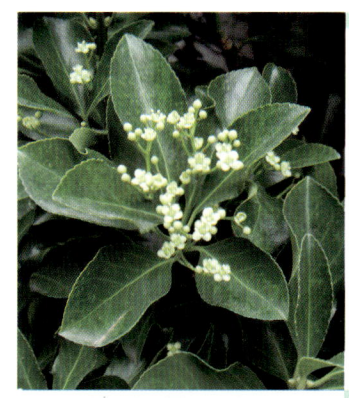

사철나무는 잎이 둥글고 두터우며, 짙은 연둣빛 윤기가 있어 반들반들한 것이 특징이고, 빨간 열매는 마치 아름다운 꽃을 보는 듯한 느낌을 준다. 겨울철에 땅 위의 모든 풀들이 말라붙고, 숲속의 소나무를 비롯한 몇몇 나무를 제외한 모든 나무들이 푸르름이 모두 사라진 뒤에도 사철나무만은 푸르름을 지키고 있다.

사철나무는 잎 무늬가 아름답고 가을에 맺는 빨간 열매의 매력 덕분에 꽃꽂이 재료로도 사랑을 받는다. 목재는 인장강도(靭張强度)가 높아 실내장식재, 판목(版木), 가구재, 조각, 세공재 등으로 쓴다. 내피는 섬유가 질기므로 밧줄로 꼬아서 사용한다.

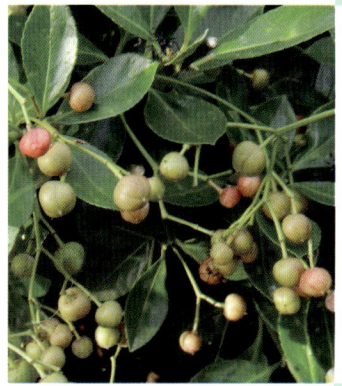

사철나무는 남해안과 제주도에서 자생하지만, 전북 진안 마이산에는 1900년 초 이갑룡 처사가 세운 신비의 탑사와 천연기념물 380호인 줄사철나무 군락이 있다. 노박덩굴과에 속하는 사철 푸른 잎은 타원형으로 덩굴성 식물로 줄기에서 뿌리를 내리고 뿌리가 바위나 나무를 기어 오르고 깎아지른 듯한 절벽에 붙어서 자란다. 높이 3~7m, 둘레 6~38cm 정도로 탑사 부근과 은수사 안에 20여 그루가 자생하고 있다.

사철나무의 꽃말은 '희망, 인내, 지혜, 어리석음을 안다' 이다.

원기 회복에 좋아

한방에서 줄기 껍질을 화두충(和杜沖), 뿌리를 조경초(調經草)라고 부른다. 두충의 대용 보양약으로 쓴다. 주로 원기 부족·고혈압·생리통·월경 불순에 다른 약재와 처방한다.

민간에서 기력을 회복하고자 할 때 잎이나 줄기 껍질을 벗겨 말려서 달여 먹었고, 신경통이나 관절통에 뿌리를 달여 먹었다.

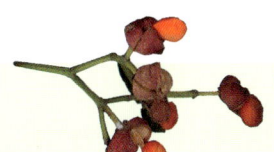

번식 ● ● ●
가을에 잘 성숙된 빨간 열매를 따서 3~5일 동안 물에 담가 두었다가 과피를 제거하고 젖은 모래와 1:1 비율로 혼합하여 노천매장하여 이듬해 봄에 파종하고 볏짚을 덮어 준다.

| 화 두 를 주 는 나 무 |

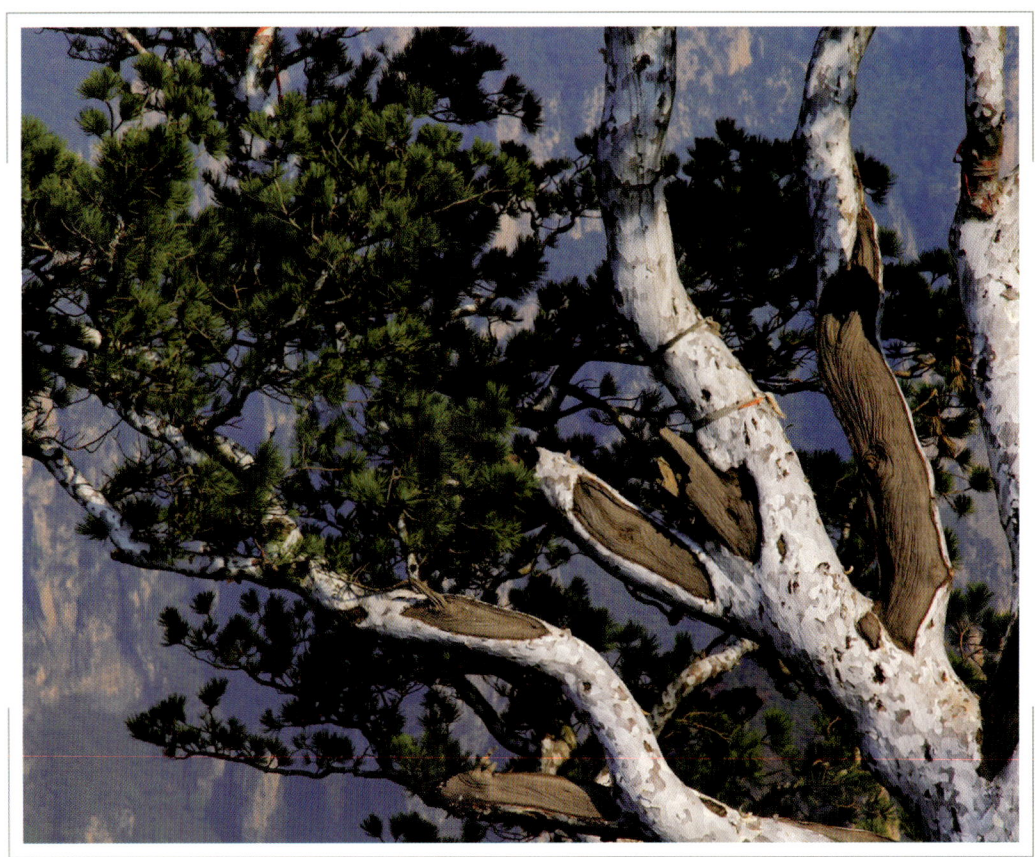

껍질이 흰색인 백수^{白樹}, 백송

중국이 원산지이며 희귀수종으로 가꾸고 있다. 높이 15m, 지름 1m에 달하며 수피는 밋밋하고 회백색으로 비늘처럼 벗겨진다. 수관은 둥글게 자라며 수피 표면에 얼룩이 생기기도 한다. 잎은 눈비늘이 일찍 떨어지며 길이 7~9cm, 나비 1.8mm이다. 잎이 3개씩 속생하는 것으로 다른 소나무와 쉽게 구별할 수 있다. 꽃은 5월에 피고 수꽃은 긴 타원형이며 암꽃은 달걀 모양이다.

열매는 구과로서 다음해 10월에 익는다. 길이 6cm, 나비 4.5cm로서 달걀 모양이고 50~90개의 열매 조각이 있다. 열매 조각은 갈색이 돌고 옆으로 난 주름살이 있다. 종자는 달걀 모양이고 길이 9~12mm, 지름 7.5~9mm로 검은빛을 띤 갈색이지만, 반점과 더불어 날개가 있다.

종자를 발아시키기는 쉬우나 이식이 어렵기 때문에 그리 퍼지지 못하였다. 수피가 큰 비늘처럼 벗겨

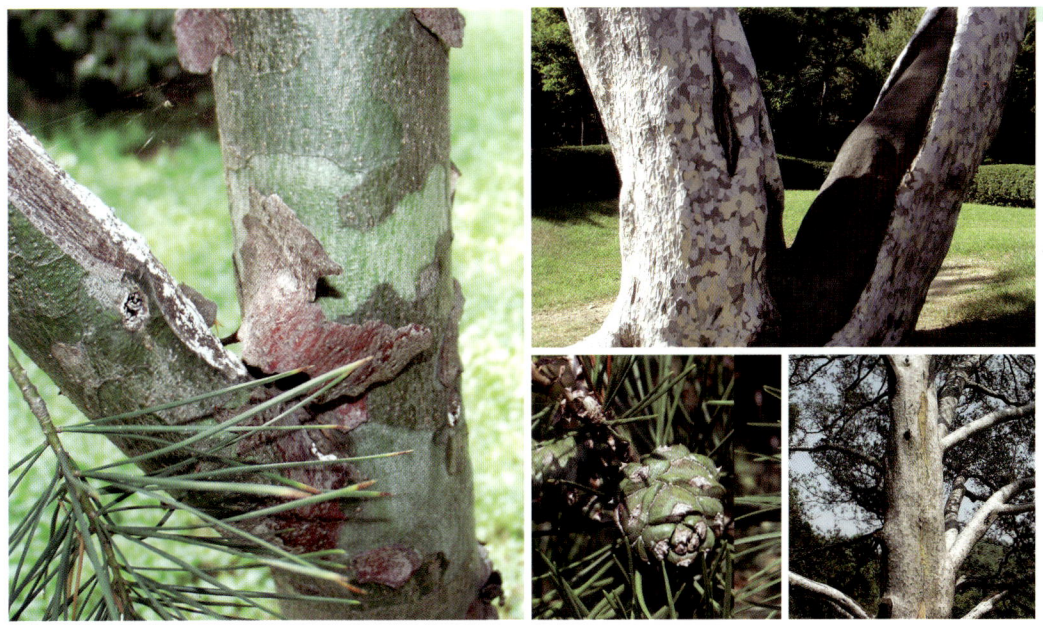

져서 밋밋하고 흰빛이 돌므로 백송 또는 백골송(白骨松)이라는 이름이 붙었다. 한국에서는 관상용으로 심는다. 어릴 때의 자람이 대단히 느리고 이식력이 약한 편이다. 중국이 원산지로 추위에 견디는 힘이 강하다. 우리나라에 일찍이 도입되었으나 번식력이 약해서 그 수가 매우 적다. 지금은 종자가 생산되어 묘목이 양성되고 있다.

천연기념물로 지정된 백송

정원수·풍치수로서의 이용가치가 있을 뿐이나 중국에서는 목재를 건축재로 이용하고 종자는 직접 식용하거나 또는 기름을 짜기도 한다. 우리나라에는 천연기념물로 지정된 백송이 많이 있다.

우리나라에는 보은, 서울 원효로, 서울 재동, 서울 통의동, 고양 송포, 예산 용궁리, 이천 신대리 등에 아름다운 백송이 있다.

백송의 효능 한방이나 민간에서의 쓰임은 소나무와 같다.
백송의 꽃말은 '백년해로' 이다.

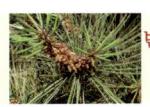

번식 ● ● ●
가을에 솔방울을 따서 기건하여 겨우내 종이봉투에 보관했다가 이듬해 봄에 뿌린다.

| 화 두 를 주 는 나 무 |

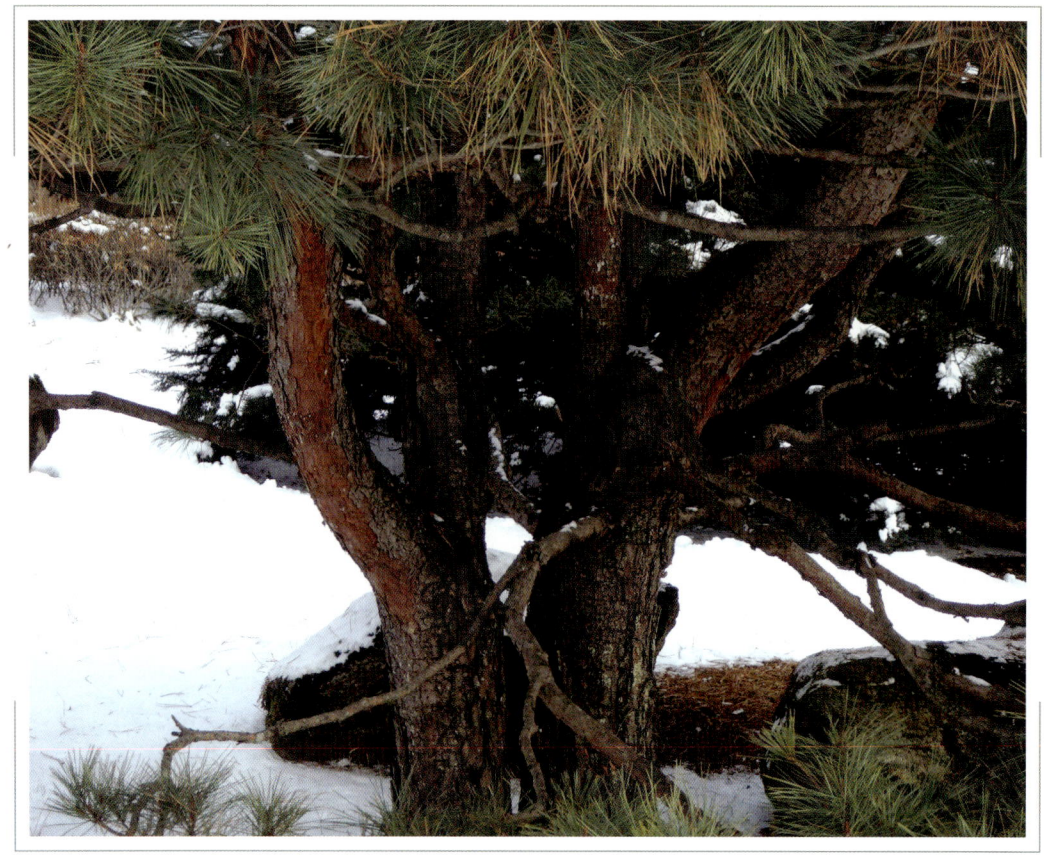

정조 대왕이 가장 좋아한 애고수^{愛高樹}, 반송

'반송(盤松)'은 '키가 작고 옆으로 퍼진 소나무'를 뜻하며, 소나무의 한 품종으로 줄기 밑부분에서 굵은 곁가지가 많이 갈라지며 수형이 우산처럼 다북한 것이 특징이다. 반송은 높이 2~5m까지 자란다. 잎은 바늘 모양으로 2개씩 뭉쳐 나며 길이 8~9cm, 나비 1.5mm이다. 줄기 밑부분에서 많은 줄기가 갈라져 우산 모양으로 자라며, 잔뿌리가 많다. 꽃은 5월에 피는데 암꽃이 수꽃보다 약간 작다. 수꽃은 1cm 크기의 타원형이며 황색을 띠고, 암꽃은 6mm의 달걀형의 자주색을 띤다.

열매는 구과(毬果)로 길이 4.5cm의 달걀 모양이며, 9~10월에 황갈색으로 익는다. 종자는 길이 5~6mm의 타원형이며 흑갈색이다. 번식은 실생(實生)이나 접붙이기로 한다. 내건성(耐乾性) 식물로 물이 잘 빠지는 사질토양에서 잘 자란다. 직사광선이 있거나 반 그늘의 높은 지대에서 많이 볼 수 있다.

한국 전역에 분포하며 부드럽고 소나무가 자라는 곳이면 어디서나 볼 수 있다.

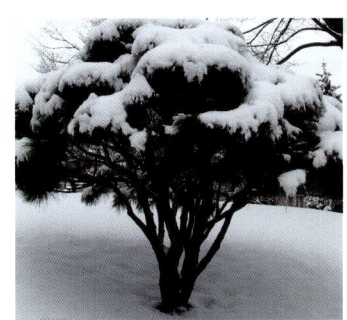

🌸 정조대왕이 사랑했던 반송(盤松)

반송은 하늘을 쳐다보고 자란다고 하여 천지송이라고도 한다. 보통 소나무는 줄기 가운데 있는 생장점이 길게 위로 자라고 측아는 짧게 나와서 가지가 되는 생리적 특성을 가지는데 반송(일명 나무가지가 많이 나온다 하여 다복솔이라고도 한다)은 가운데나, 측아에서 나오는 생장점이 거의 같은 크기로 자라서 둥근 우산 모양을 하여 보기가 좋다.

반송은 역사적으로 역대 임금 중에서 가장 소나무를 아끼고 좋아한 분이 정조대왕이라고 한다. 지금도 정조대왕이 심어 놓은 반송이 수원의 외곽 노송 지대에서 잘 살고 있는데, 일부 백성들이 나무를 자꾸 잘라 가자 정조대왕은 소나무에 동전을 메달아 이 나무를 베게 될 형편이라면 이 동전을 가져가 나무를 사서 쓰라고 하여 그들 마음을 움직여 도벌을 막았다고 한다.

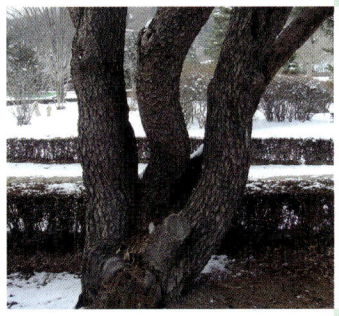

🌸 천연기념물로 지정된 반송

전라북도 무주군 설천면 삼공리에 1982년 11월 4일 천연기념물 제291호로 지정된 반송이 있다. 수령은 300년으로 추정되는 노거수이다. 나무 높이 17m, 가슴둘레 5.3m이고, 가지는 동서쪽 14.3m, 남북쪽 16.4m까지 퍼진다. 경사가 완만한 산자락의 밭 옆에 서 있고 수관이 고루 사방으로 퍼져서 아름다운 부채꼴을 하고 있다. 한국의 반송 중에서는 큰 나무에 속하며, 이곳 사람들은 구천동의 상징목이라 해서 구천송(九千松)으로 부른다.

경상북도 상주시 화서면 상현리에도 1982년 11월 4일 천연기념물 제293호로 지정된 반송이 있다. 수령은 400년으로 추정되는 노거수이다. 나무높이 16.5m로 밑에서 줄기가 3갈래로 갈라지고 둥근 수관을 이루고 있다. 나무 모양이 탑처럼 생겼다고 해서 탑송(塔松)으로도 불린다. 나무줄기 안에 이무기가 살고 있다 해서 사람들이 접근을 꺼려 잘 보호되어 왔다.

반송의 효능은 한방이나 민간에서의 쓰임은 소나무와 같다.

반송의 꽃말은 '정절'이다.

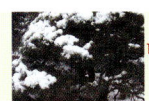

번식 • • •
실생(實生)이나 접붙이기로 한다.

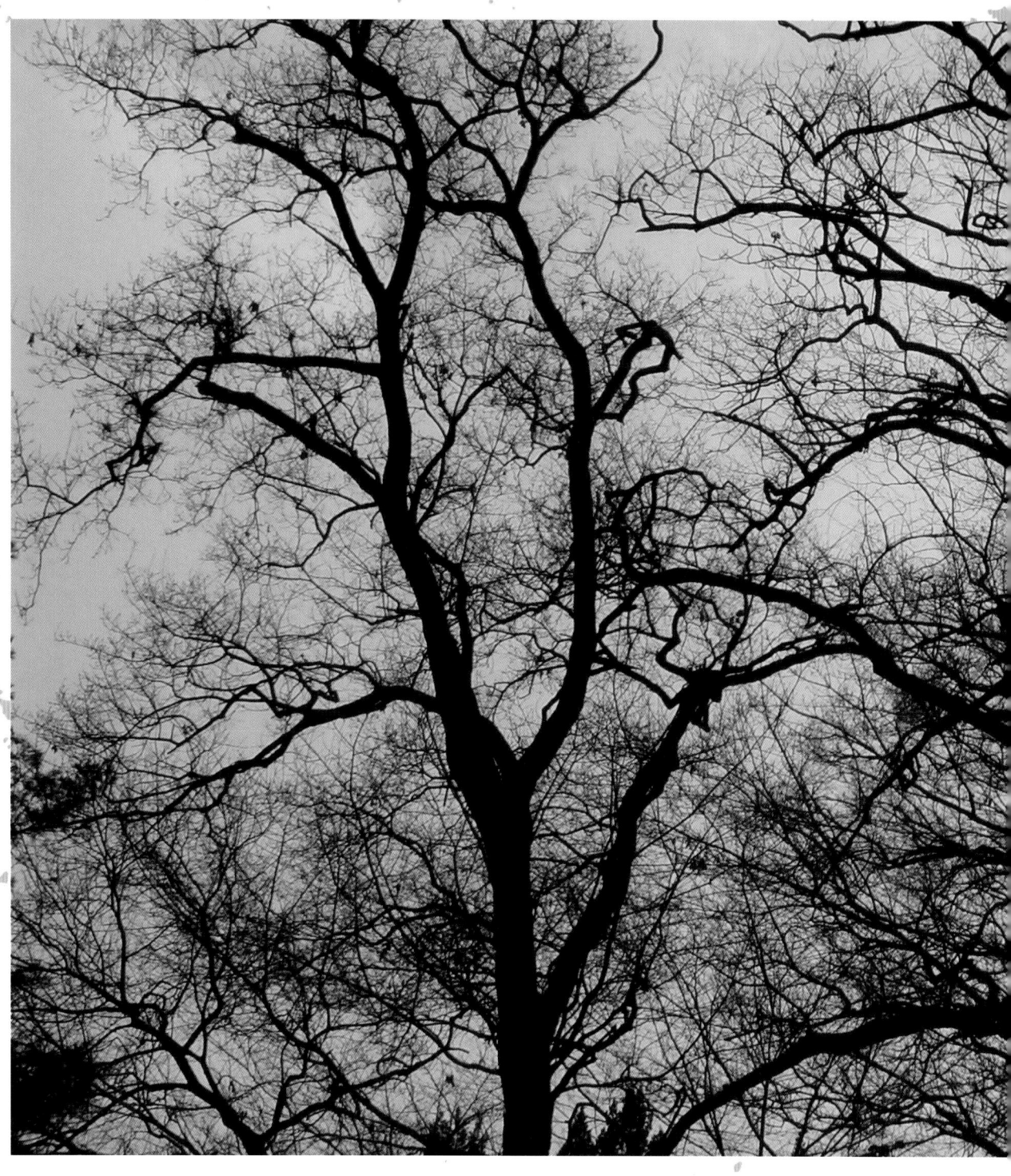

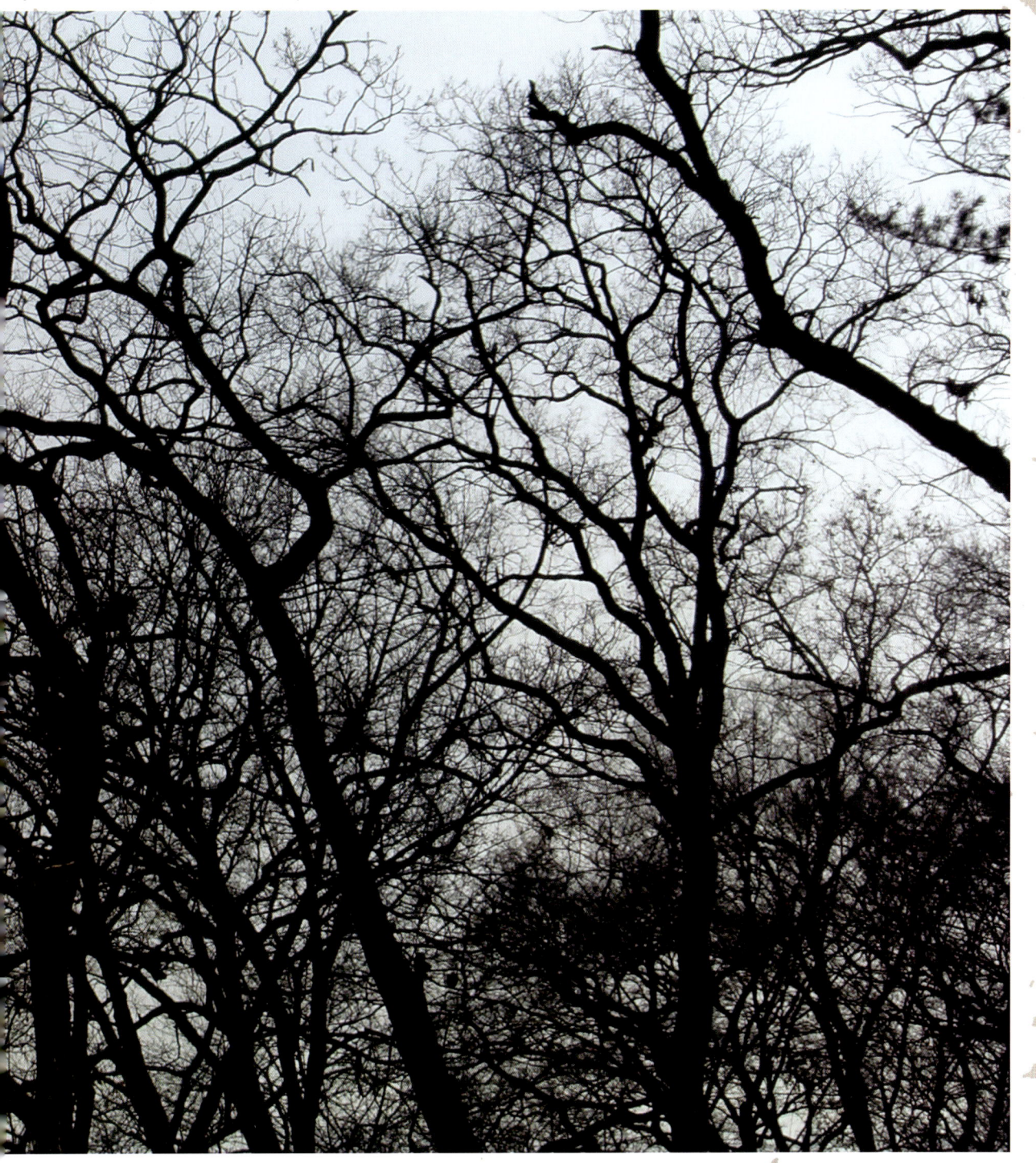

나무동의보감

벽사를 의미하는 나무

| 벽사를 의미하는 나무 |

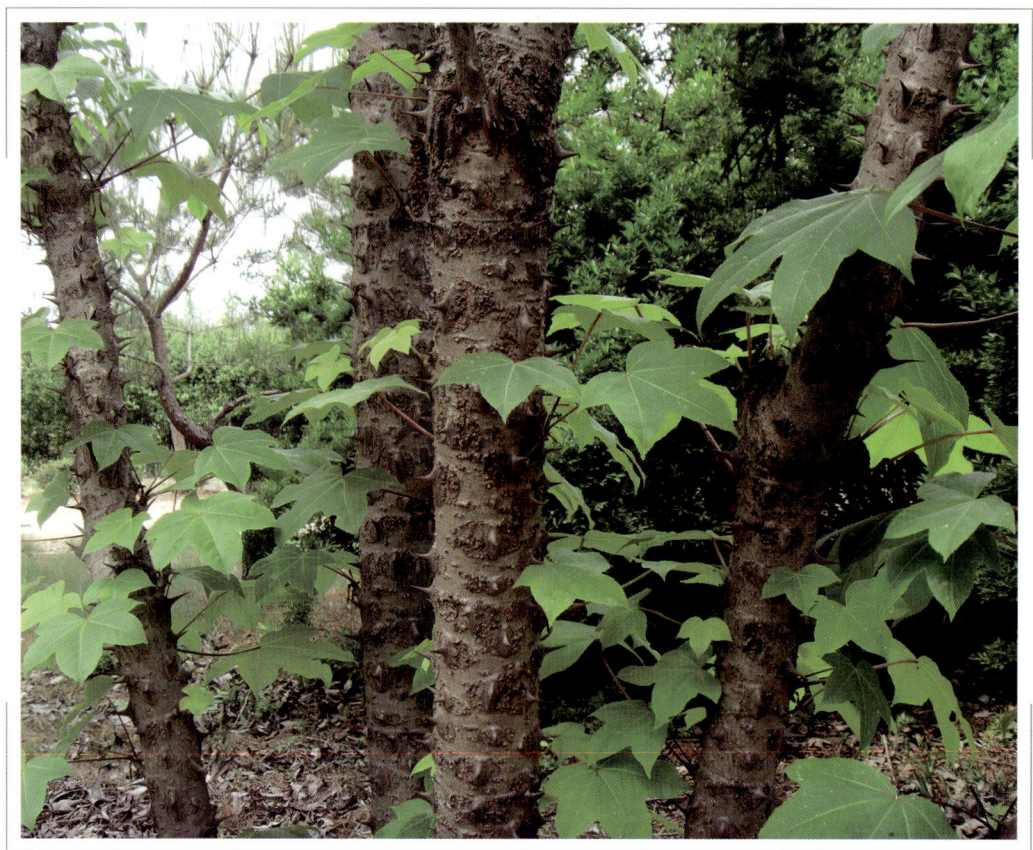

악귀를 쫓는 도깨비 방망이 엄단수(嚴斷樹), 엄나무

엄나무는 우리나라 전 지역 산기슭 중턱에서 자란다. 갈잎떨기나무로 높이 3~4m 정도이고, 잎은 어긋나고 잎자루와 작은 잎에 가시가 있고, 줄기에는 억센 가시가 있다. 꽃은 7~9월에 가지 끝에 자잘한 흰색으로 피고, 열매는 10월에 작고 둥글게 검은색으로 핵과가 여문다.

축귀(逐鬼)의 상징

엄나무는 다른 사람이 명당에 진묘(眞墓)를 쓰지 못하도록 미리 그 자리에 엄나무로 만든 몽둥이로 봉목(棒木)을 박는 금장(禁葬)이라는 풍속에 등장한다. 엄나무에는 가시가 있기 때문에 귀신들이 무서워

하는 것으로 믿어 엄나무 가지를 잘라 안방문 위에 걸어 두었고, 마을 입구에 심고 대문이나 대청마루 천장에 걸어 놓아 잡귀를 막고자 했다. 무당들이 귀신을 쫓아내는 굿을 할 때는 엄나무나 탱자나무를 사용했다.

우리 조상은 엄나무는 집 안의 재앙을 막아 주고 복이 깃들게 하는 길상목으로 보았고, 잡귀를 막는 나무로 여겨 "도깨비 방망이"로 불렀다. 옛날에 마을에 전염병인 역병이나 괴 질병이 돌면 엄나무 가지로 노리개를 만들어 채워서 질병을 예방하고자 했다.

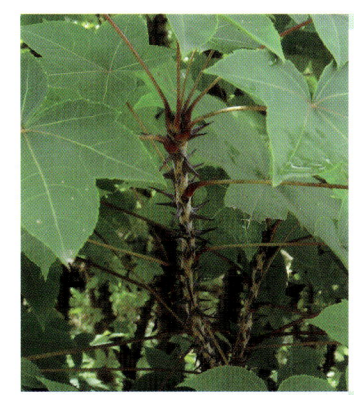

엄나무는 음나무, 개두릅나무, 당음나무, 당엄나무, 엄개나무, 멍구나무, 엄목 등으로 부르기도 한다. 엄나무는 그늘에서 잘 자라면서 햇빛을 좋아하고, 산야의 깊은 숲속에서 잘 자라고, 뿌리를 제외하고 빈틈없이 가시로 덮여 있다가 성장하면서 가시는 떨어져 나간다. 엄나무는 독특한 향이 있어 봄철에 입맛을 돋우게 하는 데 그만이다. 미식가에 의하면 두릅보다도 상품으로 쳐준다. 봄에 채취한 연한 새순을 뜨거운 물에 살짝 데쳐서 초고추장에 찍어 먹으면 맛이 일품이다. 강릉시에서는 해마다 엄나무 순이 나는 4월에 개두릅[43] 축제를 한다.

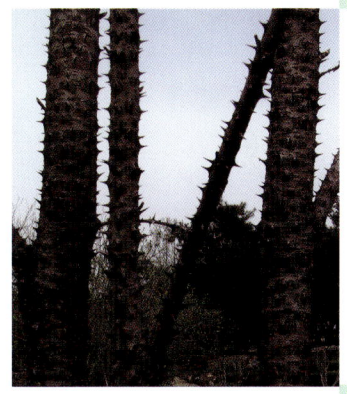

가시가 많아 강원도와 황해도 지방에서는 엄나무로 부른다. 지금 남아 있는 엄나무의 노거수는 이와 같은 귀신을 쫓는다는 믿음 때문에 보호되면서 수명을 연장할 수 있었다. 예로부터 오래된 엄나무에서 마을 주민의 안녕을 빌었고, 무병장수를 기원하는 제사를 지냈다. 엄나무는 재질이 좋고 광택이 아름다워 사찰에서 승려들의 식기인 바릿대를 만들어 사용했고, 엄나무는 물 속에 담가 두어도 수분이 잘 스며들지 않기 때문에 우리 조상은 비올 때 나막신을 엄나무로 만들어 신었다.

강원도 삼척 근덕면 궁촌리의 왕음나무는 고려의 마지막 임금이었던 공양왕(恭讓王)이 유배되어 최후를 맞이한 전설이 있는 곳에 있다. 수령이 약 1,000년이 넘고 높이는 20m 정도이고, 가슴둘레는 5.2m 정도로 마을의 수호신으로 여기고 있으며 천연기념물 제363호로 지정되어 보호를 하고 있다. 경남 창원 신방리 음나무 군락의 5그루 나무의 높이는 약 18~19m 정도 되고 가슴둘레가 가장 큰 것이 5.4m 정도 된다. 1964년 1월 31일에 천연기념물 제164호로 지정하여 보호를 하고 있다.

이곳 엄나무군(群)은 도로와 밭 사이의 경사면에 서 있다. 경남 창원시 동읍 신방리의 약 높이 20m, 둘레 6m 정도 되는 엄나무는 마을 지키는 수호신으로 천연기념물 제164호, 전북 무주군 설천면의 엄나무는 천연기념물 제306호, 강원 삼척시 근덕면의 엄나무는 약 높이 18m, 둘레는 6m이며 천연기념물

---

43) 두릅과 비슷한 엄나무 순을 말한다.

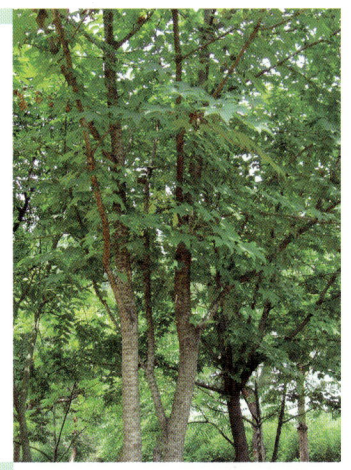

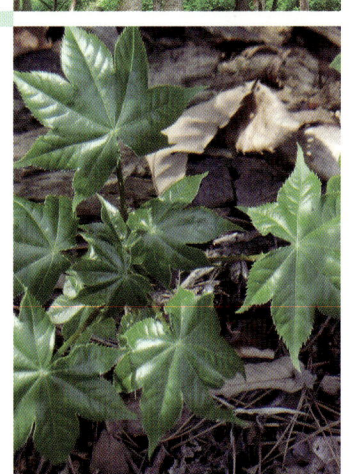

제363호로 지정하여 보호를 하고 있다.

오늘날에는 엄나무의 재질이 단단하고 무늬결이 아름다워 조경수로 가치가 높고 귀중한 용재로서 쓰는 용도가 다양하여 합판, 기구재, 가구재, 조각재, 건축재, 내장재, 악기재 등으로 이용되고 있다.

엄나무의 꽃말은 '경계, 방어' 이다.

신경통에 좋다

식물의 형태가 인체의 부위와 상응한다는 것을 전제로 보면, 꽃은 얼굴, 잎과 껍질은 피부, 열매는 체액, 줄기는 인체의 근육과 골격, 뿌리는 오장 육부(五臟六腑)에 비유할 수 있다.

가시가 있는 나무는 꾸지뽕나무, 산초나무, 아카시나무, 유자나무, 보리수나무, 오갈피나무 등이 있는데 가시는 찌르는 성질이 있기 때문에 기혈(氣穴)을 소통시키고 통증을 해소시켜 주고, 파이프형인 줄기는 혈액 순환과 기를 소통시켜 주고, 잎이나 열매는 변조된 생체를 복원하고 부족한 정기를 채워 주는 것으로 볼 수 있다.

엄나무는 버릴 게 없는 나무로 사람에게 유익을 주는 나무로 알려져 있다. 최근 신경통과 관절염에 좋다 하여 수난을 당하고 있다. 최근에 약리 실험에서 엄나무는 중추신경을 진정시키는 작용이 있는 것으로 밝혀졌다.

한방에서 엄나무 껍질을 해동피(海桐皮)로 부른다. 여름철에 껍질을 채취하여 겉껍질을 긁어내 버리고 하얀 속껍질을 음지에서 말려서 잘게 썰어서 쓴다. 주로 신경통과 거담제의 약재로 쓰고, 기침·가래·중풍·악창·마비 증세·강장·해열·구내염·관절염·요통·신장병·당뇨병·원기 회복에 다른 약재와 처방한다.

민간에서 초봄에 어린 새순을 채취하여 쌈이나 나물로 무쳐 먹었고, 잎은 그늘에 말려서 차(茶)로 먹었고, 가시가 있는 나뭇가지는 닭과 함께 가마솥에 넣고 삶아서 먹었다.

번식 • • •

엄나무의 번식은 까다롭다. 분주나 삽목도 가능하지만, 가을에 잘 성숙된 종자를 채취하여 마르지 않은 상태에서 모래와 1:1로 섞어서 노천 매장하여 이듬해 파종하면 번식이 잘 된다.

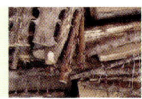

| 벽 사 를 의 미 하 는 나 무 |

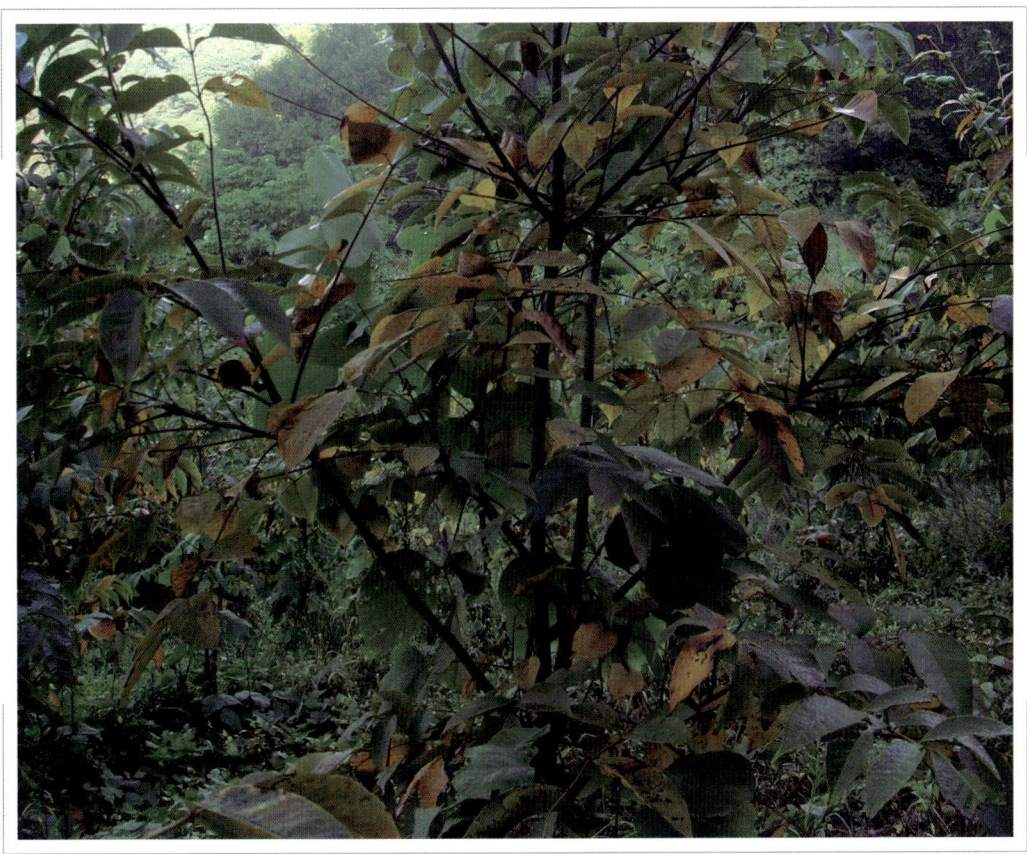

칠의 대명사 도료수^{塗料樹}, 옻나무

옻나무의 원산지는 중국이고, 산기슭이나 햇볕이 잘들고 바람이 잘 통하고 기름진 땅에서 잘 자란다. 갈잎큰키나무로 높이는 3~8m 정도이고, 잎은 어긋나고 뒷면에 털이 많고, 작은잎이 8~13개 달린다. 꽃은 5~6월에 잎겨드랑이에 모여 밑을 향해 녹색으로 피고, 열매는 9~10월에 둥글납작한 열매가 여문다.

🌸 도료(塗料)로 가치가 높다

장자(莊子)는 "무용(無用)의 용(龍)"이라 했다. 즉 "쓸모없는 것이 진짜 쓸모가 있다"는 뜻이다. "산

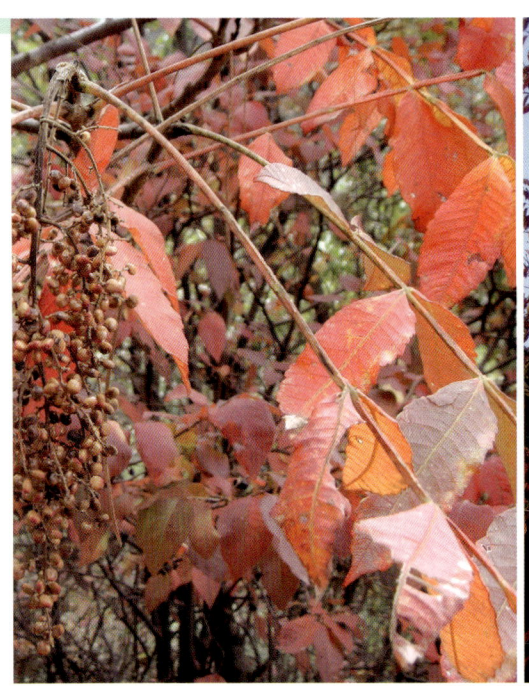
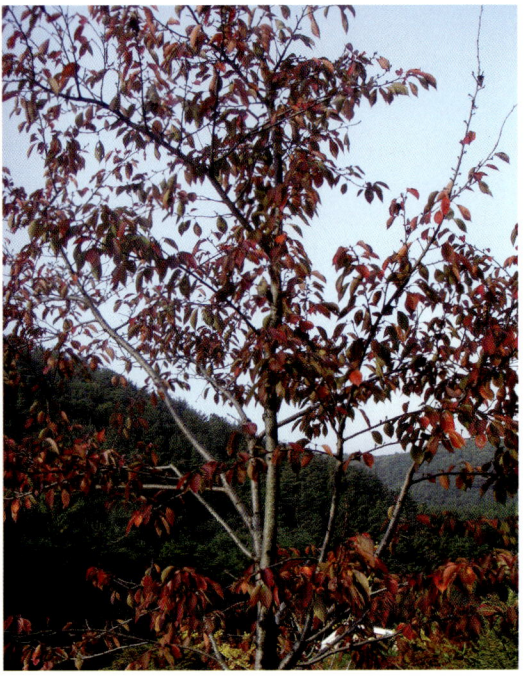

의 나무는 쓸모가 있어 잘려 나가고, 옻나무는 옻진을 쓸 수 있기 때문에 잘려서 없어진다"고 할 정도로 옻나무의 진을 최상품으로 여겼다. 우리 조상은 옻나무가 쓸모가 많아 많이 심었다. 옻나무에서 나오는 진(液)은 도료(塗料)로서 가치가 높아 공자(孔子)는 『시경(詩經)』에서 "산에는 옻나무가 있고…"라고 기록되어 있는 것으로 보아 오래전부터 옻이 사용되었다는 것을 알 수 있다. 옻나무 줄기부터 옻을 얻는다. 줄에 금을 넣어 칠액이 흘러나오면 대나무칼 같은 것으로 긁어 모은다.

가을에 옻나무 단풍은 유난히 아름답다. 옻나무에는 70% 정도의 옻진이 들어 있는데 껍질에 상처를 내면 나오는 잿빛의 진이 옻이다. 옻에는 '우루시올'이라는 성분이 있어 옻이 몸에 닿으면 피부가 가렵고 퉁퉁 부어 올라 고생하는 경우를 종종 본다. 우리나라에서는 낙랑(樂浪) 시대, 신라의 병기(兵器)나 관곽(棺槨)과 가구 등에 옻을 사용하였다. 고분에서 발견되는 유물 중에는 광택을 잃지 않는 칠기(漆器)가 있다.

우리나라 고조선 '낙랑고분'에서 발견된 칠기는 수천 년이 지난 오늘날까지 은은하고 화려한 빛깔을 지니고 있고, 전남 신안 앞바다에서 700년 동안이나 바다 밑 갯벌 속에서도 완전히 썩지 않은 송대(宋代)의 보물선 표면에도 옻칠을 했다고 한다. 예로부터 사찰의 스님들은 동구 밖에 옻나무를 심은 이유는 옻나무가 자라면 옻을 채취하여 목기(木器)나 기구에 붓을 사용하지 않고 손으로 발랐다.

자연산 옻칠은 칠을 할 때 침투력이 좋고 방수가 잘 되고, 칠한 후에 시간이 지나면서 윤기가 나고, 살

균이나 살충 효과가 있어 좀이 생기지 않아 옻을 구충제로 사용하기도 하였다. 옻을 칠한 목기(木器)에 밥을 담아 놓으면 곰팡이균을 억제하는 살균 작용이 있어 밥이 쉽게 상하지 않는 것으로 알려져 있고, 옻으로 칠하면 위생적이면서도 오랫동안 사용할 수 있다.

고려시대부터 옻나무 생산지는 북한의 태창, 강원도 원주, 함양 마천이 유명하다. 신라시대 경덕왕(景德王) 이전부터 칠전(漆典) 즉 식기방(飾器房)의 관직을 두고 옻나무의 재배를 관리했고, 고려 선종(宣宗)은 옻나무에 세금제도가 마련되기도 했고, 인종(仁宗) 때는 뽕나무, 밤나무, 닥나무, 옻나무를 심을 권장하였고, 명종(明宗) 때는 각종 나무와 함께 옻나무를 심으면 수입이 좋다고 권장하여 심게 했다. 그래서 전국 각지에 칠장(漆匠)이 많았다고 문헌에 소개되고 있다. 세종 14년에는 335개의 고을 중 옻세금(漆貢組)을 바치는 고을이 182개였다고 한다. 그러나 10년 뒤 전국 329개 고을 중 칠공조를 바치는 고을이 77개로 줄면서 옻나무의 재배가 크게 쇠퇴하기 시작했다.

옻나무의 꽃말은 '현명' 이다.

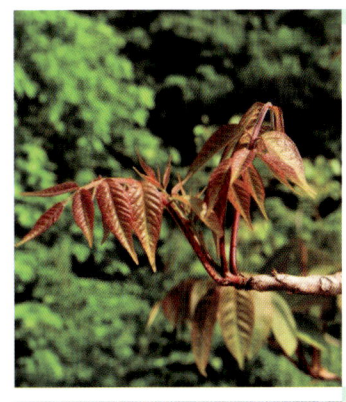

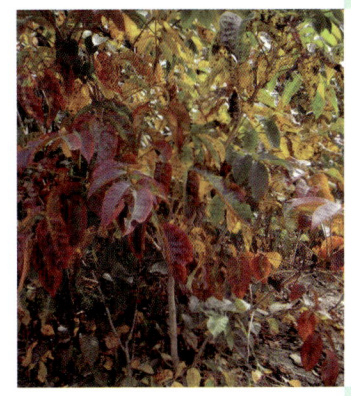

🌸 어혈에 좋다

야생 초식동물인 노루, 사슴, 사향노루, 염소 등은 여름까지는 옻순을 뜯어 먹고 겨울에는 옻나무 껍질을 벗겨 먹는다. 옻순을 좋아하여 쫓아내도 다시 와서 옻순을 먹기 위하여 주위에서 사는 것으로 알려져 있다. 산에서 내려오는 구전심수에 의하면 염소는 99가지를 먹을 정도로 무엇이든지 잘 먹지만, 특히 옻순을 제일 좋아한다.

옻나무에 함유되어 있는 옻진은 방부제이고, 항균 작용과 살충 작용이 있어 몸 속에 있는 어혈을 풀어주고 종양과 암세포를 억제하는 것으로 밝혀졌다. 최근 경희대 동서신의학 병원 최원철 교수는 '옻나무 추출물의 안정성 및 항암 효과에 대한 연구' 논문에서 항암 치료를 지속할 수 없는 어린이 4명을 옻나무 추출물로 치료했다고 발표했다.

우리 선조들은 옻껍질을 닭에 넣고 고아서 먹었다. 옻독을 중화하기 위하여 닭, 오리, 토끼 등을 같이 쓴다. 옻나무 수지는 4~5월경에, 잎은 여름에, 껍질은 수시로 채취하여 말려서 약재로 쓴다. 『본초강목』에서 "옻나무는 어혈을 풀고 월경을 잘 나오게 한다"고 했고, 전통 의서에서 "옻의 성미는 맵고 따뜻하여 독이 있다. 근육과 뼈를 강하게 하고 오장을 좋게 하고, 몸 속의 벌레를 죽이고 어혈을 풀어주고, 여자의 월경을 잘 통하게 하지만, 임산부나 허약한 사람에게 쓰지 않는다"고 했다.

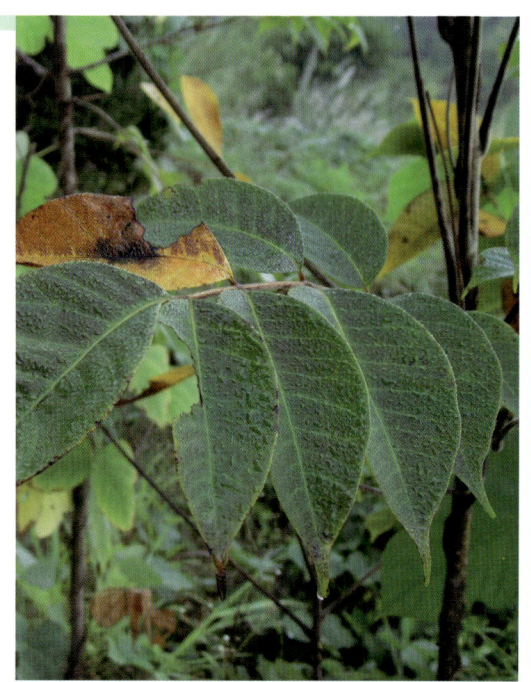
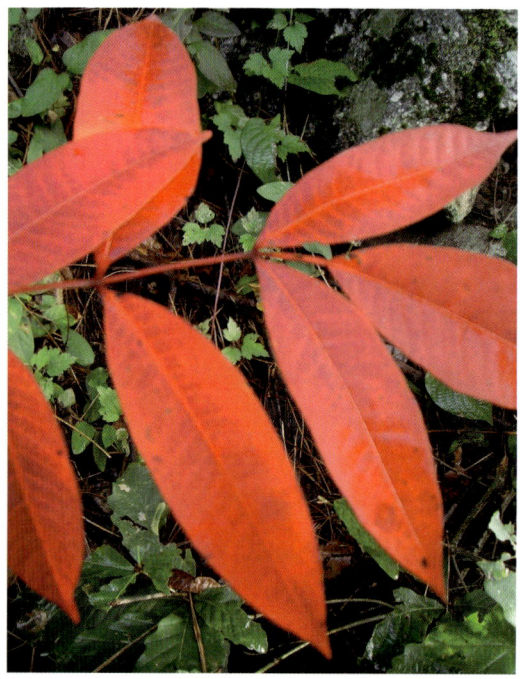

대체적으로 심하게 옻을 타는 사람이나 면역력이 약한 사람은 옻 냄새를 맡거나 옻나무 근처만 가도 옻이 오르는 경우가 있다. 옻이 올랐을 때 민간에서는 얘기똥풀의 전초를 짓찧어서 즙을 환부에 발랐고, 버드나무에는 옻독을 해독하는 성분이 있어 수양버들의 잎이나 줄기를 짓찧어 환부에 발랐다. 생업과 가업(家業)으로 옻을 다루는 사람에게는 면역력이 있어 옻이 오르지 않는다. 옻을 예방할 때는 어린 잎을 따서 계란노른자위를 풀어서 먹든가, 아니면 병원에서 옻을 타지 않는 주사를 맞고 먹으면 된다.

한방에서 옻나무 수지를 건칠(乾漆), 입을 칠엽(漆葉), 줄기 껍질 또는 뿌리를 칠수피(漆樹皮)로 부른다. 건칠은 파어(破瘀), 소적(消積)에 효능이 있고, 어혈에 쓰고, 칠수피는 접골에 쓰고, 칠엽은 외상 출혈이나 창상에 다른 약재와 처방한다.

민간에서 닭에 옻을 넣어 먹었고, 목기나 기구에 옻으로 칠을 했고, 옻 잎을 이른 봄에 새순의 독(毒)을 우려내고 나물로 무쳐 먹었다.

번식
옻나무 열매의 껍질애는 왁스층이 있고 두껍기 때문에 물기를 흡수하지 못하기 때문에 인위적으로 얇게 갈아서 노천매장하여 파종하고 묘포에서 2년 정도 키워서 옮겨 심어야 한다.

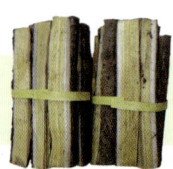

| 벽 사 를 의 미 하 는 나 무 |

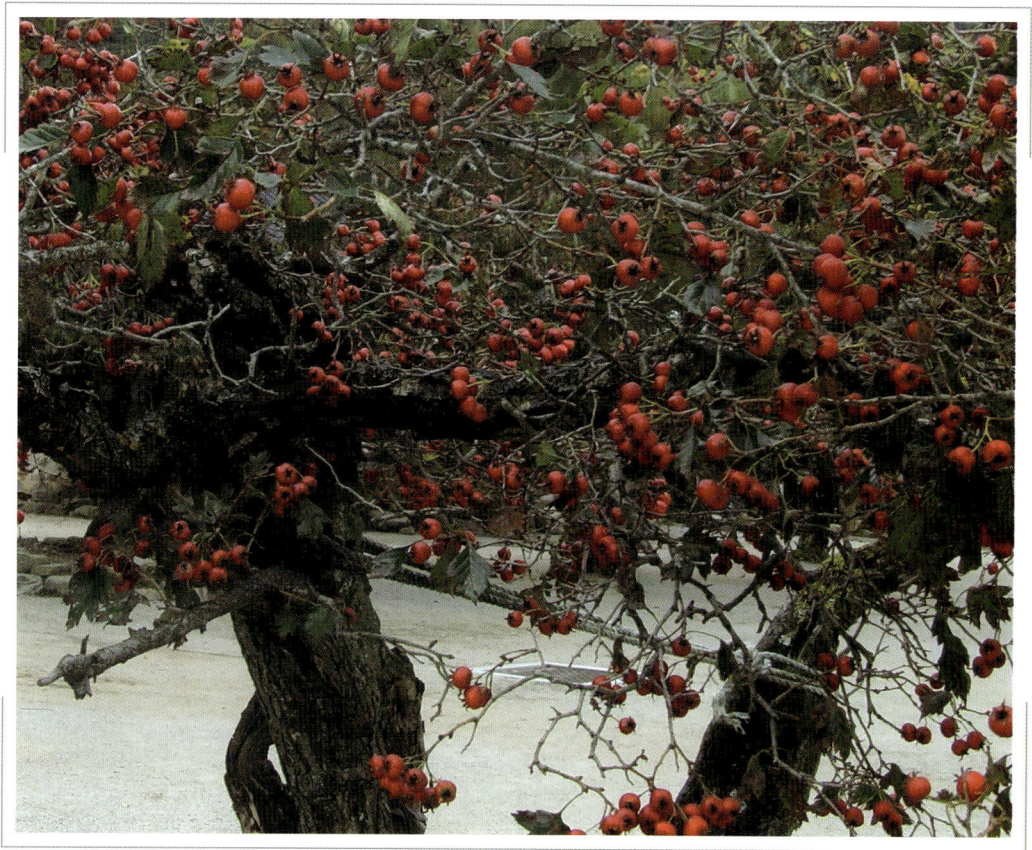

액운과 귀신을 쫓는 행운수^{幸運樹}, 산사나무

산사나무는 산기슭이나 공원에 심는다. 갈잎큰키나무로 높이는 3~6m 정도이고, 잎은 반질반질하고 가장자리는 불규칙한 톱니 모양이고, 어린 가지에 잔털이 많고, 가지에 가시가 있다. 꽃은 5~6월에 가지 끝에 6~8송이씩 흰색으로 피고, 열매는 9~10월에 둥글고 반질반질하게 백색 반점이 있는 붉은색으로 여문다.

🌸 거룩한 나무

산사나무는 중국의 산사목(山査木)과 산사수(山査樹)에서 따 온 이름으로 산사수(山査樹)는 뫼 '山'에

249

사실할 '査'가 합해진 글자이다. '査(사)'자는 아침 '旦(단)'에 나무 '木(목)'이 조합된 글자로 산사나무는 '산에서 자라는 아침의 나무'로 해석할 수 있고, 산사나무의 열매는 붉은 태양처럼 보이기 때문에 '해 뜨는 모양'이라는 애칭을 가지고 있다. 산사 열매는 작은 배(梨)처럼 생겨 아가위나무, 작은 당구공 같다 하여 당구자(棠毬子), 호젓한 산길에 붉은 열매를 달린다 하여 산리홍(山裏紅) 등으로 불리우고 열매는 산사자, 산조홍, 홍자과, 야광나무, 동배, 뚱광나무, 이광나무, 아가위나무 등으로 불린다.

서양에서는 산사나무를 벼락을 막아 준다고 하여 호손(hawthron), 5월을 대표하는 나무라 하여 메이(may)라고 하는데 1620년 청교도들이 아메리카 신대륙으로 메이 플라워(the may flower)호를 타고 간 이유는 산사나무가 벼락을 막아 해상에서 재난으로부터 배를 보호해 줄 것을 기원하는 의미를 담고 있는 나무로 알려져 있다. 기독교 국가에서는 산사나무를 '거룩한 가시나무'로 부르는데 그 이유는 산사나무는 성(聖) 금요일에 꽃을 피우는 데서 연유한다.

그리스 로마 시대에는 결혼을 할 때 신랑 신부는 산사나무 가지를 든 들러리를 따라 입장을 하고 산사나무로 만든 횃불 사이로 퇴장을 했고, 여자의 관(棺)은 반드시 산사나무를 사용했다. 신부의 머리에 쓰는 관은 산사나무의 작은 가지로 치장을 했는데 그 이유는 성스러운 결혼식에 잡귀가 접근하는 것을 차단하기 위함이고, 아기의 요람 옆에 놓아 두는 풍습이 전한다.

우리나라와 중국에서는 잡귀가 들어오지 못하도록 울타리용으로 많이 심었고, 가시가 많아 울타리, 정원수, 관상수, 악귀를 물리치는 수호수로 쓴다. 서양에서는 귀신을 물리치기 위하여 집 주변에 심었다. 중국에서는 고기를 먹고 난 후에 등장하는 후식이 산사 열매이다. 산사 열매를 꿀이나 기름진 음식이나 육식 꼬치에 산사나무 열매를 발라 꿰어 파는 당호로(糖胡虜)를 즐겨 먹는다. 조선 시대 『어약원(御藥園)』에 의하면 일본에서는 산사나무가 재배가 안 되기 때문에 영조 때 산사나무를 일본으로 가져가 재배했다는 기록이 있다.

서양에서는 산사나무가 벼락을 막아 준다는 믿음 때문에 울타리로 심었다. 산사나무의 가시가 귀신으로부터 집을 지켜 준다는 믿음과 산사나무에는 벽사의 속신이 있어서 마귀로부터 보호하기 위해 어린이가 잠자는 동안 산사나무 가지를 놓기도 했다. 산사나무는 신록이 왕성한 5월이 되면 순백색의 흰 꽃이 눈송이처럼 뭉실뭉실 포근하고 아름답게 핀다. 가을에는 나무를 뒤덮을 정도로 헤아릴 수 없이 맺는 수많은 빨간 열매가 발길을 멈추게 한다.

> **산사나무의 전설**
>
> **성경**에서 등장하는 아론의 지팡이를 비롯하여 위대한 영웅이나 성직자가 산사나무 지팡이를 가지고 다니다가 땅에 꽂으면 뿌리가 내리고 새싹이 돋아났다는 전설이 전하고 있는 나무이다.

산사나무는 식용, 약용, 관상수로 가치가 높다. 산사나무 흰 꽃은 벌과 나비가 좋아하는 밀원 식물이다. 강원도 횡성 휴게소 앞에 수령이 130년 넘는 산사나무가 있고, 금산사 대웅전 앞에 산사나무는 수명이 다하여 밑동부터 줄기까지 속은 텅텅 비어 겨우 생명을 유지하는 것 같지만 해마다 수없이 많은 빨간 열매가 달리는 것을 볼 때마다 생명의 고귀함을 느낀다. 산사나무의 목재는 재질이 좋고 탄력이 있어 주로 다식판, 상자, 목침, 지팡이, 책상 재료로 이용한다.
　산사나무의 꽃말은 '단 한번의 사랑' 이다.

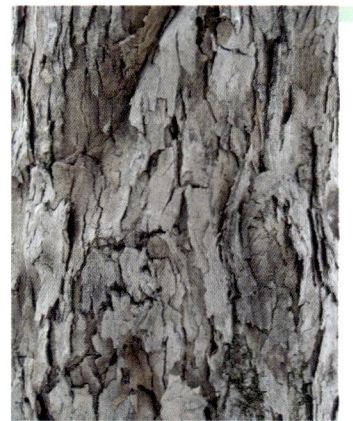

산화 방지와 노화 방지의 유용 성분 함유

　산사나무 열매는 생선이나 육류의 소화에 효과가 있어 고기를 삶을 때 반드시 산사 열매를 넣고 고기를 연하게 하였다. 산사나무 전초를 가을부터 겨울까지 채취하고 열매는 10월에 붉게 익을 때 따서 말려서 약재로 쓴다. 산사의 열매는 항산화 작용이 있어 산화 방지와 노화 방지에 유용한 성분을 가지고 있다.

　일반적으로 과실에는 플라보노이드나 리그난과 같은 페놀성 성분이 많이 함유되어 있다. 이러한 페놀성 성분은 항산화 작용을 하는 물질로서 암이나 심장 마비와 같은 다양한 질병의 위험을 감소시키는 데 도움을 주는 것으로 알려져 있다.

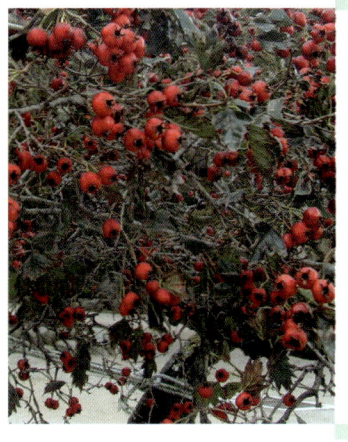

　『본초강목』에서 '식적을 치료하고 음식을 소화시킨다' 고 했고, 『물류상감지(物類相感誌)』에서 '늙은 닭을 삶을 때 산사나무 열매 몇 알을 넣으면 질긴 살이 잘 무른다' 고 기록되어 있는 것을 볼 때 소화를 촉진하고 질기고 단단한 것을 무르고 부드럽게 하는 특징이 있음을 알 수 있다. 때문에 육류를 재워 하루 정도만 지나도 육질이 부드러워져 고기 전문 음식점에서 활용하면 좋다.

　『동의보감』에서 "식적(食積)[44]을 삭히고 오랜 체기를 풀어주며 기(氣)가 몰린 것을 잘 돌아가게 한다. 적괴(積塊)[45], 담괴(痰塊)[46], 혈괴(血塊)[47]를 삭이고 비(脾)를 튼튼하게 한다. 가슴을 시원하게 하고 이질을 치료하고 종창을 빨리 곪게 한다" 고 했고, 『본초강목』에서 "산사의 맛은 감산하며, 장풍, 산후 아침통과 오로부진, 월경통 등에 쓴다" 고 했다.

　산사나무는 피를 맑게 하고 혈관을 확장시켜 주기 때문에 고지혈증이나 동맥 경화나 고혈압에 좋다. 최근에 약리 실험에서 산사자(山査子)는 백혈병에 효능이 있는 것으로 밝혀졌다.

　산사나무 열매는 맛이 시고 달지만 독성이 없다. 산사나무 열매는 비타민 C가 많이 함유되어 있다. 열매는 장(腸)의 운동을 활발하게 하기 때문에 음식을 먹고 체한 후에 좋고, 생선 중독에는 산사 열매를 해독제로 쓴다.

---

44) 비장과 위장의 장애로 먹는 음식이 정체되어 생기는 질병을 말한다.　45) 뱃속에 덩어리가 생겨 아픈 증상을 말한다.
46) 목이나 턱 아래 또는 팔과 다리에 멍울이 생기는 증상을 말한다.　47) 기가 거슬러 올라가거나 어혈이 뭉쳐 생긴 질병을 말한다.

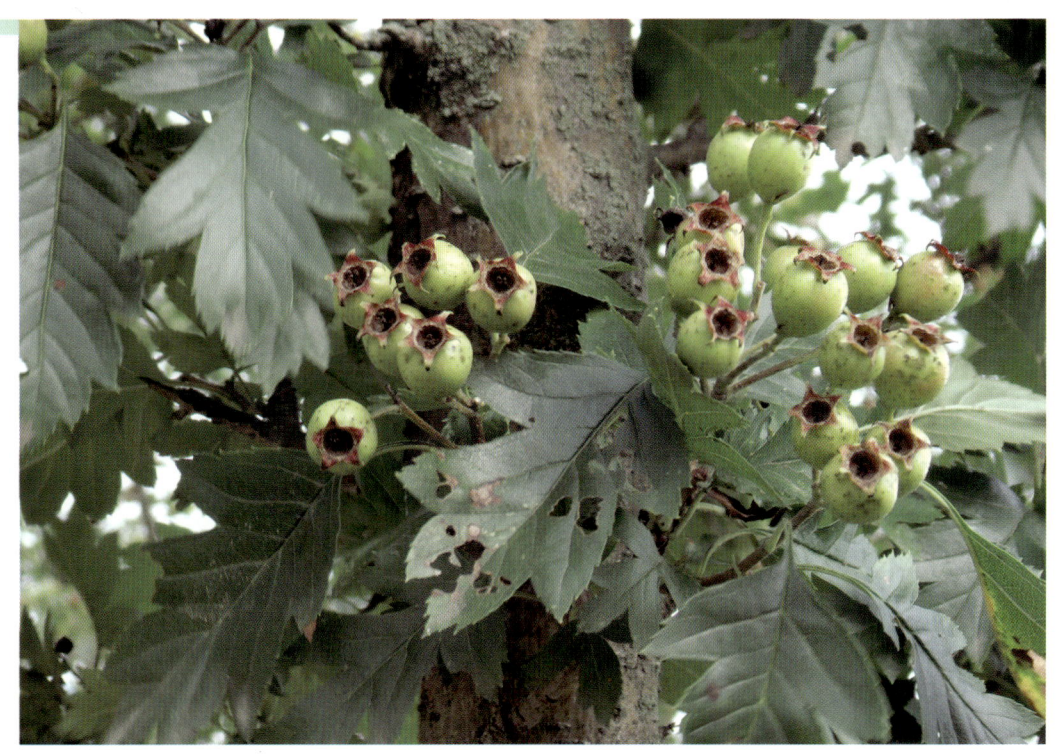

　열매를 술에 담가 복용하면 혈액 순환이 잘 되고 소화에 좋은 것으로 알려져 있다. 잎과 꽃은 혈액 순환을 좋게 하고, 콜레스테롤 수치를 떨어뜨리고 신경계통의 흥분 작용을 억제하고 심장기능을 강화시켜 준다.
　우리나라 일부 지방에서는 산사나무 열매로 만든 산사죽, 산사탕, 산사병을 만들어 먹는다. 비위(脾胃)가 약한 사람은 복용에 주의해야 하고, 생것을 많이 먹으면 치아를 상하게 된다.

　한방에서 산사나무 열매는 산사자(山查子)로 부른다. 식적(食積)을 없애고 어혈을 풀어주는 효능이 있고, 소화 불량에 약효가 있어 소화건위제로 쓰고, 주로 건위·소화·지혈·식중독·요통·빈혈에 다른 약재와 처방한다.
　민간에서 산사 열매는 위와 장의 기능을 도와 소화 흡수를 돕고 식중독이나 심장 쇠약에 쓰고, 산사 열매로 산사주(酒)를 담가 먹고 차(茶)를 만들어 식용한다.

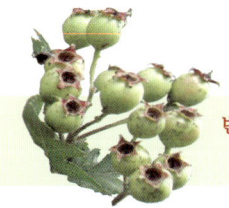

번식
　산사나무 종자를 가을에 채취하여 2년 동안 노천 매장하여 파종을 하거나 삽목으로 번식한다. 산사나무는 뿌리가 직근성이어서 옮겨 심는 것을 싫어한다.

| 벽 사 를 의 미 하 는 나 무 |

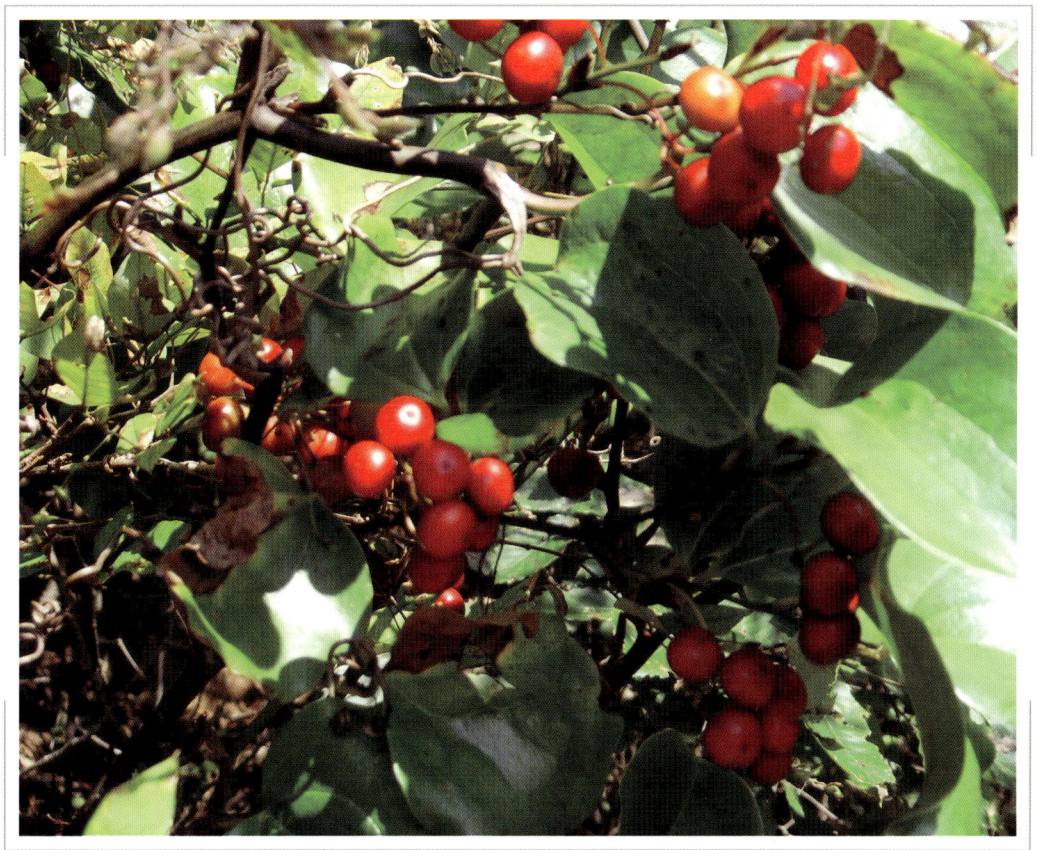

담배를 끊을 있는 금연수^{禁煙樹}, 청미래덩굴

청미래 덩굴은 햇볕이 잘 드는 산기슭에서 자란다. 갈잎덩굴나무는 길이가 2~3m 정도이고, 잎이 어긋나고, 줄기에 갈고리 같은 가시가 있다. 꽃은 4~5월에 잎겨드랑이에 모여 녹색으로 피고, 열매는 9~10월에 붉은 장과(漿果)가 지름 1cm 정도로 여문다.

수명을 늘려 주는 약초

청미래 덩굴의 한자명은 토복령(土茯笭) 또는 산귀래(山歸來)이다. 토복령은 청미래 덩굴의 뿌리가 혹처럼 된 것을 말한다. 소나무 뿌리에서 기생하는 균이 혹 모양으로 자란 것이 복령(茯笭)이고, 청미래

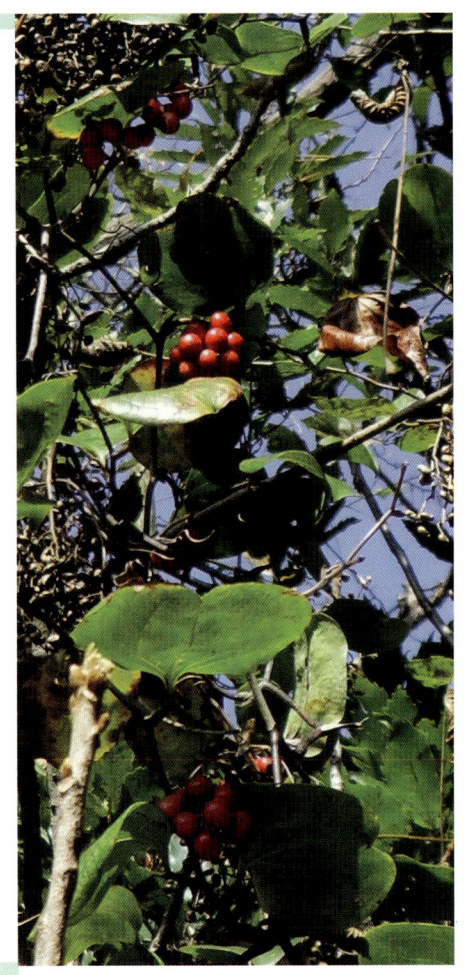

덩굴의 뿌리가 복령을 닮아 토복령(土茯苓)이다. 청미래 덩굴은 신선(神仙)이 남겨 놓은 양식이라고 해서 선유량(仙遺糧), 옛날 우(禹)씨가 먹을 것을 얻으려고 산에 가서 청미래 덩굴 뿌리를 캐 식량을 하고도 남았다 하여 우여량(禹餘糧), 병에 걸려 죽게 된 사람이 깨끗하게 나아 산에서 돌아왔다고 하여 산귀래(山歸來), 산에 있는 기이한 음식이라 해서 산기량(山奇糧), 발계(拔契), 냉반단(冷飯團) 등으로 부른다.

청미래 덩굴은 지방에 따라서 다양한 이름을 가지고 있다. '경상도에서는 명감나무, 강원도에서는 참열매 덜굴, 전라도에서는 명감나무 또는 종가시 덩굴, 황해도에서는 매발톱가시, 맹감나무, 멍개나무, 종가시덩굴, 참열매덩굴 등으로 부른다.

예로부터 청미래 덩굴을 명감나무로 부르는 이유는 열매로 큰병을 고쳤다 하여 수명을 늘려 주는 나무라 하고 명과(明果)로 불렀다. 청미래 덩굴의 일본 이름은 사루도리 이바라다. 그래서 그런지 '원숭이를 잡는 가시덤불' 이라는 별명을 가지고 있다.

일본에서 이 나무를 '사루도리 이바라' 로 부르는 이유는 가시가 억세고 날카로워서 원숭이뿐만 아니라 종종 사람도 이 나무의 가시에 찔려 상처를 입기 때문에 "원숭이를 잡는 가시덤불" 이란 별명을 갖게 되었다.

청미래 덩굴은 돌이 많은 야산에 군락을 이루며 자란다. 뿌리는 상당히 굵고 크며 목질은 딱딱하다. 땅 속 깊이 뿌리를 내리고 있어 뿌리를 캐내기가 쉽지 않다. 겉은 갈색이고 속은 담홍색으로 혹처럼 뭉친 덩이뿌리가 하수오처럼 연달아 달린다.

먹을 것이 귀할 때는 녹말과 영양분이 풍부해 흉년에는 구황식품으로 먹었다. 수십 년이나 수백 년 묵은 것은 길이가 4~5m가 넘고 무게도 10kg 넘게 나간다. 겨울철이나 이른 봄에 뿌리를 캐어 잘게 썰어 그늘에서 말려 약용으로 쓴다.

청미래 덩굴은 산과 들(野)에서 쉽게 볼 수 있다. 산기슭 양지에서 자라는 백합과의 덩굴성 낙엽 만경식물로 지방에 따라서는 명감 또는 맹감나무, 다른 이름으로 토복령(土茯苓), 산귀래(山歸來), 망개나무 등으로 부른다. 청미래 덩굴은 깊은 산 속보다는 주로 돌이 많은 야산에 자생하는데 바위 틈이나 큰 나무 뿌리 사이에서 자란다. 청미래 덩굴은 관상수나 약용, 절화용으로 심었다.

청미래 덩굴 열매는 가을 꽃꽂이 소재로 이용하고, 줄기는 세공용(細工用) 재료로 쓴다. 줄기에는 가시가 있지만 건강에 좋다 하여 다듬어서 젓가락으로 이용하기도 했다.

산귀래(山歸來)는 중국의 시인인 도연명의 귀거래사를 연상케 하는 이름이다. 옛날 나라가 망할 때 산으로 도망친 선비들이 산에서 나는 약초로 양식을 삼았다. 일본에서는 청미래 덩굴 잎으로 떡을 싸서 먹는 풍속이 있다. 뿌리를 캐어 잘게 썰어 2~3일 동안 물에 담가 쓴맛을 뺀 다음 다른 곡식과 섞어서 밥을 지어 먹거나 떡을 만들어 먹었다.

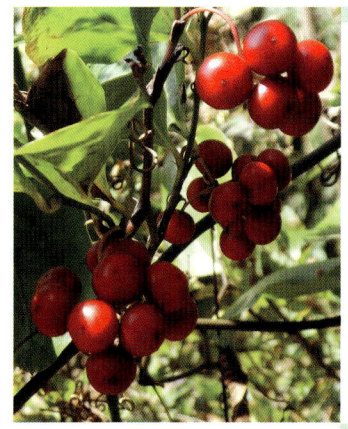

약초 산행을 하는 이들은 사람의 발길이 닿지 않은 오지를 선택한다. 변산 십승지를 가기 위해서는 차를 밑에 놓고 걸어서 산을 넘어야 갈 수 있다. 사자바위를 넘어 돌산 주변에서 청미래 덩굴을 쉽게 목격할 수 있고, 전남 백양산 정상 능선에는 바위가 많은 주변에서 청미래 덩굴을 쉽게 볼 수가 있다. 약재로 쓰는 덩이뿌리는 잔뿌리가 많아 채취하기가 힘들다.

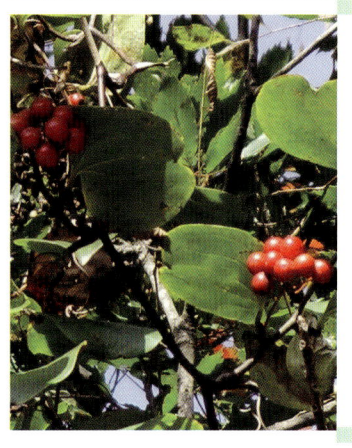

청미래 덩굴은 우리나라 산야에서 흔히 자라는 백합과에 딸린 덜굴성 떨기나무이다. 꽃은 노란색을 띈 녹색으로 늦은 봄철에 조그맣게 피고, 가을철에 빨간 둥근 열매는 씨앗이 많고 약간 단맛이 있지만 맛은 별로 없지만 꽃꽂이로 인기다. 청미래 덩굴의 빨간 열매가 달린 가지는 꽃꽂이 재료로 가치가 높다.

청미래 덩굴의 꽃말은 '수줍음, 장난' 이다.

해독에 좋다

청미래덩굴은 잎, 줄기, 열매, 뿌리를 약용으로 쓴다. 청미래 덩굴의 넓은 잎으로 담배를 끊을 수 있다. 잎을 여름에 채취하여 잎을 담배처럼 말아 불을 붙여 담배처럼 한두 달 정도 피우게 되면 금단 현상 없이 금연을 할 수 있다.

청미래 덩굴은 니코틴을 제거하는 해독 작용이 강하므로 금연을 하고자 하는 사람은 봄부터 가을까지 잎을 채취하여 1일 뿌리 10~20g을 복용하면 효과를 볼 수 있다. 청미래 덩굴 뿌리는 수은, 니코틴, 중금속, 농약, 화학 물질, 약물과 인스턴트 식품이나 환경호르몬에 노출된 사람은 청미래덩굴 잎을 차로 끓여 먹거나 뿌리 30~50g 정도를 달여 보름 정도를 상복하면 몸 속의 독이 빠지는 것을 느낄 수 있다.

사람이 수은에 중독되면 중추신경계통에 이상이 생긴다. 수은중독을 푸는 약초가 청미래덩굴이다. 몸 안에 축적되어 있는 수은 중독을 풀려면 청미래 덩굴 뿌리 20g 정도를 물 한 되를 붓고 물이 반으로 줄어들 때까지 달여서 3~7일 정도 하루에 세 번 상복한다.

청미래 덩굴 뿌리에는 아미노산, 당질, 알칼로이드, 페놀류, 유기산, 정유 성분이 들어 있다. 씨앗에는 지방이 들어 있고, 잎에는 루틴의 성분이 있어 고혈압에 좋다.

『본초강목』에서 '매독(梅毒) 같은 성병이 유행하고 있는데 이때 토복령이 치료제로 쓰인다'고 기록하고 있다. 청미래덩굴은 매독, 임질, 태독, 악창 등에 좋다. 청미래 덩굴의 열매를 까맣게 태워서 참기름에 개어서 각종 피부병에 바르면 좋은 것으로 알려져 있어 어린아이의 태독이나 종기, 아토피 등의 환부에 바른다.

『동의보감』에서 청미래덩굴은 '맛은 달고 매우며 독이 없다. 매독이나 수은 중독으로 팔다리를 쓰지 못하고 힘줄과 뼈가 시큰거리면서 아픈 것을 낫게 한다. 풍을 없애며 허약한 것을 보하므로 노인이나 허약한 사람도 먹을 수 있다'고 했고, 『동의학사전』에서 청미래 덩굴은 '맛은 담담하고 성질은 평하다. 위경과 간경에 작용하고 열을 내리고 습한 것을 없애고 독을 풀어준다'고 했다. 뼈마디가 아픈 데, 매독, 연주창, 악창, 수은 중독 등에는 하루 10~15g을 달임약, 약술, 가루약, 알약 형태로 만들어 먹으면 좋다고 기록되어 있다. 즉, 몸이 허약한 사람이 상복하면 기력을 보할 수 있다.

『항암본초(杭癌本草)』에서 청미래 덩굴을 달인 물이 암세포를 억제한다고 기록되어 있다. 중국에서 청미래덩굴이 암에 걸린 흰쥐의 종양을 억제하는 효과가 30~50%, 생명 연장률이 50%의 효과가 있다는 것을 동물실험을 통해 밝혔고, 약리 실험에서도 청미래 덩굴 뿌리에 함유되어 있는 사포닌의 성분이 피를 맑게 하고 몸 안의 독(毒)을 풀어 소변으로 잘 나가게 하는 것으로 밝혀졌다.

한방에서 뿌리를 토복령(土茯笭)으로 부른다. 거풍습(祛風濕), 이소변(利小便), 소종에 효능이 있고, 관절동통·근육마비·설사·수종·나력·종독·치창·매독·태독·임질·발한·이뇨·지사·소화·하리·다소변(多小便)·신경통에 다른 약재와 처방한다.

청미래 덩굴 전설

청미래 덩굴에는 병에 걸려 죽게 된 사람이 깨끗하게 나아 산에서 돌아왔다는 전설이 있다. 옛날에 어떤 사람이 부인 몰래 바람을 피우다가 성병인 매독에 걸려 죽을 지경에 이르렀다. 아내는 남편이 미워 산에다 버렸는데 남편은 산에서 헤매다가 청미래 덩굴을 발견하고 그 뿌리를 부지런히 캐어 먹고 나아서 집에 돌아왔다 하여 '산귀래'라고 부르게 되었다고 전한다. 청미래 덩굴은 오랫동안 복용하면 정기가 충만하여 얼굴빛이 고와진다.

민간에서 청미래덩굴의 어린순을 나물로 무쳐 먹었고, 잎을 차(茶)로 달여 마셨고, 감기에는 뿌리를 얇게 썰어 두었다가 달여 먹었고, 잎을 짓찧어 화상에 붙였으며, 열매는 가을에 빨갛게 익기 전에 따서 말려 끓여 먹거나 환으로 만들어 먹었고, 뿌리는 술에 담가 먹거나 효소를 만들어 먹는다. 청미래 덩굴로 떡을 싸놓으면 방부와 살충 효과가 있어 쉽게 상하지 않는다. 떫은맛이 있어 오래 먹으면 변비가 생기니 주의를 요한다.

번식 ● ● ●
청미래 덩굴은 씨, 포기나누기로 번식한다.

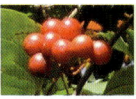

| 벽 사 를 의 미 하 는 나 무 |

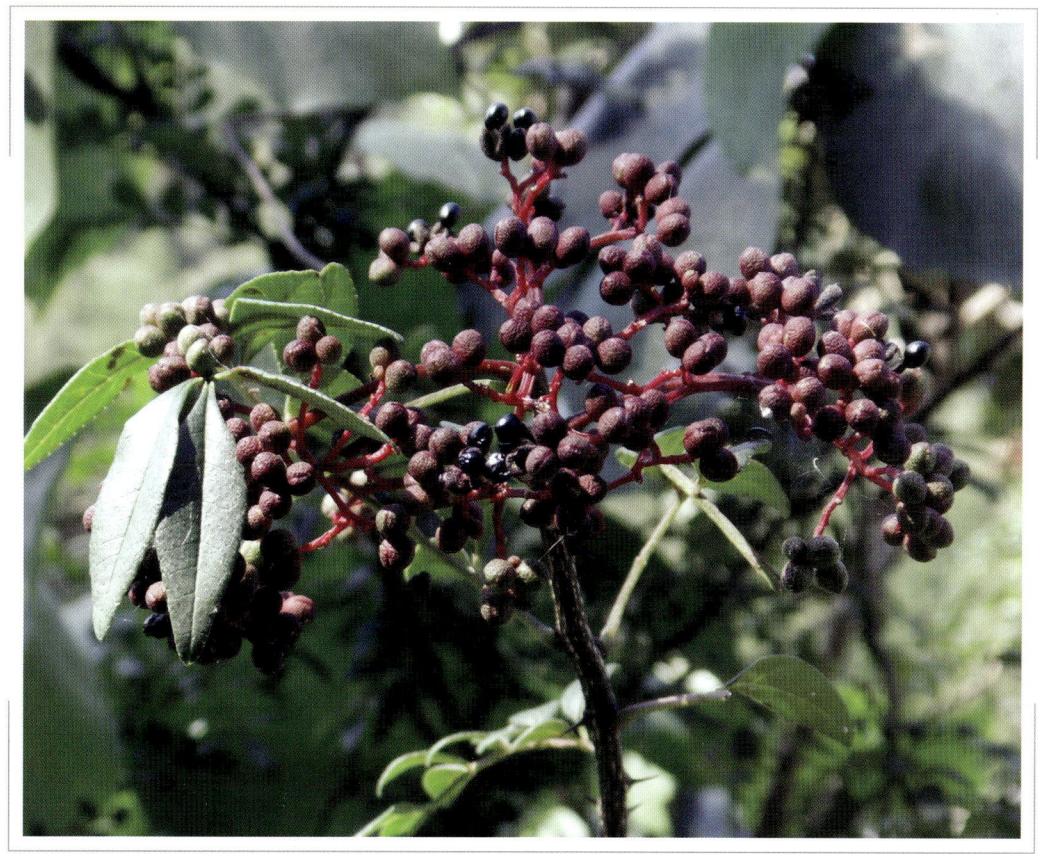

생선의 독을 해독하는 해독수^{解毒樹}, 산초나무

산초나무는 햇볕이 잘 드는 산기슭에서 자란다. 갈잎떨기나무로 높이는 1~3m 정도이고, 잎은 어긋나고, 13~21개의 작은 잎이 달리고, 가장자리는 물결 같은 톱니 모양이다. 꽃은 7~8월에 가지 끝에서 녹색으로 피고, 열매는 9~10월에 둥글고 작고 빨간 열매가 뭉쳐서 달려 여물고 녹갈색의 열매 속에 검은색의 종자가 들어 있다.

🌱 비린내를 제거

산초나무 열매는 추어탕이나 생선의 독과 비린내를 제거하고 맛을 내기 위해서 가루로 만들어 쓰고

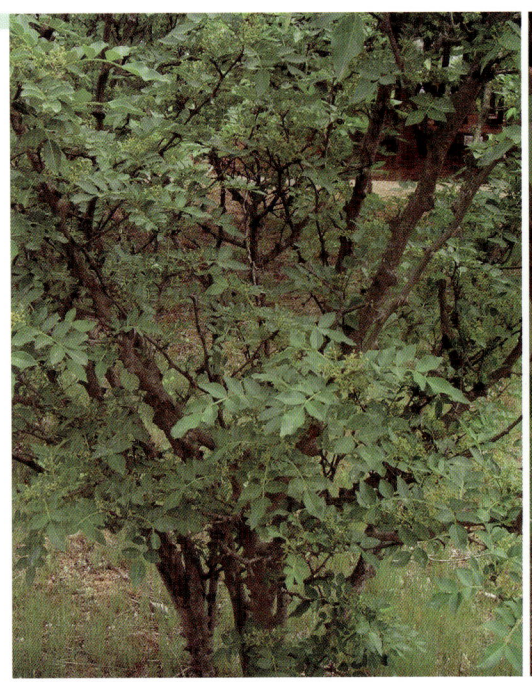
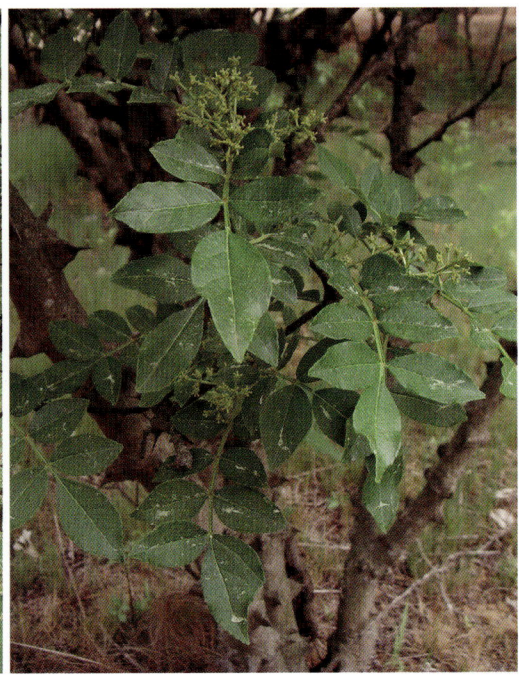

사찰에서는 간장과 식초로 절여 반찬으로 먹는다. 우리 조상은 산초의 어린 잎, 줄기를 과실과 함께 장채(醬菜)에 식용으로 먹었고, 산초의 열매를 짜내어 향미료의 재료로 썼다.

산초의 열매나 잎에는 방부효과가 있어 장(醬)을 담가 넣으면 오랫동안 맛이 변하지 않는다. 밥맛을 잃을 때 산초 잎을 씹으면 독특한 향기가 뇌를 자극하여 식욕을 증진시켜 준다.
중국 음식에 오향장육은 산초, 회향, 계피, 정향, 진피를 말한다.
산초나무의 꽃말은 '영원히 변치 않은 사랑' 이다.

산초나무와 초피나무의 구분

- **산초나무**는 초피나무에 비하여 꽃잎이 있고 가시가 어긋나며, 작은 잎은 긴 타원형이고 드문드문 둔한 톱니가 있다.
- **초피나무**는 줄기의 가시가 마주 나고 잎 중앙부에 옅은 황록색의 반점이 있다.

해수 · 치통에 효험

산초는 식용, 약용, 공업용으로 가치가 높다. 산초의 열매, 나무껍질, 뿌리껍질은 중풍 · 이뇨 · 통증 · 건위 · 변비 등에 효능이 있는 것으로 알려져 있다.

산초를 달여서 목욕탕에 넣어 사지슬통(四肢膝痛), 풍한습비(風寒濕痺)를 다스리는 데 쓴다.

해수(咳嗽)에 산초 열매로 기름을 짜서 먹었고, 산초 열매를 가루 내어 타박상 · 종기 · 염증이 있는 곳에 바른다.

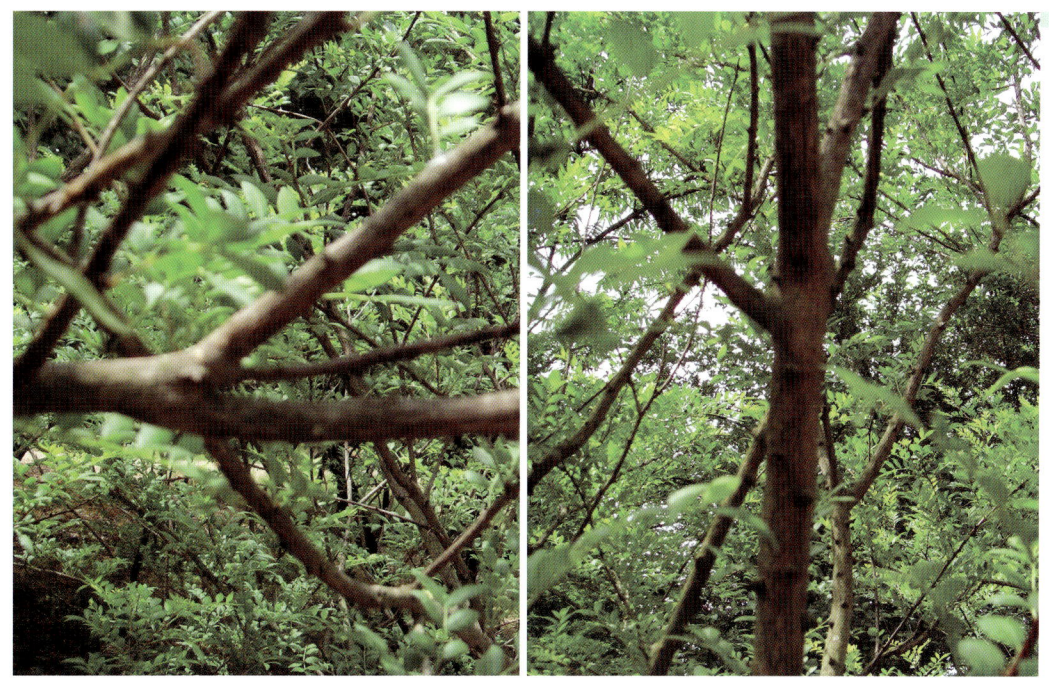

　잇몸에 염증이 있을 때 산초씨 껍질을 식초에 달여 바르거나 양치질을 하면 좋고, 『선만식물지(鮮滿植物志)』에 산초 뿌리를 태운 가루로 치질을 치료할 수 있다고 기록하고 있다. 산초나무의 열매, 잎, 껍질을 끓인 다음 짓찧어 즙을 환부에 바른다.

　산초나무는 맵고 뜨거우며 약간의 독성(毒性)이 있다. 살충 작용이 있어 회충을 구제하고, 산초 열매로 초(酢)로 반죽하여 환부인 종기·타박상·유선염·유방종기 등에 쓰고, 구토·소화불량·설사·치통·배앓이 등에 쓴다.

　한방에서 열매 껍질을 산초(山椒)라 부른다. 산초는 잦은 기침이나 해수(咳嗽)나 회충(蛔蟲)의 구충제로 쓴다. 주로 산한(散寒)·조습(燥濕)·장양(壯陽)·건위(健胃)·이뇨(利尿)에 다른 약재와 처방한다.

　민간에서 옴과 버짐, 가려움증, 음낭습진 등에 달여서 환부를 세척하였고, 치통에는 산초 열매를 깨서 물거나 갈아 즙을 내서 입에 물었고, 장(腸)이 꼬이거나 처졌을 때는 산초나무에서 송진을 추출하여 한 스푼을 먹는다.

번식 ● ● ●
　가을에 붉은색에서 검은색으로 변하기 시작할 때 채취하여 종자 1에 모래 2를 혼합하여 노천 매장하여 이듬해 파종을 하거나 접목을 한다.

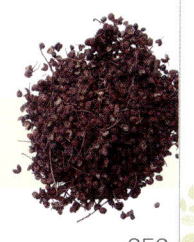

| 벽 사 를 의 미 하 는 나 무 |

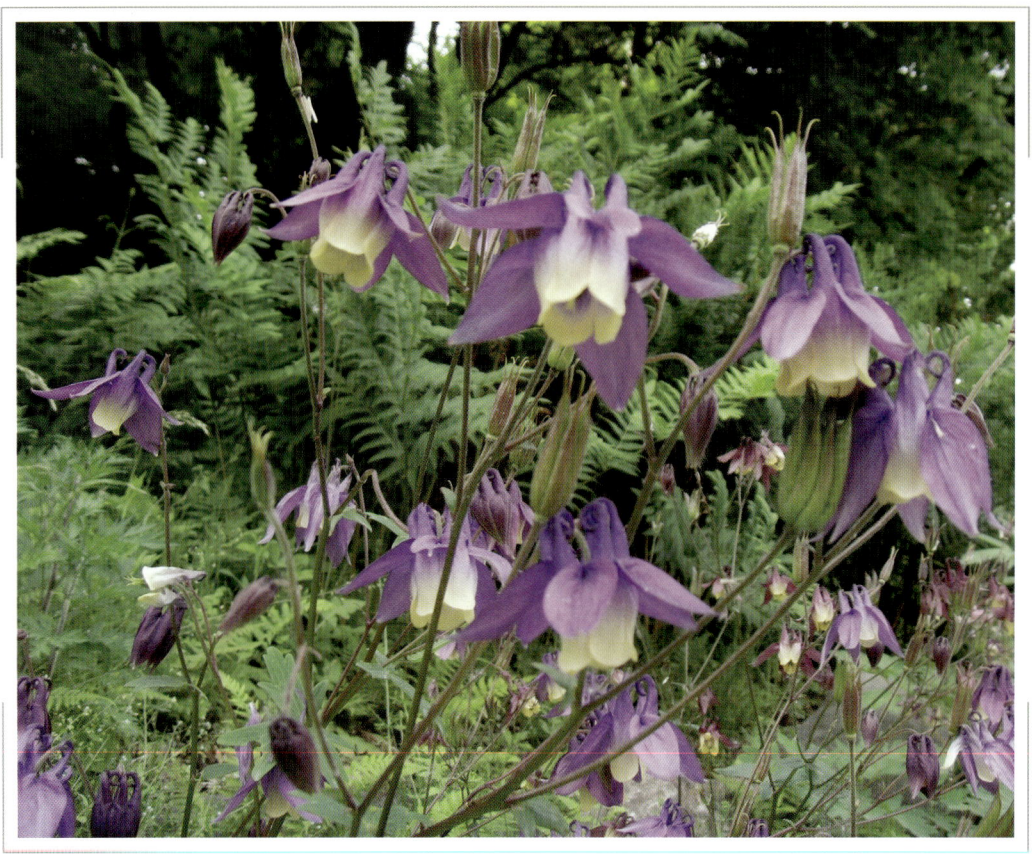

매의 발톱을 닮은 조수, 매발톱나무

매발톱나무의 원산지는 한국이고, 햇볕이 잘 드는 숲이나 공원에 심는다. 여러해살이풀로 높이는 50~100m 정도이고, 뿌리에서 나온 잎은 잎자루가 길다. 꽃은 6~7월에 가지 끝에서 밑을 향해 자줏빛을 띈 갈색으로 피고, 열매는 8~9월에 좁고 긴 왕관 모양으로 여문다.

매 발톱을 닮다

매발톱나무는 꽃받침의 가시가 돋아 매의 발톱처럼 날카롭게 생겨 붙여진 이름이다. 뾰족한 가시와 노란 꽃, 잎이 진 뒤에도 달리는 빨간 열매는 변화와 생동감을 줄 수 있어 조경용으로 좋고, 생울타리로 식재

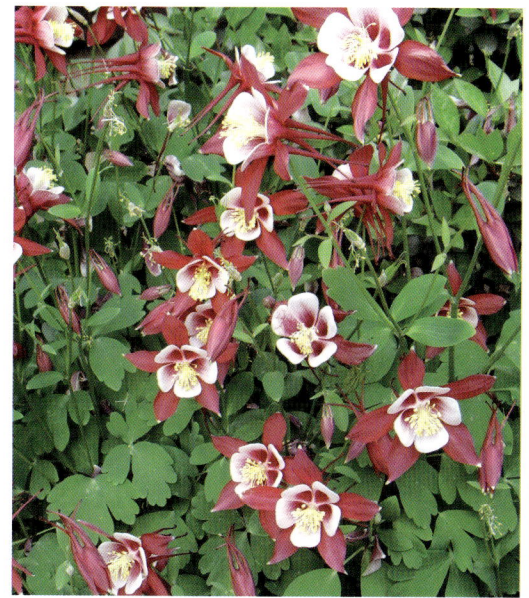 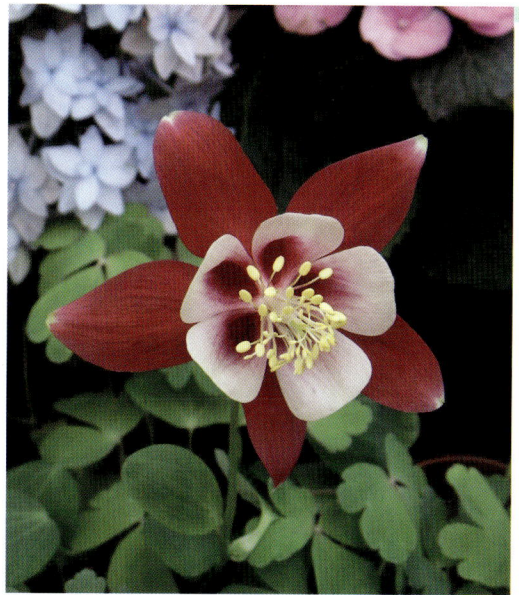

하면 차단과 미적 효과를 동시에 줄 수 있다. 매발톱나무는 전국 산 속의 양지바른 계곡이나 산 정상에서 자생하는 다년생 초본으로 높이는 약 50~100cm 정도까지 자라고 줄기는 곧게 서고 매끄럽다.

매발톱나무는 화단, 분화 및 절화용으로 이용되고 있으며, 꽃잎 뒤쪽의 구부러진 꿀주머니가 매의 발톱과 같다 하여 매발톱 꽃으로 부르고 독(毒)이 있다. 매발톱나무는 밑으로 많은 줄기가 올라오며, 수피는 짙은 회색이고 가지에는 1~2cm의 예리한 가시가 3개로 갈라져 받침잎(托葉)과 함께 나온다.

매발톱나무는 중용수로서 햇빛과 그늘에서 모두 잘 자라고 비옥한 사질양토에 알맞다. 대기 오염에는 약하고 옮겨 심기가 용이하다.

매발톱나무의 꽃말은 '솔직함, 승리의 맹세' 이다.

기혈(氣穴) 소통에 좋다

한방에서 식물체 전체를 누두채(漏斗菜), 뿌리와 덩굴성 줄기를 소벽(小蘗)으로 부른다. 해열, 해독, 소화기병에 효능이 있고 주로 통경·활혈·월경 불순·부인병에 다른 약재와 처방한다.

민간에서 꽃은 기와 혈이 막혔을 때 쓰고, 잎과 줄기를 달여서 결막염 등의 세안제(洗眼劑)로 쓴다.

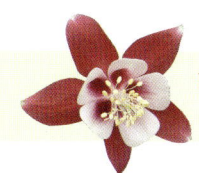
번식
매발톱나무는 씨로 번식한다.

| 벽 사 를 의 미 하 는 나 무 |

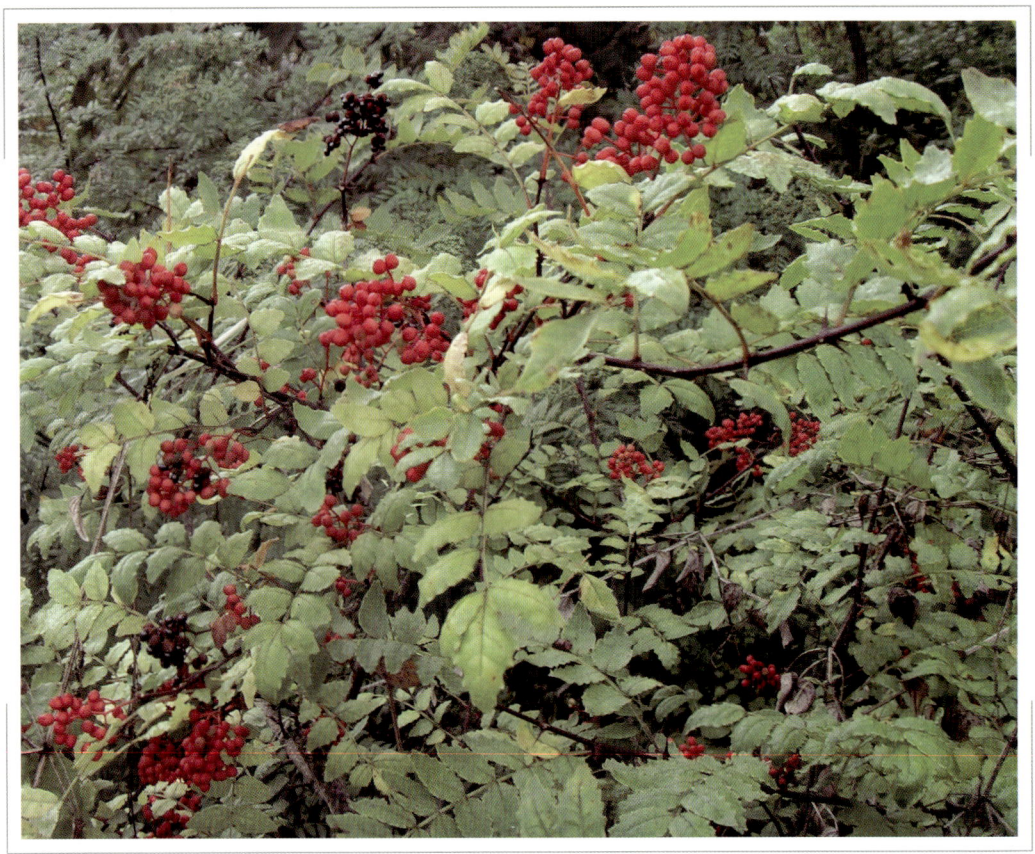

향이 좋은 향료수^{香料樹}, 초피나무

초피나무는 산기슭의 양지에서 자란다. 갈잎떨기나무로 높이 2~3m 정도이고, 꽃은 5~6월에 잎겨드랑이에서 연한 황록색으로 피고, 열매는 9~10월에 적갈색의 둥글게 여물고 빛나는 까만 종자가 들어 있다.

최고의 향신료
우리 조상은 초피나무를 생선 요리나 추어탕에 넣어 비린내와 독성을 제거하는 향신료로 사용했고, 열매와 수피에는 독성(毒性)이 있어 물고기를 잡을 때나 구충제로 이용하였다.

중국은 오래전부터 초피나무 열매를 각종 요리에 넣는 향신료로 사용하였고, 미국이나 유럽에서는 초피나무 열매 가루를 커피에 넣어 먹는다.

초피나무는 가시가 많아 울타리로 심으면 악귀가 침범하지 않는다고 믿는 속설이 있고, 초피나무로 지팡이를 만들어 짚고 다니면 병마(病魔)에서 벗어난다는 믿음 때문에 지팡이를 만들어 썼다.
진 시황이 왕비의 거실을 다산을 의미하는 초방(椒房)이라고 이름 붙인 것은 초피나무 열매처럼 자녀를 많이 낳기 위한 뜻이었다.

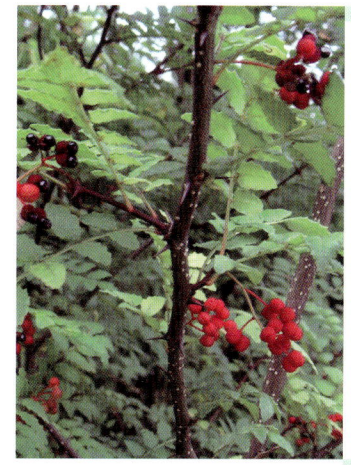

초피나무는 운향과의 낙엽성 떨기나무로 전국의 산중턱, 산골짜기에 자생한다. 초피나무와 산초나무는 모양새와 향이 달라 쉽게 구별할 수 있다. 초피나무는 가시가 서로 마주 나고 가시 사이에 타원형의 잎이 달리고 가장자리에 약간 무딘 물결 무늬가 있지만, 산초나무는 가시가 서로 어긋나고 가시 옆에 잎이 달린다.

옛날에 동네 어른신을 따라 천(川)에서 망태나 소쿠리를 이용해서 물고기를 잡을 때면, 이름을 알 수 없는 잎과 줄기나 열매를 짓찧어서 물에 풀어 물고기를 잡곤 했다. 그건 바로 초피나무의 잎과 줄기였다.

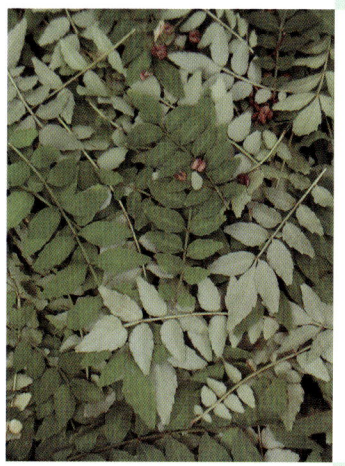

어떻게 우리 조상들은 초피나무를 으깨어 물에 풀면 고기가 물에 뜬다는 것을 알았을까? 최근에 초피나무에는 경련을 일으키는 크산톡신(xanthoxin)과 마비시키는 크산톡신산(xanthoxinic acid), 캄페스테롤(campesterol), 디메틸에테르(dimethyleter) 성분이 있다는 것과 그로 인해 물고기가 일시적으로 기절하여 물에 뜨는 것임을 과학적으로 밝혀졌다.

우리 선조들은 모기나 벌레를 쫓을 때는 쑥을 태우거나 집 주변에 초피나무를 심어 해충을 쫓아냈다. 일본에서는 초피나무를 재배하여 초피가루를 미국과 유럽에 수출하여 외화를 벌어들이고 있다.

초피나무는 정원수로 그다지 이용하고 있지 않으나 일부 지방에서 열매 채취용으로 재배하고 있다. 초피나무는 치밀하고 매우 단단하여 기구재, 선반공작재, 땔감용으로 이용 가치가 높다. 양수로 내공성은 보통이고 옮겨 심기가 용이하다.
초피나무의 꽃말은 '가족애' 이다.

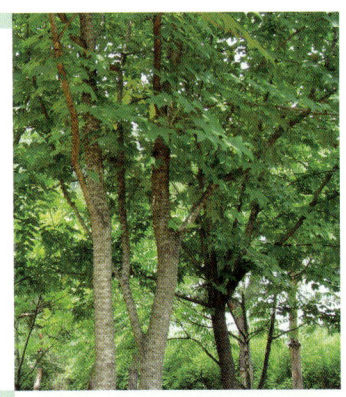
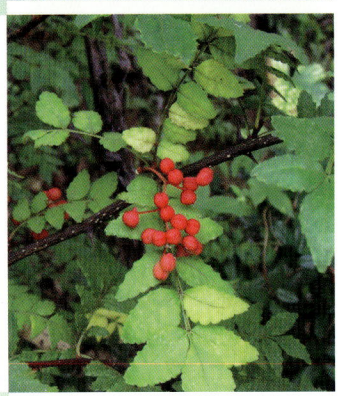

어독(魚毒)에 좋다

초피나무는 성질이 뜨거워 속을 따뜻하게 하고 기(氣)를 내려 주고 양기를 돕는다. 민물고기, 생선, 육류의 비린내를 제거하고 어독(魚毒)을 풀어주고 독특한 향이 입맛을 돋우어 준다.

초피나무는 잎, 열매, 씨앗, 줄기, 뿌리, 기름, 수액을 약재로 쓴다. 잎은 봄부터 가을까지 채취하여 말려서 가루를 내어 국이나 생선 조림에 넣어 먹었고, 열매는 가을에 빨갛게 익었을 때 채취하여 과피와 씨앗을 분리하거나 함께 가루를 내어 양념이나 환으로 만들어 먹을 수 있고, 열매는 소화작용을 돕고 산패작용이 있어 김치나 각종 요리에 넣어 신선한 맛을 낼 때 사용한다.

『동의보감』에서 초피나무 열매에 대해 '맛이 맵고 독성이 없다. 속을 따뜻하게 하고 피부에 죽은 살을 되살아나게 한다. 육부에 있는 한랭 기운을 없애고 성 기능을 높이며 음낭에서 땀나는 것을 멎게 한다' 고 했고, 『본초강목』에서 '노채충(勞瘵蟲)[48]과 고독(蠱毒)을 낫게 하고 모든 기생충을 죽인다. 씨앗은 성질이 차고 맛은 쓰며 12가지 수종(부종)을 낫게 한다' 고 기록 되어 있는 것을 볼 때 소변을 잘 나오게 하고 붓는 증상에 좋다.

최근에는 초피나무는 항암 효과, 식중독 예방과 치료, 노화 방지에 효과가 있는 것으로 밝혀졌다. 초피나무의 열매로 기름을 짜서 조리 향미료로 쓴다. 껍질은 비위(脾胃)에 찬 것이 들어가서 복부가 냉하고 통증을 호소하는 설사에 쓴다. 초피나무의 수피와 잎, 열매를 분말로 만들어 향료나 약용으로 쓴다.

<u>한방</u>에서 열매 껍질을 화초(花椒) 또는 천초(川椒)로 부른다. 해어성독(解魚腥毒)에 효능이 있고, 소화 불량, 위내정수(胃內停水), 심복 냉통, 구토, 음부소양증에 다른 약재와 처방한다.

<u>민간</u>에서 생선 독(毒)에 중독되었을 때 해독제로 썼고, 벌에 쏘이거나 뱀에 물렸을 때 잎과 열매를 비벼서 붙였고, 옻이 올랐을 때 잎을 달여 환부를 씻었고, 스트레스로 인해 머리털이 빠지거나 대머리 초기에 초피나무 잎을 짓찧어 발랐다. 잎과 열매를 소금에 비벼서 벌에 쏘인 곳에 붙였다.

번식 • • •
가을에 붉은색에서 검은색으로 변하기 시작할 때 채취하여 종자 1에 모래 2를 혼합하여 노천 매장하여 이듬해 파종을 하거나 접목을 한다.

48) 결핵균을 말한다

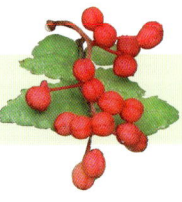

| 벽 사 를 의 미 하 는 나 무 |

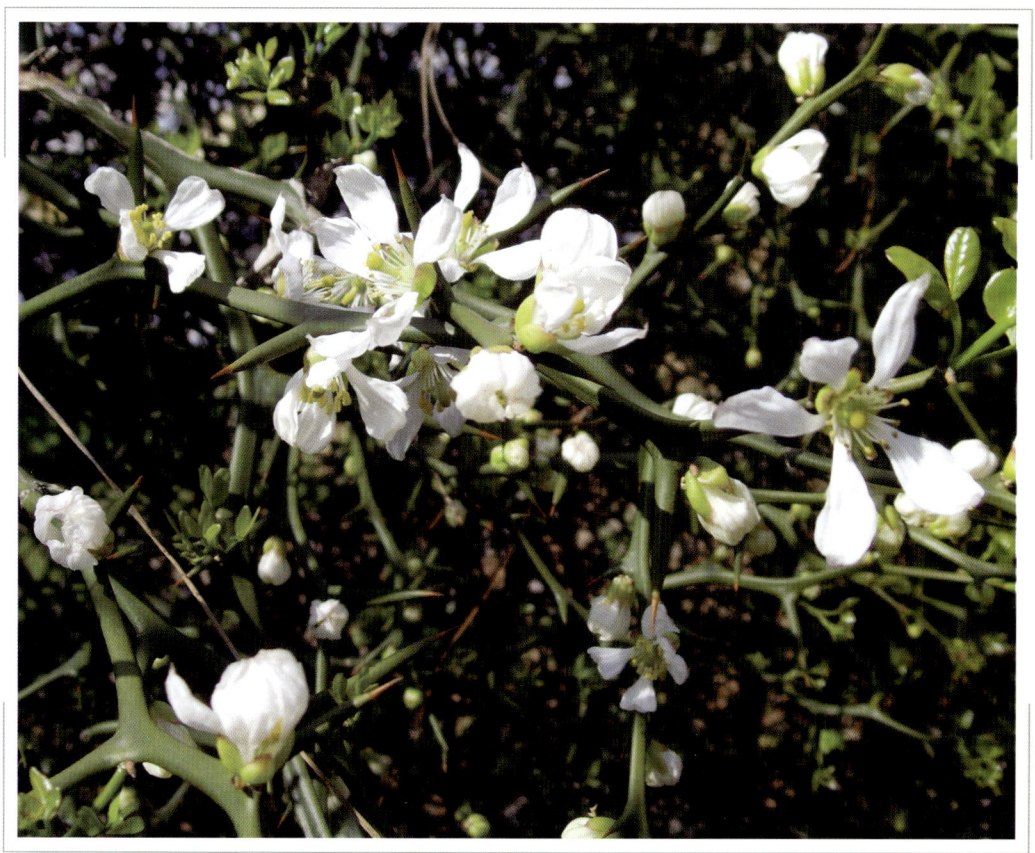

생울타리로 좋은 담벽수, 탱자나무

탱자나무의 원산지는 중국이고, 길가나 공원에 심는다. 갈잎떨기나무로 높이는 3~4m 정도이고, 잎자루에 날개가 있고, 잎은 어긋나고, 가장자리에 둔한 톱니가 있다. 가지에는 가시가 많다. 꽃은 4~5월에 잎보다 먼저 흰색으로 피고, 열매는 9~10월에 노랗고 둥글게 여문다.

고향집 상징

우리 조상은 동네에 전염병이나 역병이 돌면 가시가 막아 준다는 믿음을 가지고 있어 고향집 울타리로 심었고, 탱자나무나 음(엄)나무 가지를 꺾어다가 안방 문 위에 걸어 놓고 축귀를 하였다. 우리의 명절

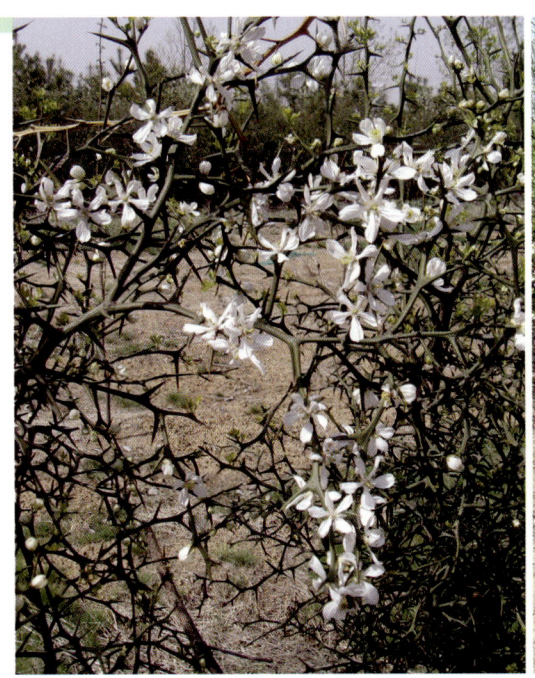
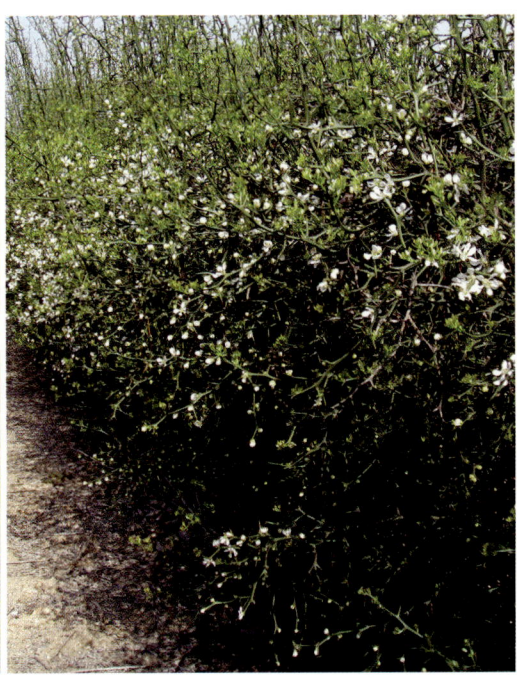

인 설날에 윷놀이를 할 때 윷은 반드시 탱자나무로 만든 것을 최고로 쳐 주었다. 예전에는 탱자나무로 딱총을 만들어 놀았고, 노랗게 익은 탱자열매는 가지고 놀기도 하고 먹기도 했다.

강화도는 서해안 탱자나무가 자랄 수 있는 북쪽 한계선이 됨을 입증하는 곳이다. 고려 때 고종은 몽골에서 침입해 오는 적을 막기 위해 강화도에 성(城)을 쌓고 성 주변에 가시가 많은 탱자나무를 심었다. 지금은 성은 허물어지고 흔적만 남았지만, 그때 심었던 탱자나무가 인천광역시 강화군 강화읍 갑곶리에 수령이 약 400년으로 높이 4m, 뿌리둘레 1m가 넘어 천연기념물 제78호로 지정하여 보호를 하고 있다.

충남 서산의 해미읍성은 주위에 탱자나무를 많이 심어 성을 은폐하고 적병이 침입해 오는 것을 막았다 하여 탱자성으로 부른다.

최근에는 주거문화가 아파트로 바뀌고 있지만, 지금도 농장이나 시골에서는 탱자나무로 조경수나 담장을 두른 것을 구경할 수 있다. 탱자나무 줄기에 가시가 강하게 나 있어 방어용으로 사용할 수 있으므로 과수원의 생울타리로 최적이다.

자가용에 모과나 탱자나무 열매를 따서 소쿠리에 담아 방향제로 이용하기도 한다. 탱자나무는 생울타리용과 약용으로 가치가 높다. 묘목은 귤나무를 접붙일 때 대목으로 사용한다. 꽃에는 정유 성분이 있어 향료와 화장품을 만드는 재료로 활용된다.

탱자나무의 꽃말은 '추억' 이다.

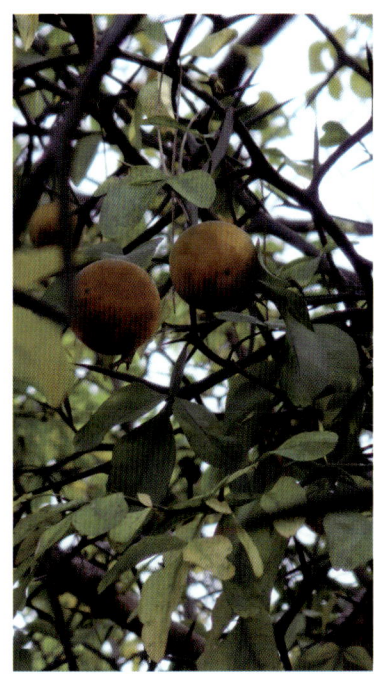
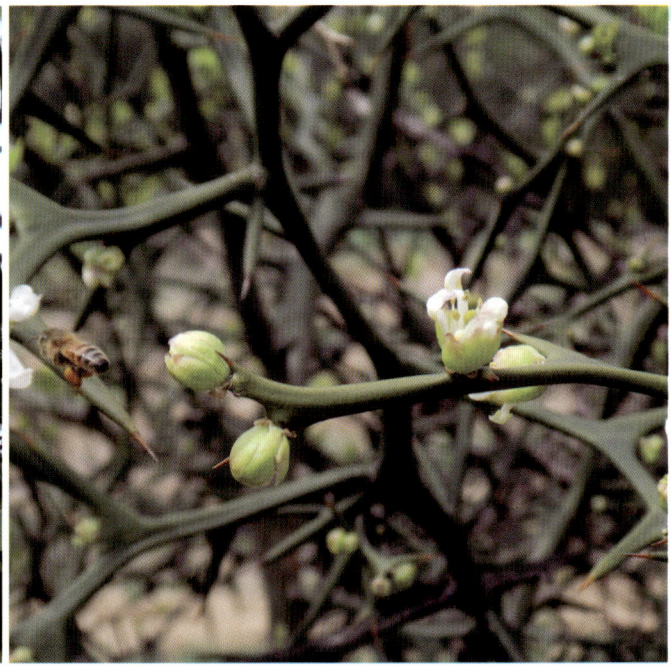

위(胃)에 좋아

『동의보감』에서 탱자는 덜 익은 열매를 따서 말린 지실은 습진에 쓰고, 껍질만을 벗겨 말린 지각은 설사나 건위제로 쓴다. 주로 파기(破氣), 행담(行痰), 산결(散結), 소적(消積)에 효능이 있고 식적, 구토, 흉격담체(胸隔痰滯), 하리후중(下痢後重), 탈항, 자궁탈수에 쓴다.

최근 탱자의 에탄올 추출물은 여러 암세포의 성장을 억제하는 것으로 밝혀졌다.

한방에서 푸른 열매를 지실(枳實), 잘 익은 열매를 지각(枳殼)으로 부른다. 잎을 구귤엽(拘橘葉)이라 하는데 이기, 거풍, 소독, 산결에 효능이 있고, 아주 덜 익은 열매인 구귤엽은 소간(疎肝), 화위(和胃), 이기, 지통에 다른 약재와 처방한다.

민간에서 익은 열매를 가을에, 잎은 여름에 채취하여 말려서 약재로 쓴다. 습진이나 피부병이 있을 때 탱자 달인 물로 목욕을 했고, 소화 불량이나 설사를 할 때 노란 열매를 달여 먹었다.

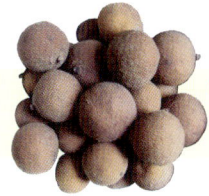

번식 ● ● ●
가을에 노랗게 성숙된 열매를 따서 겨울 동안 노천 매장하여 봄에 파종하여 3년이면 생울타리용으로 심을 수 있다.

| 벽 사 를 의 미 하 는 나 무 |

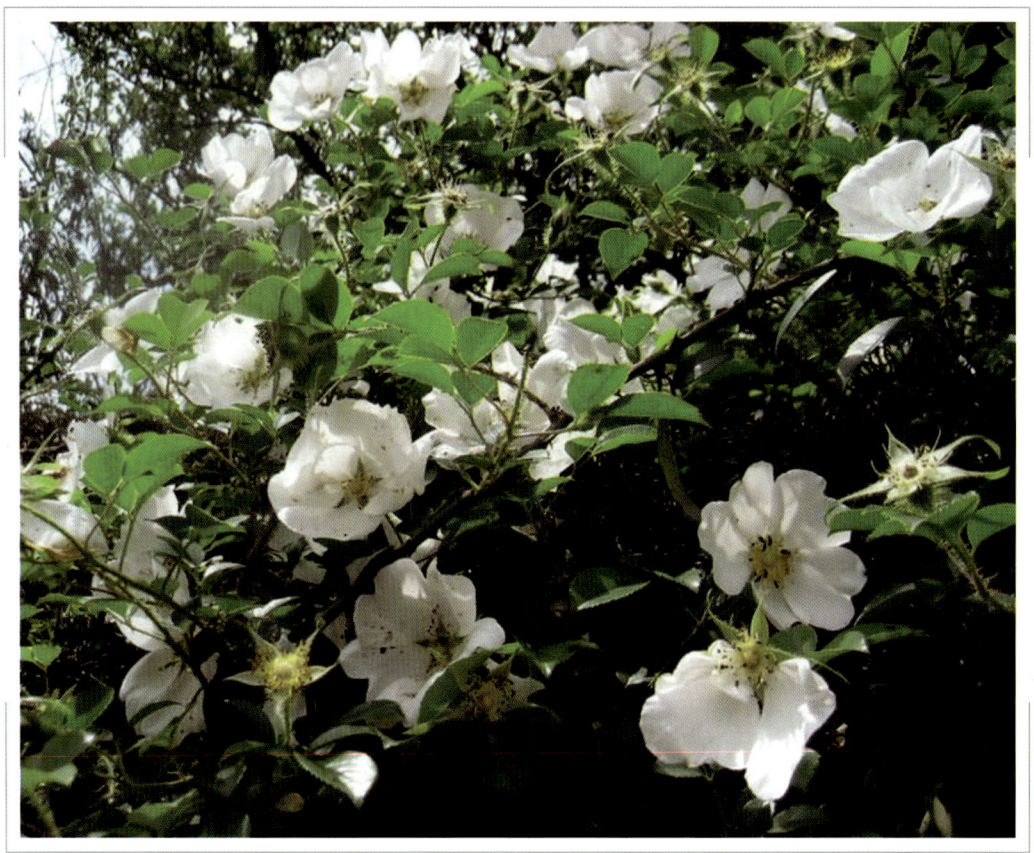

아이들에게 요긴한 간식수^{間食樹}, 찔레나무

찔레나무는 산기슭이나 개울 주변에서 자란다. 갈잎떨기나무로 높이는 1.5~2m 정도이고, 잎은 어긋 나고 작은 잎이 5~9개 달린다. 뒷면에 거친 잔털이 많고 가장자리는 톱니 모양이다. 줄기는 곧고 가시 있고 가지는 많이 갈라진다.

발걸음을 멈추게 하는 꽃

봄이 되어 양지바른 산기슭 비탈진 곳이나 개울가에 찔레꽃이 필 때면 향기가 좋아 발걸음을 멈추게 한다. 찔레를 꺾을 때 가시에 찔리기 때문에 찔레, 꽃이 장미와 비슷해 야생 들장미, 찔둑나무, 새비나

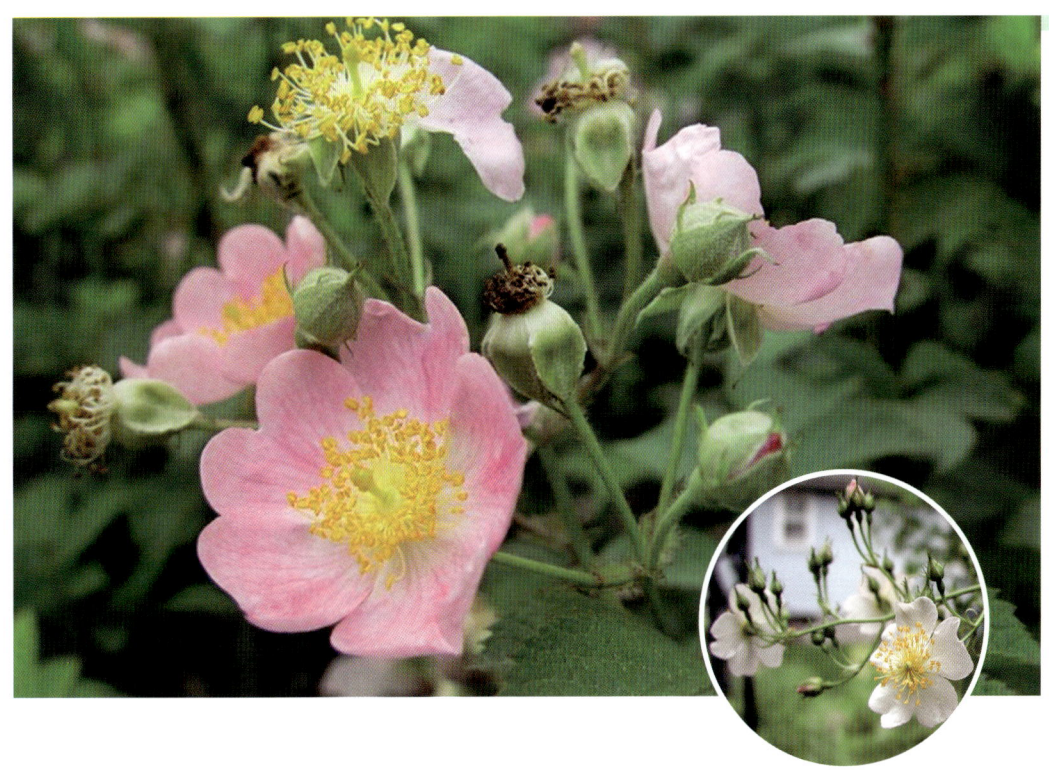

무 등으로 부른다.

『본초강목』에서 찔레는 담장을 의지해서 자란다는 기록이 있는 것으로 볼 때 생울타리로 심었다는 것을 추측할 수 있다. 우리 조상은 찔레꽃이 필 때 비가 세 번 오면 풍년이 든다는 속설을 믿었고, 찔레꽃 향기가 좋아 꽃잎을 모아 향낭을 만들거나 베개속에 넣어 두기도 했다.

찔레나무의 꽃말은 '고독' 이다.

한방에서 찔레 열매를 영실 또는 장미자로 부른다. 이뇨, 해독에 효능이 있어 신장염, 각기, 수종, 변비, 월경 불순, 오줌이 잘 나오지 않을 때 다른 약재와 처방한다.

민간에서 봄에 찔레의 어린순을 따서 끓는 물에 살짝 데쳐서 나물로 무쳐 먹었고, 꽃잎을 비벼 세수를 하였고, 꽃을 증류시켜 꽃이슬로 먹었고, 열매를 따서 용기에 넣고 술을 부어 3개월 후에 먹는다.

찔레나무 이야기

고려 때 몽골로 끌려 간 찔레 소녀는 날마다 고향을 생각했다. 이를 안타깝게 여긴 주인이 찔레를 고향으로 돌려보내 주었는데 안타깝게도 고향으로 돌아가던 중 산 속에서 죽게 되었다. 찔레의 넋은 흰색, 눈물은 열매, 가족을 부르던 목소리는 그윽한 향기로 피어나 온 산천을 곱게 물들였다.

번식 • • •
  찔레꽃은 씨, 꺾꽂이, 포기나누기로 번식한다.

| 벽 사 를 의 미 하 는 나 무 |

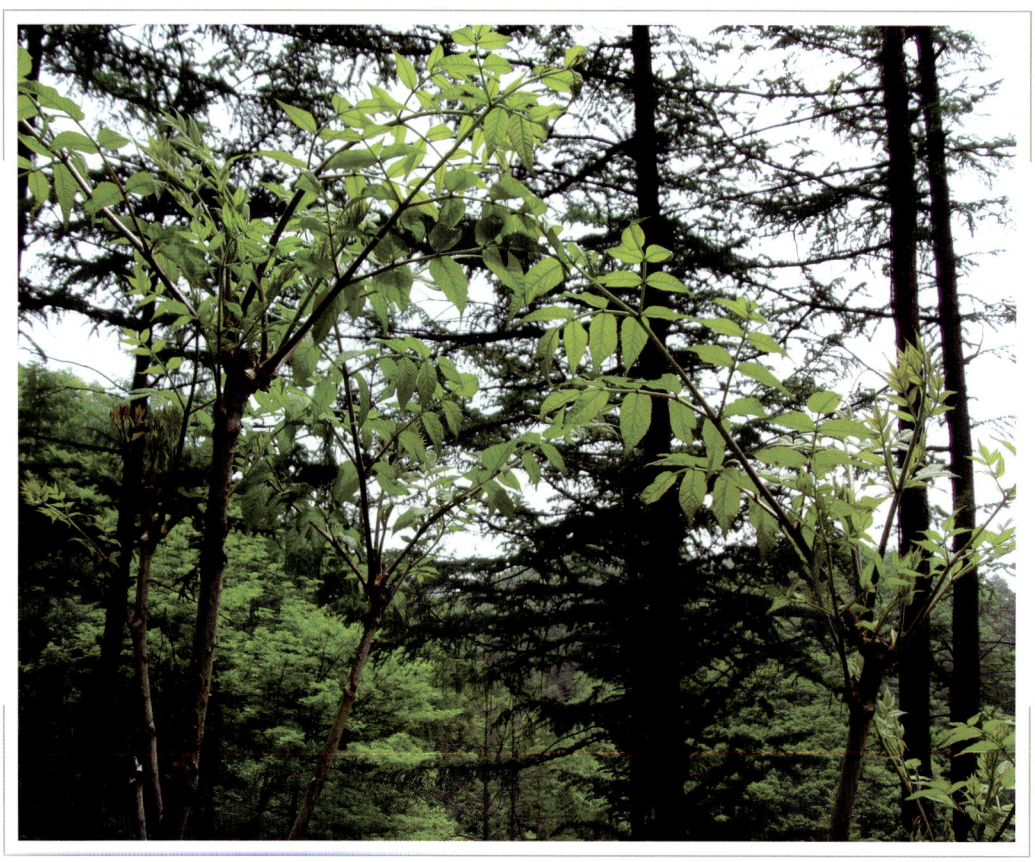

미식가가 찾는 별미수別味樹, 두릅나무

두릅나무는 햇볕이 잘 드는 산기슭에서 자란다. 갈잎떨기나무로 높이는 3~4m 정도이고, 잎은 어긋 나고, 잎자루와 작은 잎에 가시가 있고, 가장자리는 고르지 못한 톱니 모양이고, 줄기에는 억센 가시가 있다. 꽃은 7~9월에 여러 송이가 녹색으로 피고, 열매는 9~10월에 납작하고 둥근 모양의 검은색으로 핵과(核果)가 여문다.

🌸 사포닌을 다량 함유

두릅은 향이 뛰어나고 맛도 좋다. 봄에 춘곤증(春困症)으로 인해 입맛을 되찾는 데 두릅만한 것이 없

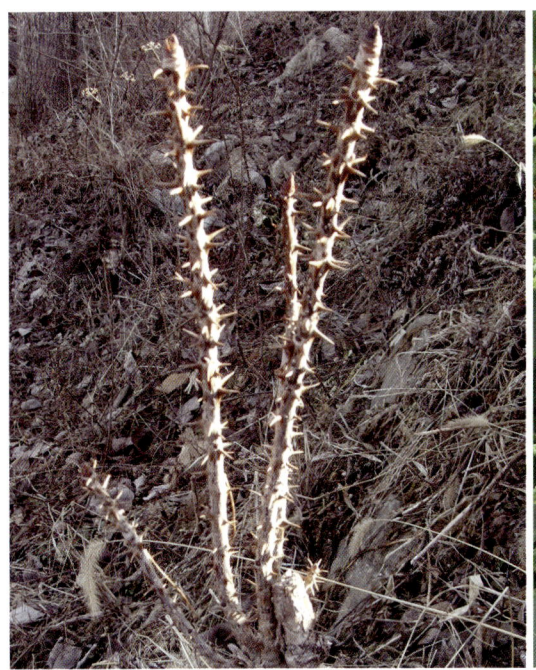 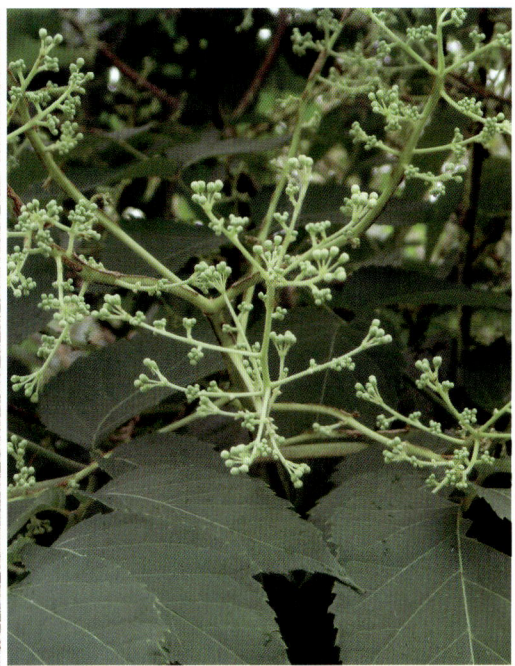

고, 독특한 향과 약간 텁텁한 성분이 잃었던 입맛을 돋우고 활력과 원기를 회복해 준다. 두릅은 잎부터 뿌리까지 버릴 게 없어 예로부터 푸성귀가 귀한 이른 봄에 별식으로 고급요리에 쓰인다.

전국의 산자락에서 볼 수 있고 가뭄에 잘 견디고 추위에 강해 우리나라 중부 이북 지방 깊은 산 속에서 많이 자생한다.
두릅나무의 꽃말은 '애절, 희생' 이다.

🌸 당뇨병에 효험

인삼과 같이 사포닌을 다량 함유하고 있는 두릅 새순은 혈당치를 떨어뜨리는 효과 때문에 당뇨병 환자에게 좋은 것으로 알려져 있고, 신장의 기능이 약하여 소변을 자주 보는 사람은 두릅을 먹으면 효과를 볼 수 있고, 이른 봄에 새순을 잘라 다양하게 식용으로 먹을 수 있다.

두릅나무는 식용, 약용, 관상용으로 쓴다. 산에서 자생하는 두릅나무를 채취하는 것이 법으로 금지되어 있다. 자연산 참두릅은 텁텁하여 쌉쌀한 맛이 있으므로 순이 10cm 미만의 잎이 피기 전에 채취해야 향과 맛이 좋다. 최근에 두릅의 뿌리는 위암에 효과가 있는 것으로 밝혀졌다.

두릅나무의 줄기와 뿌리를 함께 달여 먹으면 위궤양과 위염, 열을 내리고 가래를 없애는 데 좋은 것

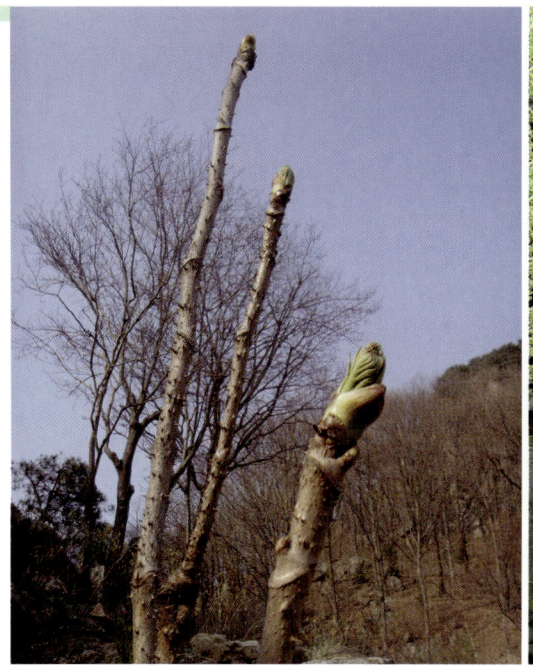 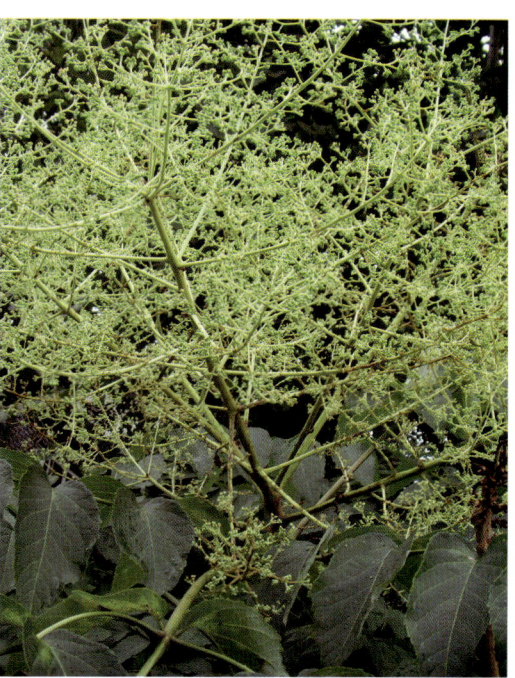

으로 알려져 있다. 그러나 두릅나무 껍질과 뿌리에는 소량의 독성이 함유되어 있어 장복하면 독성이 발생하므로 주의를 요(要)하고 고혈압이 있는 사람은 먹지 않는다. 한꺼번에 많이 먹으면 설사를 한다.

두릅은 몸이 허약하고 기력이 약하고 신경쇠약이 있을 때 쓰고, 두릅나무 달인 즙은 혈당을 강하하고, 두릅나무 줄기는 신경통에 좋다.

한방에서 땅 두릅, 자노아(刺老鴉)로 부른다. 기운이 허약하고 신경쇠약, 신(腎)의 기능 허약으로 양기가 부족할 때 쓴다. 주로 당뇨·신경통·혈압·발한·이뇨제에 다른 약재와 처방한다.
민간에서 새순을 따서 끓는 물에 살짝 데쳐서 나물로 무쳐 먹거나 초고추장에 찍어 먹는다.

번식 • • •
두릅나무는 씨, 꺾꽂이, 포기나누기로 번식한다.

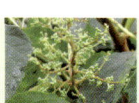

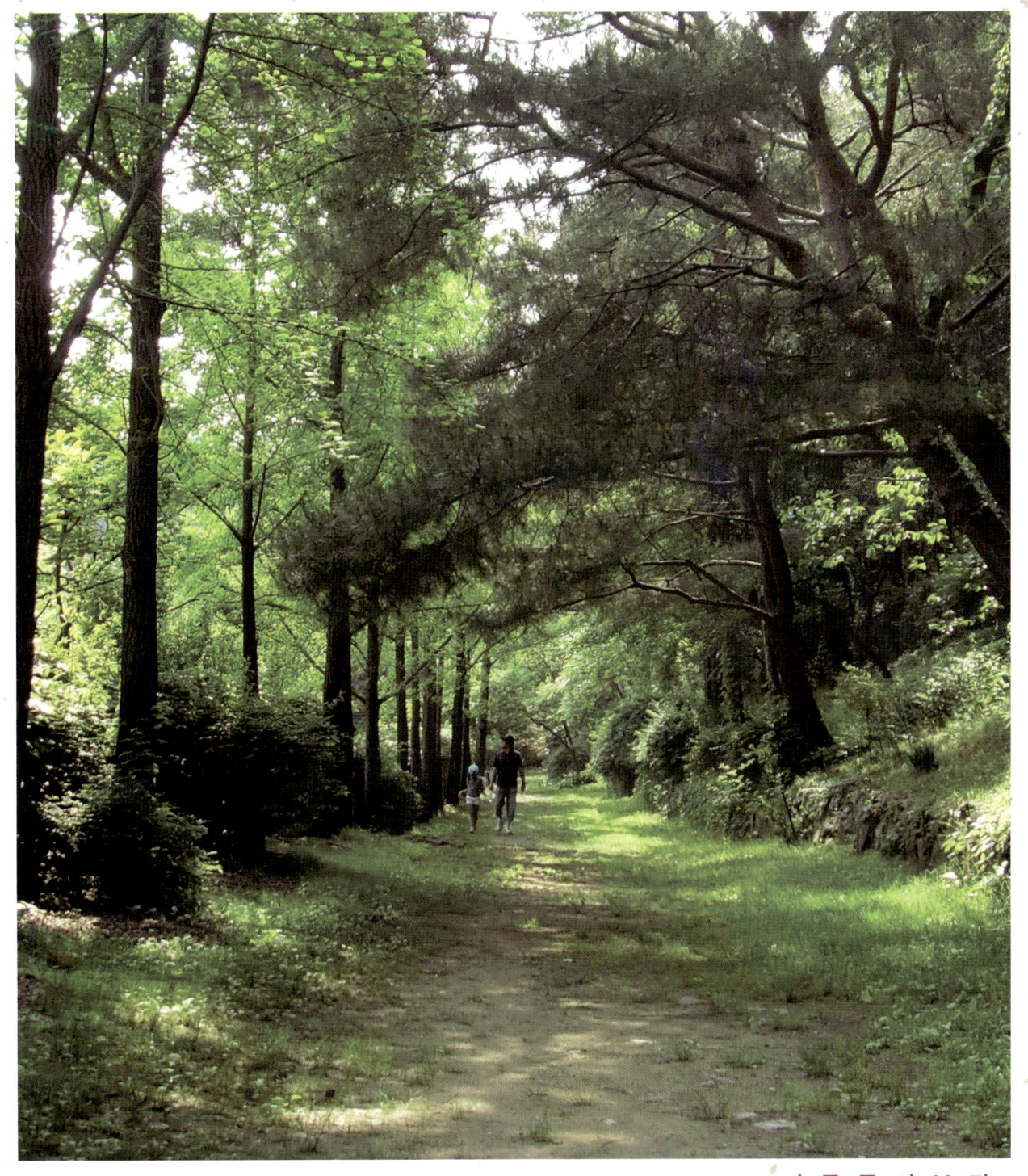

나무동의보감
약용으로 쓰는 나무

| 약 용 으 로 쓰 는 나 무 |

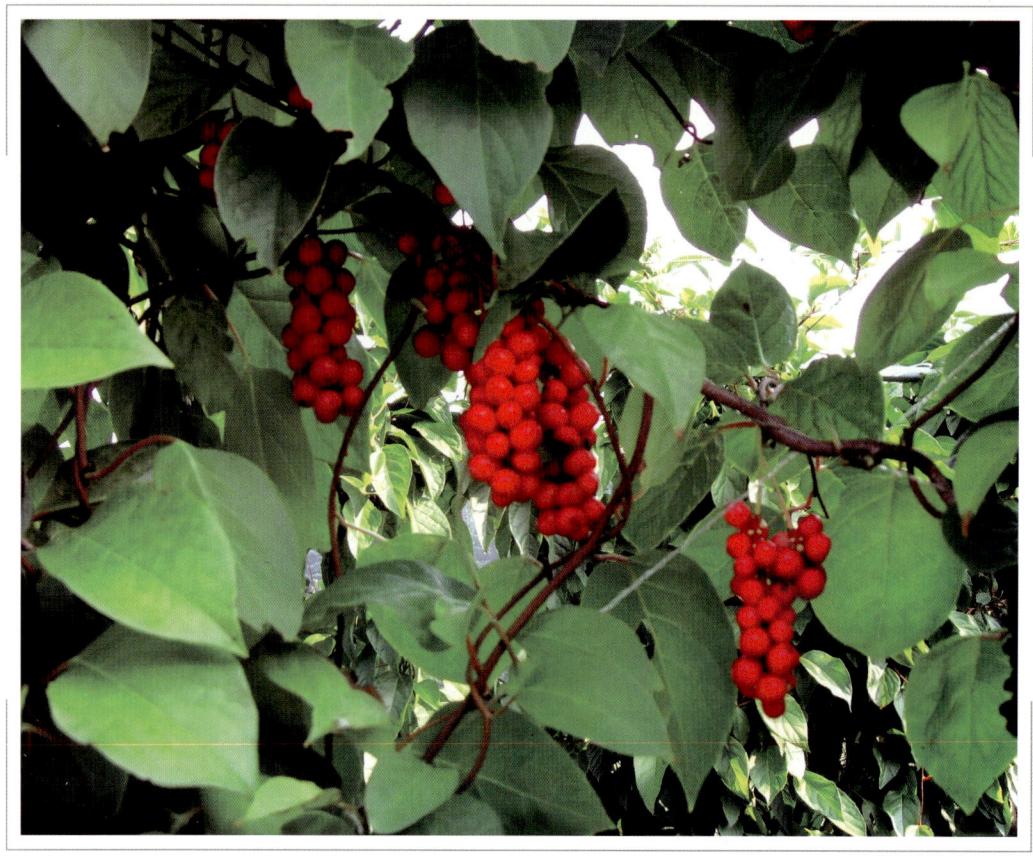

오장 육부를 좋게 하는 오미수(五味樹), 오미자나무

오미자는 산기슭에서 자란다. 갈잎덩굴나무로 길이는 5m 정도이고, 잎은 타원형으로 어긋나며, 가장자리가 톱니 모양이고, 줄기는 다른 물체를 감고 올라간다. 꽃은 6~7월에 흰색 또는 붉은빛이 도는 연한 노란색으로 피고, 열매는 8~9월에 작은 포도송이처럼 장과(漿果)로 여문다.

🌸 하늘의 영약(靈藥)

최근 웰빙의 붐을 타고 오미자의 효능이 속속 알려지면서 건강식품으로 각광을 받고 있다. 오미자는 신맛·단맛·짠맛·매운맛·쓴맛 등 5가지 맛이 있어 오미자(五味子)라 부른다. 열매는 신맛, 껍질은

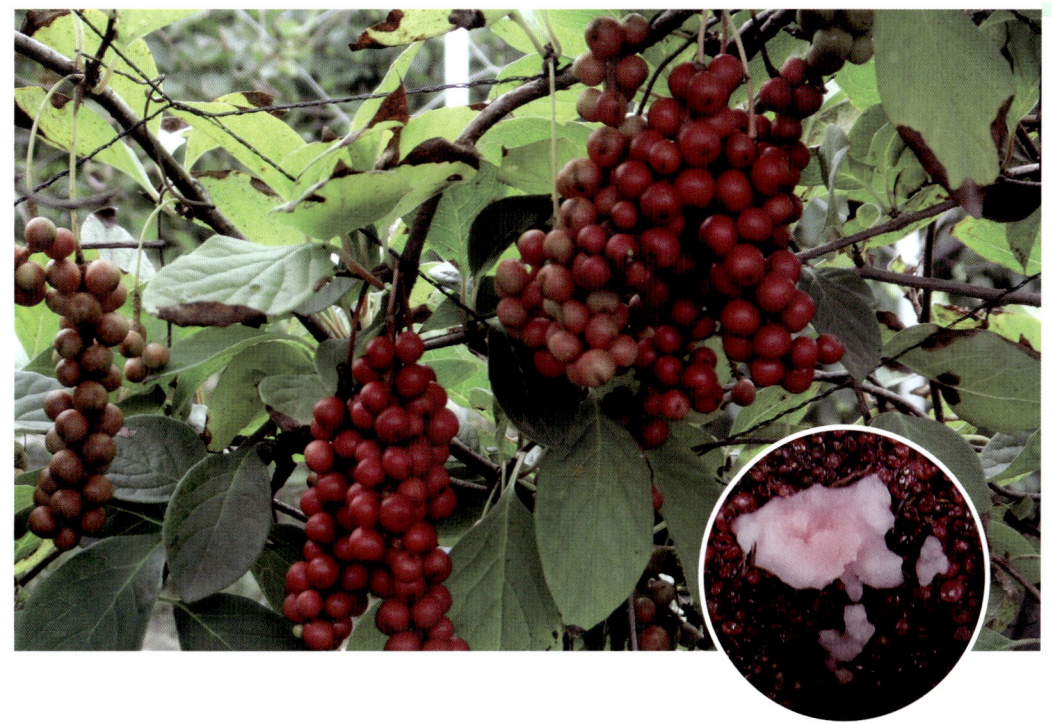

단맛, 과육은 신맛, 씨는 매운맛과 쓴맛, 짠맛인 오행(五行)의 맛이 있기 때문에 인체의 오장 육부(五臟六腑)에 좋고, 산성 소화액인 담즙분비를 촉진하고, 몸 안의 지방을 녹이기 때문에 다이어트에도 좋다.

오미자는 우리나라 전역에서 2속 3종인 '오미자 · 남오미자 · 흑오미자'가 자생하고 있다. 제주도와 남부 해안 지역에 자생하는 흑오미자와 중부 산간지에 자생하는 북오미자, 적오미자가 있다. 흑오미자는 제주도 산록지의 적은 면적에서 재배하고, 적오미자는 경북 문경과 전북 무주 · 진안 · 장수 · 강원 인제에서 주로 재배한다.

조선 시대 문헌에도 문경이 오미자 주산지이며 지역 특산물로 수록되어 있다. 경북 문경은 백두대간 산자락에서 자생하는 오미자 주산지로 400여 농가가 254ha의 면적에서 오미자를 재배하고 있으며 이는 전국 생산량의 45%를 차지한다.

전국의 오미자 생산의 45%를 차지하는 경북 문경시는 2006년 오미자 산업특구로 지정된 이후 특화작물 육성책을 마련하여 오미자 생산 농가를 적극 지원하여 고부가가치를 창출하여 농가 소득을 올리고 있다. 전북 장수군과 무주군은 고품질 친환경 오미자 생산으로 오미자 농축액상차, 오미자 와인, 기능성 식품 등의 산지로 알려져 있는데 장수의 접경 지역인 진안고원의 산지에서 재배를 하고 있다.

약초 연구가에 의하면 해발 300~500m에서 재배하고 있으며 고도가 높을수록 생육이 좋다. 오미자는 겉껍질이 약하기 때문에 수확한 즉시 동결 건조시켜 보관해야 하고, 오미자는 겨울철에 가지를 절반쯤 솎아 주면 수확량이 늘고 나무 수명이 길고 아치형 울타리 재배가 유리하다.

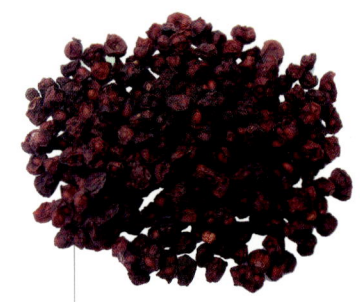

오미자는 호광성 식물로 꽃눈 분화기에는 잎이 받는 빛의 세기에 따라 꽃눈의 형성량 및 암·수꽃이 결정에 미치는 영향이 크기 때문에 주변에 높은 산이 위치하여 그늘이 지는 장소는 피해야 하고 포장 주변에 키가 큰 나무가 식재되어 있으면 제거하는 것이 좋다.

오미자나무의 꽃말은 '다시 만나요' 이다.

🌿 오장 육부에 좋다

오미자의 다섯 가지 맛은 우리 몸에 각각 다르게 이로움을 준다. 신맛은 간을 보호하고, 단맛은 비장과 위장을 좋게 하고, 매운 맛은 폐를 보호하고, 쓴맛은 심장을, 짠맛은 신장과 방광을 보호하는 것으로 알려져 있다.

오미자의 과실은 폐와 신장 보호에 효험이 있어 전통의학에서 치료약과 보약 재료로 널리 이용하여 왔고, 최근에는 천연물 과학의 발달에 따라 오미자의 성분 분석을 통해 각각의 분리된 물질을 임상실험한 결과 질병 치료에 탁월한 효과가 있음이 증명되고 있다.

오미자에는 수분 80%, 지방 1%, 단백질 1.2%, 총 당함량 14%를 함유하고 있다. 폐와 기관지, 신장의 기능을 도와주고, 몸 안의 체액을 증가시키며, 간의 기능을 조절하고, 설사를 멎게 하고, 강장 작용이 있다.

오미자 신맛은 입 안에 침부터 고이게 하기 때문에 입 안이 마르거나 갈증이 심할 때 해소해 준다. 오미자 생과(生果)를 짜 진액을 만든 뒤 술이나 음식 첨가제 혹은 식품 원료 등으로 다양하게 쓰인다. 오미자는 찬물에 우려서 꿀이나 설탕을 넣어 마시면 오미자차가 된다. 외국인이 한국을 방문했을 때 가장 선호할 정도로 최고급차로 대접 받고 있다.

오미자는 약용, 관상용, 공업용으로 가치가 높다. 오미자는 비타민 A와 C, 유기산이 많이 함유되어 있고 독(毒)이 전혀 없다. 열매는 차, 와인, 식초(食醋), 음료, 빵, 과자의 원료 등으로 쓰이고, 가을에 빨갛게 잘 익은 오미자는 씨를 제거하여 액상차·캔·팩·캡슐·티백 등 다양한 가공제품을 만든다.

오미자주(五味子酒)는 자양, 강장 효능이 있어 오미자 양의 2~3배의 술을 부어 밀봉한 후 3개월 후에 먹을 수 있다.

『동의보감』에서 오미자는 "폐를 보(補)하고 콩팥을 돕는 목적과 기침멎이약, 수렴약, 자양강장약, 입 안 갈증 해소, 가래멎이 등을 목적으로 5~15g을 물 100cc에 달여 먹는다" 고 했고, 『본초비요(本草備要)』에서 "허로(虛勞)를 보호하고 눈을 밝게 하여 신장을 이롭게 한다. 음(陰)을 강하게 하고 남성의 정(精)을 늘려 준다" 고 했고, 『신농본초경』에서는 "성교 시간을 길게 하고 조루증을 막아 준다" 고 할 정도로 양기를 강화해 준다고 했고, 『민간험방(民間驗方)』에서 "정력이 부족할 때는 오미자 가루를 술에 먹으면 좋아진다" 고 했다.

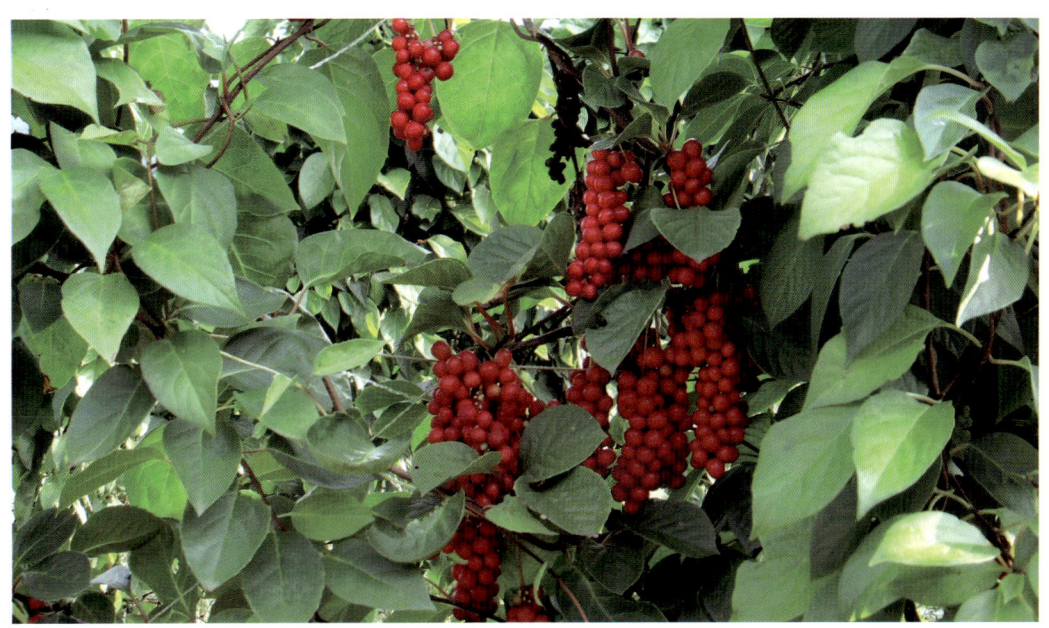

 약리 실험에서 오미자는 중추신경계통에 작용하여 대뇌피질의 흥분 작용, 혈압 강하, 거담과 진해 작용, 세포 면역 기능의 증강, 담즙 분비 촉진으로 위액 분비 조절 작용 등이 입증되었고, 또 포도상구균, 탄저균, 인플루엔자균, 폐렴균, 이질균, 콜레라균의 발육을 억제하는 작용이 있는 것으로 밝혀졌다.

 최근 임상 보고에 의하면 당뇨병에 혈당 강하 작용이 있고, 오미자의 추출물은 정상 세포의 생존율을 증가시키면서 암 세포 억제에 효과가 있는 것으로 밝혀졌고, 임상 실험 결과 전신쇠약, 신경쇠약, 정신분열증, 저혈압 환자의 치료에 뚜렷한 효과가 있으며 건강한 사람에게 운동성과 노동능력을 향상시키는 효과가 나타났다. 향정신성 의약품과는 길항성을 나타냈다. 또한 리그산 화합물을 간에서 글리코겐 형성 작용에도 효과가 있고, 불면증을 치료하며 만성간염 치료에 이용되기도 한다.

 한방에서 오미자 신맛은 수렴성이 강하여 해수(咳嗽)와 천식(喘息)에 좋고, 신(腎)의 기능 허약으로 인한 유정(遺精)과 유뇨(遺尿) 및 소변을 자주 보는 증상을 다스려 준다. 주로 기침·기관지염·인후염·편도선염에 다른 약재와 처방한다.

 민간에서 오미자 열매로 차(茶)나 오미자주(五味子酒)를 담가 먹었고, 봄에 어린순을 채취해 나물로 먹었고, 줄기는 우려내서 두부를 만들 때 간수 대신 사용하였다.

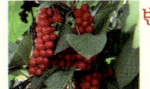
번식 ● ● ●
오미자나무는 가을에 종자를 따서 노천 매장하여 이듬해 파종하면 열매가 늦게 열리는 단점이 있기 때문에 봄가을에 새끼친 포기를 나누어 줄기를 30~40cm 남기고 잘라서 심는다.

| 약 용 으 로 쓰 는 나 무 |

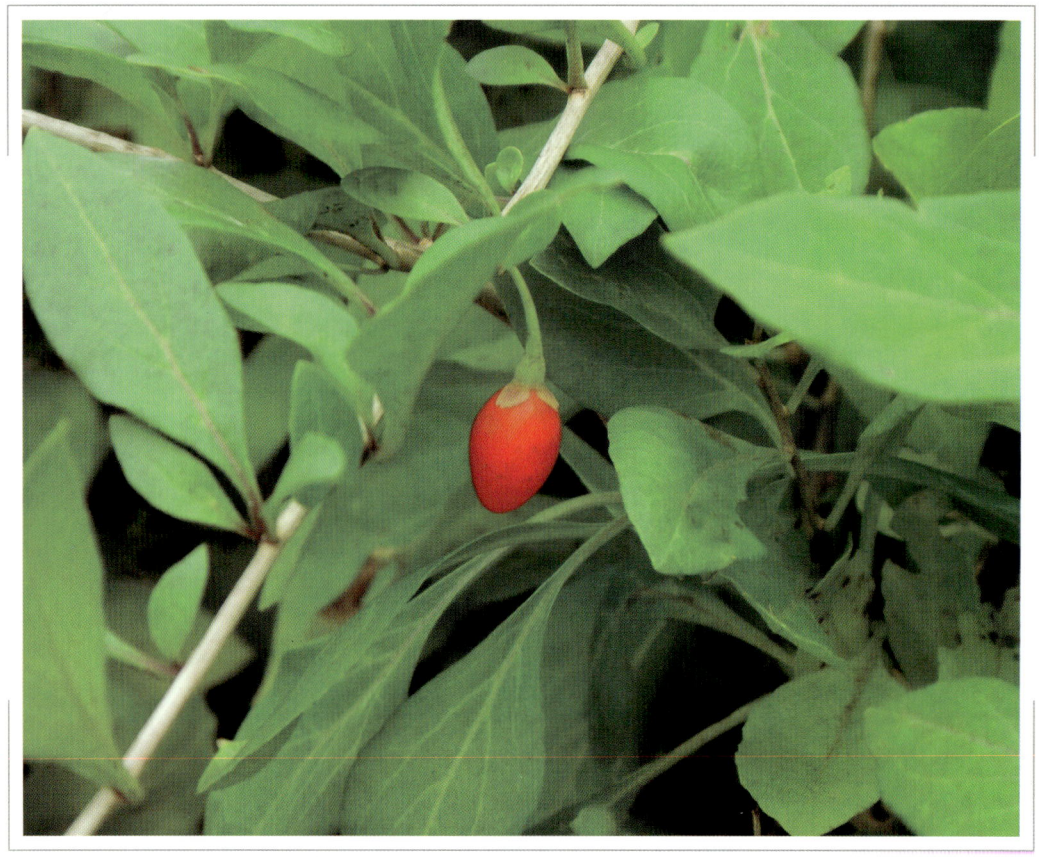

스태미나에 좋은 정력수^{精力樹}, 구기자나무

  구기자(枸杞子)는 전국의 인가 부근이나 밭에서 자란다. 갈잎떨기나무로 높이는 1~2m 정도이고, 잎은 가지에서 모여 나고 어긋나고, 줄기는 가늘게 퍼지며 가시로 변한다. 꽃은 8~10월에 종 모양의 자주색으로 피고, 열매는 9~11월에 타원형의 붉은색 장과(漿果)로 여문다.

🌸 장수의 묘약

  구기자는 변조된 신체의 원기를 회복시켜 주고 정기를 북돋아 주는 대표적인 자양, 강장제로 알려져 있다. 중국 의서에서 구기자(枸杞子)를 매일 상복하면 병약자가 건강해지고 정력이 증강되고 불로장수

(不老長壽)의 선약(仙藥)으로 기록되어 있을 정도로 늙지 않게 한다 하여 각로(却老)로 부른다. 구기자는 봄에 나오는 잎은 천정초(天精草), 여름꽃은 장생초(長生草), 겨울의 뿌리는 지골피(地骨皮)로 구분한다.

구기자나무의 꽃말은 '희생' 이다.

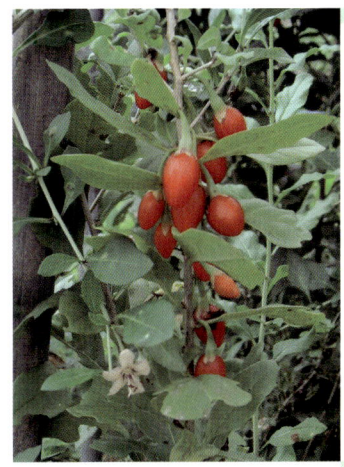

🌿 스태미나를 강화

구기자 열매에는 비타민 A, B_1, B_2, C를 비롯하여 칼슘, 인, 철, 단백질, 타닌, 미네랄 등이 함유되어 있고, 잎은 나물로 무쳐 먹거나 강장제·위장병·저혈압에 좋은 것으로 알려져 있다.

최근 임상 실험에서 혈전을 용해하여 피를 맑게 하고 콜레스테롤 수치를 떨어뜨리는 것으로 밝혀졌다.

구기자는 부작용이 전혀 없어 잎, 열매, 뿌리를 모두 식용과 약용으로 쓴다. 주로 양기부족·신체허약·신경쇠약·요슬산통·지방간·만성간염·소갈(消渴)·정력증강 등에 좋은 것으로 알려져 있다. 구기자 새싹을 따서 그늘에 말려 구기자차(枸杞子茶)로 먹으면 간장·신장·위장 등이 좋아져 원기가 왕성해진다.

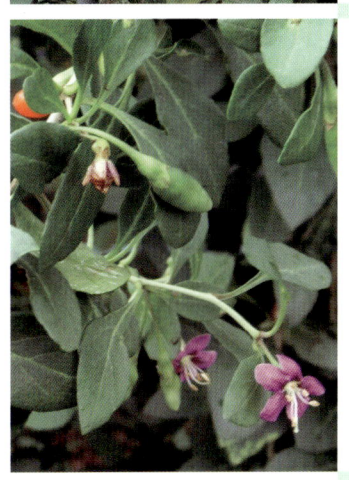

한방에서 열매를 구기자(枸杞子), 뿌리껍질을 지골피(地骨皮)로 부른다. 뿌리껍질인 지골피는 몸이 허약해서 오는 식은땀, 폐결핵으로 인한 해수(咳嗽)·천식(喘息)·토혈·비육(코피)·소변 출혈에 쓰고, 간장과 신장의 음기를 보(補)하여 주고 혈당을 내려 주기 때문에 당뇨병에 쓰고, 혈압을 강하하기 때문에 혈관질환에 다른 약재와 처방한다.

민간에서 봄에 구기자 잎을 채취하여 나물로 무쳐 먹었고, 여름에 구기자 꽃을 말려서 차(茶)로 먹었고, 가을에는 구기자의 성숙된 열매를 따서 술이나 효소를 담가 먹었고, 구기자 뿌리 한 줌에 식초를 넣고 달여서 치통에 썼고, 눈이 아플 때 열매 달인 물로 눈을 씻었다.

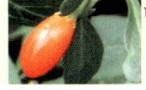

번식 • • •
봄부터 여름까지 줄기를 20cm쯤 잘라 삽목한 후 2주일 지나 뿌리가 내리면 여름 동안 키워서 그 다음해에 본 밭에 옮겨 심는다.

| 약 용 으 로 쓰 는 나 무 |

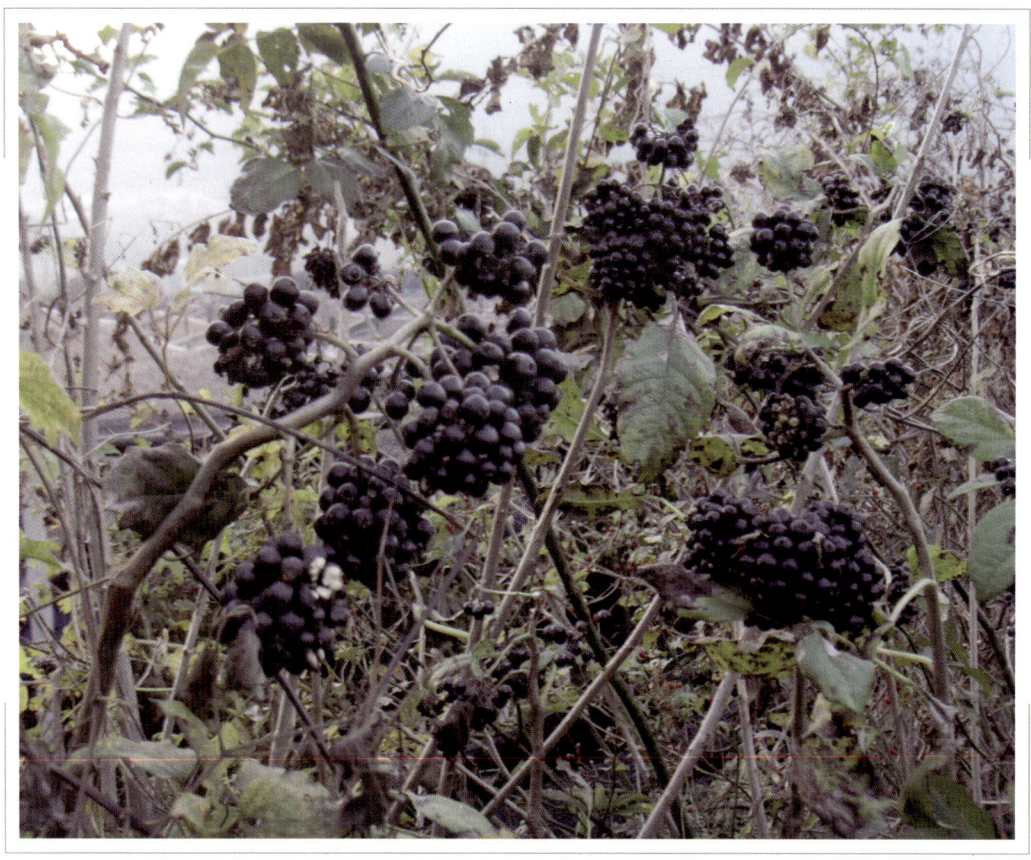

하늘이 내린 선약수^{仙藥樹}, 오갈피나무

오가피는 전국의 산에서 자란다. 갈잎떨기나무로 높이는 3~4m 정도이고, 잎은 손바닥 모양이고, 어긋나고, 가지에는 가시가 있고, 꽃은 8~9월에 장상복엽(掌狀複葉)으로 황백색에 자주색이 섞인 작은 공처럼 꽃이 피고, 열매는 9~10월에 콩알 만한 작은 구형으로 검게 여문다.

🌿 하늘의 선약(仙藥)

오가피는 2002년 월드컵 4강 신화를 이룩한 태극 천사들이 스태미나(stamina)를 강화하기 위하여 상복하여 건강식품과 약초로 사랑을 받고 있다. 오가피는 '아칸토(Acantho)는 가시나무, 파낙스(Panax)

는 만병을 치료한다'는 뜻이다.

오가피는 고려 시대 『한림별곡(翰林別曲)』과 조선 시대 홍만선의 『산림경제』 등에서 식용과 약용으로 이용했다는 기록이 있을 만큼 약초로 가치가 높다.

고려 때 산삼에 버금가는 나무 인삼을 오가피로 추정할 수 있다. 오늘날 인삼은 농약을 하지 않으면 재배를 할 수 없지만, 오가피는 관목으로 농약을 하지 않아도 자연환경을 이기고 자랄 뿐 아니라 약성 효능도 뛰어나기 때문에 하늘의 선약으로 불러도 무방하다.

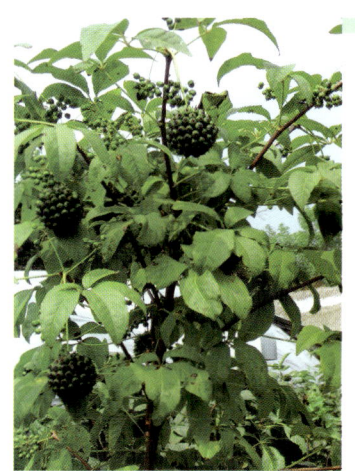

구 소련의 약리학자는 오가피가 산삼과 인삼을 능가한다는 실험 결과를 발표하여 주목을 받았고, 현재 오가피 추출물로 우주인의 식량을 만들고 있다.

오가피는 우리나라 전역에 분포하고 있으며 자연산 오가피와 토종 오가피, 가시오가피, 섬오가피, 당오가피 등이 재배되고 있다.

KBS-TV 〈생로병사의 비밀〉에서 오가피는 신장의 사구체를 개선시켜 주고, 뇌세포의 변조를 늦추어 준다고 했다. 때문에 신장의 기능이 좋지 않아 쉽게 피로를 느끼는 사람이나 잦은 두통이나 불면증을 호소하는 사람에게 좋다. 오가피의 가시는 골수에서 생성하는 피를 맑게 하고, 건강의 적이라고 할 수 있는 콜레스테롤을 내려 주고 고지혈증, 중성지방에 좋다.

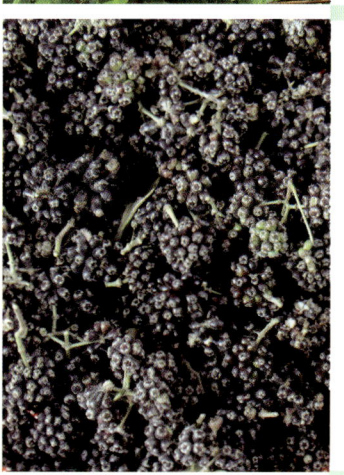

오갈피나무의 꽃말은 '만능' 이다.

한줌의 오가피가 한 마차의 금은보화보다 낫다

『본초강목』에서 '한 줌의 오가피를 얻으니 한 마차의 금은보화보다 낫다'고 할 정도로 약성이 좋다.

오가피는 잎, 줄기, 열매, 뿌리를 모두 약용으로 쓴다. 오가피의 약성(藥性)은 온(溫)하고 신(辛)하여 오가피를 오랫동안 장복하면 노화의 진행을 늦추어 준다.

오가피의 가시는 근골(筋骨)을 강하게 하고, 통증을 진정시켜 주고, 신장과 간장의 기능을 강화하여 피로를 잊게 하고 강한 체력을 만들어 준다. 꾸준히 상복하면 팔다리가 저리고 마비되는 사람, 반신불수, 중풍에 좋다. 예로부터 우리 조상은 오가피로 오가피주(五加皮酒)를 만들어 먹었다. 지금도 경상도에서는 대표적인 토속주로 오가피 뿌리를 달여서 쌀과 누룩을 혼합하여 만든 오가피주(五加皮酒)를 만들어 먹는다.

오가피는 병충해에 강해서 농약을 하지 않는다. 잡초와 덩굴만 제거해 주면 잘 자란다. 봄에 오가피

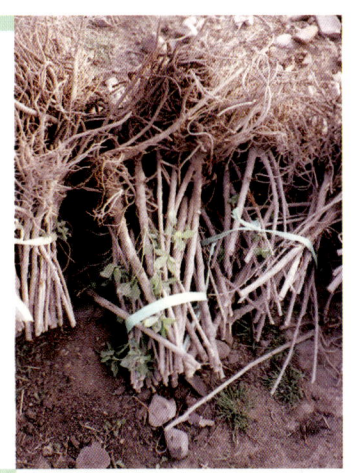

열매에 수많은 벌이 날아오고, 겨우내 매달려 있는 섬오가피 열매는 새들의 먹이가 된다.

한방에서 뿌리 껍질을 오가피(五加皮)로 부른다. 오가피는 풍한 습비통(風寒濕痺痛)을 다스리고, 간장(肝臟)과 신장(腎臟)을 보(補)하고, 근육과 뼈를 튼튼하게 하고, 혈액 순환을 좋게 하는 활혈(活血)작용이 뛰어나 양위, 수종(水腫), 신경통, 관절염, 요통, 각종 통증에 다른 약재와 처방한다.

민간에서 이른 봄에 새순으로 나물을 무쳐 먹었고, 잎과 줄기를 달여서 오가피 목욕을 하면 피부가 고아지고, 열매로 술이나 효소를 담가 먹는다.

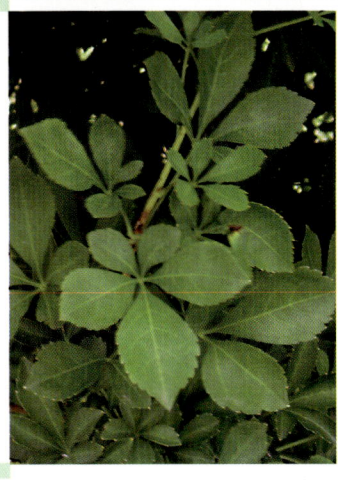

오가피의 효능

- 오로(五勞)[49]와 칠상(七傷)[50]을 치료한다.
- 근육과 뼈를 튼튼하게 한다.
- 오래 장복하면 몸이 가벼워지고 노화를 방지한다.
- 정신을 맑게 하며 의지력을 높여준다.
- 몸 안의 나쁜 피를 맑게 하고 다스려 준다.
- 항상 건강한 신체를 유지하게 한다.
- 눈을 맑게 해 주고 기(氣)가 위로 올라가 괴울 때 기(氣)를 내리게 한다.

전북 진안군 백운면 덕태산(1,113m) 섬진강 발원지 자락에서 힐링자연치유학교와 오가피 농장을 운영하는 KBS 오가피 명인 청산과 약산은 삶에서 건강보다 중요한 것은 없다고 강조하면서, 오가피는 하늘의 별인 오성(五星)의 기운과 '천지조화(天地調和) 일월심공(日月心空)'으로 자연의 소리를 들으며 자라는 약초라고 한다. 그래서 오가피는 약재로 추출하는 과정이 중요하고, 오가피 뿌리와 가지를 가시오갈피와 토종오가피, 섬오가피, 두충, 감초를 증상별로 가미하여 약한 불로 3일 이상 3~9번 달여야 효험을 볼 수 있다고 말한다.

번식 •••
오갈피나무는 종자를 파종하면 발아율이 낮기 때문에 삽목이나 포기나누기를 한다.

---

49) 심로(心勞), 간로(肝勞), 비로(脾勞), 폐로(肺勞), 신로(腎勞) 등 오로(五勞)에 손상이 생긴 질병으로 오장(五臟)의 피로를 말한다.
50) 일곱 종류의 과로로 인한 병인을 말한다.

| 약 용 으 로 쓰 는 나 무 |

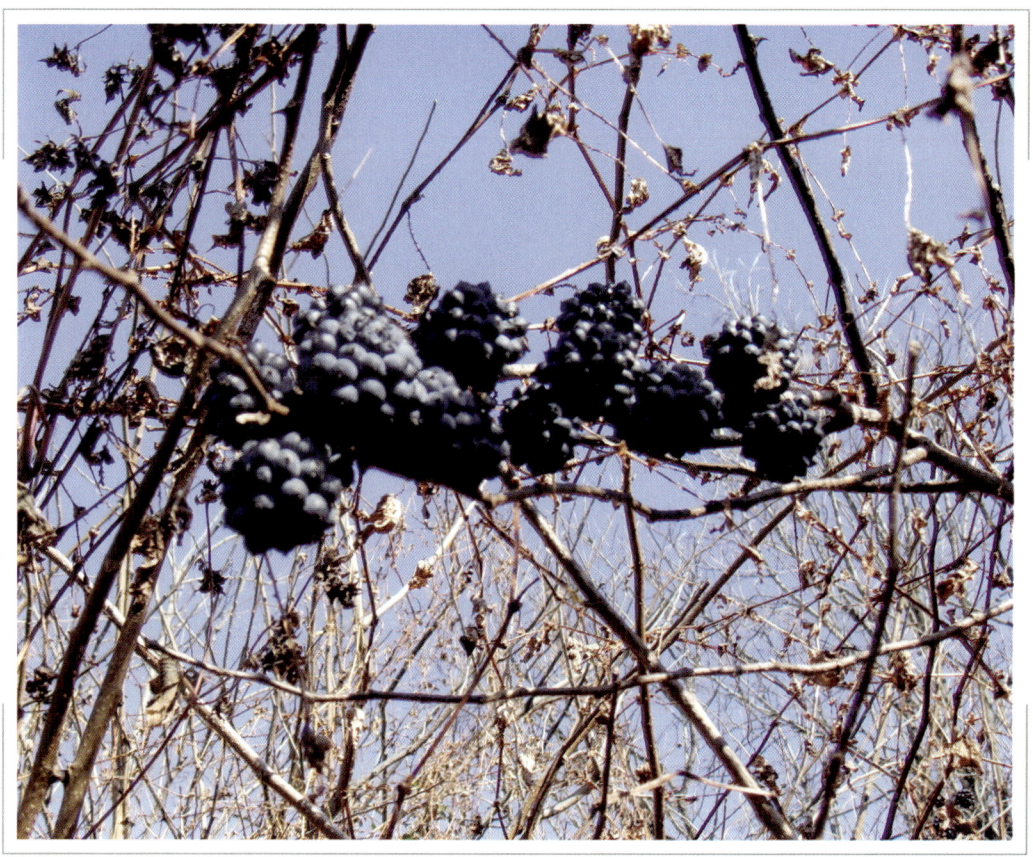

나무의 산삼수^{山蔘樹}, 가시오갈피

가시오갈피는 깊은 산 속이나 해발 1000m 이상에서 자란다. 갈잎떨기나무로 높이는 2~3m 정도이고, 잎은 어긋나고 손바닥 모양의 겹엽이고, 잎자루 밑에 솜털 같은 작은 가지가 많다. 꽃은 햇가지 끝에서 산형화서 자황색으로 피고, 열매는 10월에 둥근 핵과로 여문다.

나무 인삼

가시오갈피가 각광을 받는 이유는 농약을 전혀 쓰지 않고 자연환경을 이기기 때문이다. 도라지나 더덕은 3년, 인삼은 6년이 지나면 땅의 지기를 이기지 못해 썩어 버린다. 오갈피는 관목으로 덩굴만 제거

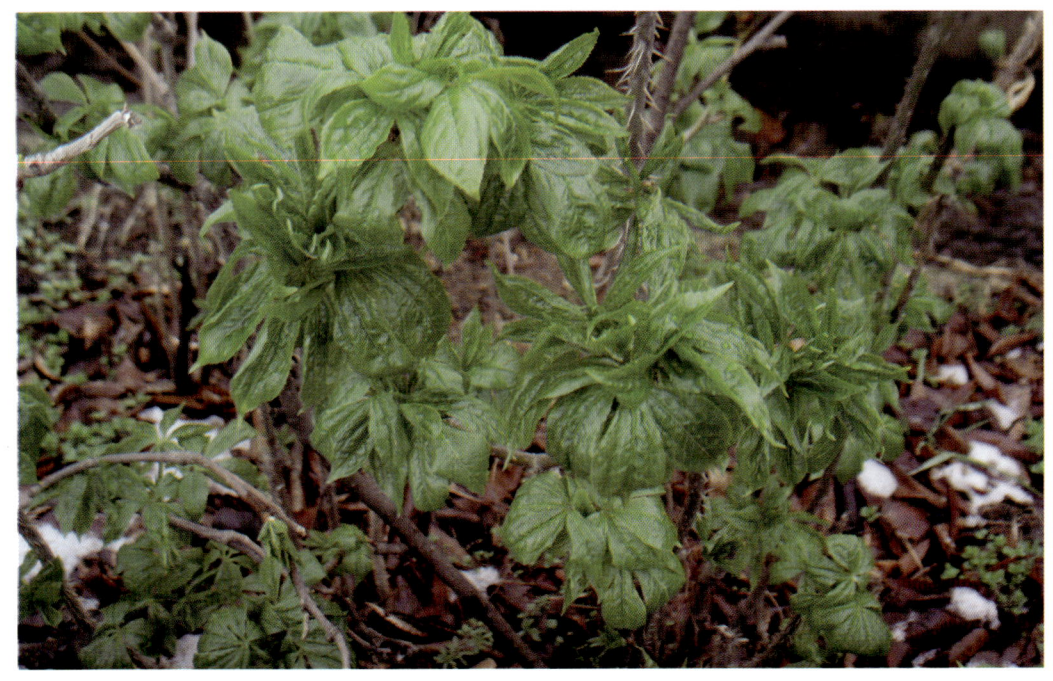

해 주면 수십 년을 산다. 가시오갈피는 고려 때 『한림별곡(翰林別曲)』과 조선 시대 『산림경제』에서 식용과 약용으로 이용했다는 기록이 나오지만, 조선 시대에는 산삼이 많았고 어느 시점부터 인삼이 퍼지기 시작했다고 보고 있다. 그 당시는 농약을 하지 않고 천혜의 자연환경을 이기기 때문에 효능이 좋을 수밖에 없었다. 그래서 그런지 『본초강목』에서 "한 줌의 오가피를 얻으니 한 마차의 금은보화보다 낫다"고 할 정도로 약성이 뛰어난 신비한 약초로 보았던 것이다.

가시오갈피, 산삼, 인삼은 어릴 적에는 구분이 어렵다. 가시오갈피가 어릴 때는 잎이 산삼을 쏙 빼닮아 산에서 만나면 산삼으로 착각할 수 있다. 일반 오갈피인 토종오갈피, 당오갈피, 섬오갈피는 비교적 낮은 산의 중턱이나 숲 속에서 고루 분포하는데 반해 가시오갈피는 해발 1,000m가 넘는 지리산이나 태백산 등에서 자생한다. 일반 오갈피와 가시오갈피는 쉽게 구분할 수 있다. 토종오갈피는 가지에 띄엄띄엄 가시가 있고 잎에는 없지만, 가시오갈피 가지에는 솜털 같은 날카로운 가시가 있고 잎 가장자리가 밋밋하지 않고 날카롭게 가시가 달려 있다.

허준은 『동의보감』에서 인체의 삼보(三寶)가 정기신(精氣神)으로 규정하고, 기(氣)는 몸의 대들보이고 정(精)과 신(神)의 뿌리로 보았다. 사람의 몸은 기(氣)를 고르게 하는 것이 첫째이고, 그 다음이 혈(血)을 고르게 해야 한다는 것은 오늘날 기혈 소통이 건강과 상관관계가 있다는 것과 일맥상통하기 때문에 가시오갈피를 상복하면 좋다.

가시오갈피의 꽃말은 '정력' 이다.

몸에 유익한 약초

가시오갈피는 독성이 전혀 없어 꽃, 잎, 줄기, 열매, 뿌리 모두를 쓴다. 오갈피는 기력을 회복하고자 하는 사람에게 좋고, 고혈압이나 고열이 질병인 급성전염병이나 심장병 환자는 장복을 하지 않는 게 좋다.

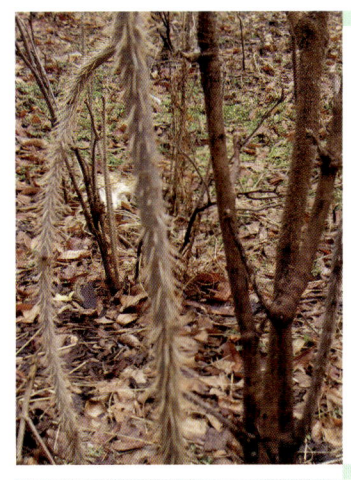

『동의보감』에서도 허준은 자연에 순종하며 순응하는 법과 양생을 강조하였다. 병을 치료하려면 먼저 그 마음을 다스려야 한다고 했고, 장수(長壽)할 수 있는 처방을 하였는데 예를 들면 약 처방 없이 한 가지만으로 몸에 유익한 것으로 '오가피, 황정, 석창포, 감국화, 천문동, 지황, 창출, 토사자, 백초화, 하수오, 송진, 회나무열매, 측백나무잎, 구기자, 복령, 오디, 연밥, 검인, 잣, 참깨, 순무씨, 인유, 흰 쌀죽을 먹으면 좋다고 말하고 있다.

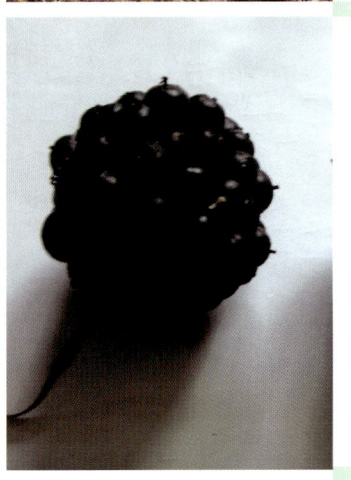

가시오갈피는 항암 작용이 있어 각종 암에 좋고, 기초 대사와 저항성을 높여 혈당량을 줄여 주기 때문에 당뇨에 좋고, 간의 기능이 저하되었을 때 손상된 간에 좋고, 골격과 근육의 힘을 증강시켜 주고, 기혈을 좋게 하여 주고, 항상 피곤하고 정력이 약한 사람에게 좋은 것으로 알려져 있다.

<u>한방</u>에서 뿌리 껍질을 자오가(刺五加)라 부른다. 거풍습, 장근골(壯筋骨), 보간신(補肝腎), 거어(祛瘀)에 효능이 있어 주로 요통, 관절염, 스태미나 강화, 음위 등에 다른 약재와 처방한다.

<u>민간</u>에서 봄에 잎이 퍼지기 전에 어린 새순을 따서 쌈을 싸서 먹거나 끓는 물에 살짝 데쳐서 나물로 무쳐 먹고, 잎이 억셀 때는 깻잎처럼 양념을 재어 장아찌로 먹고, 가을에 까맣게 성숙된 열매를 따서 효소를 담가 먹었다. 잎·줄기·가지·열매를 채취하여 햇볕에 말려서 가루를 내어 찹쌀과 배합해서 환으로 먹는다.

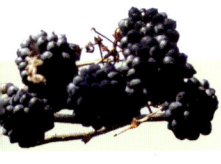

번식 • • •
가시오갈피나무는 종자를 파종하면 발아율이 낮기 때문에 삽목이나 포기나누기를 한다.

| 약 용 으 로 쓰 는 나 무 |

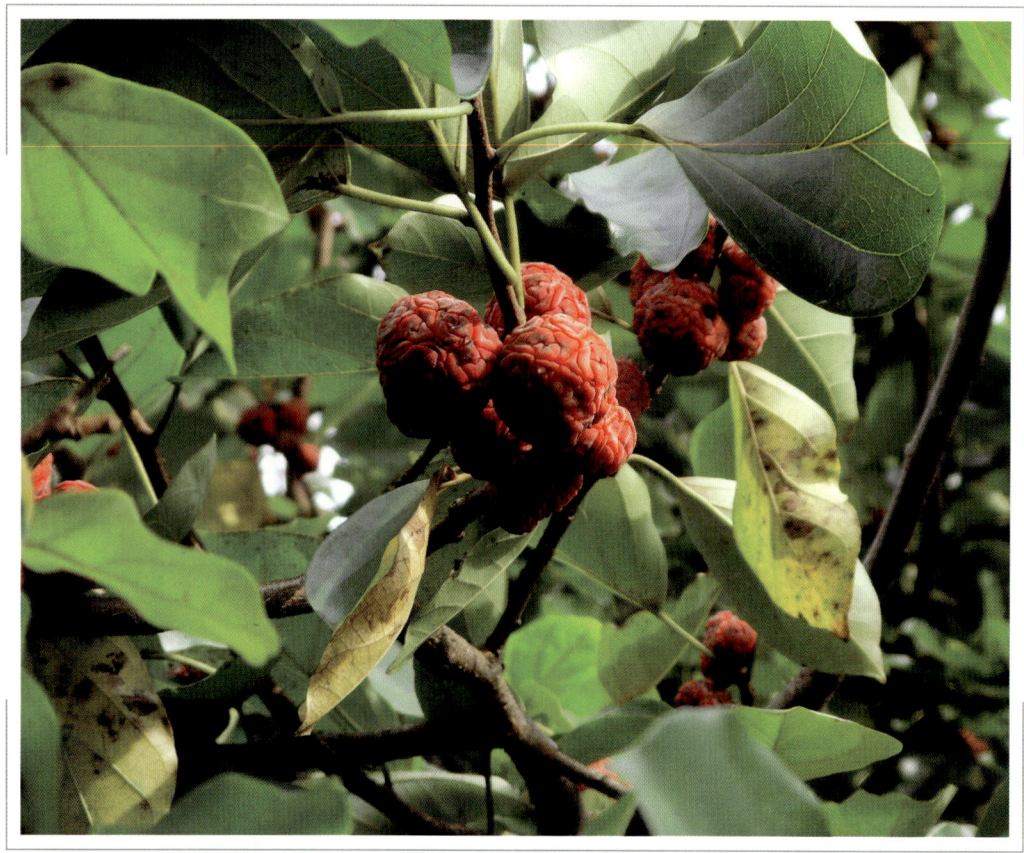

각종 암에 좋은 항암수抗癌樹, 꾸지뽕나무

꾸지뽕나무는 마을 근처 야산에서 자란다. 갈잎작은큰키나무로 높이는 8m 정도이고, 꽃은 5~6월에 암수 딴 그루로 노란색으로 피고, 열매는 9~10월에 둥글게 붉은색 수과로 여문다.

🌸 암과 당뇨에 좋다

최근 재래종 뽕나무인 꾸지뽕나무가 암종(癌腫)에 특효가 있다 하여 전국의 산에 자생하는 꾸지뽕나무가 멸종 위기를 맞고 있을 정도이다.

『본초강목』에서 각종 암에는 껍질 15g을 물 300ml에 넣고 달여 하루에 3회에 나누어 상복하면 좋다

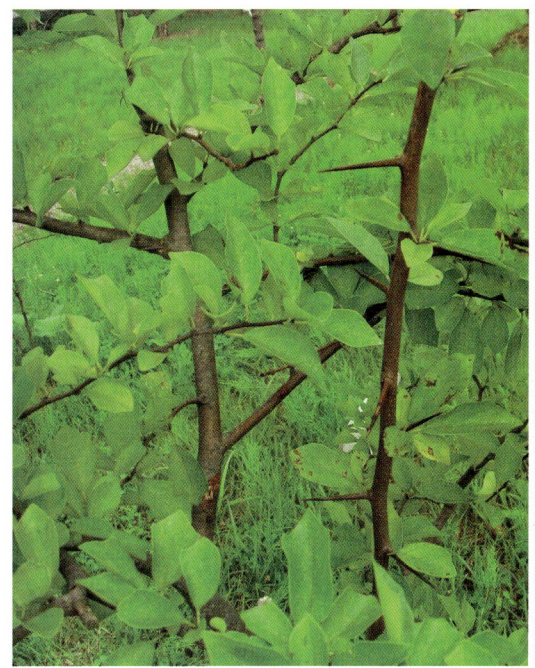
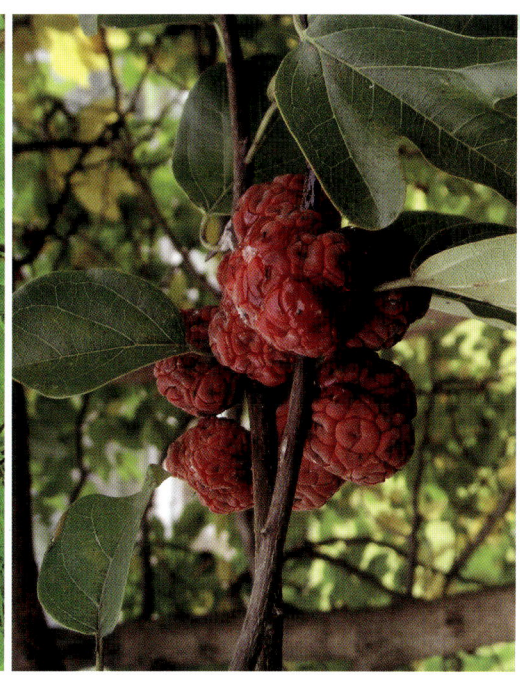

고 기록되어 있다. 꾸지뽕나무는 체질에 관계 없이 각종 암환자에게 희망을 준다.

최근 임상실험에서 꾸지뽕나무에서 추출한 목초액을 상백피 40g을 식초에 1시간 동안 담가 식도암과 위암 환자가 상복하면 회복이 빠른 것으로 입증되었다. 동물 생쥐 실험에서 꾸지뽕나무 뿌리와 껍질은 복수암에 대한 억제율이 51.8%, 체외 실험에서는 암세포에 대한 억제율이 70~90%로 밝혀졌다.

꾸지뽕나무로 기른 누에고치에서 얻은 명주실로 거문고줄을 만들면 그 소리가 맑아 최고의 가치로 인정된다. 『사기(史記)』에서 까마귀가 꾸지뽕나무의 가지 위에 앉아 있다가 날아가려고 할 때 나무의 가지가 연해서 휘어질 정도로 탄력이 있어 "상자는 나무가 강인하여 활로 만들어졌다" 고 기록하고 있다. 『이아(爾雅)』[51]라는 책에서 석목(釋木)이라 해서 99종의 나무 중에서 뽕나무 종류를 여상(女桑), 산상(山桑) 등으로 나누고 있다.

『본초도감』에서는 꾸지뽕나무로 양잠을 할 수 있고 자황의 나무에서 황적색의 염료를 얻을 수 있다고 했다. 황해도 지방에서는 꾸지뽕나무가 활(弓)의 재료가 되기 때문에 활뽕나무라고 부른다. 암과 당뇨는 국민병이다. 현재 우리 국민들의 4명 중 1명이 암으로 죽어 가고 있다. 최근 재래종 꾸지뽕나무에서 암을 예방하고 억제하는 효능이 있고, 혈당을 강하해 주기 때문에 당뇨에 좋다는 게 밝혀졌다.

---

51) 2500년 전에 노(魯)나라 주공(周公)이 쓴 책이다.

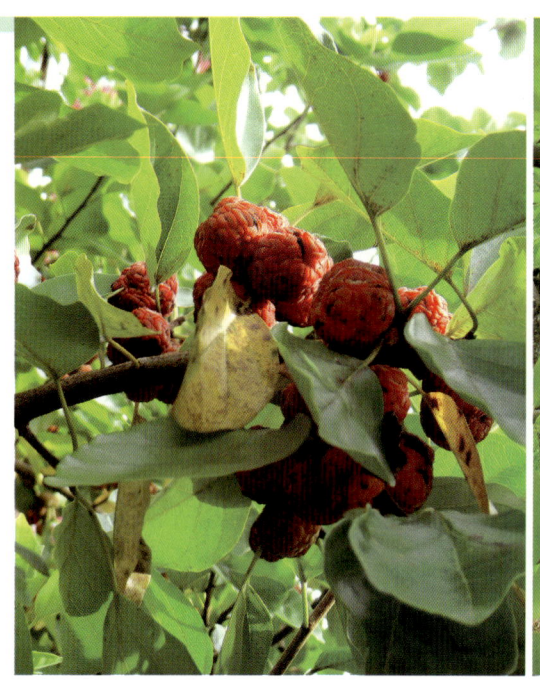 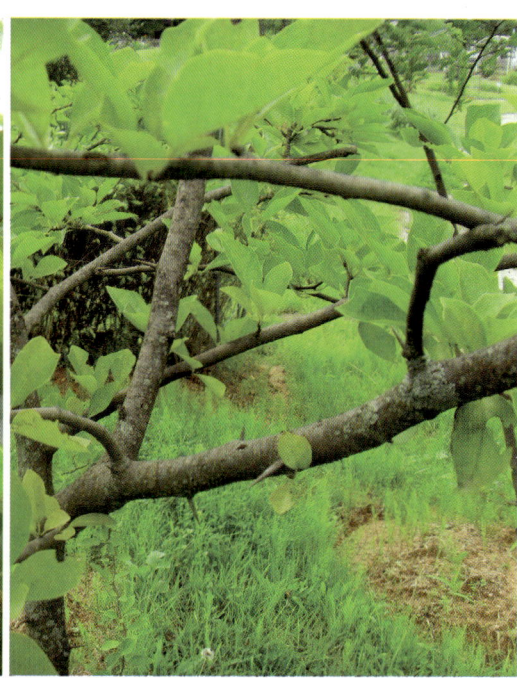

꾸지뽕나무의 꽃말은 '지혜'이다.

🌸 버릴 게 없는 나무

 꾸지뽕나무는 식용, 약용으로 가치가 높다. 잎, 열매, 가지, 뿌리 모두를 약초로 쓴다. 잠을 이루지 못하는 불면증에는 꾸지뽕잎을 그늘에 말려서 하루에 10g씩 진하게 차(茶)로 달여서 먹는다.
 꾸지뽕주(酒)는 열매 600g에 소주 1800cc를 붓고 밀봉해서 2개월 후에 술만을 용기에 담아 냉장고에 보관해 놓고 공복에 한두 잔씩 마신다.

 한방에서 꾸지뽕나무 목질부를 자목, 줄기 껍질과 뿌리 껍질을 자목백피, 줄기와 잎을 자수경엽으로 부른다. 자목은 부인의 붕중(崩中)과 혈결에 쓰고, 자목백피는 요통과 유정에 쓰고, 자수경엽은 이하선염과 폐결핵에 효험이 있고, 각종 암과 당뇨병에 다른 약재와 처방한다.
 민간에서 봄에 새순을 따서 말려 차로 먹었고, 가을에 열매를 따서 술 또는 효소를 담가 먹었고, 고혈압에는 뿌리를 캐서 달여 먹었다.

번식 • • •
 꾸지뽕나무는 씨, 꺾꽂이, 포기나누기로 번식한다.

| 약 용 으 로 쓰 는 나 무 |

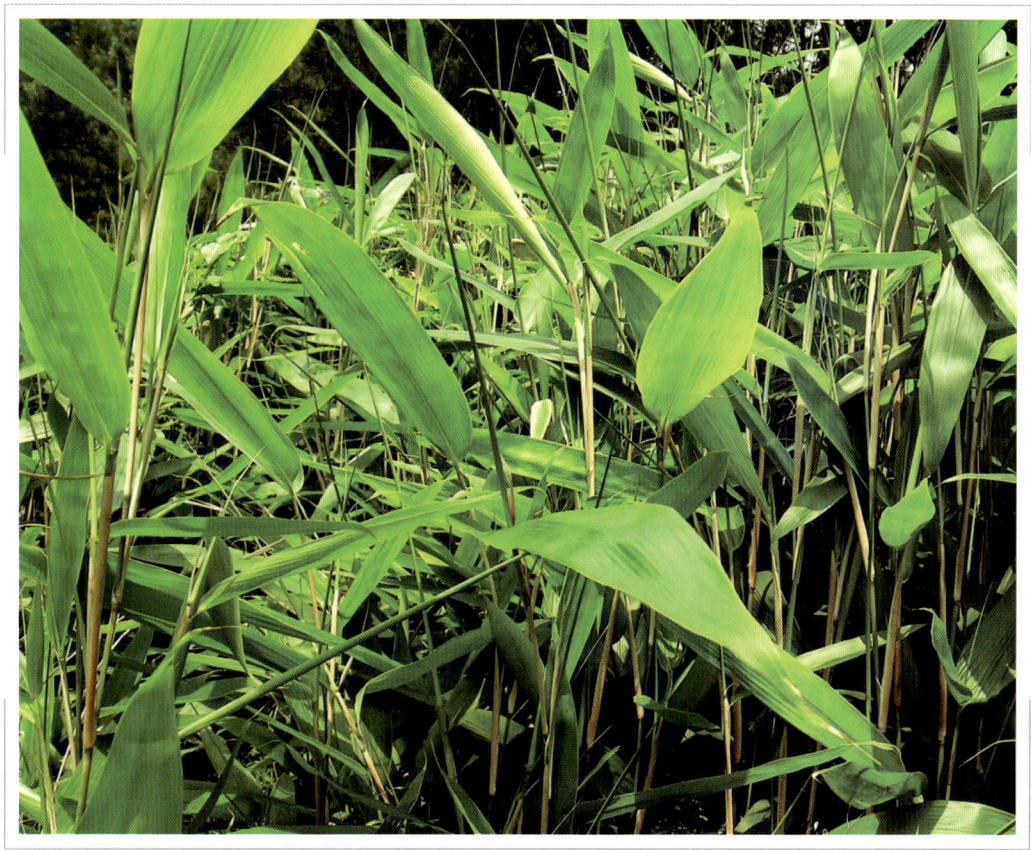

중국 판다곰이 즐겨 먹는 죽순수^{竹筍樹}, 죽엽(조릿대)

죽엽(조릿대)은 숲속 나무 밑에서 자란다. 늘푸른떨기나무로 높이 1~2m 정도이고, 잎은 길쭉한 타원형으로 앞면이 반질반질하고, 뒷면은 흰빛이고, 가장자리에 잔 모양의 톱니가 있다. 꽃은 5~6월에 자주색 꽃이삭이 2~3개 달리고, 열매는 6~7월에 이삭이 여문다.

판다곰이 즐겨 먹는다

죽엽은 기(氣)가 많은 곳에서 자생하기 때문에 주위에 다른 식물은 거의 자라지 못한다. 고려 시대 때 제사 음식으로 죽순이 사용된 기록이 있고, 조선 시대『증보산림경제』에 죽순을 사용한 밥, 정과, 나물 등

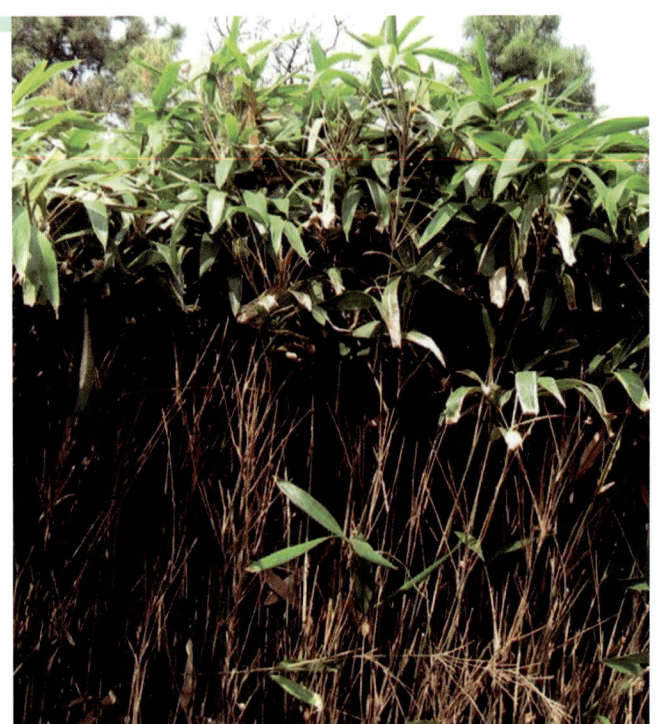 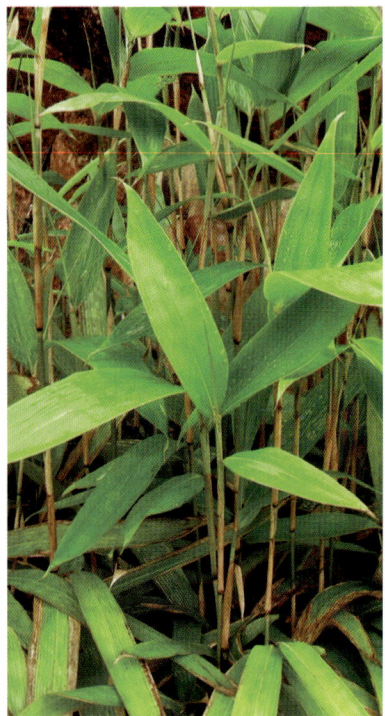

다양한 죽순음식이 기록되어 있는 것으로 볼 때 우리 조상들이 즐겨 사용해 온 식재료임을 알 수 있다.

우리나라에서 자라는 대나무 중 대표적인 것으로는 조릿대, 맹종대, 왕대, 솜대, 오죽, 이대 등이 있다. 죽순은 해마다 5~6월이 되면 대나무의 뿌리에서 올라오는데 새싹이 땅속에 묻힌 부분이 많은 것일수록 상품으로 친다.

죽순의 성장 속도는 다른 식물과 비교도 안 될 만큼 빠르기 때문에 땅속줄기에서 올라온 지 7~10일이 지나면 대나무처럼 딱딱하여 먹지를 못하지만, 어린순인 죽순이 땅 속에서 삐죽이 우후죽순(雨後竹筍)처럼 올라올 때 죽순과 새순을 채취하여 차(茶)로 먹을 수 있다.

우리 조상은 밥이나 떡이 상하지 않기 위하여 조릿대 잎으로 싸서 보관했고, 대나무 열매인 죽실(竹實), 죽미(竹米), 야맥(野麥)을 밥이나 떡을 만들어 먹었다.

일본과 중국에서는 고급요리로 정착되었으나 우리나라는 죽순의 고장인 담양이 아니면 다양한 죽순음식을 맛보기가 어려워 아쉽기만 하다. 쌀을 이는 조리를 주로 만들었기 때문에 조릿대라고 부른다.

죽엽의 꽃말은 '품격'이다.

🌿 화를 풀어주는 명약

죽엽(竹葉)의 어린순은 죽순으로 먹는다. 중국에서는 판다 곰이 즐겨 먹는 것으로 알려져 있다. 죽순은 성질이 차기 때문에 몸 안의 열을 내려 주고 열 때문에 가슴이 답답해진 것을 풀어준다. 열을 내리는 효과가 뛰어나 평소에 스트레스에 시달리고 화를 자주 내는 사람이 산죽순차를 마시면 좋다.

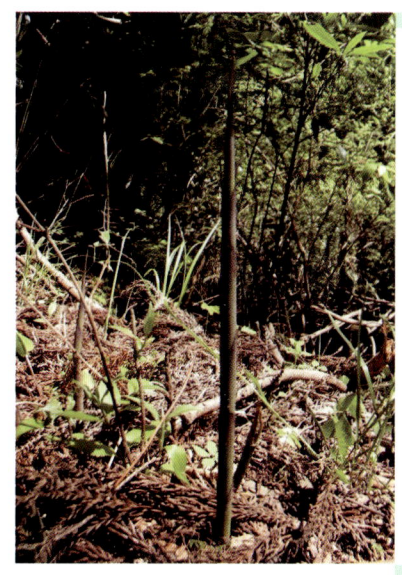

죽순에는 혈당과 콜레스테롤을 저하시키고, 중성지방의 흡수를 방해하여 장내 유용 미생물 균총 조성에 영향을 주는 것으로 알려진 식이섬유가 풍부하기 때문에 다이어트에도 좋다. 『동의보감』에서 "죽순은 달고 약간 찬 성질을 가지고 있기 때문에 빈혈과 갈증을 없애주고, 체액이 원활히 순환되도록 하고 기운을 북돋아 준다" 하여 화(怒)를 다스려 준다.

조릿대는 항암 작용, 살균 작용, 해독 작용, 진통 작용 등이 있어 주로 암, 당뇨병, 고혈압, 동맥경화, 정신불안, 위장병 등에 좋은 것으로 알려져 있다. 죽순을 꾸준히 갈아 마시면 화를 다스릴 수 있고, 피가 맑아져 현기증이나 빈혈을 해소하며 다이어트에도 좋고, 섬유질이 풍부해 장의 연동운동을 도와준다. 몸이 냉한 사람에게는 해가 되기 때문에 상복을 할 때는 오랫동안 묵혔다가 오래 달여서 찬 성질을 없앤 후 먹어야 한다.

한방에서 담죽엽(淡竹葉)으로 부른다. 잎, 줄기, 뿌리를 약재로 쓴다. 죽엽(竹葉)은 심열과 위열로 인해 가슴 속이 답답할 때 증상에 쓰고, 죽력(竹瀝)은 해수나 가래가 심한 증상에 쓰고, 죽여(竹茹)는 폐열로 인한 해수의 가래를 치료할 때 다른 약재와 처방한다.

민간에서 조릿대 잎으로 차를 끓이면 적당히 단맛이 나는 차가 된다. 몸에 열이 많고 다혈질이 있는 사람이 석죽차(石竹茶)로 마시면 좋지만, 몸이 냉한 사람은 식품으로 좋지 않다. 잦은 유산을 하는 사람이 연한 죽순을 차로 달여 마시면 유산을 막고 태아를 튼튼하게 해 준다. 쌀을 이는 조릿대를 만들어 썼다.

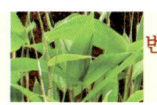

번식 • • •
조릿대는 씨, 포기나누기로 번식한다.

| 약 용 으 로 쓰 는 나 무 |

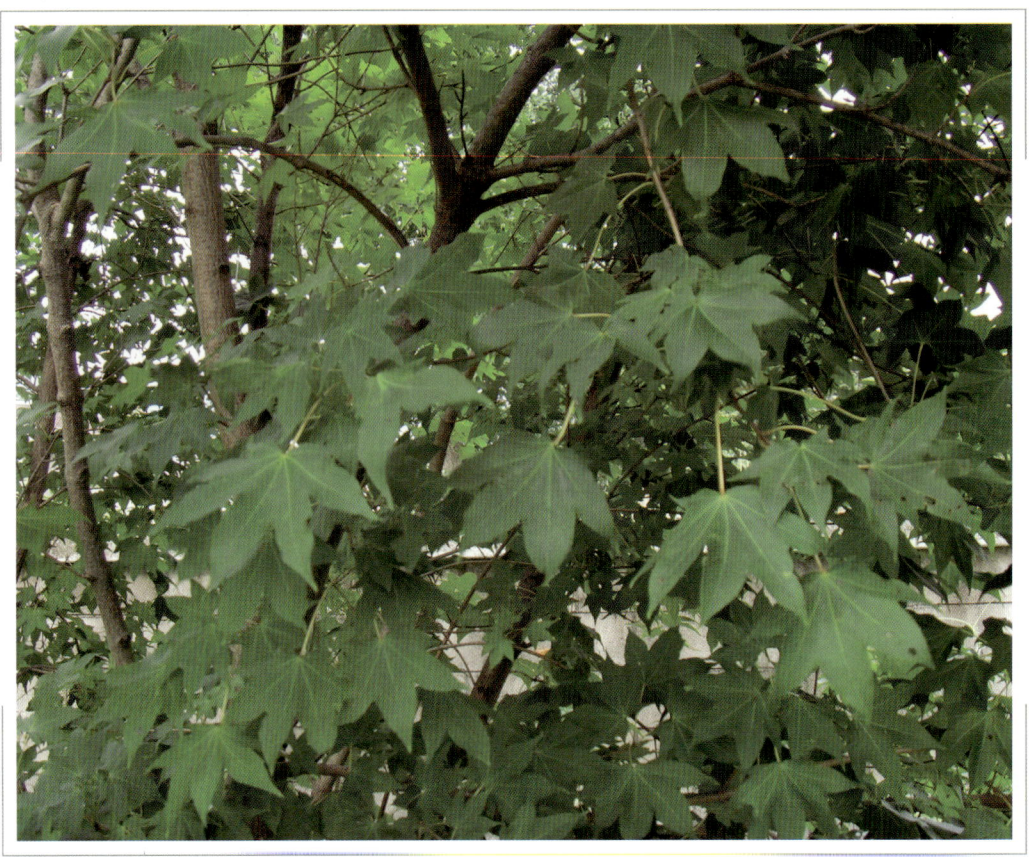

뼈를 좋게 하는 골리수(骨利樹), 고로쇠나무

고로쇠나무는 산에서 자란다. 갈잎큰키나무로 잎은 마주 나고 얕게 5~7개로 갈라진 손바닥 모양이고, 반질반질하다. 오래된 줄기에는 세로줄이 생긴다. 꽃은 4~5월에 잎보다 먼저 녹색으로 피고, 열매는 9~10월에 날개 모양이고 V자 모양으로 달린다.

뼈를 이롭게 한다

땅에서 지기(地氣)와 수액[52]을 높이 100m 정도까지 운반하는 기술은 나무만이 가지고 있다. 나무는 거친 껍질과 수피(樹皮)[53]로 둘러싸여 속부분인 나이테가 세월을 말하고, 나무의 속은 독성이 강한 천연

방부제를 생산해서 자신의 몸을 지킨다.

이른 봄에는 지리산 자락 곳곳에서 고로쇠 수액 채취가 한창이다. 고로쇠나무의 수액은 해마다 3월쯤에 채취한다. 고로쇠액은 나무 안의 압력을 이기지 못해 터진 줄기에서 조금씩 흘러나오는 액체를 받는다. 고로쇠나무에서 수액 채취는 우수부터 경칩 사이에 하는 것이 약효가 좋다. 낮과 밤의 기온 차가 섭씨 15도 이상 되는 지리산 자락 해발 500~1,000m에서 채취해야 맛이 담백하고 당도가 높다.

새눈이 나올 무렵 수액에는 1.5~2.0%의 당분이 들어 있고 알칼리성을 띠므로 위장병에 좋다. 허약 체질, 신경통, 치질 등에도 쓴다. 고리쇠나무는 단풍나무과에 속하는 낙엽활엽수로, '뼈를 이롭게 한다'는 뜻의 한자어 '골리수(骨利樹)'에서 유래한다.

고로쇠 수액은 다량의 마그네슘과 미네랄 성분이 골다공증을 개선하고, 풍당(楓糖)·위장병·폐병·신경통·관절염 환자에게 좋은 것으로 알려져 있다.

수액 채취는 3월 초부터 우주의 기운을 타고 올라오는 봄이 적기다. 최근에 수액이 건강과 관절염과 당뇨병 등에 좋다 하여 많은 사람들이 찾고 있기 때문에 최근 고로쇠 수액에 대한 잔설(殘雪)과 속설(俗說)이 있어 수난을 당하는 나무로 알려져 있다. 환경단체들은 고로쇠나무에 구멍을 뚫고 수액을 채취하는 것은 자연을 훼손하는 행위로 규정하고 반대하고 있는 현실이지만, 여러 지자체에서는 주민소득 증대를 위해 주말 약수축제를 여는 등 관광상품에도 열을 올리고 있다.

고로쇠 수액은 독특한 맛이 있어 아무리 많이 마셔도 배탈이 나지 않는 신비(神秘)의 알칼리성 물로 알려져 있고, 미네랄이 풍부하고 마그네슘, 칼슘, 무기질, 비타민 A·B·C 등 미네랄 성분과 에너지 공급원인 다당이 다량 함유되어 있어 변비와 위장병, 신경통, 관절염, 원기 회복에 효능이 있다.

목재는 무겁고 단단하고 재질이 치밀하고 잘 갈라지지 않는다. 용도는 체육관이나 볼링장의 마룻바닥, 기구재, 건축재, 목형(木型), 조각재, 바이올린의 뒤판이나 비올라의 액션의 악기재, 스키나 라켓이나 볼링핀의 운동구 등으로 쓰임새가 많은 특용수 중의 하나이다.

고로쇠나무의 꽃말은 '약속'이다.

헬리코박터균을 억제

최근 광양보건대학교 연구팀이 고로쇠 된장에는 위염과 위암을 유발하는 헬리코박터균을 억제하는 항균 성분이 있고, 고로쇠 간장에는 일반 간장보다 칼슘 성분이 훨씬 많이 함유되어 있다는 것을 밝혔다.

최근에는 특히 위장병과 신경통과 관절염에 탁월한 효과가 있고

> **고로쇠 전설**
>
> **산에서** 내려오는 민간설화에 의하면 전남 광양 백운산에서 '도선국사'가 오랜 참선 수행으로 득도를 하였으나 오랜 좌선을 한 탓에 하지(下肢)를 쓰지 못하고 고생을 하다가 고로쇠 수액을 먹고 걷게 되었다고 전하는 신비의 명약이다.

---

52) 나무뿌리에서 줄기로 빨아 올린 물을 말한다. 수액에는 나무의 양분이 담겨 있다.
53) 수피는 미생물이나 세균의 침입을 막아 내는 일종의 나무의 갑옷으로 이해하면 된다.

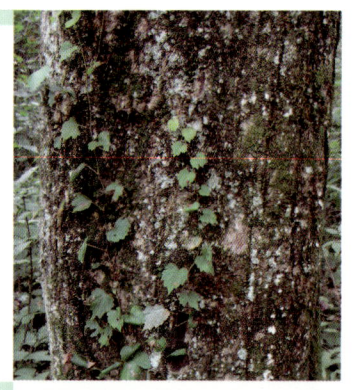

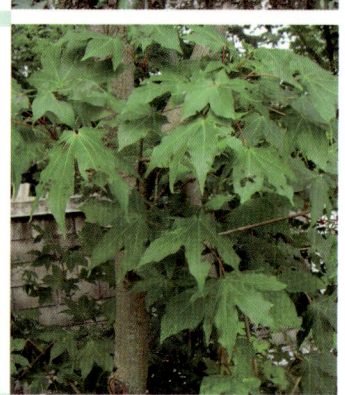

허약 체질이나, 피를 맑게 한다 하여 당뇨 환자, 각종 질병에 좋다고 하여 많은 사람이 산행을 할 때 찾는다.

지리산 뱀사골의 고로쇠 약수는 높은 고도와 일교차가 매우 커 수액의 성분과 품질을 최고로 친다. 해마다 진안 고원의 '운장산 고로쇠 약수제'를 비롯하여, 하동군 화개면 화개장터에서는 3월 초순이면 '하동 고로쇠 약수제', 산청군 중산관광단지에서 '지리산 고로쇠 약수제' 등을 열어 수액 채취에 대한 감사와 지역발전을 기원하는 제례와 약수 마시기, 풍물패 등을 선보이기도 한다.

고로쇠협회에 의하면 해마다 지리산 주변의 500여 농가가 3월 말까지 150만 리터의 수액을 채취하여 약 40여 억 원의 소득을 올린다고 한다. 도선 국사가 고로쇠 수액으로 치료했다는 백운산 광양 옥룡면이 고로쇠 마을에서는 성수기에 18리터 한 통에 5만 원, 고로쇠 된장, 고로쇠 간장을 만들어 특허를 취득하여 새로운 식품으로 각광을 받고 있다.

골다공증에 탁월한 효과

국립산림과학원은 충북대 수의대와 공동으로 골다공증을 유발시킨 실험쥐에 고로쇠 수액을 먹이거나 투여해 실험한 결과, 고로쇠 수액이 골다공증과 성장기 어린이의 뼈 발육, 생체 면역력 강화에 좋은 것으로 밝혀졌다.

공동연구팀에 따르면 이번 수액 투여 실험결과 뼈 밀도는 15~20%, 뼈 두께는 50%가 각각 향상되었으며 백혈구에 투여한 수액량에 비례해 면역세포 생장이 2배 이상, 면역분비조절 물질 분비를 최대 5배까지 촉진, 생체면역 효과까지 있는 것으로 나타났다.

한방에서 고로쇠 줄기 껍질을 지금축으로 부른다. 주로 거풍제습과 활혈에 효능이 있는 것으로 알려져 있고, 타박상·풍습골통·골절에 다른 액재와 처방한다.

민간에서 고로쇠 수액으로 위장병·신경통·관절염에 쓰고, 최근에는 효소를 만들 때 물 대신에 쓰기도 한다.

번식 ● ● ●
10월에 종자를 채취하여 노천 매장한 후 이듬해 파종을 하거나 2년생 묘목을 산에 식재한다.

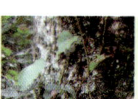

| 약 용 으 로 쓰 는 나 무 |

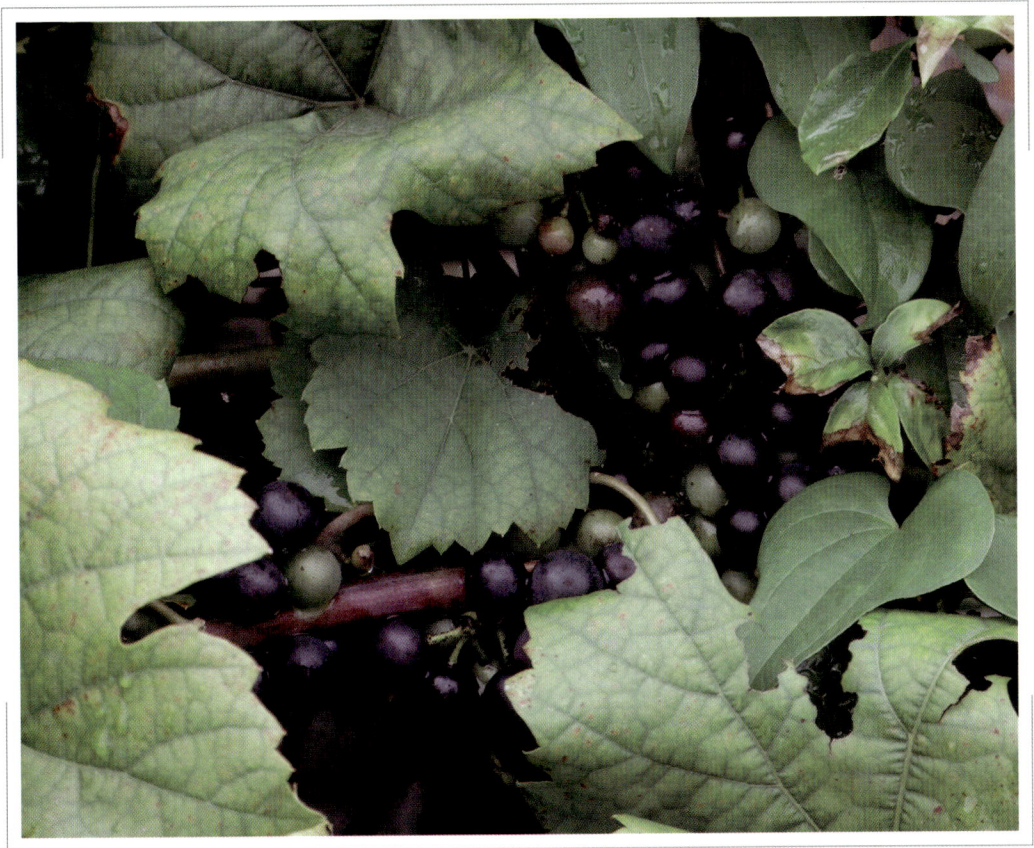

혈액을 정화하는 산포도수 山葡萄樹, **왕머루**

왕머루는 산기슭이나 골짜기에서 자란다. 갈잎덩굴나무로 길이는 8~10m 정도이고, 잎은 어긋나고 가장자리에 톱니 모양이고, 뒷면에 갈색 털이 있다. 어린 가지는 솜털로 덮여 있고, 덩굴손이 다른 물체를 감고 올라간다. 꽃은 6월에 누르스름한 잎과 마주하며 녹색으로 피고, 열매는 9~10월에 포도송이 모양으로 장과(漿果)로 여문다.

혈액 정화 능력이 뛰어난다

왕머루는 산포도(山葡萄)이다. 머루와 포도는 달고 맛이 있어 사람뿐만 아니라 산새들도 좋아하는 열

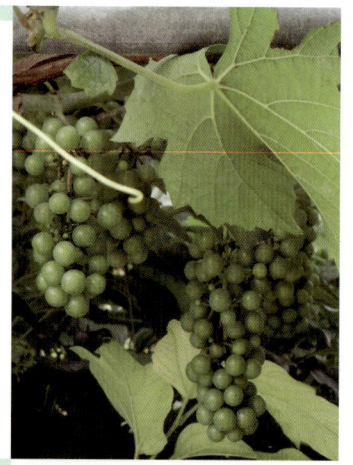
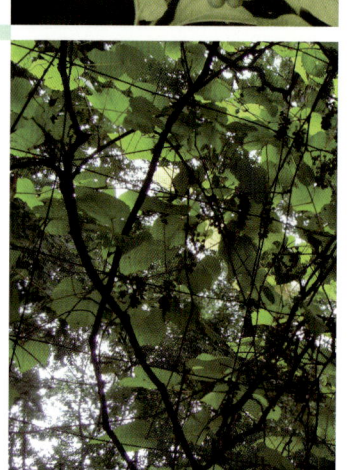

매로 알려져 액상차, 와인 등으로 사랑을 받고 있다.

최근 왕머루, 포도껍질, 블루베리가 혈관의 벽을 튼튼하게 한다 하여 각광을 받고 있다. 포도의 껍질, 석류 껍질, 복분자 등이 혈관을 튼튼하게 해 준다. 머루는 인간이 생명을 유지하는 데 필요로 하는 영양소를 골고루 갖추고 있고, 인체의 병증을 치료하는 놀라운 혈액 정화 능력을 가지고 있다.

머루는 많은 영양소가 골고루 함유되어 천연 식이요법을 할 때 인체에서 부족되기 쉬운 영양소를 공급하여 준다.

왕머루의 꽃말은 '기쁨, 자선, 박애' 이다.

혈관벽을 강화

『약초지식사전』에서 "폐결핵에는 머루의 열매를 달여 마신다"고 했고, 『민간험방(民間驗方)』에서 "머루의 줄기를 삶아서 목욕을 매일같이 하면 요통이나 좌골신경에 효과를 볼 수 있다"고 했다.
머루를 강장제나 보혈제로 쓰고 있으며, 머루의 씨에는 비타민이 많이 함유되어 있다.

최근 약리 실험에서 적포도주에 들어 있는 레스베라드롤 성분은 강력한 노화방지에 효과가 있는 것으로 밝혀졌고, 붉은 포도주의 타닌과 페놀 성분은 혈관병인 고혈압, 동맥 경화, 심장병에 좋고 체지방을 분해시켜 다이어트에도 좋은 것으로 알려져 있다.

한방에서 머루의 뿌리 및 줄기를 말린 것을 신등등앙(山藤藤秧), 산포도(山葡萄)로 부른다. 심장을 튼튼하게 하는 성분이 들어 있어 열매와 뿌리를 약재로 쓴다. 주로 치통·두통·식욕촉진·원기 회복·창종·동상·금창에 다른 약재와 처방한다.

민간에서 머루의 덩굴을 달여 즙으로 옴이나 두창에 발랐다

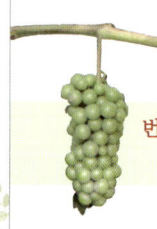

번식 ● ● ●
왕머루는 씨, 휘묻이, 꺾꽂이로 번식한다.

| 약 용 으 로 쓰 는 나 무 |

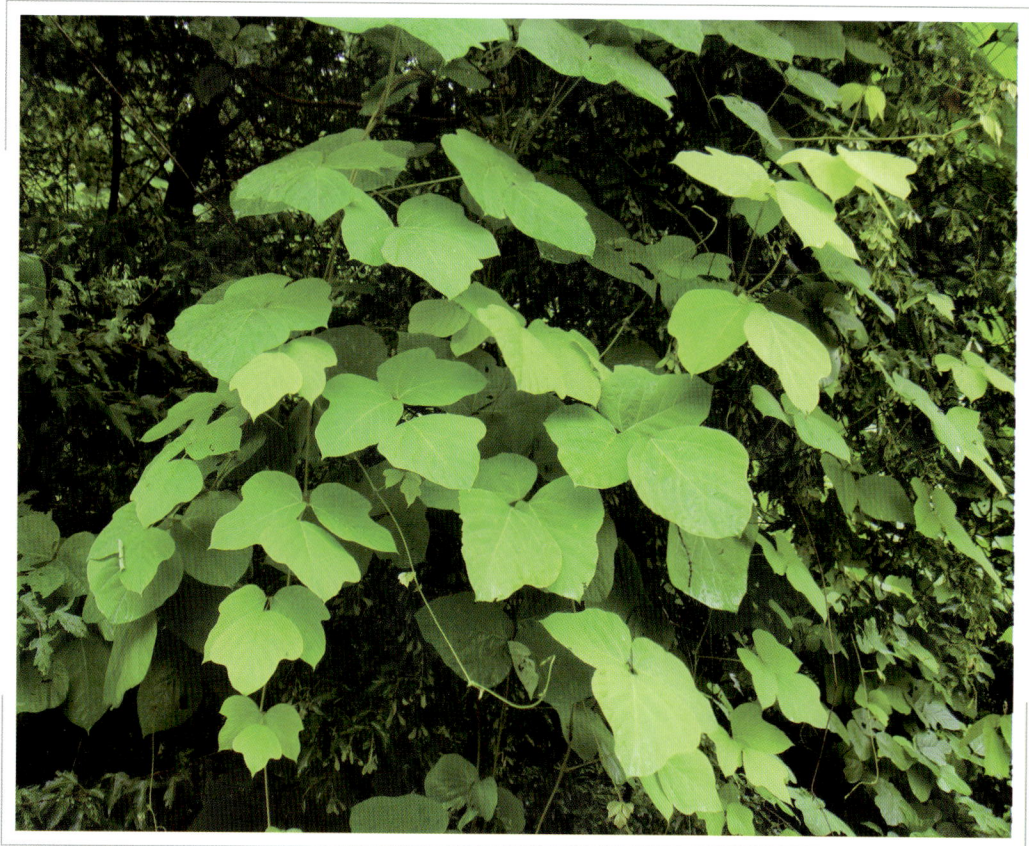

주독을 해독하는 명약수^{名藥樹}, 칡

칡은 햇볕이 잘 드는 산기슭이나 들에서 자란다. 갈잎덩굴나무로 길이는 10m 이상이고, 잎은 어긋나고, 잎자루가 길고 3개의 작은 잎이 달린다. 줄기는 다른 물체를 감고 올라간다. 꽃은 8월에 잎겨드랑이에 나비 모양의 보라색으로 피고, 열매는 9~10월에 길쭉한 꼬투리의 협과(莢果)로 여문다.

주독(酒毒) 해소에 좋다

전통 고서에서 칡을 갈(葛) 자로 쓰는 것은 풀(草)로 보았기 때문이다. 그래서 칡은 사슴이 즐겨 먹는

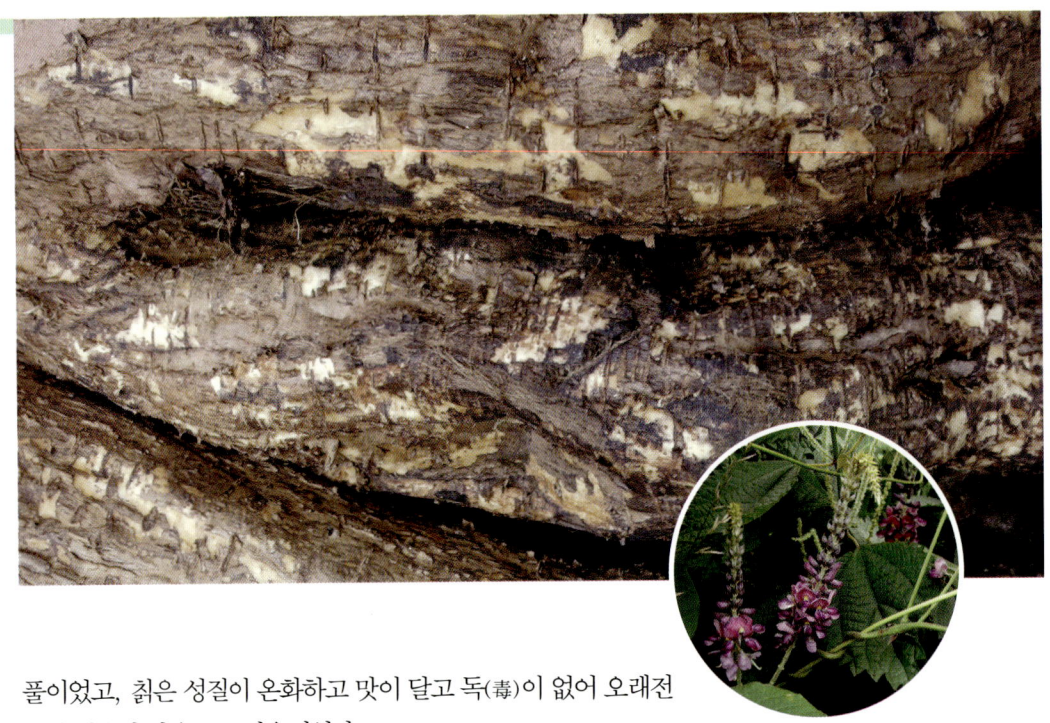

풀이었고, 칡은 성질이 온화하고 맛이 달고 독(毒)이 없어 오래전부터 식용과 약용으로 이용되었다.

『성경통지(盛京通志)』에서 갈등(葛藤)으로 부르고, 뿌리를 갈근(葛根), 꽃을 갈화(葛花), 칡덩굴, 갈마, 곡불히, 달근 등으로 부른다. 칡덩굴 줄기는 새끼줄의 대용으로 사용했고, 칡의 껍질을 벗겨서 벽지를 만드는 섬유자원으로 사용하였다. 또한 상(喪)을 당했을 때 쓰는 두건(頭巾) 테두리를 칡껍데기로 감아서 썼고, 시신(屍身)에 부기를 없애고 병균의 번식을 막을 때 칡으로 묶곤 했다.

우리 조상은 칡덩굴의 껍데기를 벗겨서 평민들이 갈포로 입은 옷이 청올치이다. 제주도에서는 갈옷(葛衣)에 풋감으로 물을 들여서 전통옷을 만들어 맥을 잇고 있다. 『동의보감』에서 "허(虛)해서 나는 갈증은 칡뿌리가 아니면 멎게 할 수 없다"고 할 정도로 숙취를 해소해 주는 것으로 알려져 있다.

최근 중국에서 알코올 중독자에게 칡즙을 2~4주간 상복한 결과 알코올 중독자 80%가 술을 마시고 싶다는 생각이 사라졌다는 학회의 발표가 있었다. 즉 칡은 주독 해소에 최적이다.

칡의 꽃말은 '인내' 이다.

여성호르몬 석류의 650배

조선 시대에 각 가정에서는 칡뿌리를 채취하여 말려서 가루로 만들어 묵, 죽(粥), 국수, 다식(茶食), 엿 등에 다양하게 이용하였다. 흉년기에는 구황식량으로 먹었다.

칡은 70% 이상 수분으로 되어 있고, 칡잎에는 엽록소가 풍부하여 인체에 유익한 미네랄, 비타민 등이 함유되어 있어 몸 안의 독소를 해독하는 것으로 알려져 있다. 칡에는 당분, 섬유질, 단백질, 철분, 인, 다이드제인, 다이드진 등의 성분이 함유되어 있다.

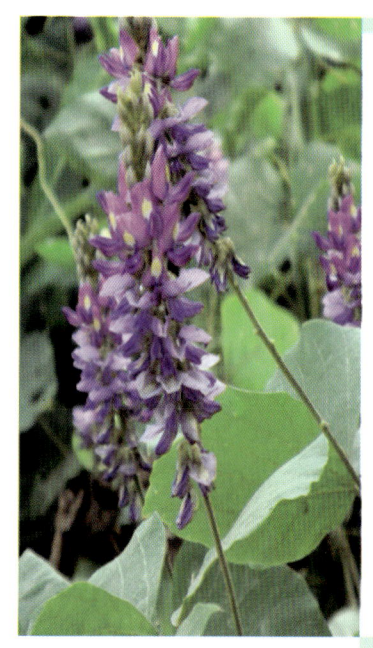

『동의보감』에는 "허(虛)해서 나는 갈증은 칡뿌리가 아니면 멎게 할 수 없다"고 했고, 『신농본초경(神農本草經)』에는 "갈근은 소갈(消渴)·신열·구토·마비를 다스리고 독을 풀어 주며 소화를 돕고 음기를 일으킨다"고 했고, 『본초강목』에는 "갈근은 울화를 흩어 버리고 술독을 풀어주며 갈꽃은 장풍을 다스린다"고 했다. 최근 약리 실험에서 갈근은 혈관을 수축시키고 혈당치를 내려 주어 해열 작용과 진경 작용이 있는 것으로 밝혀졌다.

칡뿌리는 땅 속 30cm 이상에서 채취해야 약효가 좋다. 칡즙을 만들 때는 봄에 물이 오르기 전이나 가을에 영양분이 뿌리에 있을 때 채취를 해야 약효가 좋기 때문에 1~2년생 뿌리가 좋다.

칡꽃에는 '푸에라린'이라는 성분이 있어 해독 작용과 혈액 순환에 좋고, 갈근은 피부의 모공을 이완시키고 혈액 순환을 개선하여 외감성으로 인한 발열, 두통, 목덜미가 뻣뻣한 것을 풀어준다. 또한 생진 작용이 있어서 갈증을 해소시키고, 열병으로 인해 가슴이 답답한 것과 당뇨에 좋다.

칡뿌리를 잘게 썰어 1회 20g씩 하루에 3번 4~12주 복용시킨 실험에서 환자의 혈청 콜레스테롤 수치가 현저하게 개선되는 것으로 입증되었다. 현대인은 육식 위주의 식생활로 인해 심혈관계 질환에 노출되기 쉬운데 칡즙으로 예방할 수 있다. 칡은 평소에 음식을 먹을 때 땀을 많이 흘리거나, 위염으로 구토를 하거나, 변비가 있으면서 구토를 자주 하는 사람은 식용해서는 안 된다. 갈근을 오랫동안 상복하면 위의 기능이 약해질 수 있기 때문이다.

한방에서 뿌리는 갈근, 꽃은 갈화로 부른다. 주로 소갈·중풍·해열·구토·진통·지혈·해독·숙취·구토·감기·편도선염·발한·해열·진경·승양에 사용하고, 잎과 뿌리는 주로 소갈·중풍·해열·구토·진통·지혈·해독·숙취·구토·감기·편도선염에 다른 약재와 처방한다.

민간에서 해독이나 지혈을 할 때 칡잎을 짓찧어 붙였고, 칡 어린 순으로 나물을 무쳐 먹었고, 칡꽃으로 술을 담가 먹었고, 위장(胃腸)이 좋지 않은 사람은 칡뿌리를 달여서 차(茶)로 만들어 먹었고, 칡으로 효소를 만들어 먹는다.

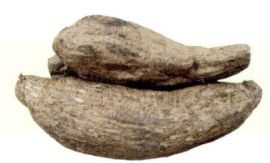

번식 • • •
칡은 씨로 번식한다.

| 약용으로 쓰는 나무 |

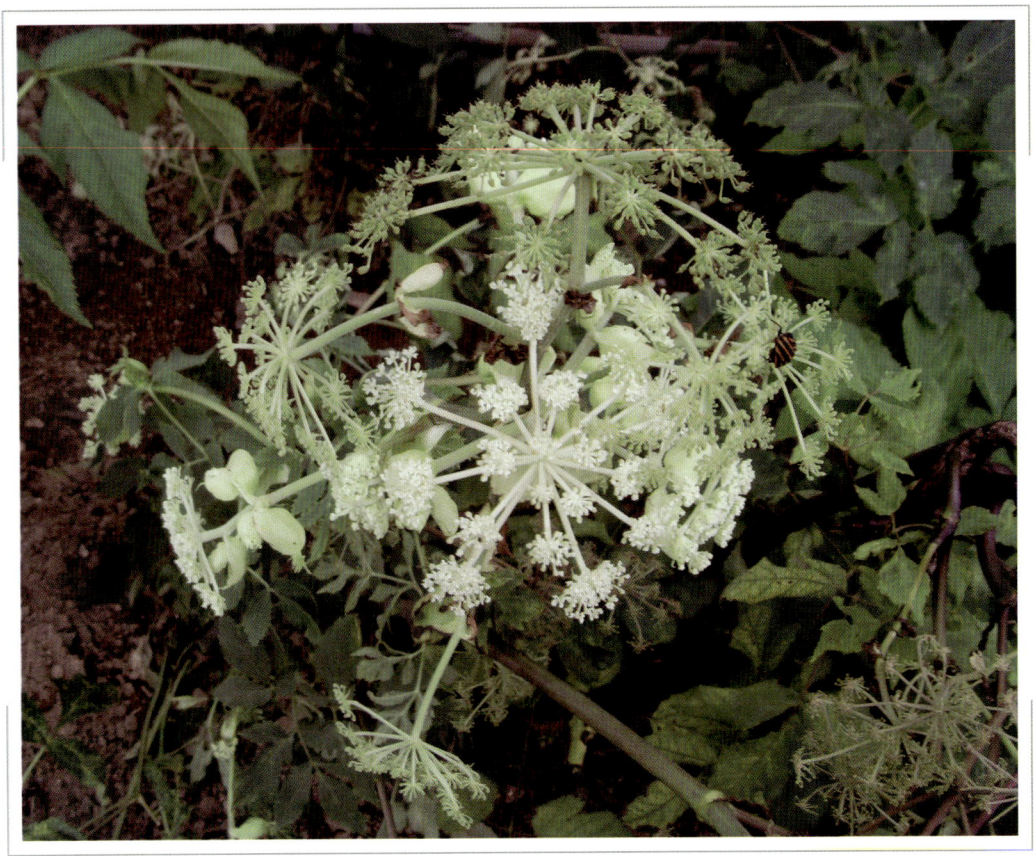

풍을 다스려 주는 중풍수(中風樹), 독활

독활은 전국의 산에서 자란다. 여러해살이풀로 높이는 1~1.5m 정도이고, 잎은 어긋나고, 꽃은 7~8월에 원줄기 끝 또는 윗부분의 잎겨드랑이에 큰 원추 꽃차례로 자라다가 다시 총상으로 갈라진 가지 끝에 둥근 산형으로 피고, 열매는 9~10월에 검은색으로 장과(漿果)로 여문다.

향이 좋다

줄기가 곧고 바람에 잘 흔들리지 않는다 하여 독활(獨活), 바람이 없을 때 저절로 움직인다 하여 독요초(獨搖草), 줄기와 잎에서 향이 있다 하여 향독활(香獨活), 땃두릅, 독골, 강청, 독요초, 구안독활 등 다른 이름으로 부른다.

독활은 전국의 산지에서 자생한다. 독활은 음지(陰地)에서 나무 같은 초본류로 산 속의 나무숲 사이에서 볼 수 있다.

독활의 꽃말은 '미인, 애절, 희생' 이다.

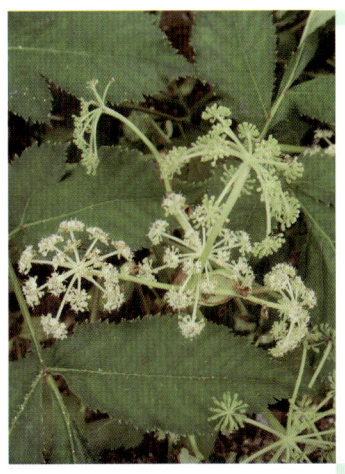

스태미나에 좋다

독활은 식용, 약용으로 가치가 높다. 독활은 독(毒)이 없어 잎, 줄기, 뿌리, 열매를 모두 약재로 쓴다. 독활에는 단백질, 탄수화물, 무기질, 철, 포도당, 녹말, 망간, 니켈 등이 함유되어 있다.

『동의보감』에서 "독활은 성질이 평하고 맛이 달고 쓰며 독은 없다. 온갖 적풍(賊風)과 뼈마디가 아픈 풍증(風症)에 쓴다. 중풍으로 목이 쉬고 눈이 비뚤어지고 팔다리를 쓰지 못하며 온 몸에 감각이 없고 힘줄과 뼈가 저리면서 아픈 것을 낫게 한다"고 했고, 『본초강목』에서 "독활은 체내에 잠복된 풍을 치료한다. 한습(寒濕)으로 생긴 비증(痺症)은 이것이 아니면 치료할 수 없다"고 했다.

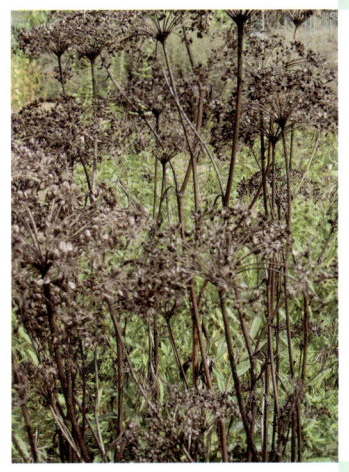

최근 동물 실험을 통해 심장 운동을 강화하고 성장호르몬 분비를 촉진하기 때문에 노화를 늦춰 주는 것으로 밝혀졌다. 노인성 질환인 골다공증과 치매나 알츠하이머병 예방과 치료에 가능성이 있는지 연구 중이다.

한방에서 뿌리를 독활(獨活)로 부른다. 약성이 독이 없고 맵고 쓰며 따뜻한 편으로 뿌리를 약재로 쓴다. 주로 중풍·반신불수·신경통·기관지염·정신분열증·위염·부종·강장·음위·해열·거담·소갈병·두통·요통·류머티즘에 다른 약재와 처방한다.

민간에서 이른 봄에 새순을 채취하여 끓는 물에 데쳐 초고추장에 찍어 먹었고, 생즙을 내어 강장제로 먹었고, 통풍에는 봄과 가을에 묵은 뿌리를 달여 먹었고, 줄기는 껍질을 벗겨 장아찌를 만들어 먹었다.

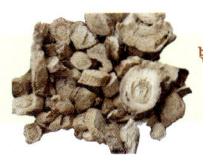

번식 ● ● ●
2~3월에 포기나누기를 하거나 10월경에 씨를 받아 2~3일 불린 후 화분에 뿌리거나 냉장 보관 후 이듬해 봄에 뿌린다.

| 약 용 으 로 쓰 는 나 무 |

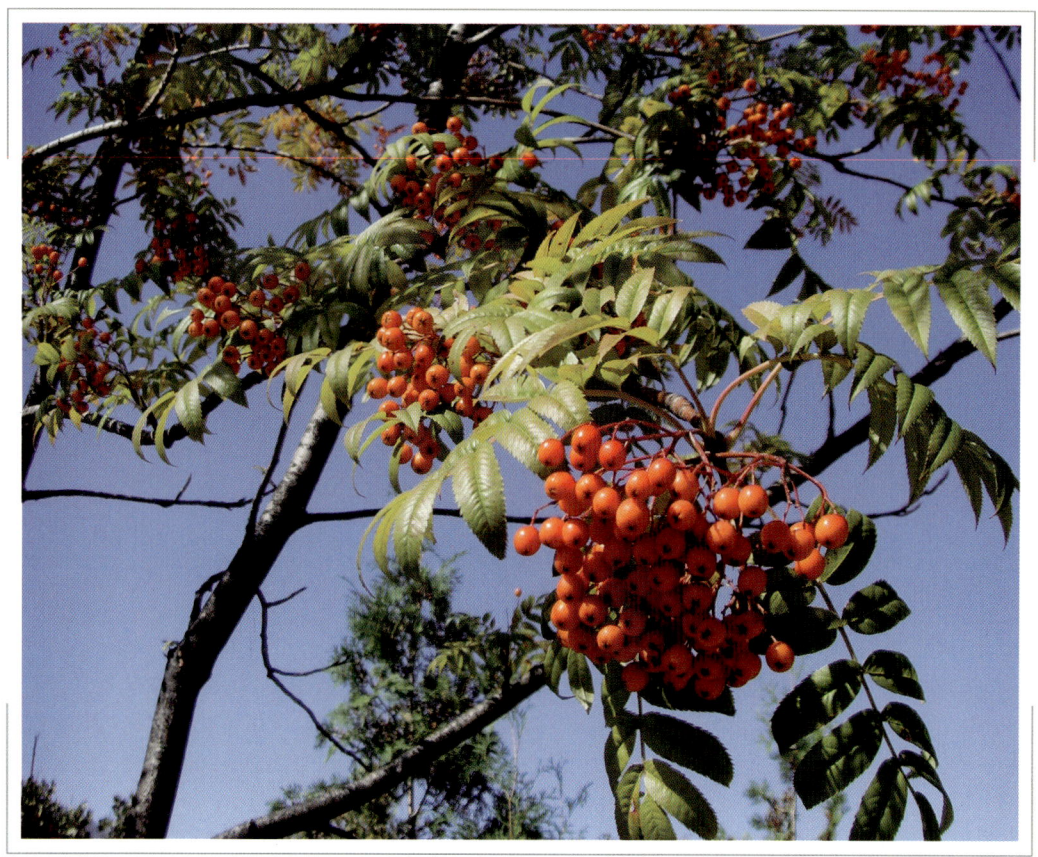

기관지에 좋은 폐수^{肺樹}, 마가목

마가목은 남부 지방 및 강원도 깊은 숲속에서 자란다. 갈잎작은큰키나무로 높이는 7~10m 정도이고, 꽃은 5~6월에 백색으로 피고, 열매는 10월에 지름 5~8mm의 둥글고 붉은색 이과로 여문다.

말(馬)을 닮다

마가목을 마아목(馬芽木)으로 한자를 쓰는 이유는 이른 봄에 눈을 트울 할 때 마가목의 모습이 말굽을 닮았고 줄기 껍질이 말가죽을 닮아 마가목으로 부른다. 우리나라에서 자생하는 마가목은 대부분 당마가목이다. 변종으로 잔털마가목, 녹마가목, 흰 털이 있는 흰털마가목, 갈색 털이 있는 차빛당마가목, 잎이 넓은 넓은잎당마가목 등이 있다. 마가목 줄기를 꺾으면 특이한 향이 나기 때문에 줄기를 잘게 썰어 명상이나 수행을 하는 사람이 마가목차(茶)로 먹는다.

마가목은 늦은 봄에 수많은 꽃들이 모여서 작은 다발을 만들고 이 작은 다발들이 다시 모여 꽃다발을 이루고 늦은 가을에 주황색 열매를 맺는다.

마가목은 약용, 관상수로 쓴다. 높은 산에서 자란다. 비교적 공해에 강하다. 남부 지방 및 강원도 깊은 산 숲속에서 자생한다.

마가목의 꽃말은 '신중, 조심'이다.

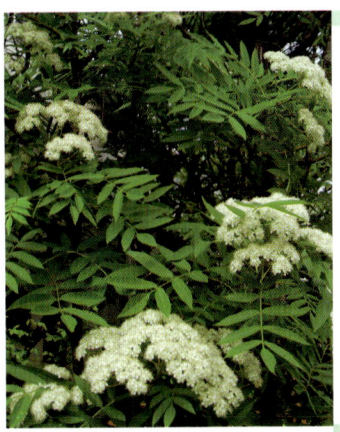

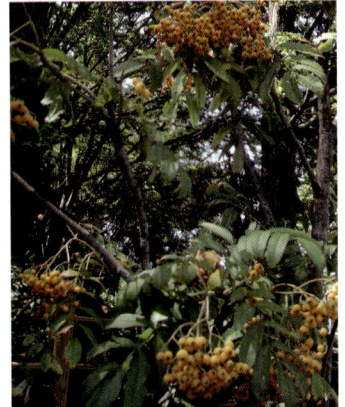

🌸 폐와 중풍에 효험

조선 시대『광제비급(廣濟秘級)』에서 "마가목으로 술을 담가 먹으면 서른여섯 가지 중풍을 모두 고칠 수 있다"고 기록되어 있으며 최근에는 폐와 관절염에 좋은 것으로 밝혀졌다.

마가목은 오래전부터 약용식물로 이용되어 왔다. 마가목은 성질이 따뜻하고 맛은 맵다. 낙엽이 진 후나 잎이 피기 전에 수피나 잔가지를 채취하여 약재로 쓴다. 마가목 열매와 기름은 기침과 관절염에 좋은 것으로 알려져 있다.

마가목은 신장의 기능을 강화해 주기 때문에 허리와 다리를 튼튼하게 하고 막힌 기혈(氣血)과 손발 마비에 좋고, 목을 많이 쓰는 사람에게 좋다. 중국에서는 마가목을 정공등(丁公藤)으로 쓴다. 마가목은 관절염, 류마티즘, 중풍, 고혈압, 신경통, 기관지염에 좋은 것으로 알려졌다.

한방에서 줄기 껍질을 정공피(丁公皮), 종자를 마가자로 부른다. 강장, 거풍, 진해, 이뇨, 거담, 지갈에 효능이 있고 신체허약, 요슬통, 기침이나 기관지염 등 폐 질환을 다스리는 데 다른 약재와 처방한다.

민간에서 열매가 빨갛게 익으면 채취하여 말려서 차(茶)나 술(酒)을 담가 먹었다. 가을에 성숙된 열매를 따서 효소를 담가 먹는다.

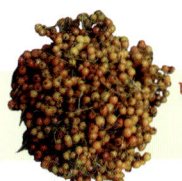

번식 • • •
가을에 종자를 따서 모래와 1:3의 비율로 섞어서 2년 동안 노천 매장하여 파종을 하거나 2년쯤 묘포에서 길러서 옮겨 심는다.

| 약 용 으 로 쓰 는 나 무 |

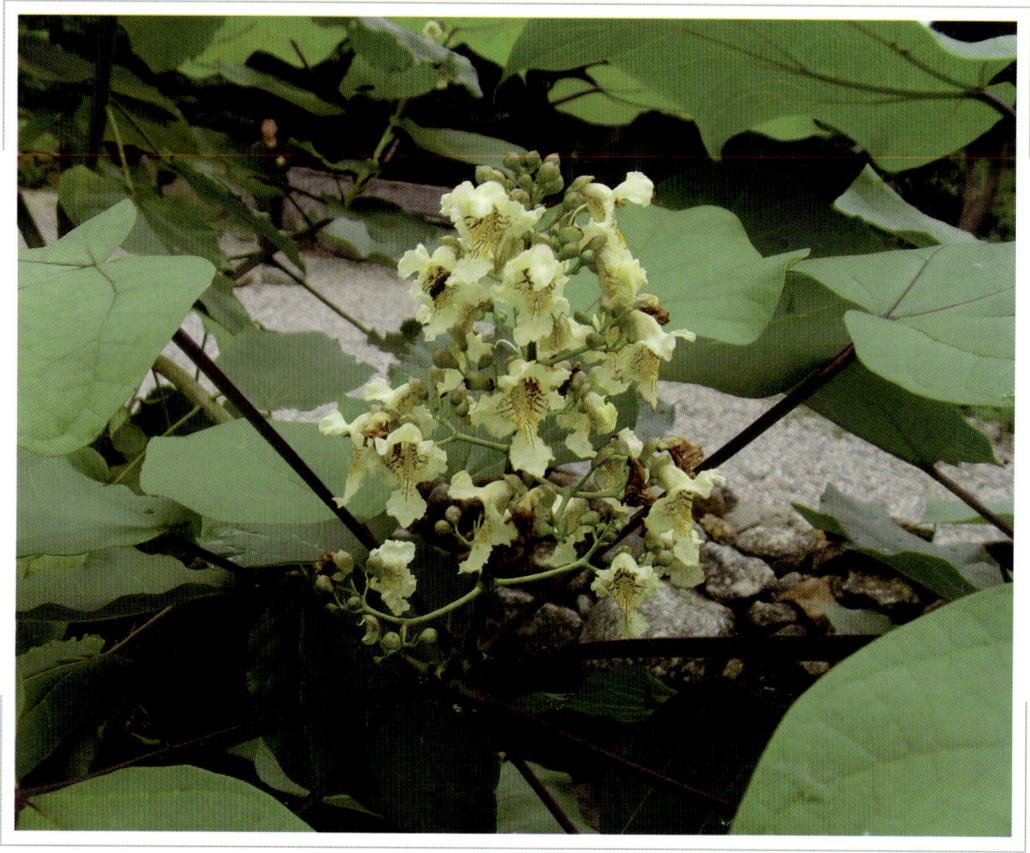

노인의 수염을 닮은 노인수^{老人樹}, 개오동나무

개오동나무는 중국이 원산지로 산과 들, 밭둑에 자란다. 능소화과의 낙엽 교목으로 높이는 10m 정도이고, 잎은 마주 나고, 표면은 자줏빛이 도는 녹색이고, 어린 가지는 간혹 털이 있고, 가지는 퍼지며 자란다. 꽃은 6월에 황백색으로 피고, 열매는 10월에 20~36cm의 장삭과가 여문다.

🌸 열매가 수염을 닮다

개오동나무는 열매가 노인의 수염을 닮아 노(老)나무로 부른다. 개오동나무는 집 주변이나 사찰 등에 심었다. 다른 이름으로 추(楸), 노관취(老鸛嘴), 목왕(木王), 화추(花楸), 수동(水桐), 취오동(臭梧桐), 꽃

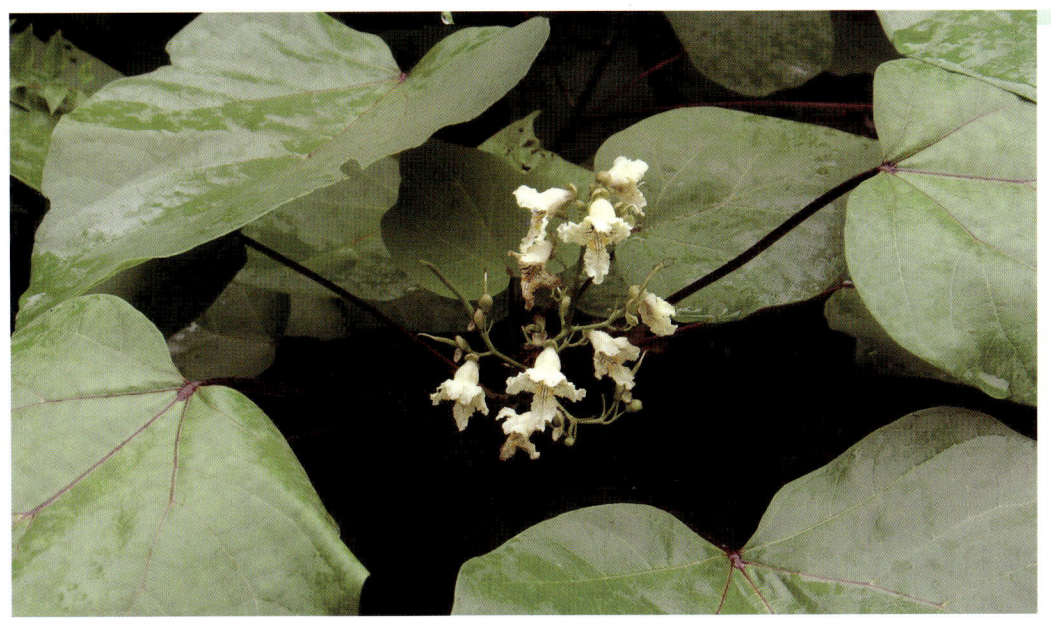

개오동, 향오동나무 등으로 부른다. 성지『盛志』에서 노관취는 덩굴 같으며 가지 사이에 각과(角果)가 열리는데 모양은 황새 부리처럼 생겼고 풍(風)을 다스리는 약이나 염료로 쓴다.

 개오동 가지와 잎을 채취하여 그늘에 말려 달여서 복수(腹水)나 악성 종기에 달여 먹었고, 신장병이나 부인병에는 개오동 열매가 익기 전에 따서 말려서 달여 먹었고, 개오동 껍질을 채취하여 말려서 달여 건위제로 먹었다.
개오동나무의 꽃말은 '젊음' 이다.

황달에 좋다

 개오동나무는 약용, 밀원용, 공업용, 관상용으로 가치가 높다.

 한방에서 뿌리 껍질 또는 줄기 껍질을 재백피(梓白皮), 열매를 재실(梓實)로 부른다. 이뇨, 청열, 해독, 살충의 효능이 있고, 주로 황달, 피부소양, 만성신염, 부종에 다른 약재와 처방한다.
 민간에서 꽃을 따서 차로 먹었다. 몸이 부었을 때 개오동과 접골목, 옥수수수염을 동냥으로 달여서 먹었다.

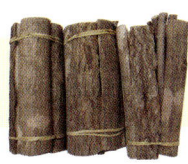

번식 • • •
 종자를 채취하여 전처리 없이 뿌리면 발아가 잘 된다.

| 약 용 으 로 쓰 는 나 무 |

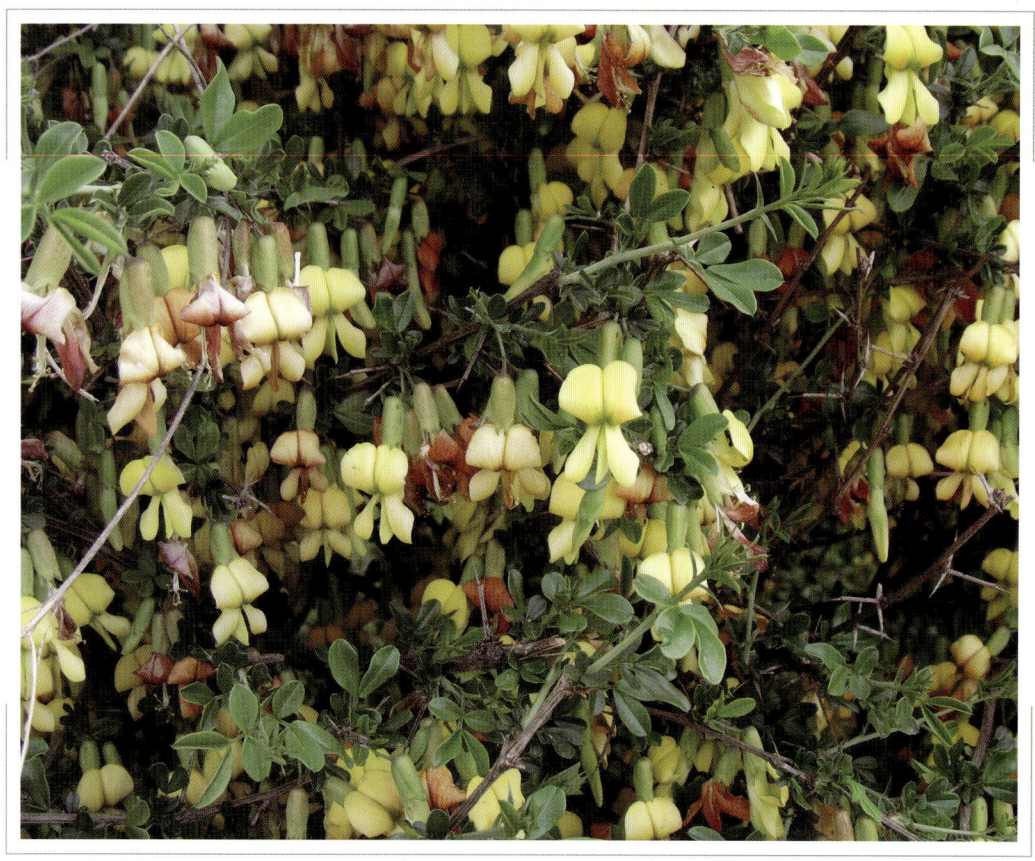

뼈에 좋은 골수(骨樹), 골담초

골담초는 콩과에 딸린 갈잎떨기나무이다. 중국이 원산지이며 꽃이 아름답기 때문에 중부 이남의 지역에서 흔히 관상용으로 심어 가꾸고 있다. 1m 안팎의 높이로 자라나는 키 작은 낙엽관목이다. 한 자리에서 많은 줄기가 자라나며 약간의 가지를 치면서 사방으로 비스듬히 퍼진다. 회갈색의 줄기에는 5개의 줄이 나 있고 마디마다 받침잎이 변한 작은 가시를 가지고 있다.

잎은 마디마다 서로 어긋나게 자리하고 깃털 꼴이며 4장의 잎 조각으로 이루어진다. 잎 조각의 생김새는 계란 꼴 또는 타원 꼴로 길이는 2~3cm이다. 잎 끝이 패어 있으며 가장자리는 밋밋하다. 잎겨드랑이에서 1cm 정도의 길이를 가진 꽃대 2개가 자라나 각기 1송이씩 꽃을 피운다. 꽃의 생김새는 나비 꼴로 길이는 2cm쯤 된다. 꽃이 핀 뒤에는 3~3.5cm의 길이를 가진 꼬투리를 맺는다.

의상 대사의 전설이 서린 부석사의 골담초

신라시대에 의상대사가 창건한 사찰, 경상북도 영주시 부석면 북지리에 있는 부석사(浮石寺)의 조사당(祖師堂, 국보 제19호) 추녀 밑에 일명 선비화(禪扉花)라고 불리는 콩과 낙엽관목인 골담초 1그루가 있다. 『택리지』에는 의상대사가 부석사를 창건한 후 도를 깨치고 서역 천축국(인도)으로 떠날 때 지팡이를 꽂으면서 '지팡이에 뿌리가 내리고 잎이 날 터이니 이 나무가 죽지 않으면 나도 죽지 않은 것으로 알라'고 했다는 내용이 나오는데 그 나무가 바로 골담초다.

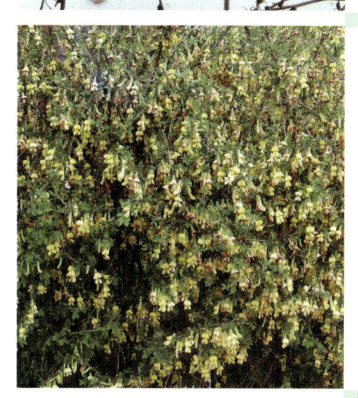

조선 광해군 때에 경상감사가 된 정조(鄭造)라는 자가 부석사에 와 이 골담초를 보고 '선인의 지팡이였던 나무로 내 지팡이를 만들겠다'라며 나무를 잘라 갔으나 다시 줄기가 뻗어 나와 전과 같이 잘 자랐고, 후에 나무를 잘라 간 정조는 역적으로 몰려 죽었다는 내용도 기록되어 있다. 퇴계 이황은 이 나무를 보고 '부석사비선화(浮石寺飛仙花)'라고 하는 시(詩)를 남기기도 했다.

아기를 못 낳는 부인이 이 골담초의 잎을 삶아 그 물을 마시면 아들을 낳는다는 속설이 내려와 나뭇잎을 마구 따 가는 바람에 나무가 많이 훼손되었다 한다. 높이 170cm, 뿌리 부분 굵기 5cm 정도밖에 안 되지만 수령이 최소 500년에 이른다고 알려진 부석사의 골담초는 현재 철책으로 둘러싸여 보호되고 있다.

골담초의 꽃말은 '겸손'이다.

신경통에 효과가 좋다

한방에서 뿌리를 약재로 쓰며 생약명은 골담근(骨擔根), 금작근(金雀根)이라 한다. 진통, 활혈 등의 효능이 있다. 적용 질환은 신경통, 통풍, 기침, 고혈압, 대하증 등이다.

민간에서 가을에 뿌리를 채취하여 잔뿌리를 따 버린 다음 햇볕에 말린다. 말린 약재를 잘게 썰어 1회에 5~10g씩 알맞은 양의 물로 서서히 달여서 아침저녁으로 조금씩 마시면 신경통에 효험이 있다고 한다. 많이 마시면 위험하다. 습진에는 약재를 달인 물로 환부를 닦아준다.

골담초 이야기

옛날에 한 여자가 병든 아버지를 위해 호랑이를 잡아 으로 쓰고 남은 뼈를 담 밑에 묻었는데 호랑이 발톱처럼 날카로운 가시와 눈동자 같은 노란 꽃을 지닌 나무가 자랐다.

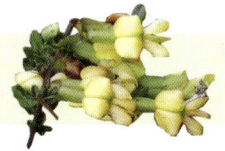

번식
골담초는 종자가 완벽하게 형성되지 않아 이것으로 번식시킬 수는 없고 근맹아나 새로 자란 가지를 삽목해야 한다.

| 약 용 으 로 쓰 는 나 무 |

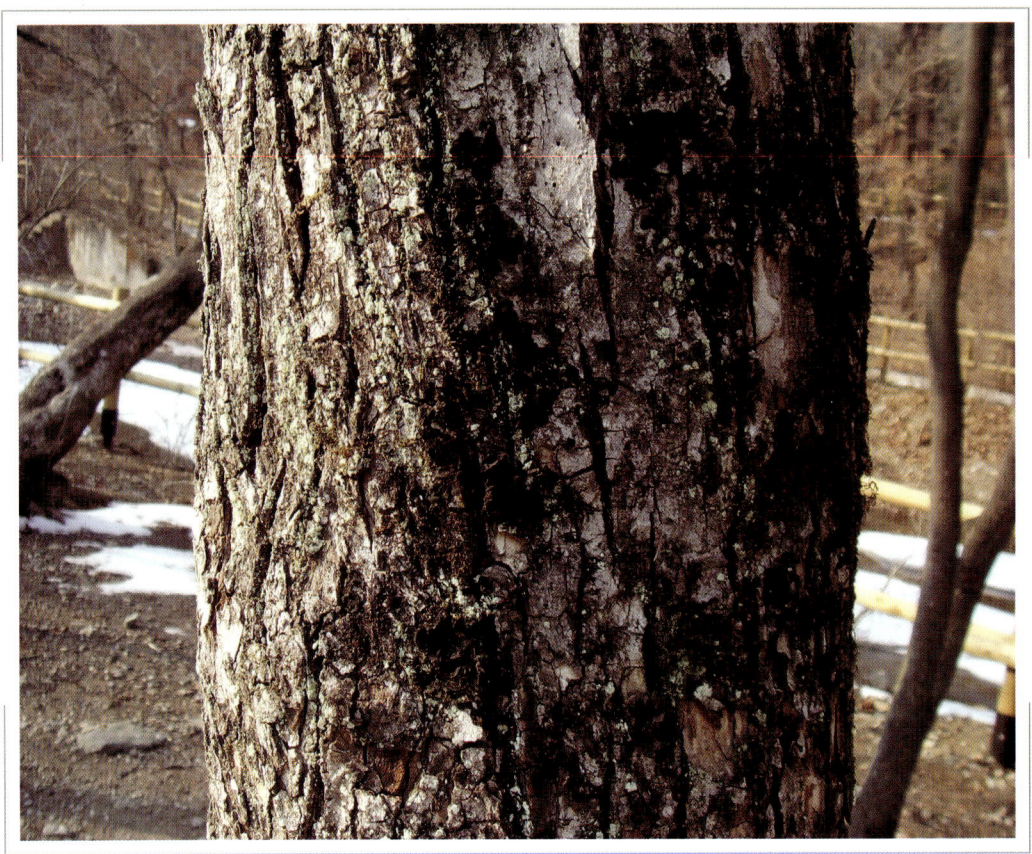

종기에 좋은 종기수(腫氣樹), 느릅나무

느릅나무는 춘유(春楡) 또는 가유(家楡)라고도 한다. 한국·일본·사할린·쿠릴 열도·중국 북부·동시베리아에 분포한다. 높이는 20m, 지름은 60cm이며, 나무껍질은 회갈색이고, 작은 가지에 적갈색의 짧은 털이 있다. 잎은 어긋나고 넓은 달걀을 거꾸로 세운 모양 또는 달걀을 거꾸로 세운 모양의 타원형이며 끝이 갑자기 뾰족해지고 잎 가장자리에 겹톱니가 있다. 잎 앞면은 거칠고 뒷면 맥 위에는 짧고 거센 털이 나 있다. 잎자루는 길이가 3~7mm이고 털이 있다.

꽃은 암수 한 그루이고 3월에 잎보다 먼저 피며 잎겨드랑이에 취산꽃차례를 이루며 7~15개가 모여 달린다. 화관은 종 모양이다. 열매는 시과이고 달걀을 거꾸로 세운 모양 또는 타원 모양이며 길이가 10~15mm이고 5~6월에 익으며 날개가 있다.

봄에 어린잎은 식용한다. 목재는 건축재·선박재·세공재·땔감 등으로 쓰인다.

🌼 북유럽의 신화

북유럽 신화에 의하면 신들은 느릅과 물푸레에서 인류 최초의 여자 엠블라와 최초의 남자 아스크(Askr)를 창조했다고 한다.

영국 등에서는 중세 이후 느릅에 포도덩굴을 감는 습관이 생기고, 이 조합을 서로의 인연을 이어주는 연물(緣物)로 보았기 때문에 결혼이나 좋은 인연의 심벌이 되었다.

그리스 신화에서는 명계(冥界)에서 아내 에우리디케를 따라서 돌아가지 못한 오르페우스가 슬픔으로 지내면서 켠 하프의 힘으로 이 세상에 난 나무라고 하는 것 외에, 포도와의 관련에서 디오니소스의 성목으로도 생각되었다.

또한 꿈의 신 모르페우스와도 결부되며, 그 밑에서 잠자는 자는 악몽에 시달린다 하였다.

느릅나무의 꽃말은 '고귀함' 이다.

한방에서 껍질을 유피(楡皮)라는 약재로 쓰는데, 치습(治濕)·이뇨제·소종독(消腫毒)에 사용한다.

민간에서 열매는 장아찌 등으로 이용한다. 어린잎은 따서 나물이나 녹즙으로도 이용하는데, 다이어트에 효과가 있다. 이뇨 작용이 있어 붓기 제거에 좋으나 많이 섭취하는 것은 좋지 않다.

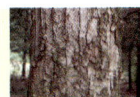

번식 • • •
5월 중순경에 잘 성숙된 종자를 채취하여 곧바로 파종한다.

곪은 상처를 낫게 해 주는 느릅나무

옛날 한 젊은 어머니와 어린 아들이 산길을 가다가 아들이 비탈에서 굴러 떨어져 엉덩이 살이 찢겨 나가고 심하게 다쳤다.

어머니는 좋다는 약은 이것저것 구하여 다 써 보았으나 상처는 낫지 않고 점점 심하게 곪아서 마침내 목숨이 위독한 지경에 이르렀다.

어느 날 어머니는 밤을 새워 아들을 간호하다 지쳐서 잠이 들었는데 꿈에 수염이 하얀 노인이 나타나서는 '아들이 죽어 가는데 어째서 잠만 자고 있느냐' 면서 야단을 치더니 대문 앞에 있는 나무를 가리키며 '이 나무의 껍질을 짓찧어 곪은 상처에 붙이도록 하라' 고 일렀다.

놀라서 깨어난 어머니는 대문 앞에 있는 나무의 껍질을 조금 벗겨서 짓찧어 아들의 상처에 붙이고 천으로 잘 감싸주었다.

과연 며칠 지나지 않아 곪은 상처에서 고름이다 빠져 나오고 새살이 돋아 나오기 시작하여 한 달쯤 뒤에는 완전히 나았다.

아들의 곪은 상처를 낫게 한 것이 바로 느릅나무다.

| 약 용 으 로 쓰 는 나 무 |

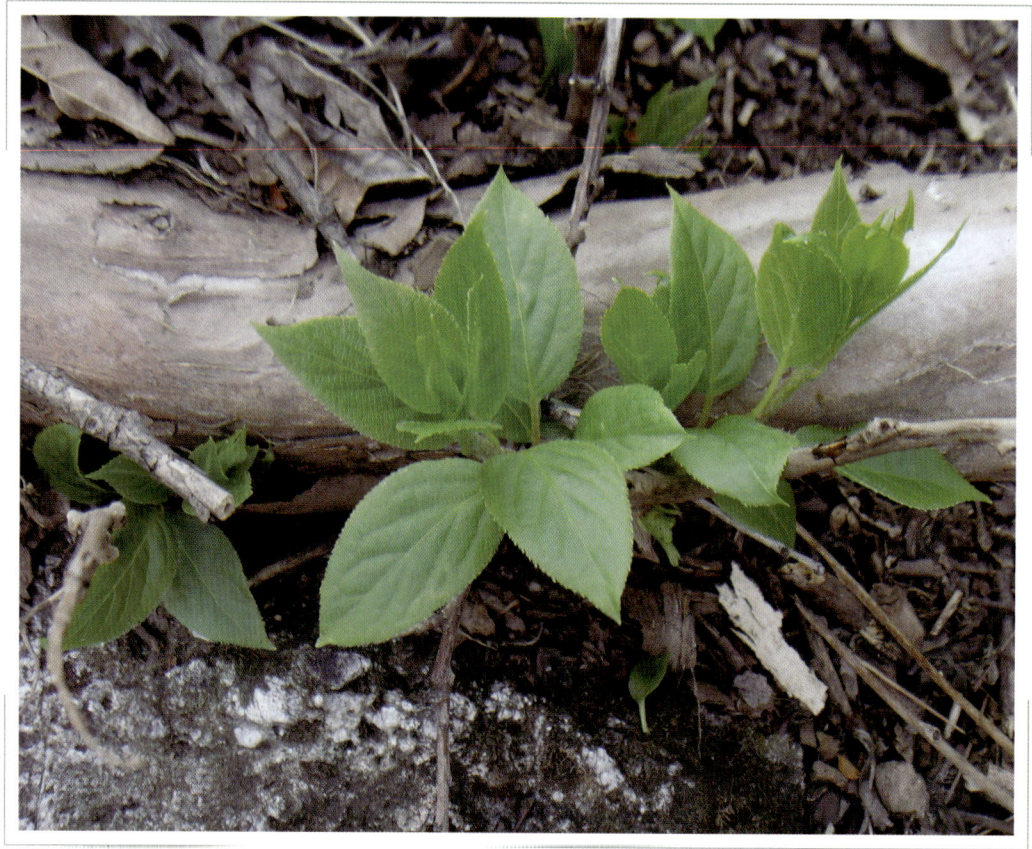

당뇨에 좋은 소갈수消渴樹, 다래나무

다래나무는 깊은 산 속에서 자란다. 갈잎덩굴나무로 길이 5~10m 정도이고, 타원형의 잎이 어긋나고, 가장자리에 날카로운 톱니가 있다. 줄기는 다른 물체를 감거나 기댄다. 꽃은 5~6월에 3~6송이씩 모여 흰색으로 피고, 열매는 10월에 타원형이나 불규칙한 타원형의 녹색으로 여문다.

당뇨에 좋다

최근 다래나무의 수액은 당뇨, 열매는 통풍에 좋다 하여 약초꾼에게 수난을 당하고 있는 중이다. 다래나무는 고로쇠나무, 수나무, 자작나무 등과 함께 나무의 피라고 할 수 있는 수액을 이른 봄에 꽃이 핀 후에 뿌리 근처나 수피 밑둥에 구멍을 내어 수액을 받는다.

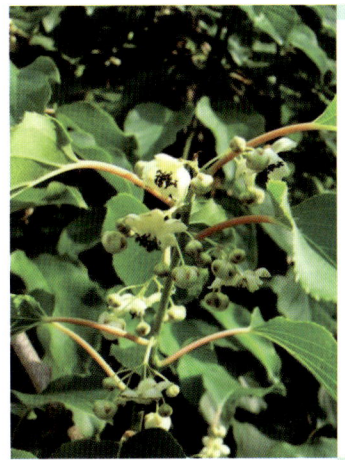

　사람이 먹을 수 있는 다래는 녹색으로 개다래와 구분하여 참다래로 부른다. 다른 이름으로 못좃다래, 묵다래, 말다래, 쥐다래, 등천료(藤天蓼) 등으로 부른다.
　『동의보감』에서 다래를 "소시, 고욤과 유사하여 우내시와 같은 작은 감"에 비유를 하고 열매는 대추처럼 작고 긴 모양을 하고 색깔은 청색이며 맛이 좋다고 기록하고 있지만 전혀 다르다.

　서울 창경궁 비원의 다래나무는 수령이 약 600년 정도이고 줄기를 감당하지 못하여 지주를 받쳐 천연기념물 제252호로 지정하여 보호하고 있다. 다래나무는 식용, 약용으로 가치가 높다. 예로부터 노인이 다래나무로 지팡이를 짚으면 허리 통증이 사라진다는 속설이 있다.
　다래나무의 꽃말은 '깊은 사랑'이다.

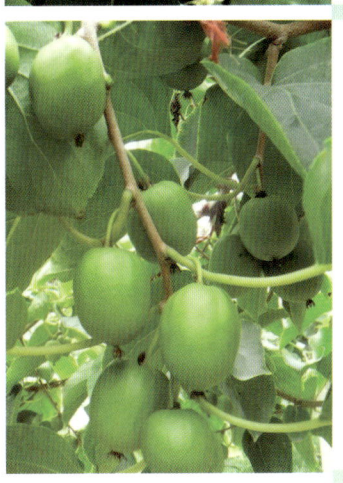

🌿 통풍에 좋다

　일반 다래보다 벌레집이 있고 울퉁불퉁한 열매인 쥐(鼠)다래를 약재로 쓴다.

　한방에서 가지와 잎을 목천료(木天蓼), 뿌리를 목천료근(木天蓼根)으로 부른다. 치통, 요통, 통풍, 신경통, 류머티즘에 다른 약재와 처방한다.
　민간에서 봄에 새순을 따서 끓는 물에 살짝 데쳐서 나물로 무쳐 먹거나, 혈액 순환을 좋게 할 때는 목욕탕에 잎을 풀어 목욕을 했고, 가을에 열매를 따서 술이나 효소로 담가 먹는다.

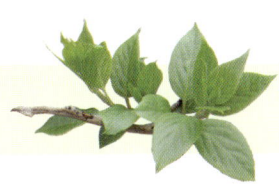

번식 • • •
꺾꽂이, 포기나누기로 번식한다.

| 약 용 으 로 쓰 는 나 무 |

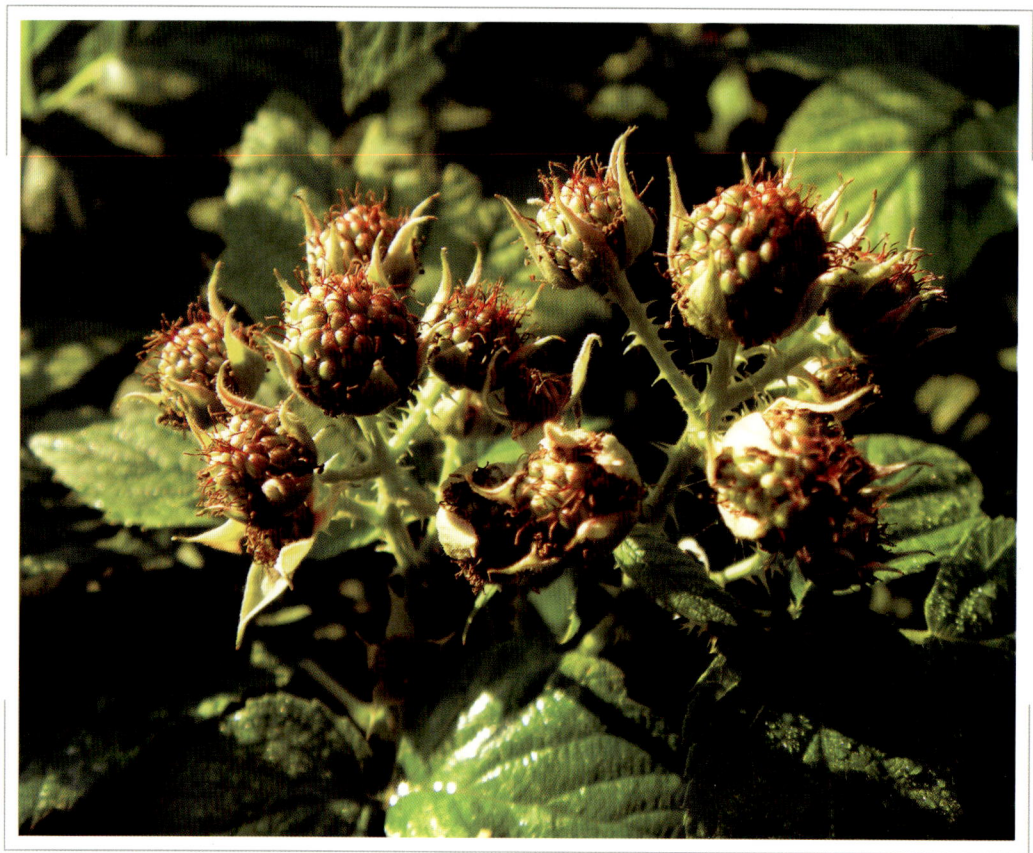

정력에 좋은 정력수^{精力樹}, 복분자딸기

복분자딸기는 산지 경사면이나 밭에 심는다. 장미과의 낙엽 관목으로 높이는 3m 정도이고, 잎은 서로 어긋나며, 잔잎은 끝에 톱니가 있고, 잎자루에 가시가 있다. 꽃은 5~6월에 연한 붉은 빛이 도는 흰색으로 피고, 열매는 7~8월에 익으면서 붉은색에서 검은색 장과(漿果)⁵⁴⁾가 여문다.

한국의 와인

복분자는 미국 농무부(USDA)에서 항산화 성분이 가장 풍부한 식품으로 선정되었고, 우리나라에서도 2000년, 2005년 ASEM, 2005년 APEC 정상회의, 노벨평화상 수상자 정상회의, 청와대 행사 때마

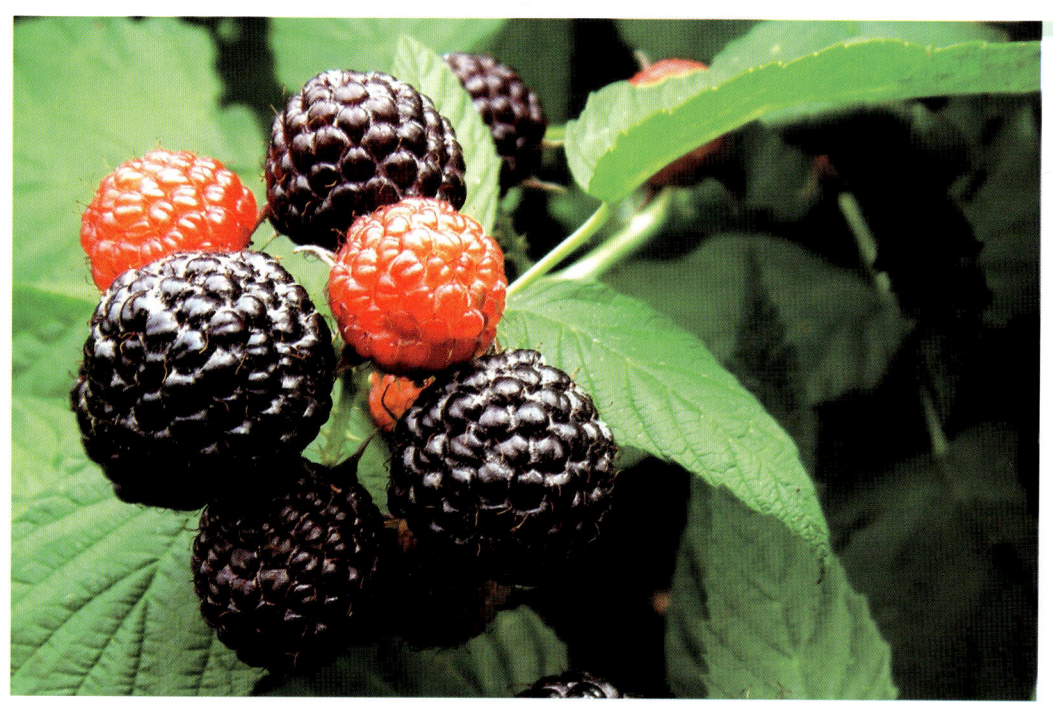

다 만찬주로 선정될 정도로 맛과 향이 좋다.

전통 의서에서 산딸기인 복분자(覆盆子)를 "성인이 먹으면 오줌 줄기가 세져서 요강이 엎어진다"고 할 정도로 정력과 스태미나 강화에 좋은 것으로 알려져 있다. 복분자 외에 줄딸기, 곰딸기, 멍석딸기 등 20여 종이 있다.

복분자는 바다의 해풍을 맞으며 자라야 효능이 좋은 것으로 알려져 있고, 고창 선운사 앞 하천의 벌에서 잡히는 풍천 장어와 함께 먹으면 효과를 볼 수 있다. 최근에 복분자주(酒), 효소 음료, 차, 유제품, 과자, 잼 등으로 먹는다. 프랑스에 와인이 있다면 우리나라의 복분자 와인은 웰빙의 붐을 타고 재배지가 확산되고 건강식품으로 각광을 받고 있다.

복분자는 식용, 약용, 공업용, 밀원용으로 가치가 높다. 복분자에는 인체의 유해 산소를 없애고 노화를 막아 주는 항산화 효과가 탁월한 폴리페놀이 풍부하다. 조선대학교 약리학 교실 임동윤 교수팀이 전북 고창에서 생산된 복분자를 대상으로 연구한 결과에 의하면 프랑스 와인보다 28% 가량 높은 것으로 밝혀졌다.

복분자딸기의 꽃말은 '질투'이다.

---

54) 살과 씨가 많은 과실

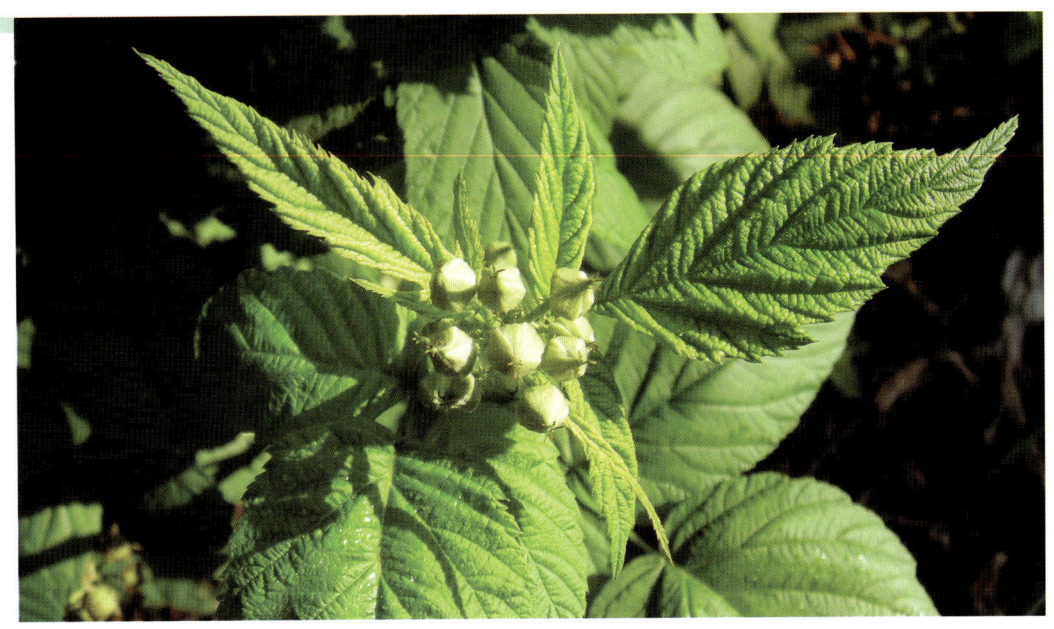

🌿 스태미나에 좋아

　복분자는 독이 없어 열매, 잎, 뿌리, 꽃 모두를 약재로 쓴다. 최근 약리 실험에서 항산화 효과가 있어 심혈관 질환에 좋은 플라보노이드(flavonoids)와 안토시안(anthocyan) 색소와 항암 효과가 있는 트리테르펜 사포닌(triterpene saponin)이 함유되어 있다.
　복분자에는 신경 독소 물질을 억제하는 작용이 있어 치매와 뇌졸중 예방에 좋다.

　『동의보감』에서 복분자는 "성질은 평함. 맛이 달고 시며 독이 없다. 남자의 신기(腎氣)가 허하고 정액이 고갈된 것과 여자가 임신되지 않는 것을 치료하고, 남자의 발기 부전을 낫게 하고 기운을 도와 몸을 가볍게 하여 머리털이 희어지지 않게 한다" 고 했다.

　한방에서 생약명은 덜 익은 열매를 복분자(覆盆子)로 부른다. 신(腎)의 기능 허약으로 인한 유뇨(遺尿), 몽정(夢精), 유정(遺精), 강장에 다른 약재와 처방한다.
　민간에서 검게 익은 성숙한 열매를 생으로 먹었고, 멍울이 있을 때 뿌리를 달여 먹었고, 눈병에는 잎을 즙을 내서 먹었고, 신경쇠약에는 꽃을 따서 달여 먹었다.

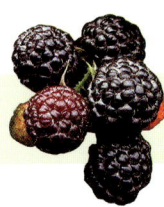

번식 • • •
　복분자딸기는 분주나 근맹아로 번식이 비교적 잘 되며 종자 파종도 가능하지만 좋은 품종의 형질을 유지하려면 무성 번식을 한다.

| 약 용 으 로 쓰 는 나 무 |

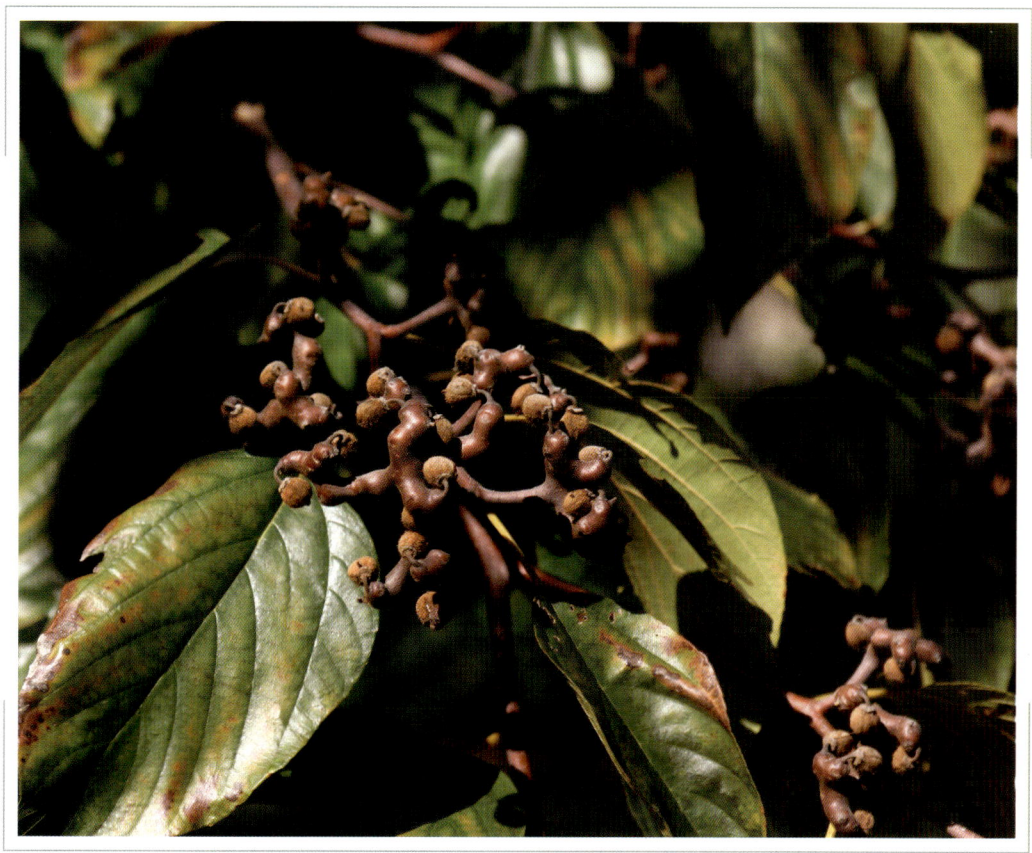

간에 좋은 간수^{肝樹}, 헛개나무

헛개나무는 갈매나무과에 속하는 큰키나무로 우리나라 중부 지방의 해발 50~800m에 자라는 향토 수종이다. 추위에 강하고 내음력이 있으며 나무높이는 10~15m까지 생장하는 특성을 가지고 있다. 일명 지구자나무, 호깨나무, 호리깨나무, 볼게나무, 벌나무 또는 봉목(蜂木) 등 다양한 이름으로 불린다. 이름에서 알 수 있듯이 벌들이 헛개나무를 좋아한다.

헛개나무는 개화 시기는 6월 중순~7월 중순에 꽃이 피는데 이때는 아까시나무 꽃이 진 이후여서 벌들의 채밀 기간이 길고, 취산화서의 꽃차례를 가지기 때문에 벌이 꿀을 모으는 데도 매우 효율적이라 밀원수종으로 아주 좋은 특용 수종이다.

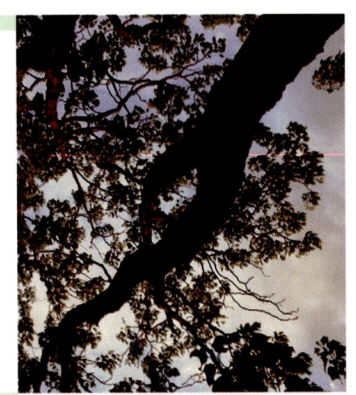

🍇 밀원식물의 대표, 헛개나무

밀원식물이란 꿀벌이 꽃꿀을 찾아 날아드는 식물을 말한다. 시중에 판매되고 있는 많은 벌꿀의 원천이기도 한 밀원식물로 보통 떠올리는 것은 제주도의 유채, 강원도의 메밀, 아까시나무, 소나무 등일 테지만, 헛개나무도 밀원식물에서 빼놓을 수 없는 나무다.

🍇 간 기능 개선에 좋다

피로를 자주 느낀다면 간 건강을 의심해 봐야 할 정도로 피로와 간은 밀접한 관계를 가지고 있다. 때문에 간이 건강하면 피로도 자연스럽게 회복될 수 있다는 것은 자명한 사실. 헛개나무 열매는 간을 보호하고 회복시켜 원기 회복에 좋은 음식이다.

헛개나무 열매의 효능에는 알코올을 빠르게 분해하고 해독하여 간이 손상되는 것을 막고 간 기능을 개선시켜 만성피로나 누적된 피로로 떨어진 면역력을 효과적으로 회복시켜 준다고 알려져 있다. 또한 대사 작용을 향상시켜 간 세포 생성을 촉진하여 지방간에 좋은 음식으로 평가받고 있다.

과음으로 인한 숙취를 빠르게 해소시켜 주고 근육통증 완화와 관절염에도 효과가 있으며, 대사작용 활성화로 변비 개선에도 도움을 주는 것이 헛개나무 열매의 효능이다.

헛개나무의 꽃말은 '관심, 희생' 이다.

한방에서 중국 명나라의 의서(醫書) 『본초강목』에서도 헛개나무의 효능이 나와 있다. '헛개나무는 숙취 해소, 주독 해소, 구취 제거 및 간 해독, 변비에 탁월한 효과가 있고, 생즙은 술독을 풀고 구역질을 멎게 한다' 고 하였다.

민간에서 숙취 해소, 주독 해소, 구취제거 등의 효능을 더욱 높이기 위해 다른 약재와 혼합하여 효소를 만들어 복용한다. 하지만 헛개나무는 다량을 복용하면 좋지 않을 수도 있으므로 체질에 따라 조절해서 복용해야 한다.

번식 • • •
종자를 모래와 섞어 저온 저장 또는 흙에 묻어 보관한다. 2~3월에 파종을 한다. 파종 후, 2년째에 싹을 틔운다.

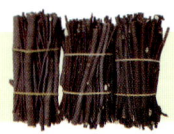

| 약 용 으 로 쓰 는 나 무 |

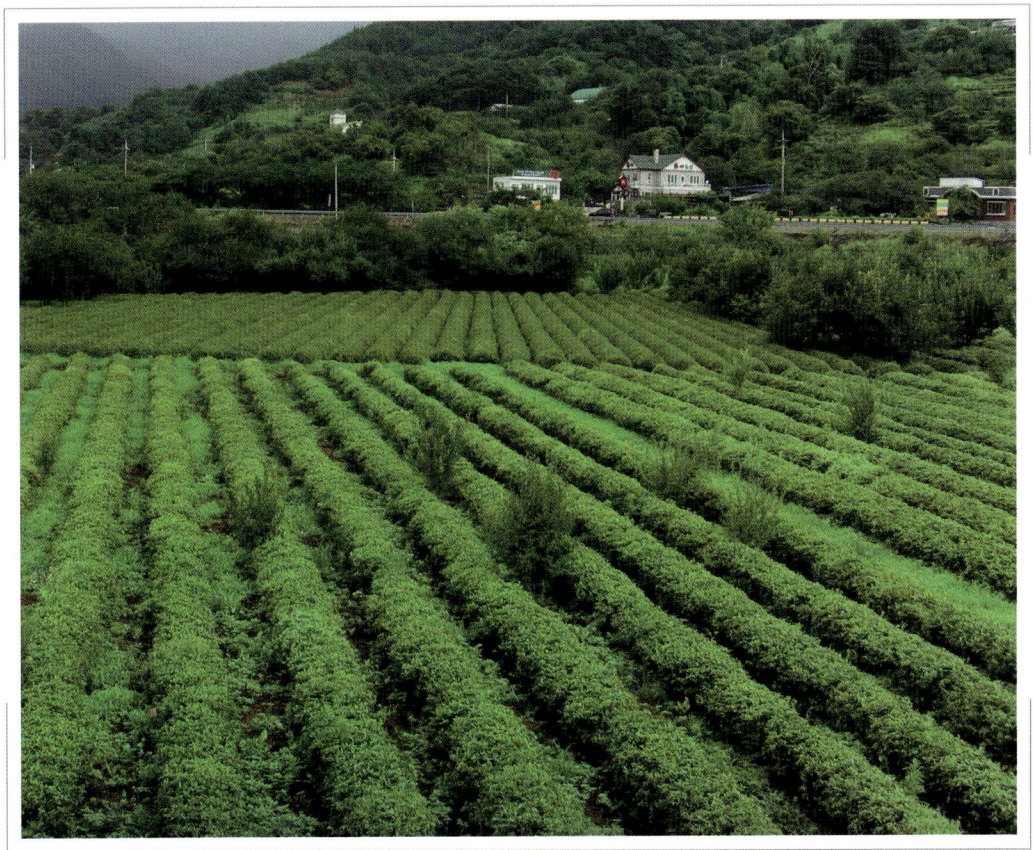

건강에 유익한 건강수健康樹, 차나무

차나무의 원산지는 중국과 티베트이고, 우리나라는 남도 지방에서 심는다. 늘푸른떨기나무로 높이 2~3m 정도이고, 잎은 타원형으로 잎이 어긋나고, 가장자리는 가는 톱니가 있다. 꽃은 10~11월에 잎겨드랑이나 가지 끝에서 1~3송이씩 밑을 향해 흰색으로 피고, 열매는 꽃이 핀 이듬해 10월에 둥글게 여문다.

🌸 마음을 다스리는 명약

예로부터 우리 조상은 차나무에서 잎을 채취하여 말린 건엽을 마시고 약용으로 활용하였고, 차나무

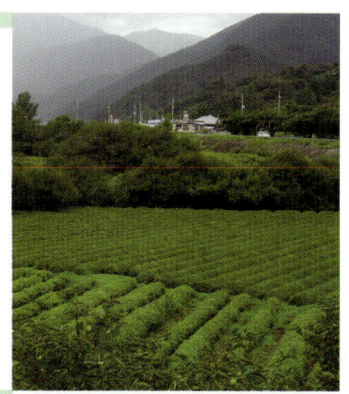

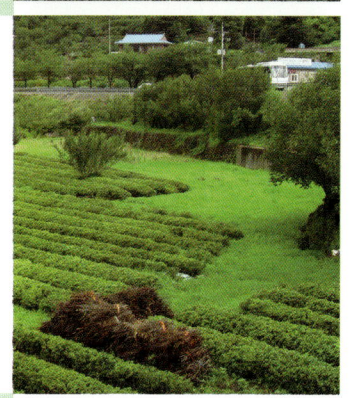

부근에 살고 있던 내지(內地)들이 조다(粗茶)를 만들어 장려하기도 했다. 차나무는 다수(茶樹), 다엽수(茶葉樹), 가다(家茶), 작설차(雀舌茶), 다수자(茶樹子), 다나무 등으로 부른다.

『동국통감』에서 신라의 대렴(大廉)이 당나라에서 차나무의 씨를 가지고 와서 왕의 어명으로 지리산에 심었다고 한다. 그래서 그런지 지리산 주변 하동, 악양, 보성 등지는 차의 주산지로 각광을 받고 있다. 오늘날 중국의 보이차나 홍차가 유명하지만 우리 땅에서 자생하는 보성과 하동 녹차도 각광을 받고 있다.

『약초건강』에서 "차나무 잎을 달여 수시로 마시면 건강에 이롭다"고 기록된 것을 볼 때 차는 정신적으로 육체적으로 건강에 좋다.

차나무는 식용, 약용, 공업용으로 가치가 높다. 민간에서는 새싹, 꽃, 잎, 나무껍질을 차의 재료로 쓴다. 잎은 봄에, 뿌리는 수시로, 열매는 가을에 채취하여 말려서 쓴다. 열매로 기름을 짜고, 목재는 단추 재료로 쓰고, 차나무는 생울타리로 조성하기도 한다.

차나무의 꽃말은 '기쁨'이다.

심신(心身)에 좋다

차에는 카페인, 탄닌, 비타민 A와 C 및 루틴(Rutin)이라는 항산화 물질과 무기염료 등이 함유되어 있다. 『동의보감』에서 차를 지속적으로 마시면 심장이 강해지고, 열이 내리고, 갈증을 해소할 뿐만 아니라 소화를 돕고 머리를 맑게 하고 이뇨 작용에 도움을 준다고 했듯이 건강에 이롭다고 할 수 있다. 그러나 지나치게 마시면 몸 안의 체액이 감소되어 잠을 못 이룰 수도 있다.

한방에서 잎을 다엽(茶葉), 열매를 다자(茶子), 꽃을 다화(茶花)로 부른다. 주로 두통, 목현(目眩), 화담(化痰), 제번열(除煩熱), 심번구갈에 효능이 있고, 주로 신경성과 마음을 다스리는 데 다른 약재와 처방한다.

민간에서 먹을 수꽃이나 잎을 따서 말린 후 차로 달여 먹는다. 소변이 원활하지 않을 때 차를 마신다.

홍차 이야기

옛날에 유럽의 한 무역회사 직원이 중국에서 녹차를 사서 싣고 가는 중에 배 안의 습기 때문에 검게 변했지만 그냥 버리기가 아까워 차로 끓여 먹었더니 맛과 향이 좋아 오늘날 홍차로 탄생했다.

번식 • • •
차나무는 씨, 꺾꽂이로 번식한다.

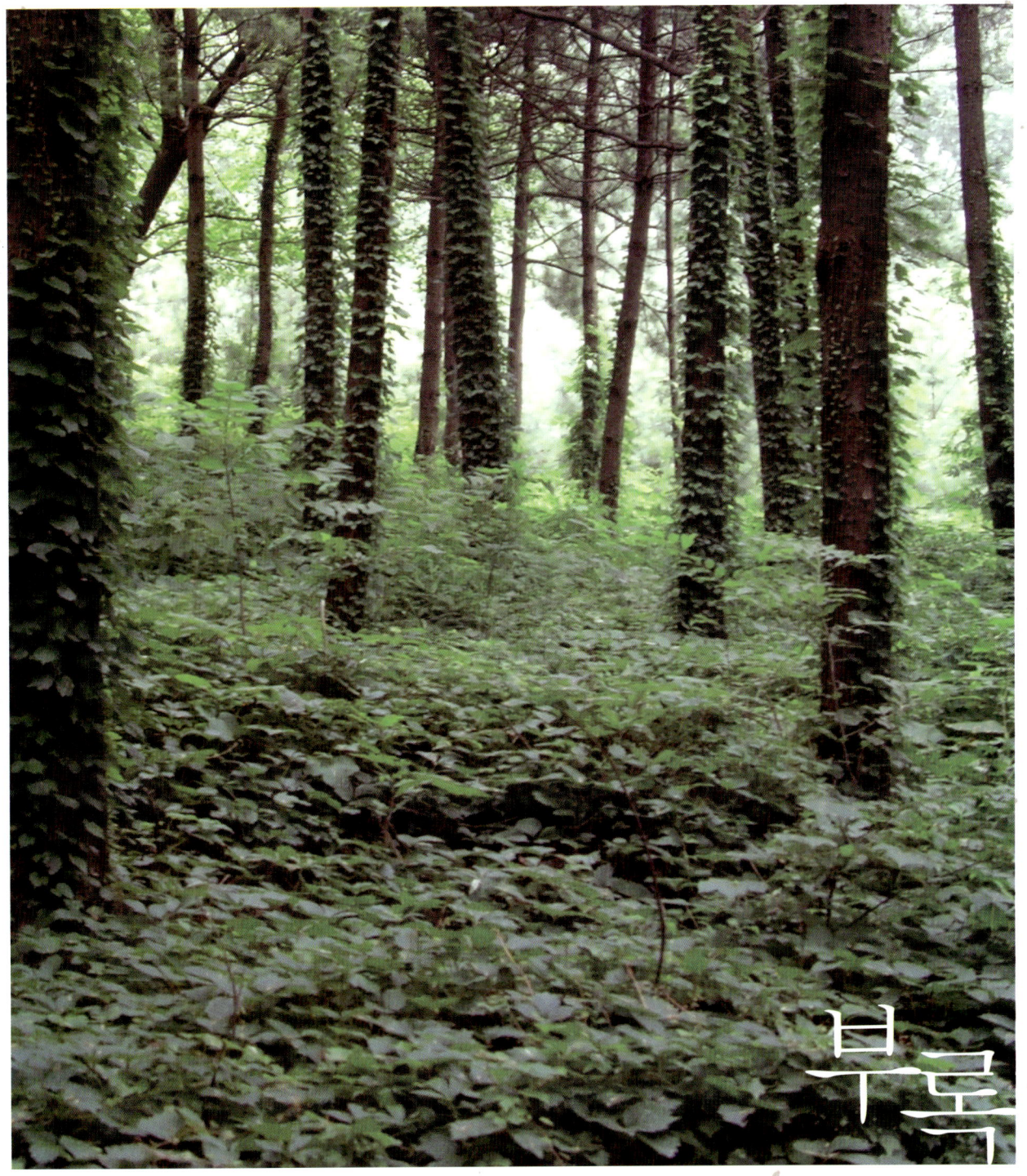

부록

부록Ⅰ _ 약용나무 · 부록Ⅱ _ 천연기념물이란? | 식물원 · 수목원 현황 | 자연휴양림 현황 | 한국의 식물 천연기념물 | 수목용어해설

| 부록 I _ 약용나무 |

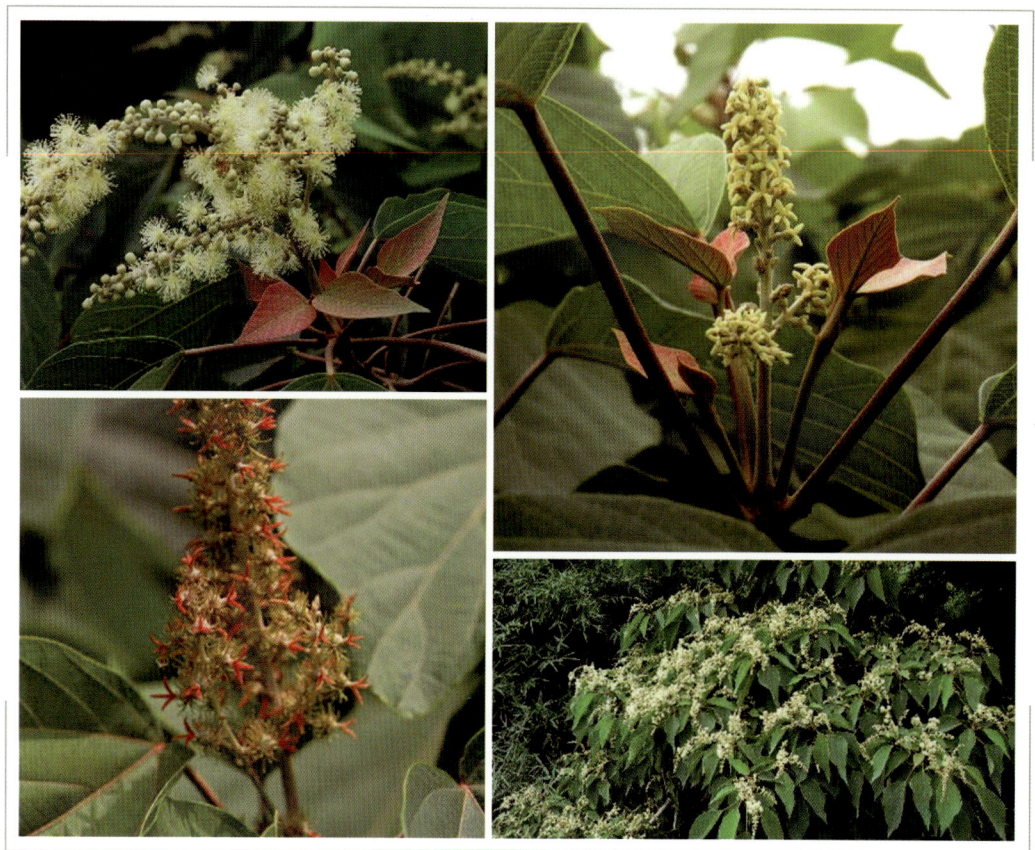

예덕나무

새싹은 붉은색이며 잎이 떡갈나무 잎과 닮았는데, 떡갈나무는 참나무과로 과가 다르다. 말린 나무껍질을 달이면 위염과 위궤양에 좋고, 건조시킨 잎을 달인 엑기스는 치질, 벌레 물려 부은 곳에 좋고, 말린 잎을 목욕제로 쓰면 땀띠를 없애는 데도 효과적이다. 잎은 여름에, 나무껍질은 가을에 채취하여 햇볕에 말린다.

한방에서 나무껍질, 잎은 햇볕에 말린 것을 달여 마신다. 위염, 위궤양(나무껍질), 치질, 벌레 물려 부은 데, 땀띠(잎)에 좋다.

| 부록 I _ 약 용 나 무 |

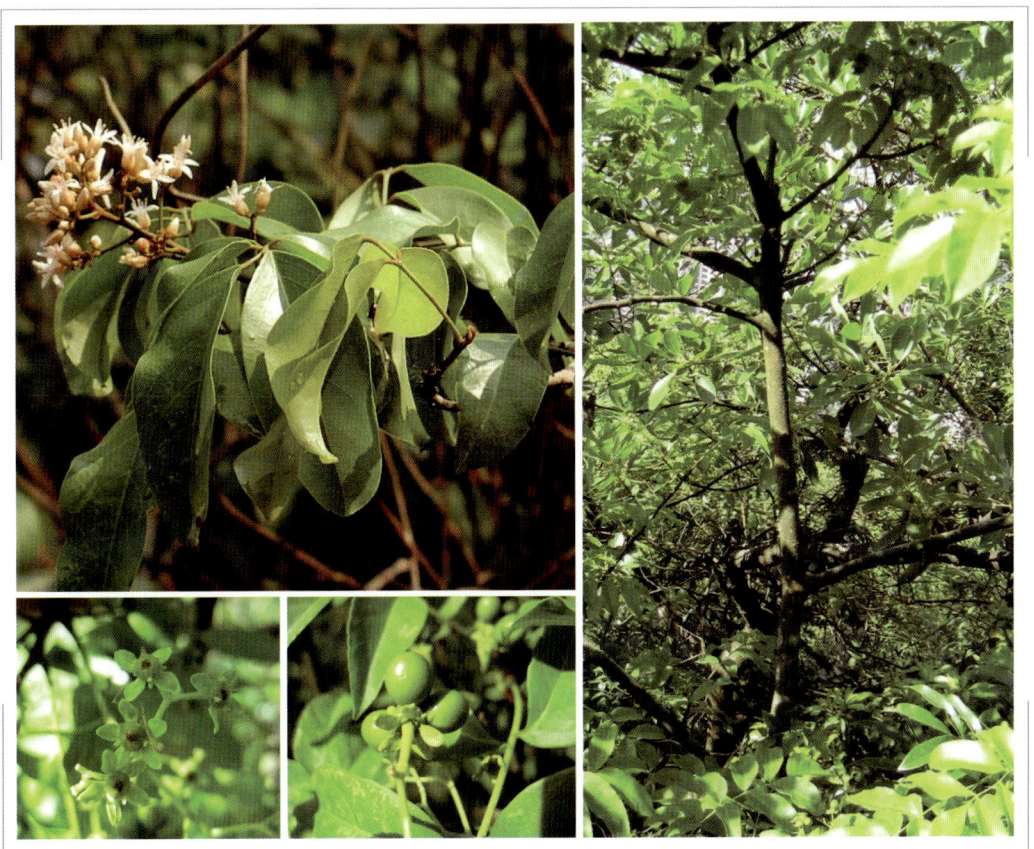

소태나무

나무껍질을 벗기면 노란색의 수목이 드러나는데 매우 쓰다. 흔히 아주 쓴 맛을 '소태맛'이라고 하는 이유이다. 건위제(健胃製)로 배합하거나 가루로 복용하거나 달여서 복용한다. 소화불량, 설사, 위장염 등에도 효과가 있다. 또한 나무껍질을 끓인 액체는 구충제로도 사용되며, 농작물 살충제 효과도 있다.

한방에서 나무껍질을 햇볕에 말린 후 달여 마신다. 건위, 설사, 구충제, 소화불량, 위장염 등에 효과가 있다.

| 부록 I _ 약 용 나 무 |

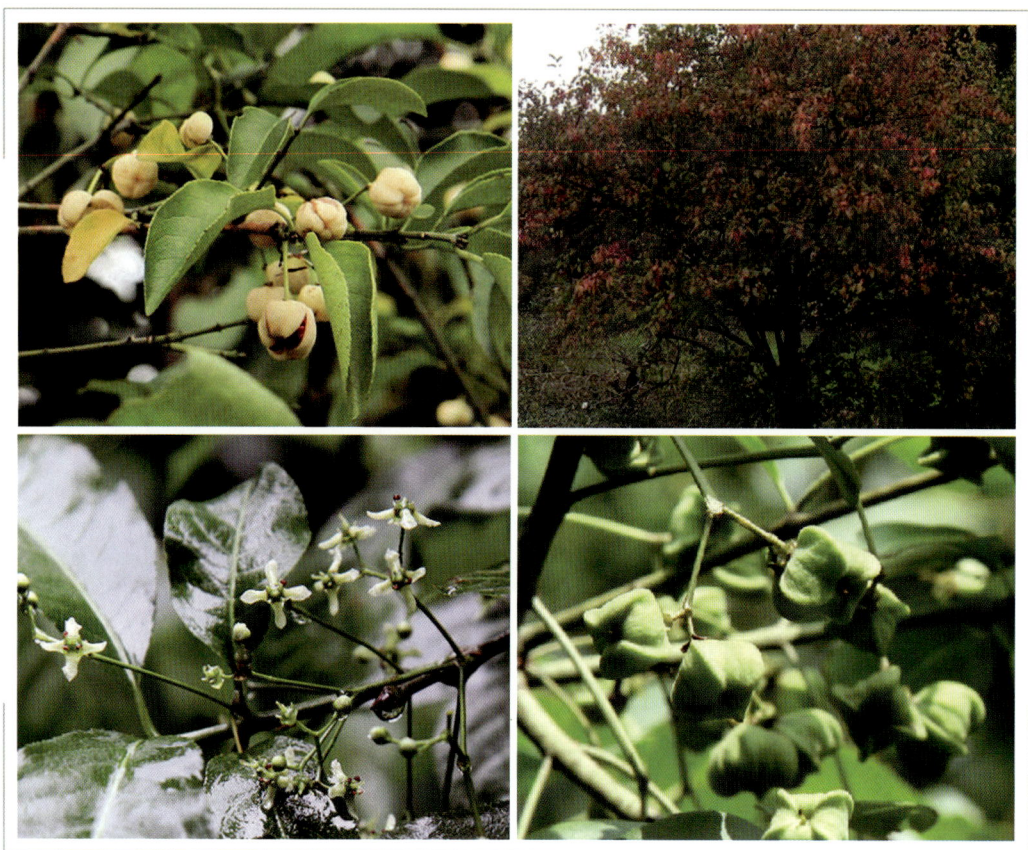

참빗살나무

붉은 열매가 아름다워 관상용으로 마당에 많이 심는다. 약용으로 사용하는 것은 열매나 잎이 아니라 나무껍질 부위이다. 이 나무는 목재가 하얗고 치밀하여 과거에는 활을 만들 때 사용했다. 나무껍질을 벗겨 말린 다음 분말로 만들어 생약으로 먹거나 구충제, 진통제, 기침을 멈추게 하는 약에 배합한다.

한방에서 나무껍질은 햇볕에 말린 다음 가루로 만들어 생약으로 먹는다. 구충제, 진통제로 쓰고, 기침을 멈추게 하는 데 쓴다.

| 부록 I _ 약 용 나 무 |

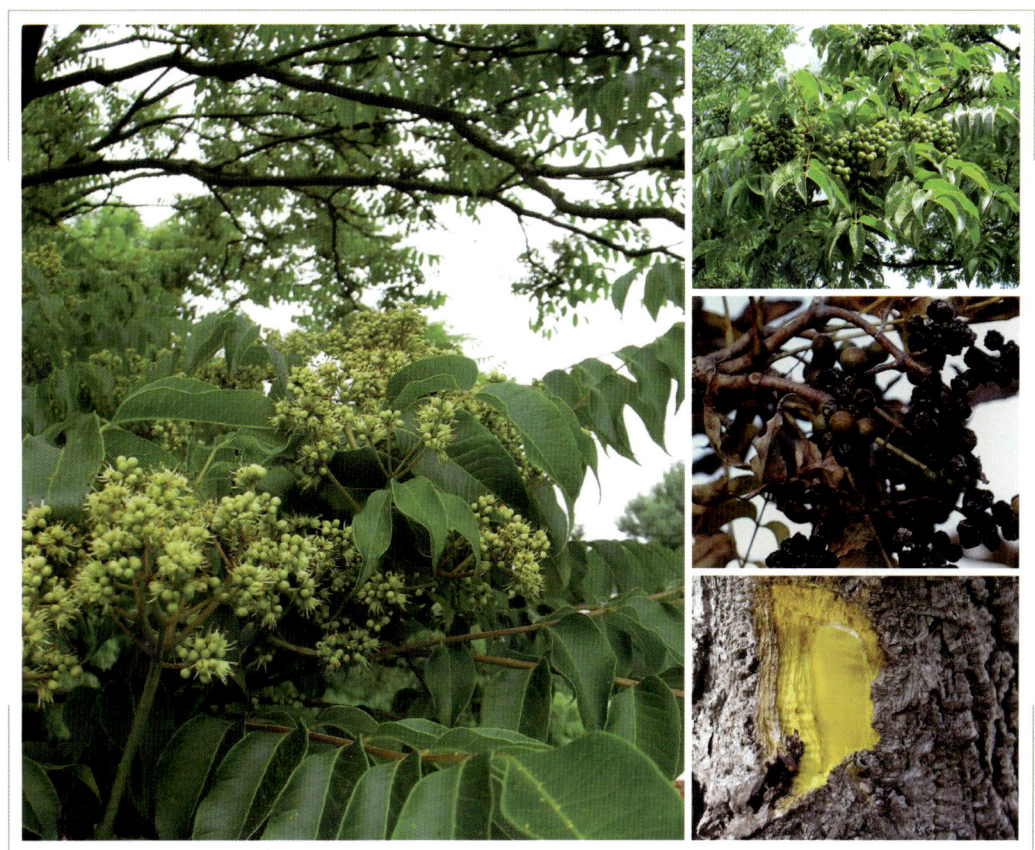

황벽나무

나무껍질에 베르베린(berberine)이라는 성분이 함유되어 있어 예부터 위장약으로 쓰여 왔다. 나무껍질의 코르크층을 벗기면 노란색 속껍질이 나오는데 그 색이 노랗기 때문에 황벽나무라는 이름이 붙었다. 배탈이나 물을 잘못 마셔 탈이 났을 경우 등, 복통을 고치는 상비약으로 활용한다. 복통, 설사, 구내염 등의 현상에는 달인 물을 복용하고, 타박상, 염좌 등에는 나무껍질 분말에 밀가루를 섞어 반죽하여 환부에 바른다.

한방에서 속껍질을 햇볕에 말려 달여서 마신다. 복통, 설사, 구내염, 타박상, 염좌에 효능이 있다.

| 부록 I _ 약 용 나 무 |

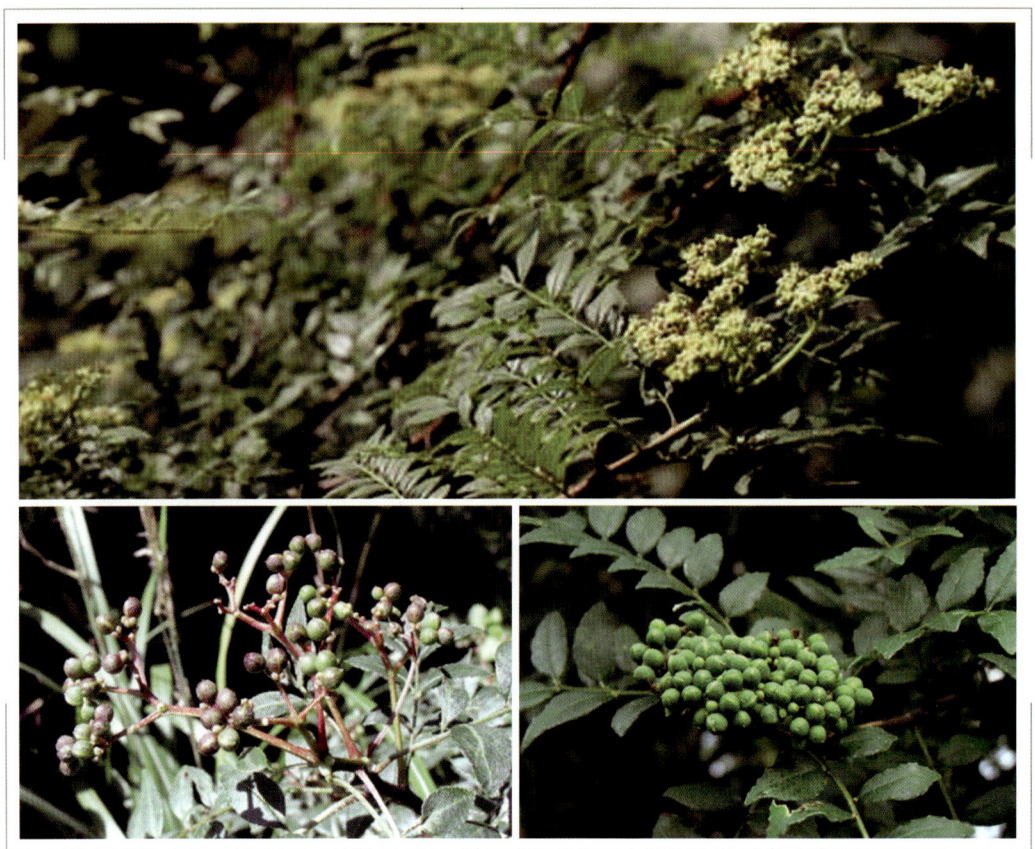

개산초나무

산초나무와 비슷하지만 잎의 향이 나쁘고 풍미가 없어서 이런 이름이 붙었다고 한다. 가지 끝에 담녹색 작은 꽃이 많이 핀다. 옛날에는 나무껍질과 열매를 말린 분말로 만들어 반죽을 한 다음 발바닥 밑에 붙이면 객지 생활로 지친 나그네의 피로를 없애는 묘약으로 여겨져 왔다. 타박상과 어깨 결림 등 다양한 부식에 효능이 있다. 반죽한 것을 환부에 바르면 된다.

한방에서 나무껍질, 열매는 햇볕에 말린 다음 분말로 만들어, 밀가루와 식초를 더해 반죽한 것을 환부에 바른다. 피로회복, 타박상, 어깨 결림에 효능이 있다.

| 부록 I _ 약용나무 |

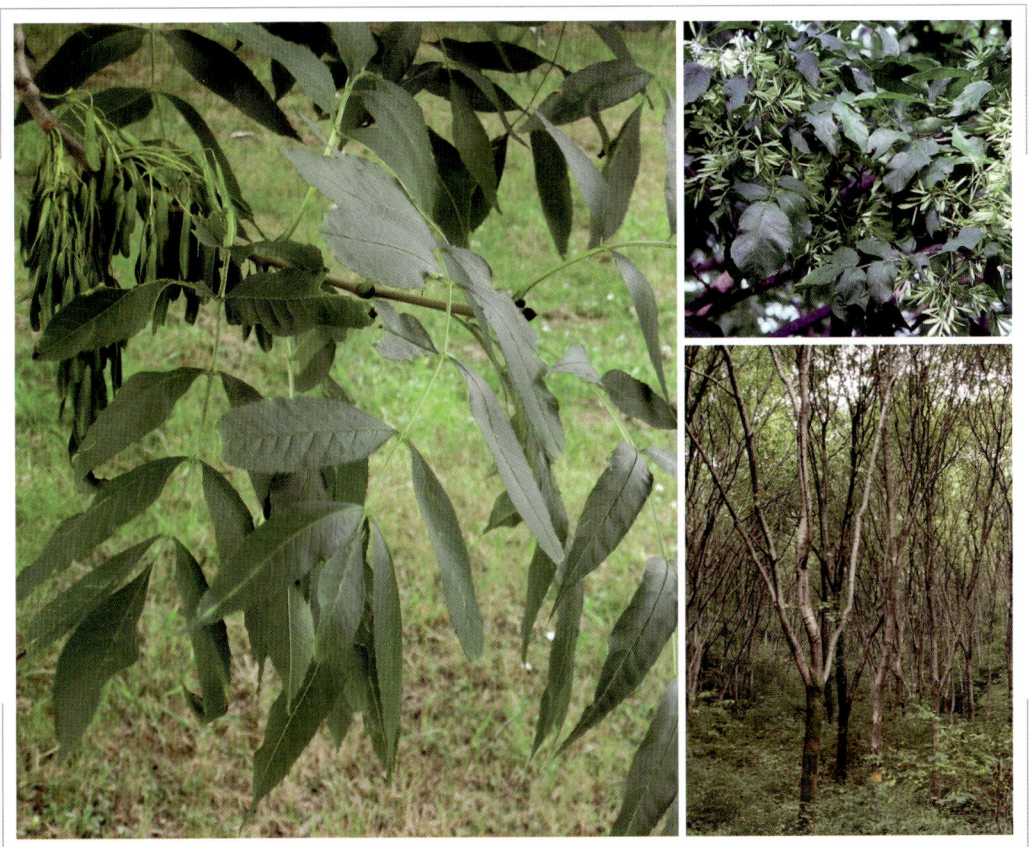

물푸레나무

물푸레나무는 껍질을 벗겨 물에 담그면 물을 파랗게 물들인다고 하여 붙여진 이름이다. 나무의 바깥 껍질을 벗겨낸 것을 약용으로 이용한다. 한방에서는 요산수치(尿酸數値)가 높아서 발생하는 통풍증상을 완화하고, 이뇨작용을 돕는 데 사용한다. 나무껍질을 벗겨내고 그 안의 녹색을 띤 속껍질을 컵에 넣어 물에 담가놓았다가 녹색물이 나온 것을 마신다. 3~5년 된 가지의 껍질을 채취한다.

한방에서 겉껍질을 벗겨내고 나온 속껍질을 물에 담갔다 마신다. 통풍증상을 완화하고, 이뇨작용을 돕는다.

| 부록 I _ 약용나무 |

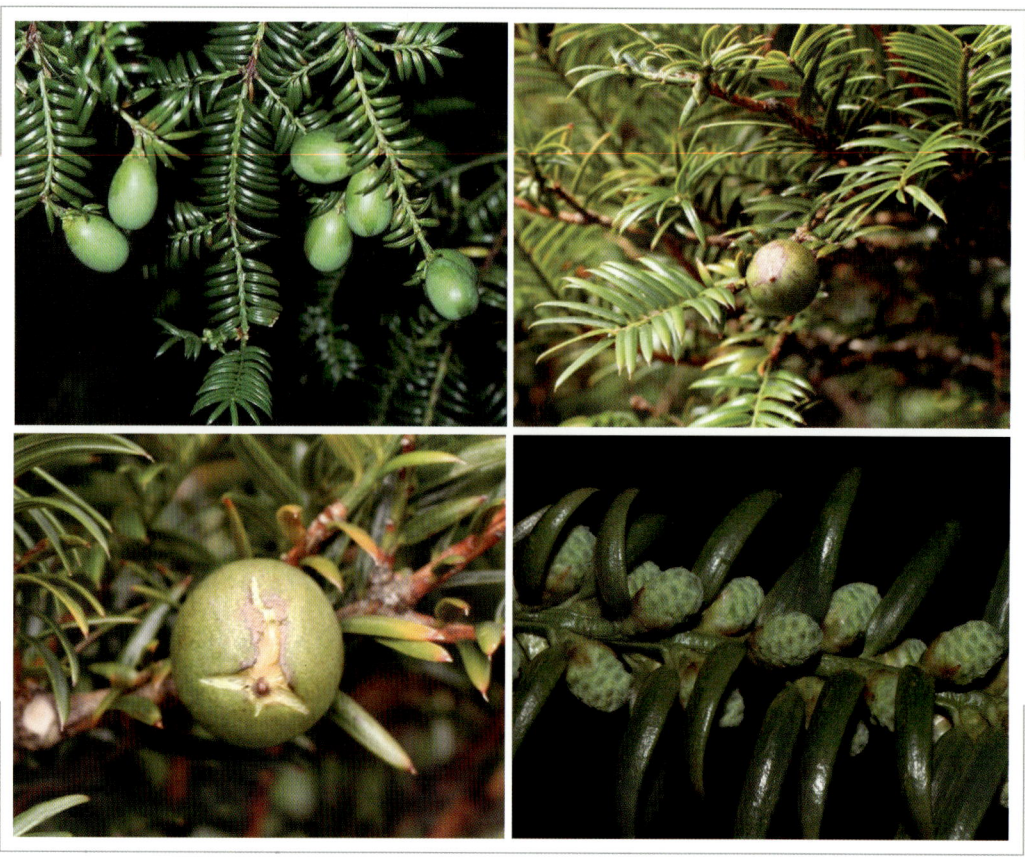

비자나무

산과 들에 자생하고, 사찰의 마당과 공원 등에 많이 심어져 있다. 예부터 이 나무 열매는 회충약으로 활용되었는데, 공복시에 복용하면 그 효과가 좋다. 십이지장충과 촌충을 효과적으로 없애며, 겉껍질을 벗겨낸 열매를 말려 분말로 만들거나 달여 마신다. 열매를 볶아 가루로 만들어 먹으면 어린아이의 야뇨증에 좋다.

한방에서 열매껍질을 벗겨 말린 것을 분말로 만든다. 구충, 야뇨증, 자양 강장에 효능이 있다.

| 부록Ⅰ _ 약용나무 |

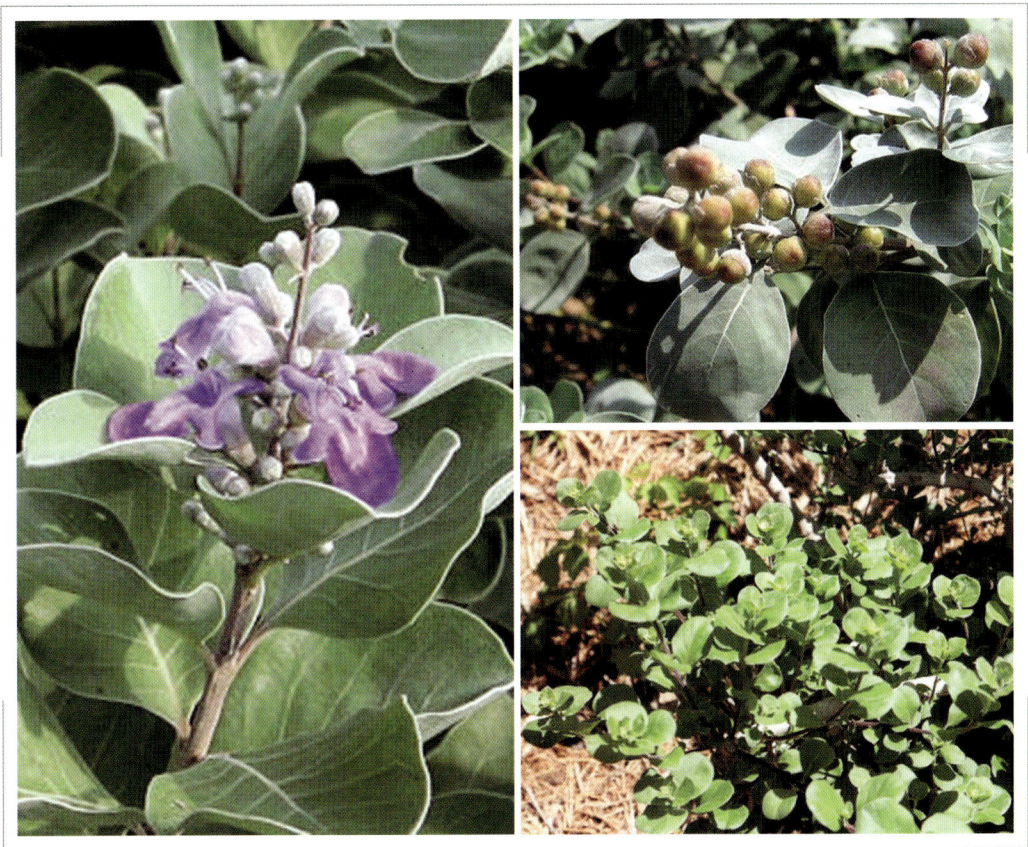

순비기나무

모래땅에 비스듬히 누워 자라는 낙엽소조목과 나무이다. 해안가 모래 유실방지에 도움이 되는 낙엽관목 나무로, 여름에서 가을에 걸쳐 꽃이 핀다. 전체에서 좋은 향이 나고, 그 열매는 약으로 쓴다. 감기로 인한 두통과 관절통, 발열에 말린 열매를 달여 복용하면 좋다. 또한, 목욕제로 활용하면 신경통에 좋다.

한방에서 열매는 햇볕에 말린 후 달여 마신다. 관절통, 두통, 감기, 해열에 약효가 있다.

| 부록 I _ 약 용 나 무 |

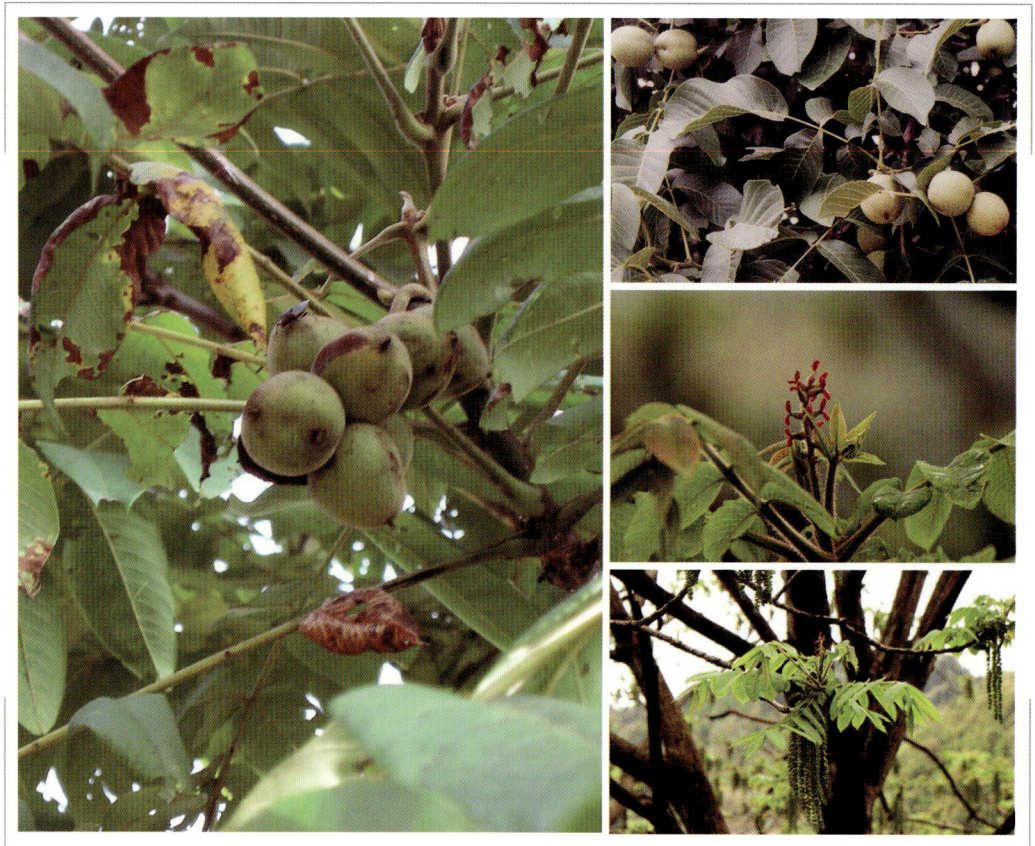

왕가래나무

우리가 먹는 호두는 재배하는 종이며, 산호두나무로 불리는 왕가래나무 열매 껍질은 더 단단하다. 그러나 그 안의 종자는 리놀산(Linol酸)과 불포화지방산이 풍부하게 함유되어 있어 자양강장, 동맥경화 예방에 좋다. 달여서 복용하면 노인들의 천식 증상에도 좋다.

한방에서 씨앗을 햇볕에 말린 다음 열매 속의 종자를 달여 마신다. 자양강장, 동맥경화 예방, 천식에 효능이 있다.

| 부록 I _ 약 용 나 무 |

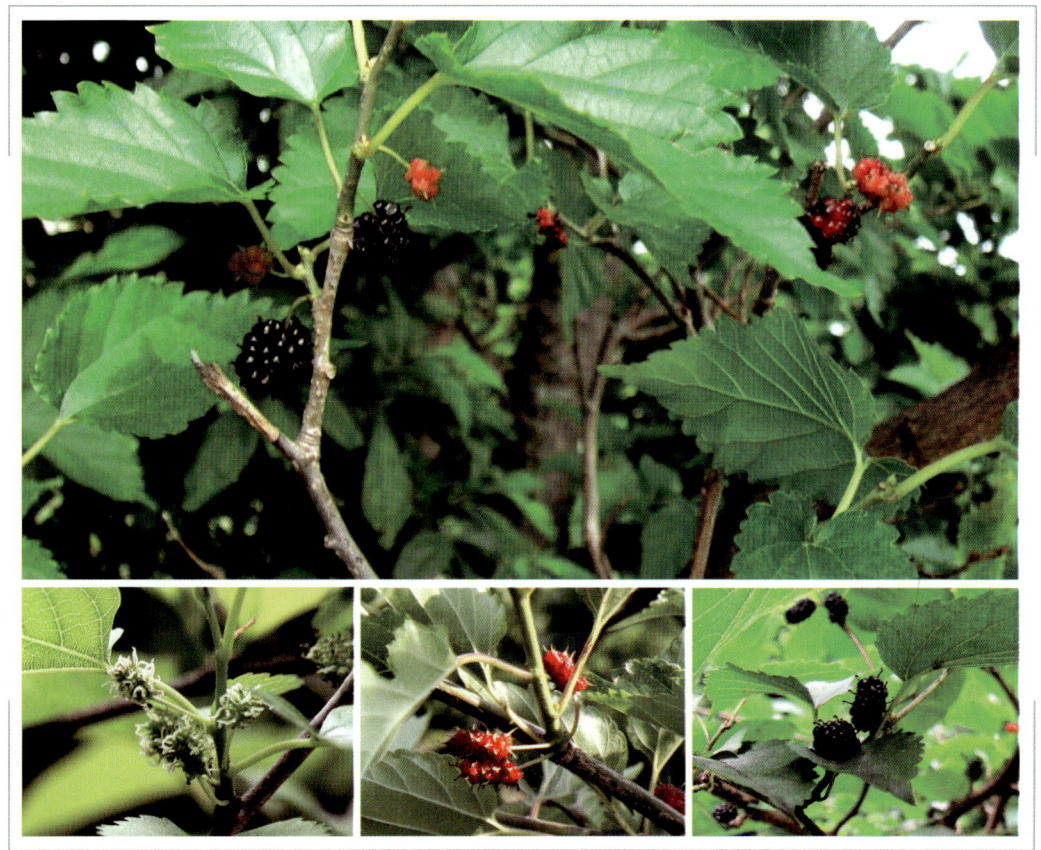

산뽕나무

양잠에 없어서는 안 되는 식물로, 누에 식용으로 재배한다. 뽕나무 가지로 만든 젓가락은 중풍을 예방한다고 알려져 있으며, 잎은 말려서 차로 마신다. 뽕나무 열매는 붉은색에서 검정으로 변하면 먹을 수 있다. 과실주로 만들면 자양 강장에 좋다. 뿌리껍질을 벗겨 바깥층을 제거하고 말린 것은 상백피(桑白皮)라고 하며 생약으로 쓴다. 달여 마시면 이뇨, 소염, 기침을 멎게 하는 효능이 있다.

한방에서 뿌리껍질을 햇볕에 말려 달여 마신다. 이뇨, 소염, 기침, 가래에 효능이 있다.

| 부록 I _ 약용나무 |

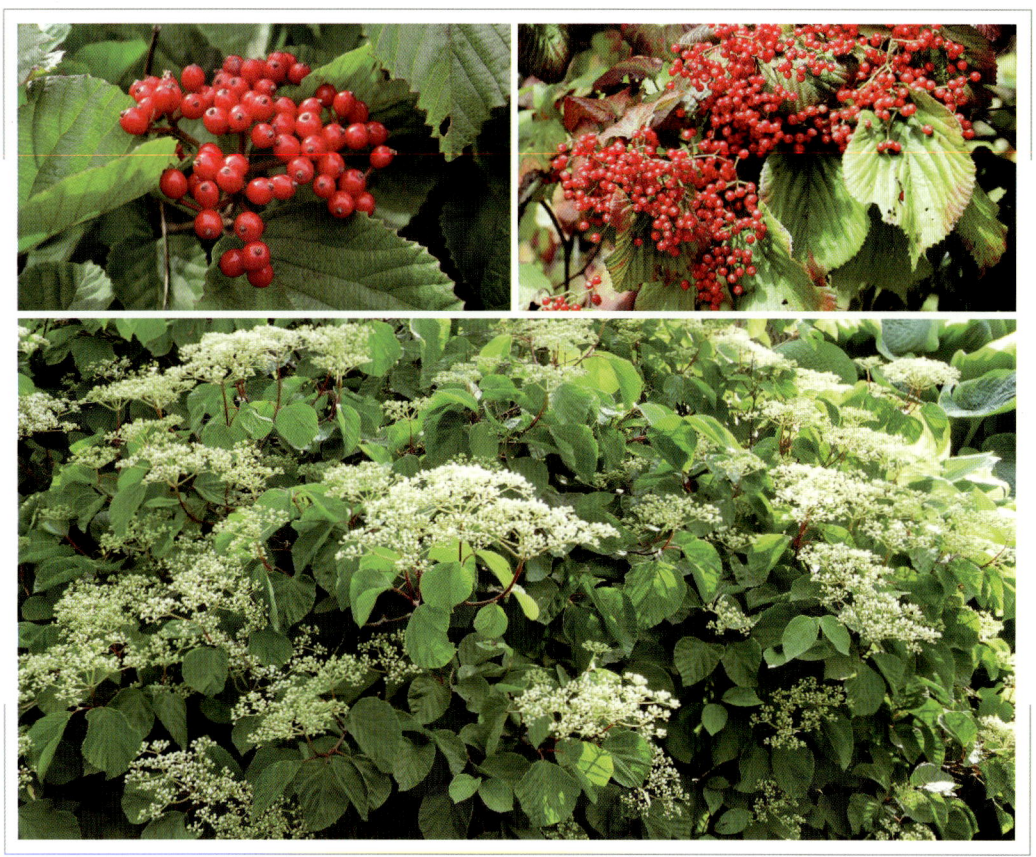

가막살나무

　산과 들에 피는 낙엽관목으로, 초여름에 흰색 꽃이 피며, 가을에는 열매가 붉게 익는다. 열매를 과실주로 만들어 마시면 피로 권태와 동맥경화 예방에 좋다. 붉은 열매는 말린 것이든 날것이든 상관없이 용기에 3분의 1 정도 채우고, 거기에 소주를 부어 1달 정도 담그면 약주가 된다. 하루에 20cc 정도 마시면 건강 증진에 좋다. 열매는 직경이 6mm 정도 되는 동그란 모양이며 빨갛게 익는다. 흰색 분을 뿜을 무렵이 맛있게 먹을 수 있게 숙성한 때이다.

　한방에서 열매을 말리거나 날것 그대로 약주로 만든다. 피로 권태, 동맥경화 예방에 좋다.

| 부록 I _ 약 용 나 무 |

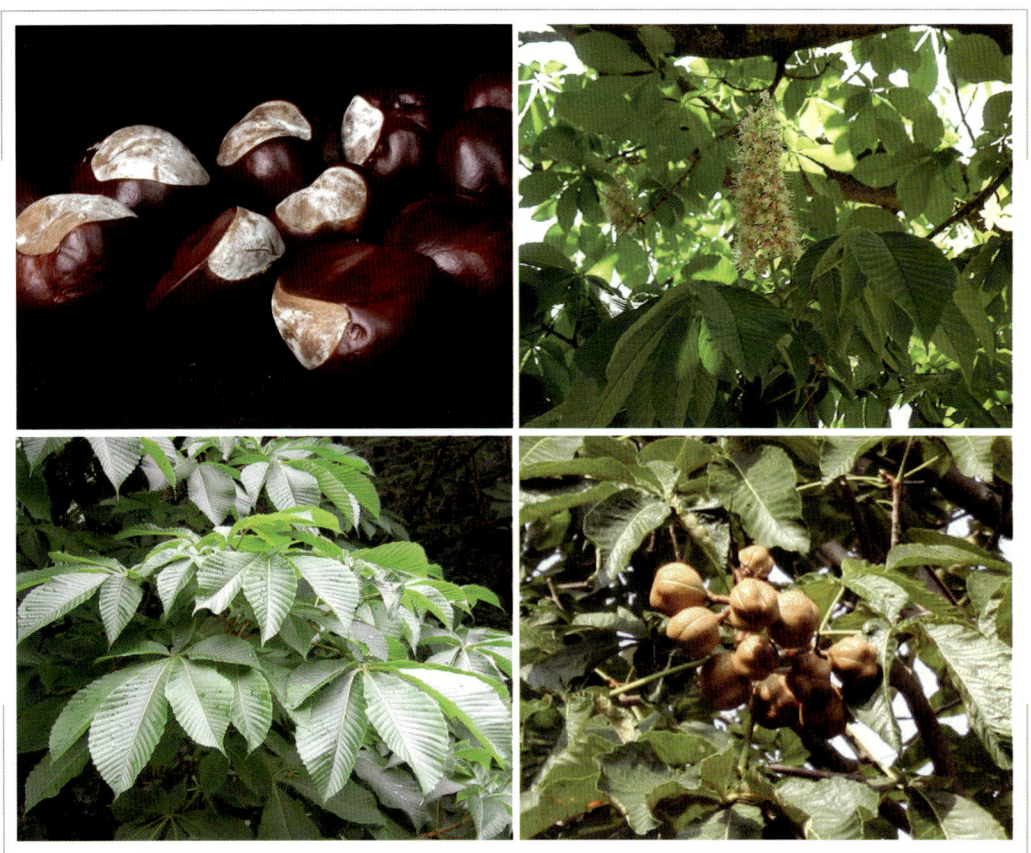

칠엽수

옛적에 칠엽수 열매는 기근 때 급한 대로 배를 채워주는 대체 음식이기도 했다. 때문에 시골생활과 함께 떠올리게 되는데, 식용 외에도 무좀과 백선 등에 맞는 약으로 이용한다. 적갈색 종자를 부수어 분말로 만들어 달인 다음 바르거나 그 액체에 환부를 담근다. 이 물로 목을 헹구면 편도선염에도 효능이 있다.

한방에서 씨앗을 분말로 만든후 달여서 그 액체를 바르거나 씻어낸다. 무좀, 백선, 편도선염에 효능이 있다.

| 부록 I _ 약용나무 |

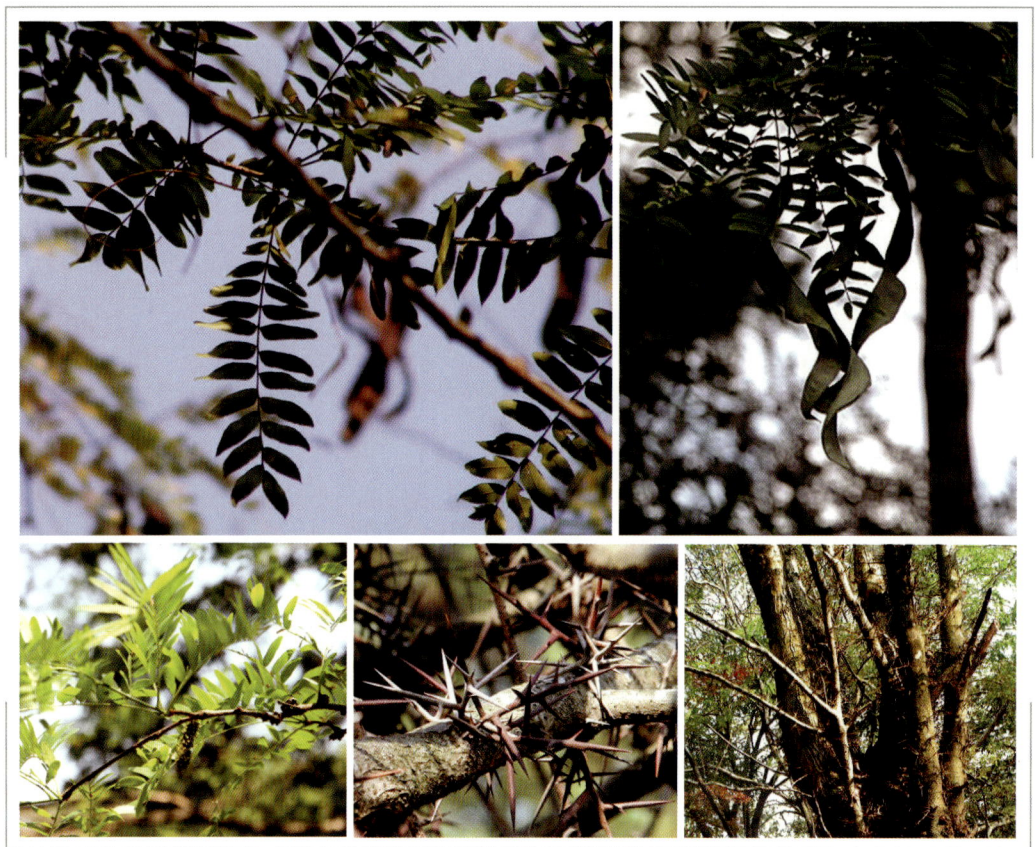

주엽나무

나무줄기와 가지에 가시가 있다. 가을이면 납작하게 꼬인 커다란 콩 열매가 난다. 깍지에는 사포닌이 많이 함유되어 있어서 비누 대용으로 쓰이기도 했다. 씨를 한 차례 훈증하고 달여서 복용하면 편도선염, 가래를 없앤다. 가시를 말려 달인 것은 결핵성 경부임파선염과 악창 등에 효능을 보이는 해독제가 된다.

한방에서 씨를 훈증하고 달인다. 가래를 없애고, 편도선염을 낫게 한다.

| 부록 I _ 약 용 나 무 |

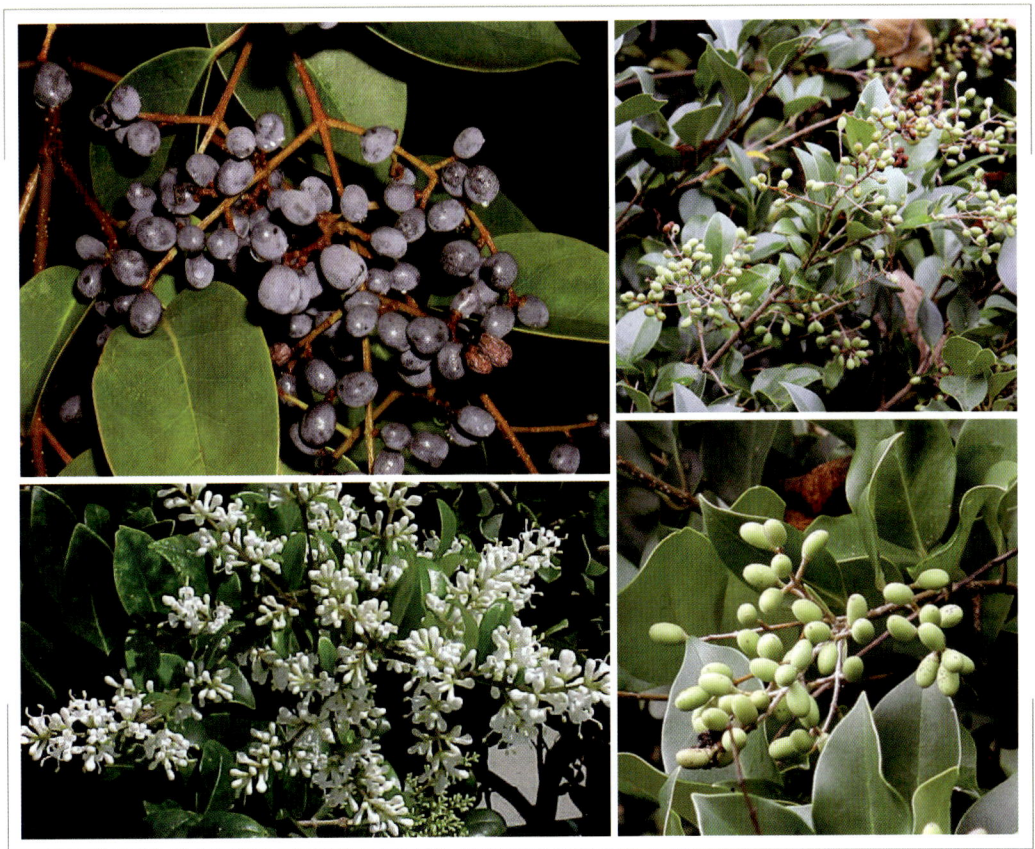

쥐똥나무

열매가 쥐똥과 닮아서 쥐똥나무란다. 말린 열매를 달여서 복용하면 내장을 튼튼하게 하고, 노화를 방지하며, 강심, 이뇨, 현기증, 침침한 눈 등에 효과가 있다. 열매는 검정색?검보라색으로 익은 것을 약제로 쓴다. 잎을 갈아 만든 즙은 구내염에 좋고, 삶은 잎은 종기에 좋다.

한방에서 열매을 햇볕에 말려 달인다.강심, 이뇨, 현기증, 침침한 눈 등에 효능이 있다.

| 부록 I _ 약 용 나 무 |

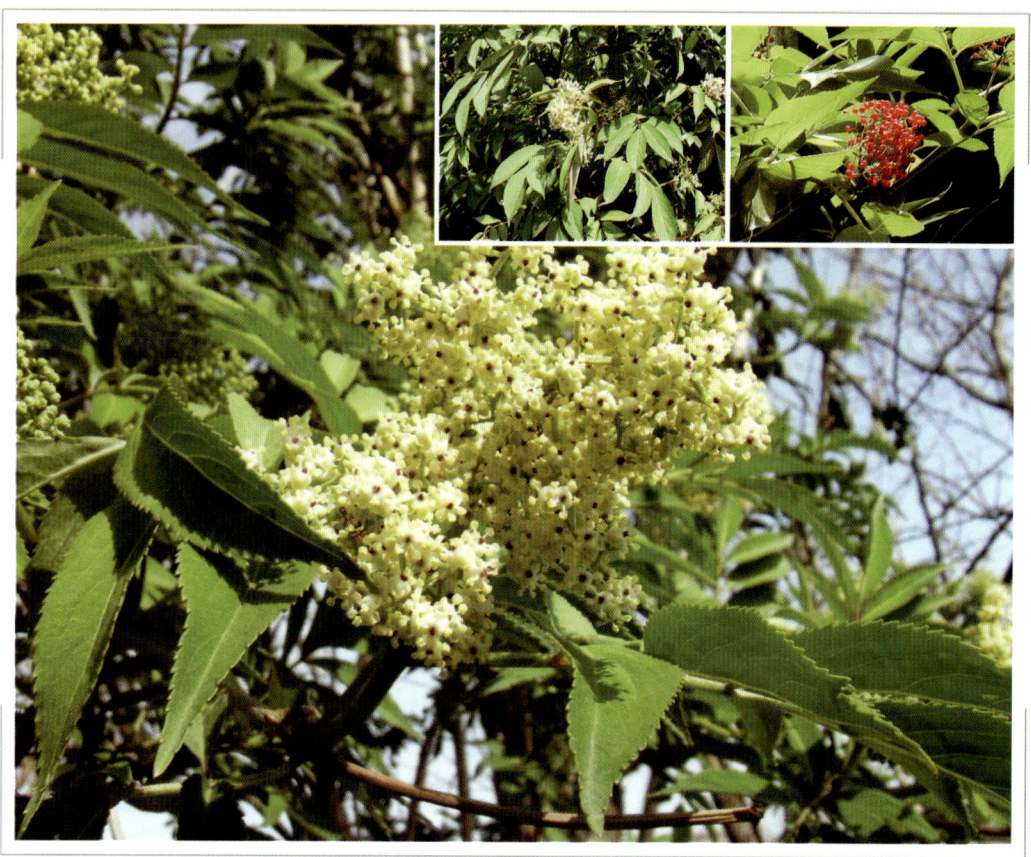

접골목 _ 넓은잎딱총나무

타박상과 골절, 염좌(인대의 섬유가 늘어나거나 찢어진 증상) 등에 좋아 접골목이라고 한다. 가지를 검게 태워 가루로 만든 것에 밀가루를 섞어 환부에 붙이고, 달인 액체에 적신 천을 붙인다. 또한 말린 것을 천주머니에 넣어 욕조에 담가 목욕을 하면 신경통에 좋다. 가지 외에 꽃은 반쯤 열렸을 때 채취해서 그늘에 말린다.

한방에서 나뭇가지를 잘게 잘라 햇볕에 말린 것을 달여서 바른다. 타박상, 골절, 염좌, 신경통에 효능이 있다.

| 부록 I _ 약용나무 |

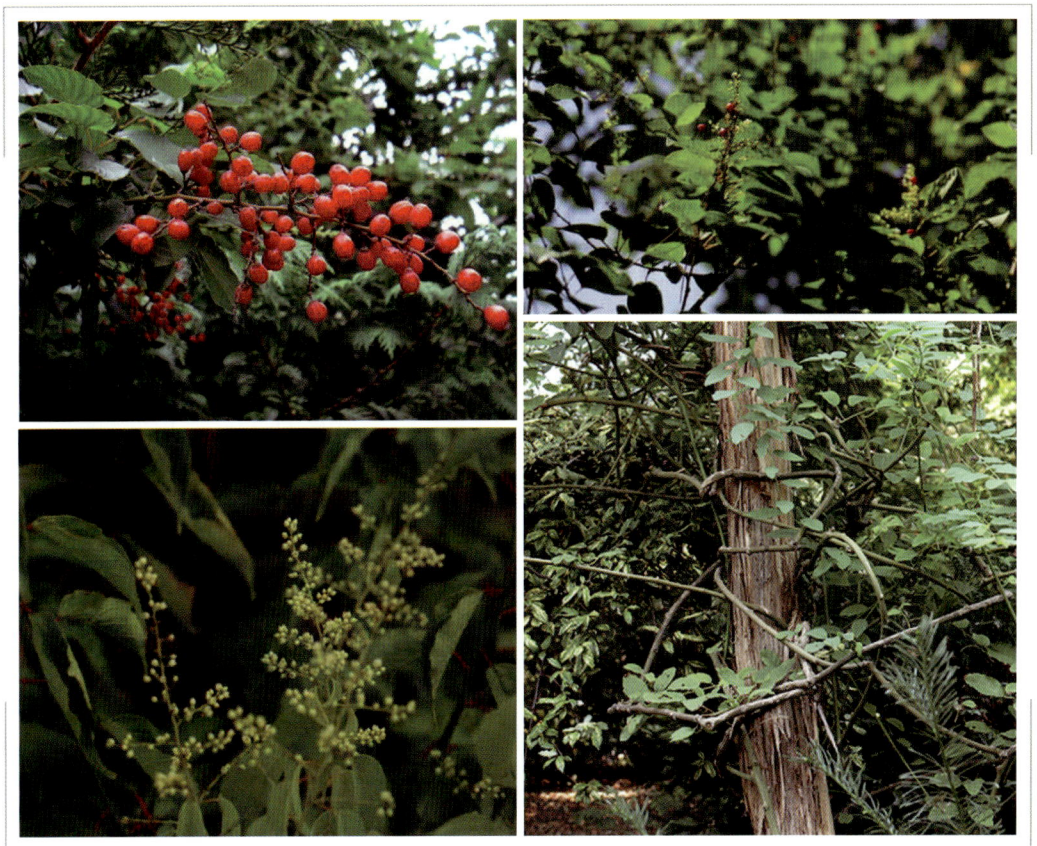

청사조

가지가 부드럽고 탄력이 있어서 옛날에는 말채찍이나 산간지방에서 눈 위를 걸을 때 쓰던 설피를 만들 때 사용되었다. 이뇨 작용에 좋다고 하나 급성일 경우에는 맞지 않는다. 여름에서 가을에 줄기 잎을 채취하여 잘게 잘라 햇볕에 건조시킨 것을 달여서 복용한다.

한방에서 줄기와 잎을 햇볕에 건조시켜 달여마신다. 이뇨, 요통에 쓴다.

| 부록 I _ 약 용 나 무 |

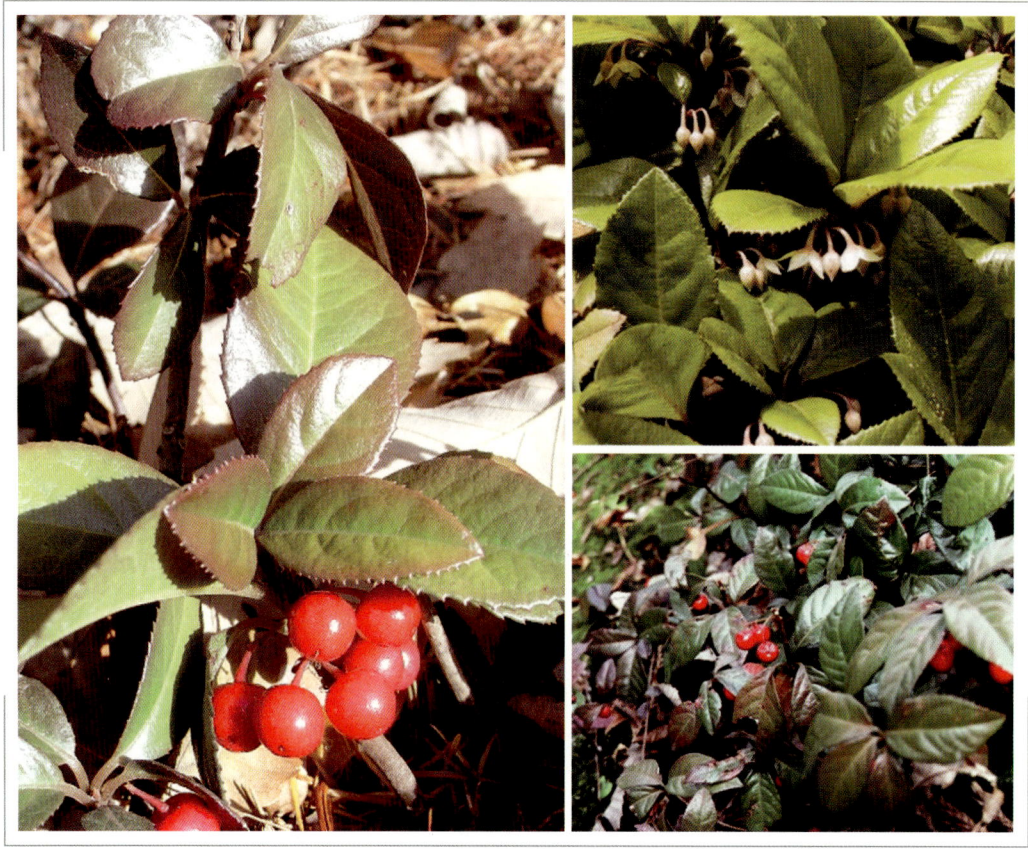

자금우

한 겨울, 수풀 아래 붉은색 열매를 맺는 상록관목이다. 관상용으로 마당과 화분에도 많이 심는다. 땅 속 줄기가 자라 번성하거나, 새의 배설물에 씨앗이 섞여 있다가 발아하기도 한다. 약용으로 쓰는 건 뿌리줄기. 천식과 기관지염으로 인한 기침을 진정시키는 효능이 있다. 열매가 익기 전인 늦가을 무렵에 뿌리줄기를 채취하여 말린 것을 달인다.

한방에서 뿌리줄기는 햇볕에 말린 것을 달여 마신다. 천식, 기침을 멈추게 한다.

| 부록 I _ 약 용 나 무 |

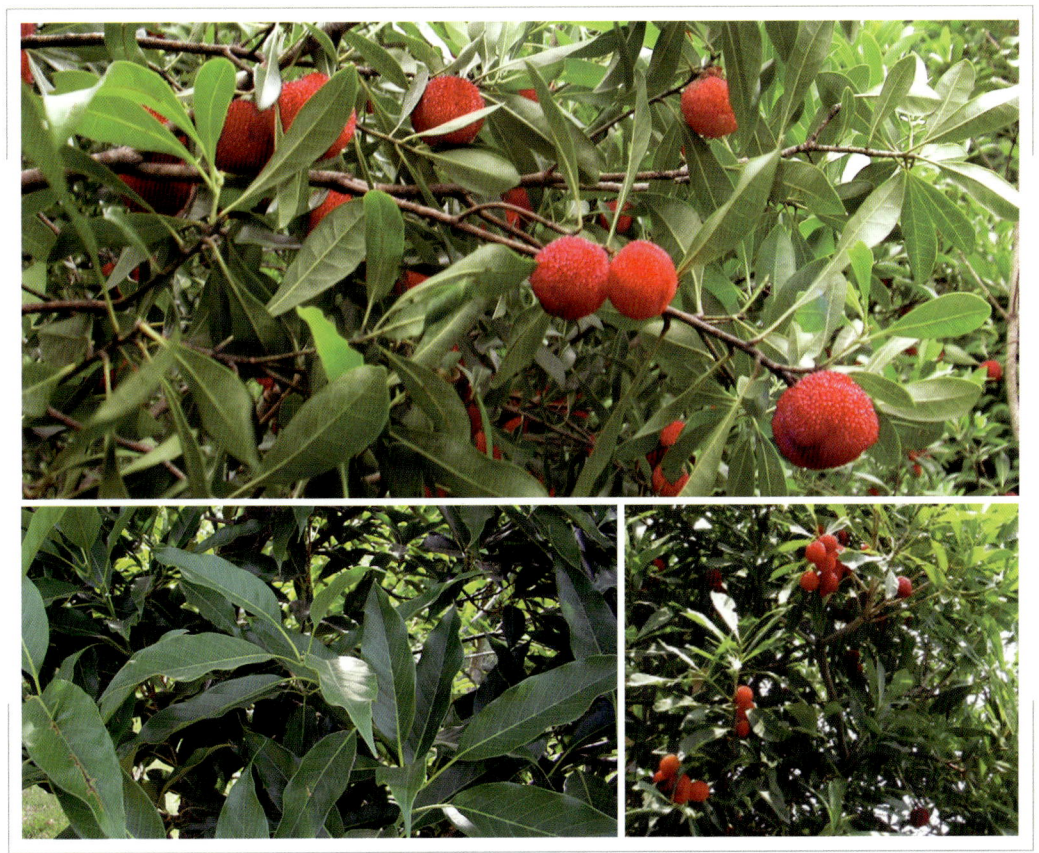

소귀나무

기후가 따뜻한 지역의 산과 들, 바닷가 근처에서 자라는 상록교목이다. 여름에 붉게 익는 열매는 먹을 수 있다. 달콤새콤하면서 독특한 향기가 난다. 자웅이주이며 수나무는 가로수로 많이 심고, 암나무는 과수용 품종도 있다. 가지치기를 했다거나 해서 얻은 나무껍질을 벗겨서 말린 다음 약으로 쓴다. 달여서 복용하면 모세혈관을 튼튼하게 하고, 이뇨 효과가 있으며, 고혈압과 설사에 좋다.

한방에서 나무껍질을 말려서 달여 마신다. 모세혈관을 튼튼하게 하고, 이뇨, 고혈압, 설사에 좋다.

| 부록Ⅰ _ 약 용 나 무 |

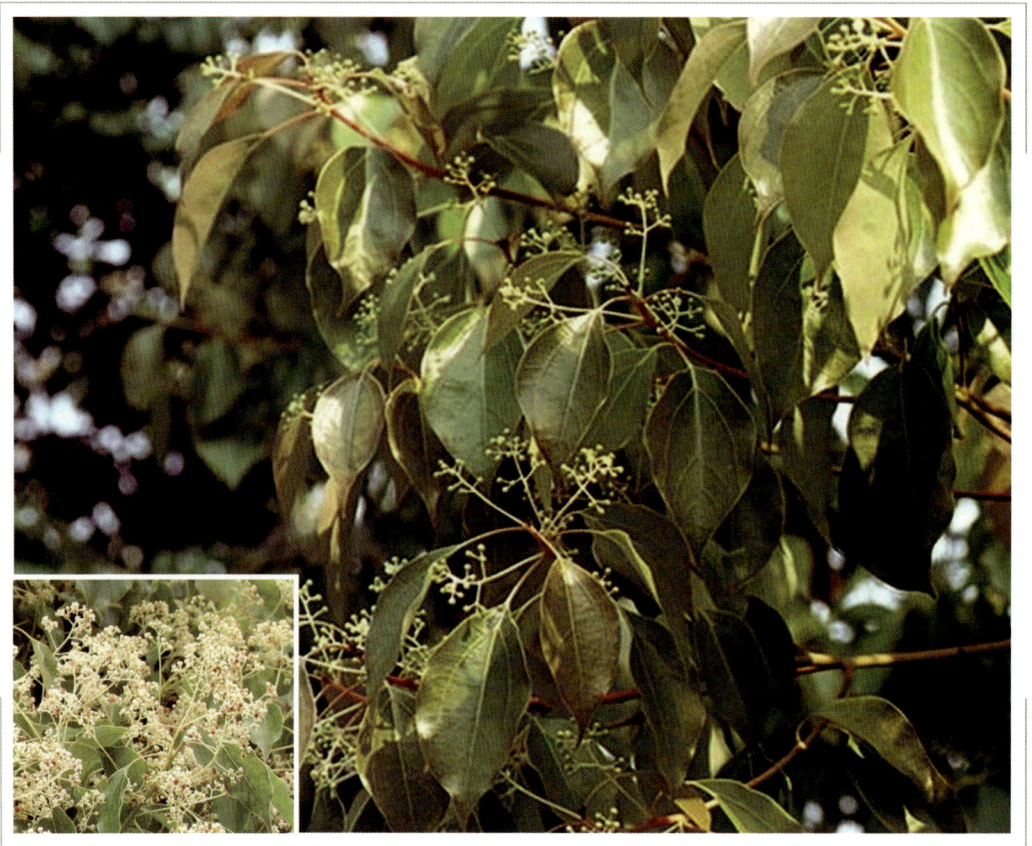

녹나무

장 뇌목(樟腦木)·장수(樟樹)라고도 하는데, 장뇌(樟腦-camphor)는 방충제·해열제·강심제의 원료로 쓰인다. 목재를 수증기에 증류하여 추출한 엑기스가 상뇌이다. 가정에서 쓸 때는 말린 잎을 달인 액체를 타박상과 신경통에 쓸 수 있다. 열매는 검붉은 빛으로 익는다. 조경수나 가구재 등으로 이용하며 약용으로 이용한다. 제주도 서귀포시에는 천연기념물로 지정된 녹나무 자생지가 있다.

한방에서 햇볕에 말린 잎을 달여 환부에 스미게 한다. 신경통, 타박상에 효능이 있다.

| 부록 I _ 약 용 나 무 |

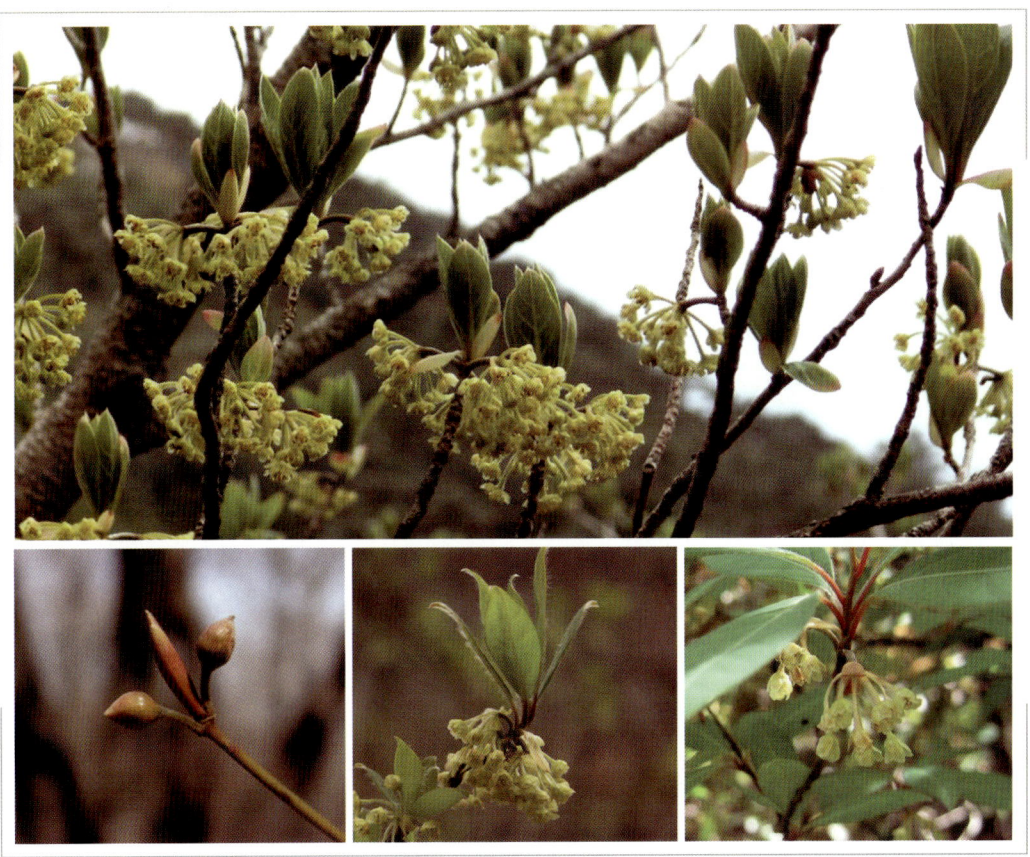

털조장나무

나무껍질에 검정 반점이 있다. 가지와 줄기에서 좋은 향이 난다. 때문에 고급 이쑤시개를 만드는 데도 쓴다. 잎을 말려 건조시킨 것을 분말로 만들어 외상에 붙이면 지혈효과가 있다. 또한 목욕제로 활용하면 관절염에 좋고, 뿌리껍질은 습진에 좋다.

한방에서 뿌리껍질, 잎을 햇볕에 말려서 분말로 사용한다. 습진(뿌리껍질), 관절통(잎)에 좋다.

| 부록 I _ 약 용 나 무 |

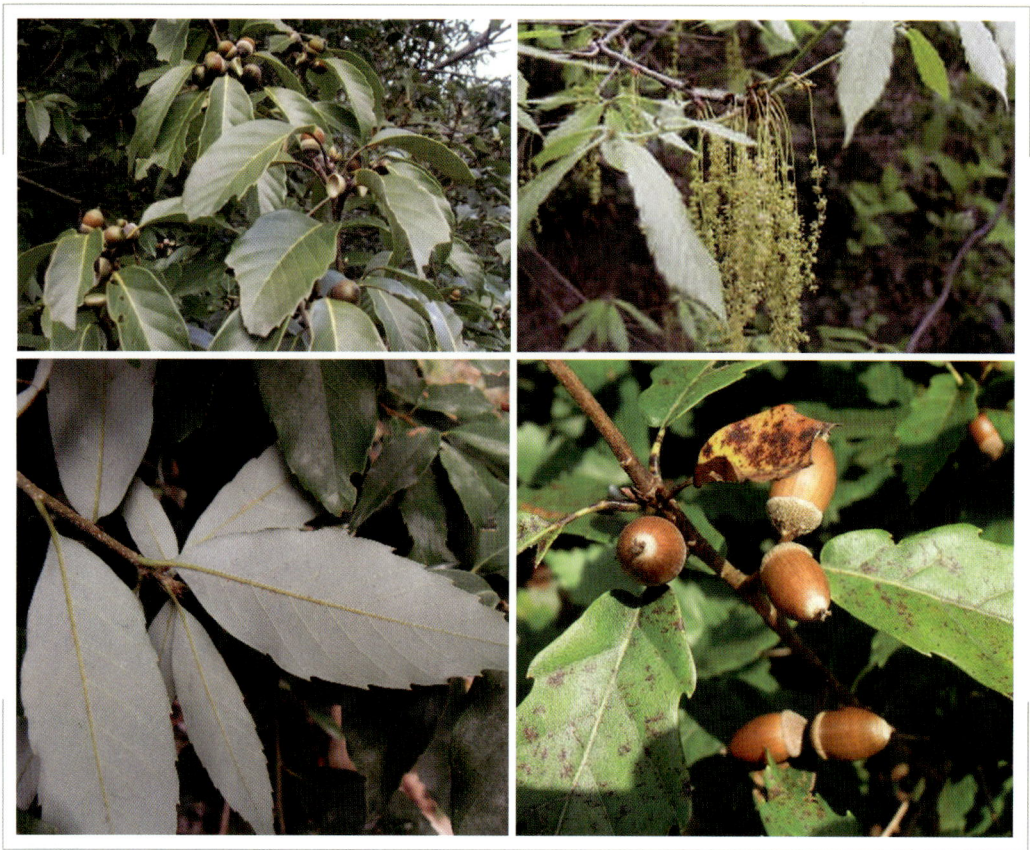

참가시나무

도토리와 같은 종으로, 산 속에서 자란다. 잎 뒷면이 하얀색이다. 약용하는 것은 가지, 잎. 잎이 달린 채로 가느다란 가지를 채취해 잘게 잘라 햇볕에 건조한 것을 달여서 복용하면 담석, 신장결석, 요로결석에 좋다.

한방에서 가지, 잎을 잘게 썰어 햇볕에 말린 것을 달여 마신다. 담석, 신장결석, 요로결석에 좋다.

| 부록 | _ 약 용 나 무 |

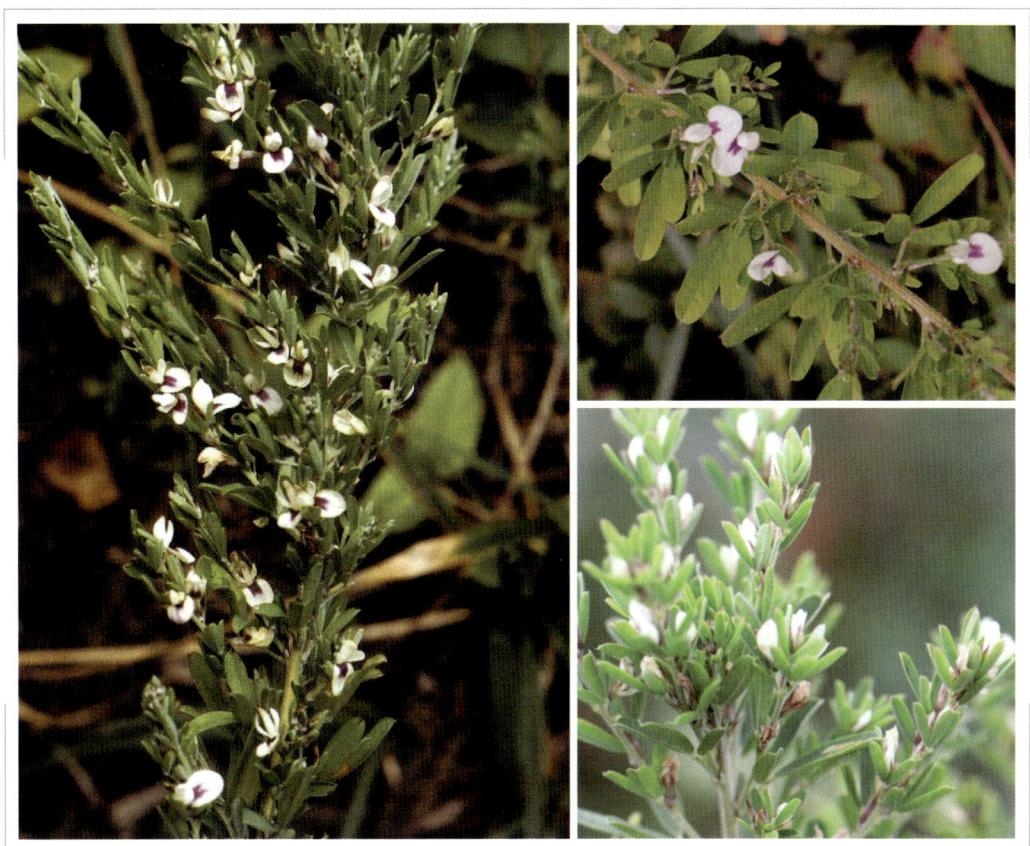

비수리

특징 바로 서 있는 줄기에서 가지가 많이 나뉘어 난다. 반관목처럼 보이는 여러해살이풀이다. 점을 치는 무녀들이 이 풀의 줄기를 사용했다. 풀 전체를 말려 약으로 쓴다. 위가 쓰리거나 설사, 요통, 시력 감퇴 등의 증상에 이 말린 풀을 달여 마시면 효능이 있다.

한방에서 비수리 전체을 햇볕에 말려 달여 마신다. 위통, 설사, 요통, 시력 감퇴 등의 증상에 효능이 있다.

| 부록 I _ 약 용 나 무 |

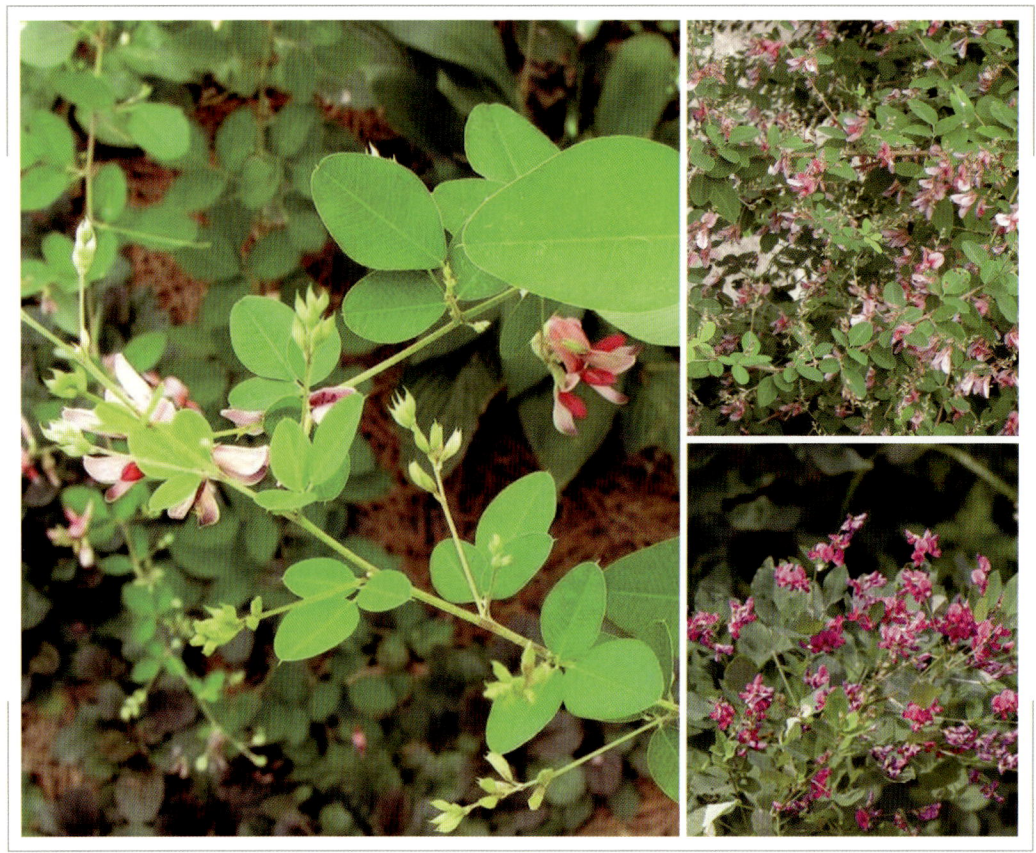

싸리

산과 들에 자라는 싸리나무로, 흔히 마당에 심는 아래로 처지는 다른 종과는 달리 가지를 곧추 세우고 있는 것이 특징이다. 가을에 나는 대표적인 약초 가운데 하나인데 관상용으로 사랑받아 온 것도 이 종이라고 여겨진다. 뿌리는 약으로 쓴다. 뿌리를 잘게 썰어 햇볕에 말린 것을 달여서 복용하면, 부인들의 현기증과 열이 상기되는 증상에 효능이 있다.

한방에서 뿌리를 잘게 썰어 햇볕에 말린 것을 달여 마신다. 부인들의 현기증 등에 효능이 있다.

| 부록 I _ 약 용 나 무 |

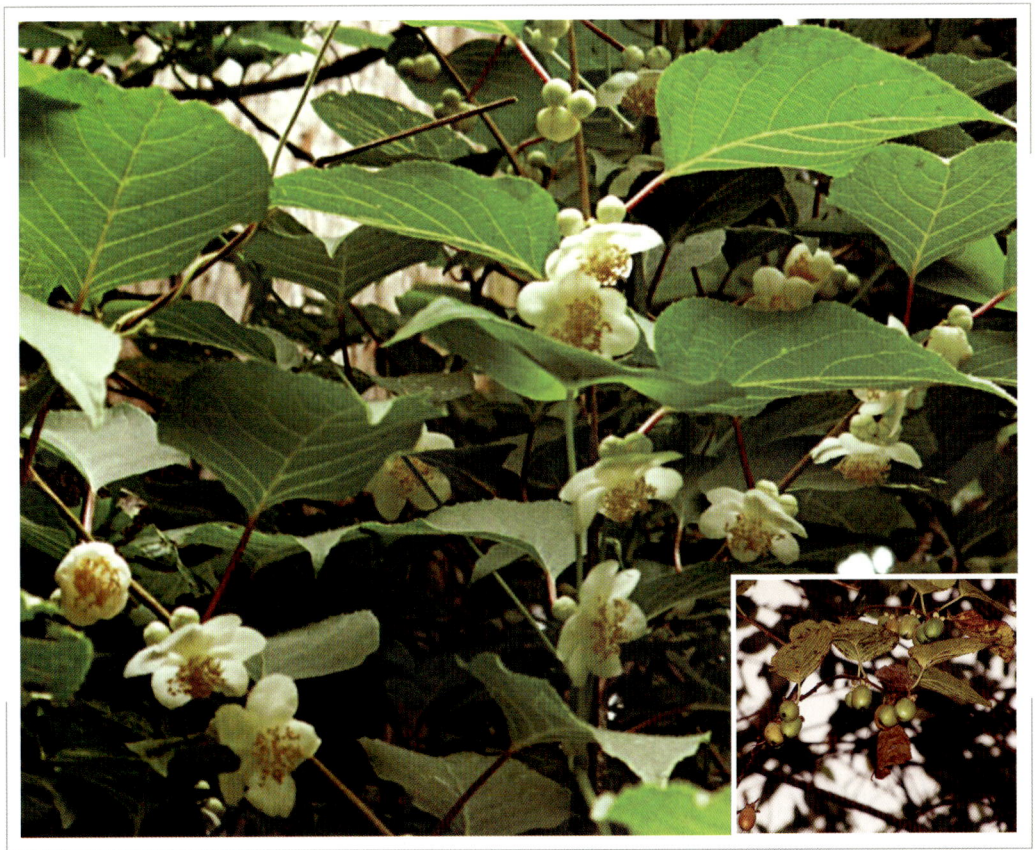

개다래나무

나그네가 이 열매를 먹고 피로를 회복하고 다시 길을 떠났다는 열매다. 몸을 따뜻하게 하고, 혈액순환을 좋게 한다. 약효가 높은 것은 열매 안에 벌레가 알을 깐 것인데, 울퉁불퉁한 생태로 변한 열매를 따서 약으로 쓴다. 열탕에 5분 정도 담가 벌레를 죽이고 말린 다음, 분말로 만들어 복용하거나, 술에 담가 약주로 만든다. 정상적인 열매는 과실주로 담그면 좋다.

한방에서 열매(벌레가 알을 깐 열매)을 열탕에 담갔다가 말려 분말로 만든다. 냉증, 요통, 신경통, 불면증에 약효가 있다.

부록 II

1. 천연기념물이란

한국가가 나라꽃으로 삼는 이유는 꽃과 나무의 상징성을 통해 나라 정신을 간직하고 높이는 데 있다. 그래서 꽃과 나무는 국가나 특정한 집단을 상징한다. 한 국가의 꽃은 그 나라를 상징하는 표상이다. 꽃과 나무를 통하여 국민의 정서나 전통, 윤리 그리고 사상을 표시하고 궁극적으로는 문화를 일깨우는 데 목적이 있다.

천연기념물(天然記念物)이란, 자연물 중에서 학술적으로 관상적으로 가치가 높아 그 보호와 보존을 법률로써 지정하여 식물의 서식지와 자생지를 보호하는 데 목적이 있다. 수백 년 된 노거목(老巨木)이나 자생지는 그 지역의 표지물인 동시에 향토의 역사를 간직하고 있기 때문에 가치가 크다고 할 수 있다.

독일의 알렉산더 폰 훔볼트(Alexander von Humboldt) 가 1799년부터 1804년까지 남미의 적도 부근을 여행 중에 베네수엘라 북부 지방에서 발견한 자귀나무를 닮은 노거수를 발견하고 천연기념물(Naturdenkmal)이라고 명한 것이 그 효시라고 할 수 있다. 그의 저서인 『신대륙의 열대지방 기행』에서 '노거목의 장엄하고 위대한 모습은 그대로 건강하게 유지되어야 하고 만일 상처를 준다면 엄중한 벌을 받아야 한다' 고 언급한 이후 1888년에 독일의 예술가 애른슈스트 루돌프는 '자연 보호' 라는 말을 사용했고, 19세기에서 20세기로 넘어오면서 이러한 향토보호운동이 시작되었다. 자연의 산물인 명목(名木)은 학술상으로나 역사상으로 또 풍치상으로 뛰어난 뜻을 지니고 있기 때문에 한 국가에서는 자손에게 물려주어야 할 유산이기 때문에 진수(眞髓)를 보존할 책임이 있다.

우리 조상은 나무와 숲을 생명이 숨쉬는 삶의 터전으로 보았다. 동네 입구의 노거목, 서낭목, 신목, 명목이 오늘날 식물이 경외의 대상이 될 수 있었던 것은 효능 못지 않게 이용상 시행착오에서 오는 두려움과 식물의 신비에 대한 상징성 때문이다.

나무는 하늘과 땅을 연결하는 우주수(宇宙樹)라는 관념으로 보았고, 계절의 변화 속에서도 변함없는 자연의 리듬을 함께 하고 있기 때문에 생명을 의미하는 상징으로 보았다. 나무는 다른 생명체보다 키가 크고 땅 속 깊이 뿌리를 내리고, 한 곳에서 수천 년을 자라기 때문에 신성시 되고, 왕성한 재생력으로 등장하고 나름대로 자기만의 독특한 이미지와 특색이 있어야 사람들의 관심을 끌 수밖에 없다.

전 세계적으로 나무는 신화와 민담으로 발견되는 상징적인 특징 속에서 생명의 나무, 신수(神樹 : 신성한 나무), 죽음과 재생의 나무, 세계의 축(軸)으로서의 나무, 모성적 속성과 남성적 생산성을 갖추고 있는 나무, 지혜의 나무, 희생의 나무 등으로 묘사되고 있다.

나무는 민간 신앙의 여러 신령 중에서도 숭상의 대상이자 두려움의 대상이었다. 동네 입구의 당산나무를 함부로 베면 목신(木神)이 노(怒)하여 병이나 재해를 당할 수 있다는 속신을 믿었던 것이다.

천연기념물 보존 체계[1]

옛날에는 천연기념물이란 명칭을 적용하지 않았다 할지라도 지금의 천연기념물에 해당하는 개념으로써의 노거목이나 숲이 신령스러운 속성 때문에 보호되어 온 것을 알 수 있다.

『삼국사기』에 보면 신라 때 경주 낭산(狼山) 남쪽에 신유림(神遊林)이 있었고, 그곳을 신성한 지역으로 인식하고 보호했다고 기록되어 있다. 우리 조상은 노거목에 대하여 신성(神性)을 부여해서 동신목(洞神木), 성황목(城隍木, 서낭 나무) 또는 당산목(堂山木)으로 숭상하고, 보호를 하였던 것이다.

우리나라는 1933년 8월에 제령(制令) 6호로 '조선 보물 고적 유물 명승 천연기념물 보존령'이 공포되면서부터 천연기념물로서 보호를 받았다. 제1조에서 '경승의

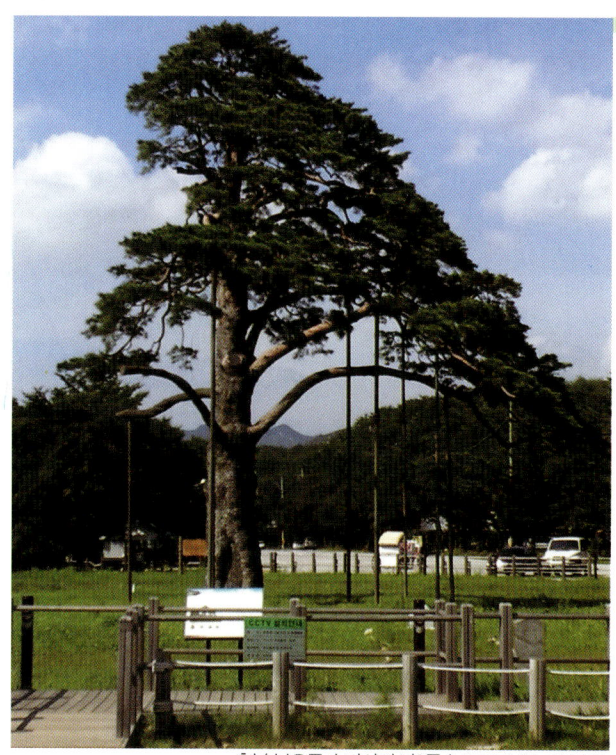

충북 보은군 속리산의 정2품송(천연기념물 제103호)

땅 또는 동·식물, 지질, 광물, 그 밖에 학술 연구의 자료가 될 수 있는 것'으로 한정하여 천연기념물로 지정될 수 있는 요건을 제시하였다. 그 후 1933년 12월에 이 보존령에 대한 시행 규칙이 만들어지면서 천연기념물의 지정 요건, 절차 등에 관한 사항이 만들어지고 1934년 12월에 최초로 16건이 지정되었으며, 1943년까지는 146건이 지정되었다. 이들과 문화재보호법 제정 이전에 지정된 8건 등 154건 중에서 98건이 1962년 1월에 법률 제961호로서 공포된 후 14회에 걸쳐 변경되어 왔다. 이 법에 의하면 문화재의 종류는 유형 문화재·무형 문화재·기념물·민속 자료로 나뉘는데, 천연기념물은 그 중 기념물로서 관리되고 있다.

천연기념물 지정

나무를 보호하는 방법은 여러 가지가 있다. 문화재청에서는 나무로서의 가치를 인정하여 지정하는 천연기념물, 각 지방자치단체에서 지정하는 지방기념물과 보호수, 산림청에서 관리하는 보호수 등이 있다.

문화재보호법 시행령은 국가지정문화재의 지정·관리·보호·공개 등에 대한 사항을 다루고 있으며, 문화재보호법 시행규칙에는 천연기념물의 지정 기준이 나와 있는데 이를 자세히 소개하면 다음과 같다.

---

[1] 『한국의 천연기념물』, 교학사, 이유미 외 2인, 1998년, 15쪽 인용

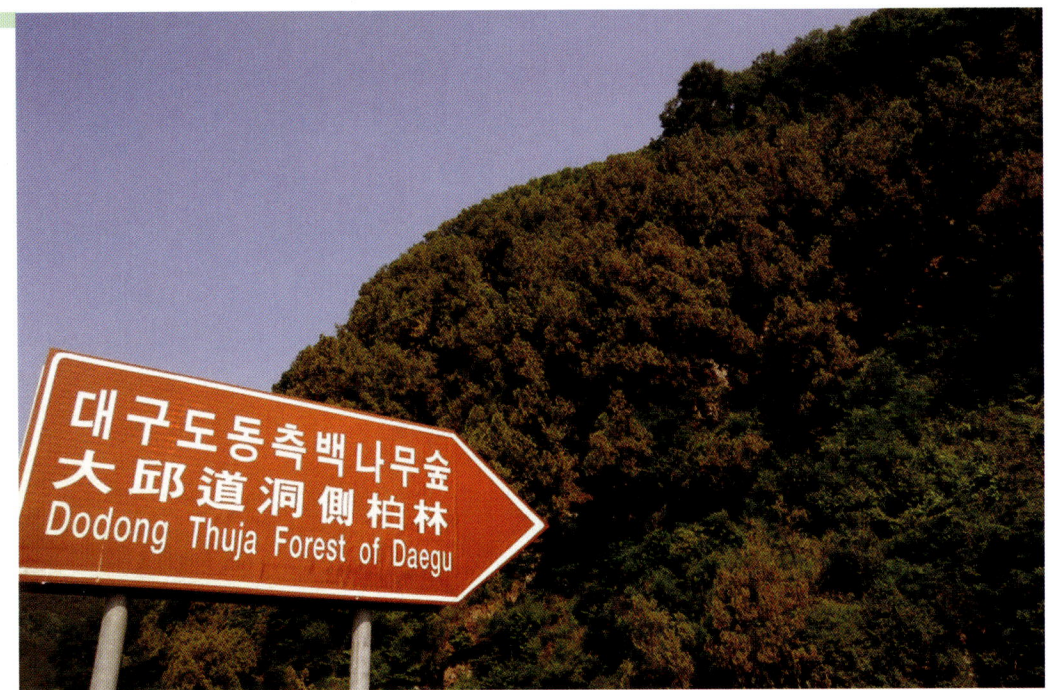

우리나라 천연기념물 제1호, 대구 도동 측백나무숲

식물
- 한국 고유의 식물로서 저명한 나무·서식지·생장지
- 섬이나 특수 환경에서 서식하거나 생성하는 독특한 식물 또는 식물군 및 그 생육지
- 진귀한 식물로서 그 보존이 필요한 나무나 생육지
- 학술상 가치가 큰 명목·노거수·기형목·신목
- 한국의 대표적 원시림, 고산 식물 지대 또는 진귀한 숲이나 자생지
- 저명한 식물 분포의 경계가 되는 곳이나 유용 식물의 원산지
- 귀중한 식물의 유물 발견지 또는 학술상 가치를 인정되는 곳

천연보호구역
보호할 만한 천연기념물이 풍부한 대표적인 일정한 구역

분야별 천연기념물 지정 현황
천연기념물은 1963년부터 1999년 4월 6일까지 총 246건이 지정되고 13건이 해제되었다. 1962년까지 지정된 99건과 해제된 29건을 가감하면, 현재 지정되어 있는 천연기념물의 수는 303건이다. 이들 중 식물은 209건, 천연보호구역 5건 등으로 식물이 전체 지정 건수의 거의 70%이다.

2. 식물원 · 수목원 현황

구 분	위 치	전화번호	구 분	위 치	전화번호
국립수목원	서울특별시 동대문구 청량리	02-961-2551	한화리조트(주)한화수목원	강원도 춘천시 남산 서천	033-263-9550
홍릉수목원	인천광역시 남동구 장수	032-440-4900	미동산수목원	충청북도 청원군 청원 미원 미원	043-220-5501
한밭수목원	대전광역시 서구 만년	042-472-4976	금강수목원	충청남도 공주시 반포 도남	041-850-2685
대구수목원	대구광역시 달서구 대곡	053-642-4100	안면도자생식물원	충청남도 태안군 안면 승언	041-674-5017
울산테마식물원	울산광역시 동구 동부	052-235-8585	천리포수목원	충청남도 태안군 소원 의항	041-672-9982
부산동래금강식물원	부산광역시 금정구 장전	051-582-3284	고운식물원	충청남도 청양군 청양 군량	041-934-6245
유명산자생식물원	경기도 가평군 살악 가일	031-589-5487	그림이있는정원	충청남도 홍성군 광천 매현	041-641-1477
아침고요수목원	경기도 가평군 상 행현	031-584-9769	대아수목원	전라북도 완주군 동상 대아	063-243-1951
물향기수목원	경기도 오산시 수청	031-375-9748	한국도로공사수목원	전라북도 전주시 덕진구 반월	063-212--652
한택식물원	경기도 용인시 백암 옥산	031-333-3558	원광대보속자연식물원	전라북도 익산시 신용	063-850-5043
들꽃수목원	경기도 양평군 양평 오빈	031-772-1800	완도수목원	전라남도 완도군 군외 대문	061-552-1544
용문월드수목원	경기도 양평군 용문 신점	031-774-9445	내연산수목원	경상북도 포항시 북 죽창 상옥	054-262-6110
평강식물원	경기도 포천시 영북 산정	031-531-7751	가야산야생화식물원	경상북도 성주군 수륜 백운	054-931-1264
서울대관악수목원	경기도 안양시 만안구 안양	031-473-0071	기청산식물원	경상북도 포항시 북 청하 덕성	054-232-4129
신구대학식물원	경기도 성남시 수정구 상적	031-723-6677	경상남도수목원	경상남도 진주시 이반성 대천	055-771-6500
성균관대학교식물원	경기도 수원시 권선구 입북	031-294-3369	산방산비원	경상남도 거제시 둔덕 산방	055-633-1221
성남수목원	경기도 광주시 도척 도웅	031-760-3562	목동수목원	경상남도 의령군 가례 과진	055-573-4458
산들소리수목원	경기도 남양주시 별내 화접	031-529-8874	외도보타니아	경상남도 거제시 일운 외현	055-7715-0330
청산수목원	경기도 포천시 신북 삼정	031-536-4960	제주도한라수목원	제주도특별자치도 제주시 연동	064-746-4423
강원도립화목원	강원도 춘천시 사농	033-243-6012	부국여미지식물원	제주특별자치도 서귀포시 색달	064-735-1100
한국자생식물원	강원도 평창군 도암 병내	033-332-7069	제주한림공원열대식물원	제주특별자치도 북제주시 한림 협재	064-796-0001

3. 자연휴양림 현황

■ 산림청(35개)

지역	휴양림명	위 치	전화번호	지역	휴양림명	위 치	전화번호
강 원	가리왕산	정선군 정선 회동	033-562-5833	강 원	복주산	철원군 근남 잠곡	033-458-9426
	대관령	강릉시 성산 어흠	033-644-8327		삼봉	홍천군 내 광원	033-435-8536
	미천골	양양군 서 황이	033-673-1806		용화산	춘천시 사북 고성	033-243-9261
	방태산	인제군 기린 방동	033-463-8590		용대	인제군 북 용대	033-462-5031
	백운산	원주시 판부 서곡	033-766-1063		청태산	횡성군 둔내 삽교	033-343-9707

지역	휴양림명	위 치	전화번호	지역	휴양림명	위 치	전화번호
경기	신음	양평군 단월 산음	031-774-8133	충남	황정산	단양군 대강 울산	043-421-0608
	운악산	포천시 화현 화현	031-534-6330		희리산해송	서천군 종천 산천	041-953-9981
	유명산	가평군 설악 가일	031-589-5487	전북	덕유산	무주군 무풍 삼거	063-322-1069
	중미산	양평군 옥천 신복	031-771-7166		운장산	진안군 정천 갈용	063-432-1193
울산	신불산폭포	울주군 상북 이천	052-254-2124		회문산	순창군 구림 안정	063-653-4779
경북	검마산	영양군 수비 신원	054-682-9009	전남	낙안민속	순천시 낙안 동래	061-471-2183
	운문산	청도군 운문 신원	054-371-1323		방장산	장성군 북이 죽청	061-394-5523
	청옥산	봉화군 석포 대현	054-672-1051		천관산	장흥군 관산 농안	061-867-6974
	칠보산	영덕군 병곡 영리	054-732-1607	경남	남해편백	남해군 삼동 봉화	055-867-7881
	통고산	울진군 서 쌍전	054-782-9007		지리산	함양군 마천삼정	055-963-8133
충북	속리산말티재	보은군 외속 장재	043-543-6283	제주	서귀포	서귀포시 대포동	064-738-4544
충남	오서산	보령시 청라장현	041-936-5465		제주절물	제주시 봉개동	064-721-4075
	용현	서산시 운산 용현	041-664-1978				

■ 지자체(60개)

지역	휴양림명	위 치	전화번호	지역	휴양림명	위 치	전화번호
대구	비슬산	대구광역시 달성군 유가동 용	053-614-5481	충남	만수산	부여군 외산 삼산	041-830-2348
대전	만인산	대전광역시 동구 하소동	042-273-1945		봉수산	예산군 대흥 동서	041-330-2426
	장태산	대전광역시 서구 장안동	042-585-8061		성주	보령시 성주 성주	041-930-3529
경기	용문산	양평군 양평 백안	031-775-4005		안면도	태안군 안면 승언	041-674-5019
	축령산	남양주시 수동 외방	031-592-0681		영인산	아산시 연인 아산	041-540-2463
강원	가리산	홍천군 두촌 천현	033-435-6064		용봉산	홍성군 홍북 상하	041-630-1784
	광치	양구군 남 적	033-482-3115		칠갑산	청양군 대치 광대	041-943-4510
	안인진임해	강릉시 강동 안인짐	033-640-5185		태학산	천안시 풍세 삼태	041-550-2428
	집다리골	춘천시 사북 지암	033-243-1443	전북	고산	완주군 고산 오산	063-240-4428
	치악산	원주시 판부 금대	033-762-8288		남원흥부골	남원시 인월 인월	063-620-6791
	태백고원	태백시 철암	033-550-2082		대아	완주군 동상 대아	063-243-1951
충북	계명산	충주시 종민동	043-842-9383		방화동	장수군 번암 사암	063-350-2562
	민주지산	영동군 용화 조동	043-740-3442		세심	임실군 삼계 죽계	063-640-2425
	박달재	제천시 백운 평동	043-652-0910		와룡	장수군 천천 와룡	063-353-1404
	봉황	충주시 가금 봉황	043-855-5962	전남	가학산	해남군 계곡 가학	061-535-4812
	소선암	단양군 단성 가산	043-420-3185		백아산	화순군 북 노치	061-374-1493
	수레의산	음성군 생극 차곡	043-878-2013		백운산	광양시 옥룡 추산	061-763-8615
	옥화	청원군 미원 운암	043-251-3434		유치	장흥군 유치 신월	061-863-6350
	장용산	옥천군 군서 금산	043-730-3474		제암산	보성군 웅치 대산	061-852-4434
충남	조령산	괴산군 연풍 원풍	041-833-7994		주작산	강진군 신전 수양	061-430-3297
	금강	공주시 반포 도남	041-850-2661		팔영산	고흥군 영남 우천	061-830-5426
	남이	금산군 남이 건천	041-753-2618		한천	화순군 한천 오음	061-370-1329

지역	휴양림명	위 치	전화번호	지역	휴양림명	위 치	전화번호
경북	계명산	안동시 길안 고란	054-822-6920	경북	옥성	구미시 옥성 주아	054-481-4052
	구수곡	울진군 북 상당	054-783-2241		청송	청송군 부남 대전	054-872-3163
	군위장곡	군위군 고로 장곡	054-541-6512		토함산	경주시 양북 장항	054-772-1254
경북	금봉	의성군 옥산 금봉	054-830-6922	경남	거제	거제시 동부 구천	055-639-8115
	불정	문경시 불정동	054-552-9443		금원산	거창군 위천 상천	055-943-0340
	성주봉	상주시 은척 남곡	054-541-6512		대운산	양산시 웅상 용담	055-380-4811
	송정	칠곡군 석정 반계	054-979-6315		오도산	합천군 봉산 압곡	055-930-3526
	옥녀봉	영주시 봉현 두산	054-636-5928		용추	함양군 안의 상원	055-963-9611

■ 개인(17개)

지역	휴양림명	위 치	전화번호	지역	휴양림명	위 치	전화번호
울산	간월	울산광역시 울주 상북 등억	052-262-3770	충남	진산	금산군 진산 묵산	041-753-4242
경기	국망종	포천시 이동 장암	031-532-0014	전북	남원	남원시 갈치	063-635-8846
	설매재	양평군 옥천 용천	031-774-6959		성수산	임실군 성수 성수	063-642-9456
	청평	가평군 외서 삼회	031-584-0528	전남	느래이골	광양시 다압 신원	061-772-2255
강원	두릉산	홍천군 서 팔봉	033-430-7501		안양산	화순군 이서 안심	061-373-4199
	둔내	횡성군 둔내 삽교	033-343-8155	경북	학가산우래	예천군 보문 우래	054-652-0114
	주천강강변	횡성군 둔내 영랑	033-345-8227	경남	원동	양산시 원동 내포	051-754-2396
	황둔	원주시 신림 황둔	033-764-3007		중산	산청군 시천 중산	055-972-0675
	횡성	횡성군 갑천 포동	033-344-3391				

4. 한국의 식물 천연기념물

구 분	천연기념물	호	소재지	구 분	천연기념물	호	소재지
서울특별시	백송	6	용산구 원효로 4가 87-2	강원도	반론산의 철쭉나무와 분취류 자생지	348	정선군 북면 고양리, 여량리, 임계리, 봉정리
	백송	8	종로구 재동 35				
	백송	9	종로구 수송동 44		관음송	349	영월군 남면 광천리 산 67-1
	은행나무	59	종로구 명륜동 3가 52		소나무	350	강릉시 연곡면 삼산리 116
	창덕궁 향나무	194	종로구 와룡동 2-71		소나무	351	속초시 설악동 2015 외 1필
	향나무	240	동대문구 제기 2동 1158-1		음나무	363	삼척시 근덕면 궁촌리 452
	창덕궁 다래나무	251	종로구 와룡동 2-		개느삼 자생지	372	양구군 동면 임당리 산 148, 149 및 양구군 양구읍 한전리 산 54
	등나무	254	종로구 삼청동 국무총리 공관				
	측백나무	255	종로구 삼청동 국무총리 공관	경기도	은행나무	30	양평군 용문면 신점리 산 99-1
	굴참나무	271	관악구 신림동 산 112-1 외 2필		백송	60	고양시 일산구 덕이동 산 207
부산광역시	배롱나무	168	부산진구 양정동 산 73-28		향나무	232	남양주시 진건면 양지리 530
	등나무 군생지	176	금정구 청룡동 산 2-1		백송	253	이천시 백사면 신대리 산 32
	곰솔	270	수영구 수영동 229-1 외 1필		회향나무(화양목)	264	화성군 태안읍 송산리 188
	팽나무	309	북구 구포동 639 외 5필		느티나무	278	양주군 남면 황방리 136 외 2필
	푸조나무	311	수영구 수영동 271 외 4필		물푸레나무	286	파주시 적성면 무건리 465
대구광역시	달성의 측백수림	1	동구 도동 산 180		반룡송	381	이천시 백사면 도립리 201-1
인천광역시	동백나무 자생 북한지	66	옹진군 백령면 대청리 43	경상남도	미조리의 상록수림	29	남해군 삼동면 미조리 산 121
	탱자나무	78	강화군 강화읍 갑곶리 1016		팔손이나무 자생지	63	통영시 한산면 비진리 산 51
	탱자나무	79	강화군 화도면 사기리 135-2		물건의 방조 어부림	150	남해군 삼동면 물건리 산 12-1
	은행나무	304	강화군 서도면 불음도리 산 186 외 1필		산닥나무 자생지	152	남해군 고현면 대곡리 산 99
					상림	154	함양군 함양읍 대덕동 246
	회화나무	315	서구 신현동 135 외 11필		음나무 군락	164	창원시 동읍 신방리 산 652
울산광역시	은행나무	64	울주군 두서면 구량리 860		이팝나무	185	김해시 한림면 신천리 484
	목도의 상록수림	65	울주군 온산읍 방도리 산 13		이팝나무	186	양산시 상북면 서계리 788
강원도	은행나무	76	영월군 영월읍 하송리 190-4		이팝나무	234	양산시 상북면 신전리 95
	성황림	93	원주시 신림면 성남리 산 191		느티나무	276	남해군 고현면 갈화리 732 외 3필
	간잎느티나무	95	삼척시 도계읍 도계리 278		비자나무	287	사천시 곤양면 성내리 194-9 외 3필
	은행나무	166	강릉시 주문진읍 장덕리 643		소나무	289	합천군 묘산면 화양리 835 외 1필
	은행나무	167	원주시 문막읍 반계리 1495-1		왕후박나무	299	남해군 창선면 대벽리 669-1 외 5필
	설악산 천연보호구역	171	인제군, 양양군, 속초시		은행나무	302	의령군 유곡면 세간리 808 외 4필
	대암산, 대우산 천연보호구역	246	양구군 동면 일부, 인제군 서화면과 북면 일부		이팝나무	307	김해시 주촌면 전곡리 885 외 4필
	향로봉, 건봉산 천연보호구역	247	인제군 서희면, 고성군, 간성읍 일부		회화나무	319	함안군 칠북면 영동리 749-1 외 4필
	느릅나무	272	삼척시 하장면 갈전리 415-1 외 3필		모밀잣밤나무 숲	343	통영시 욕지면 동항리 108-1 외 1필
	느티나무	279	원주시 흥업면 대안리 2230 외 2필		우도의 생달나무와 후박나무	344	통영시 욕지면 연화리 203

구 분	천연기념물	호	소재지	구 분	천연기념물	호	소재지
경상남도	추도의 후박나무	345	통영시 산양읍 추도리 508	경상북도	은행나무	301	청도군 이서면 대전리 688 외 2필
	늪지 식물	346	함안군 법수면 대송리 883-1		향나무	312	울진군 울진읍 화성리 산 190 외 1필
	구송	358	함양군 휴천면 목현리 854		향나무	313	청송군 안덕면 장전리 산 18 외 1필
	소나무	359	의령군 정곡면 성황리 산 34-1		뚝향나무	314	안동시 와룡면 주하리 634 외 1필
	은행나무	406	함양군 서하면 운곡리 779		회화나무	318	경주시 안강읍 육통리 1428 외 3필
	느타나무	407	함양군 함양읍 운림리 27-1		반송	357	구미시 선산읍 독동리 539 외 2필
	당송	410	거창군 위천면 당산리 331		모감주나무, 병아리꽃나무 군락지	371	포항시 남구 동해면 발산2리 산 13
경상북도	향나무 자생지	48	울릉군 서면 남양리 산 70				
	향나무 자생지	49	울릉군 서면 남양리 산 99		성밖숲	403	성주군 성주읍 경산리 446-1
	솔송나무, 섬잣나무, 너도밤나무 군락	50	울릉군 서면 태하리 산 1-1		오리장림	404	영천시 화북면 자천리 1421-1
					가로숲	405	의성군 점곡면 사촌리 356
	섬개야광나무, 섬댕강나무 군락	51	울릉군 울릉읍 도리 산 8		산돌배나무	408	울진군 서면 쌍전리 산 146-1
					처진소나무	409	울진군 근남면 행곡리 627
	울릉국화, 섬백리향 군락	52	울릉군 북면 나리리 372	전라남도	주도의 상록수림	28	완도군 완도읍 군내리 산 259
	등나무	89	경주시 견곡면 오류리 527		푸조나무	35	강진군 대구면 사당리 51
	굴참나무	96	울진군 근남면 수산리 381		이팝나무	36	순천시 승주읍 평중리 3
	측백수림	114	영양군 영양읍 감천리 산 171		올벗나무	38	구례군 마산면 황전리 삼인리 376
	중국주엽나무	115	경주시 안강읍 옥산리 1600		비자나무	39	강진군 병영면 삼인리 376
	향나무	158	울진군 울진읍 후정리 산 30		상록수림	40	완도군 보길면 예송리 220
	소태나무	174	안동시 길안면 송사리 100-7		팽나무와 개서어나무의 줄나무	82	무안군 청계면 청천리 499
	은행나무	175	안동시 길안면 용계리 943				
	처진소나무	180	청도군 운문면 신원리 1768-7		곰솔나무 쌍향수	88	순천시 송광면 이읍리 1
	성인봉의 원시림	189	울릉군 북면 나리리 산 44-1		상록수림	107	진도군 의신면 사천리 32
	느타나무	192	청송군 파천면 신기리 659		팽나무, 느타나무, 개서어나무의 줄나무	108	함평군 대동면 향교리 산 948-2
	왕버들	193	청송군 파천면 관동리 721				
	은행나무	225	구미시 옥성면 농소리 436		붉가시나무 자생 북한지	110	함평군 대동면 기각리 산 12-2
	측백나무 자생지	252	안동시 남후면 광음리 산 1-1		비자나무	111	진도군 임회면 상만리 980
	느타나무	273	영주시 안정면 단촌리 185-2 외 4필		참식나무 자생 북한지	112	영광군 불갑면 모악리 산 2-1
	느타나무	274	영주시 순흥면 태장리 1095 외 4필		백련사 동백림	151	강진군 북하면 약수리 산 115-1
	느타나무	275	안동시 녹전면 사신리 256 외 3필		비자나무 분포 자생지	153	장성군 북하면 약수리 산 115-1
	갈참나무	285	영주시 단산면 병산리 산 338		홍도 천연보호구역	170	신안군 흑산면 홍도리 1 외
경상북도	굴참나무	288	안동시 임동면 대곡리 583		까막섬 상록수림	172	강진군 대구면 마량리 산 191
	반송	292	문경군 농암면 화산리 942 외 3필		왕벚나무 자생지	173	해남군 삼산면 구림리 산 24-4
	반송	293	상주시 화서면 상현리 50-1 외 2필		후박나무	212	진도군 조도면 판매리 106-2
	석송령	294	예천군 감천면 천향리 804 외 3필		이팝나무	235	광양시 광양읍 인동리 193-1
	처진소나무	295	청도군 매전면 동산리 146-1 외 2필		비자나무 숲	239	고흥군 포두면 봉림리 700
	왕버들	297	청송군 청송읍 부곡리 735 외 3필		비자나무 숲	241	해남군 해남읍 연동리 산 27-1
	털왕버들	298	청송군 각북면 덕촌리 561-1 외 2필		푸조나무	268	장흥군 용산면 어산리 211-3
	은행나무	300	김천시 대덕면 조룡리 산 51 외 2필		느타나무	283	영암군 군서면 월곡리 747-2 외 7필

구 분	천연기념물	호	소재지	구 분	천연기념물	호	소재지
전라남도	느티나무	284	담양군 대전면 대치리 787-1	충청남도	은행나무	320	부여군 내산면 주암리 148-1 외 1필
	은행나무	303	화순군 이서면 야사리 182-1 외 4필		향나무	321	연기군 조치원읍 봉산동 128 외 1필
	팽나무	310	무안군 현경면 가입리 214-1		곰솔	353	서천군 서천읍 신송리 262-3
	감탕나무	338	완도군 보길면 예송리 98-1		은행나무	365	금산군 남이면 석동리 709
	상록수림	339	완도군 소안면 미라리 472	충청북도	측백수림	62	단양군 매포읍 영천리 산 38
	상록수림	340	완도군 소안면 맹선리 370-1 외 4필		정2품송	103	보은군 내속리면 상판리 17-3
	효자송	356	장흥군 관산읍 옥당리 166-1		백송	104	보은군 보은읍 어암리 산 16
	상록수림	362	고흥군 봉래면 신금리 산 1		미선나무 자생지	147	괴산군 장연면 송덕리 산 58
	관방제림	366	담양군 담양읍 객사리 1		은행나무	165	괴산군 청안면 읍내리 221-2
	초령목	369	신안군 흑산면 진리 1구 산 77		망개나무	207	보은군 내속리면 시대리 산 1-1
	은행나무	385	전남 강진군 병영면 성동리 70		미선나무 자생지	220	괴산군 장연면 추정리 산 144-2
전라북도	군거리나무 군락	91	정읍시 내장동 231		미선나무 자생지	221	괴산군 칠성면 율지리 산 12
	호랑가시나무 군락	122	부안군 산내면 도청리 산 1		은행나무	223	영동군 양산면 누교리 1395-14
	후박나무 군락	123	부안군 산내면 격포리 산 35-1		소백산 주목 군락	244	단양군 가곡면 사당리 8-1 외 2필
	꽝꽝나무 군락	124	부안군 변산면 중계리 산 1		망개나무 자생지	266	괴산군 청천면 서담리 8-1 외 2필
	이팝나무	183	고창군 대산면 중산리 313-1		소나무	290	괴산군 청천면 삼송리 250
	동백나무 숲	184	고창군 아산면 삼인리 산 68		음나무	305	청원군 강외면 공북리 318-2
	곰솔	188	익산시 망성면 신작리 518		망개나무	307	제천시 한수면 송계리 46-1
	이팝나무	214	진안군 마령면 평지리 1035-1		소나무	352	보은군 외속리면 서월리 49-4 외 1필
	느티나무	280	김제시 봉남면 행촌리 230-2 외 3필		미선나무 자생지	364	영동군 영동읍 매천리 산 4-4
	느티나무	281	남원시 보절면 진기리 495 외 3필		느티나무	382	괴산군 장연면 오가리 321
	반송	291	무주군 설천면 삼공리 31 외 1필		소나무	383	괴산군 연풍면 적석리 34-2
	왕버들	296	김제시 봉남면 종덕리 299-1 외 1필	제주특별자치도	파초일엽 자생지	18	서귀포시 보목동 산 1(삼도)
	음나무	306	무주군 설천면 양곡리 284 외 1필		문주란 자생지	19	북제주군 구좌읍 하도리
	장사송	354	고창군 아산면 삼인리 97		왕벚나무 자생지	156	남제주군 남원읍 신예리 산 2-1
	곰솔	335	전주시 완산구 삼천동 141 외 2필 (고사)		왕벚나무 자생지	159	제주시 봉개동 산 78-1
	송악	367	고창군 아산면 삼인리 산 17-1		곰솔	160	제주시 아라동 375-1
	미선나무 군락지	370	부안군 변산면 중계리 산 19-4 및 상서면 청림리 산 228, 229		느티나무 및 팽나무	161	남제주군 표선면 성읍리 882-1
					녹나무 자생지 군락	162	서귀포시 도순동 210
	줄사철나무 군락지	380	진안군 마령면 동촌리 산 18		담팔수나무 자생지	163	서귀포시 서홍동 973
	청실배나무	386	진안군 마령면 동촌리 3		한라산 천연보호구역	182	제주도 일원 산 100
	가침박달나무 군락	387	임실군 관촌면 덕천리 산 37		제주도 한란	191	제주도 일원
	산개나리 군락	388	임실군 관촌면 덕천리 산 36		산굼부리 문화구	263	북제주군 조천읍 교래리 166-1 외 5필
충청남도	은행나무	84	금산군 추부면 요광리 329-8		비자림 지대	374	북제주군 구좌읍 평대리 산 15
	백송	106	예산군 신암면 용궁리 산 73-28		난대림 지대	375	북제주군 애월읍 납읍리 1459
	외연도 상록수림	136	보령시 오천면 외연도리 산 293		암벽 식물 지대	376	남제주군 안덕면 사계리 산 16
	모감주나무 군락	138	태안군 안면읍 승언리 1318		상록수림 지대	377	남제주군 안덕면 가산리 1946 천(川)
	동백나무 숲	169	서천군 서면 마량리 산 14		천제연 난대림 지대	378	서귀포시 중문동 2785
	회화나무	317	당진군 송산면 삼월리 52		천지연 난대림 지대	379	서귀포시 서귀동 973

5. 수목 용어 해설

- **감과(柑果)** : 내과피에 의하여 과육이 여러 개의 방으로 분리되어 있는 열매.
- **개과(蓋果)** : 과피가 가로로 벌어져 위쪽이 뚜껑같이 되는 열매.
- **견과(堅果)** : 흔히 딱딱한 껍질에 싸인 보통 1개의 씨가 들어 있는 열매.
- **골돌(蓇葖)** : 단자예(單子蕊)로 구성되어 있고, 1개의 봉선을 따라 벌어지고, 1개의 심피 안에 여러 개의 종자가 들어 있는 열매.
- **관경식물** : 아름다운 열매를 관상하는 식물.
- **관목(灌木)** : 수간(樹幹)이 여러 개인 목본 식물로, 키가 보통 4~5m 이하인 것.
- **괴경(塊莖)** : 줄기가 비대하여 육질의 덩어리로 된 뿌리.
- **교목(喬木)** : 줄기가 곧고 굵으며 높이 자라고 위쪽에서 가지가 퍼지는 나무로 키는 4~5m 이상.
- **광타원형(廣楕圓形 : 넓은 타원형)** : 너비의 길이가 1/2 이상 되는 잎의 모양.
- **교호대생(交互對生)** : 잎이 교대로 마주 달림.
- **구과(毬果)** : 솔방울처럼 모인 포린 위에 2개 이상의 소견과가 달려 있는 열매.
- **근생엽(根生葉)** : 뿌리나 땅속 줄기에서 직접 땅 위에 나오는 잎.
- **급첨두(急尖頭)** : 잎맥만이 자라서 잎 끝이 가시와 같이 뾰족한 것.
- **기생식물(寄生植物)** : 딴 생물에 기생하여 그로부터 양분을 흡수하여 사는 식물.
- **기수우상복엽(奇數羽狀複葉)** : 소엽의 수가 홀수인 복엽.
- **난형(卵形)** : 달걀 모양으로 아랫부분이 가장 넓은 잎의 모양.
- **낭과(囊果)** : 고추나무 및 새우나무의 열매처럼 베개 모양으로 생긴 열매.
- **능형(菱形 : 마름모형)** : 변의 길이는 같지만 내각이 다르고, 다이아몬드형인 잎의 모양.
- **노지 관상 화목류** : 노지의 정원에서 자라며, 꽃이 피는 목본 식물.
- **단맥(單脈)** : 잎의 주맥 1개만이 발달한 것.
- **단성화(單性花)** : 암술과 수술 중 하나가 없는 것.
- **단엽(單葉 : 홑잎)** : 1개의 엽신으로 되어 있는 잎.
- **단지(短枝)** : 소나무와 은행나무같이 마디 사이가 극히 짧은 가지로 5~6년간 자라며, 작은 돌기처럼 보이고 매년 잎이나 열매가 달림.
- **단정화서(單頂花序)** : 꽃자루 끝에 꽃이 1개씩 달리는 화서.
- **단체웅예(單體雄蕊)** : 무궁화같이 화사가 전부 한 몸으로 뭉친 것.
- **덩굴손(券鬚 : 권수)** : 가지나 잎이 변하여 다른 물건에 감기는 것.

- 대생(對生 : 마주 나기) : 한 마디에 잎이 2개씩 마주 달리는 것.
- 도란형(倒卵形) : 거꾸로 선 달걀 모양.
- 도심장형(倒心臟形) : 거꾸로 선 심장 모양.
- 도피침형(倒披針形) : 피침형이 거꾸로 선 모양.
- 두상화서(頭狀花序) : 두상으로 된 화서로서 꽃자루가 없는 꽃이 줄기 끝에 모여서 들러붙어 있으며 꽃은 가장자리부터 피어 안쪽으로 향함.
- 둔거치(鈍鋸齒) : 둔한 톱니 같은 잎 가장자리.
- 둔두(鈍頭) : 둔한 잎의 끝.
- 둔저(鈍底) : 양쪽 가장자리가 90° 이상의 각으로 합쳐져 뭉뚝한 형태.
- 막질(膜質) : 얇은 종잇장 같은 잎의 재질.
- 망상맥(網狀脈 : 그물맥) : 주맥으로부터 연속해서 가지를 쳐서 세분되고, 서로 얽혀 그물 모양으로 된 열매.
- 미상(尾狀) : 잎 끝이 갑자기 좁아져서 꼬리처럼 길게 자란 모양.
- 미상화서(尾狀花序) : 화축이 연하여 밑으로 처지는 화서로서, 꽃잎이 없고 포로 싸인 단성화로 된 것.
- 밀추화서(密錐花序) : 취산화서가 구형으로 되어 총상 또는 원추상으로 화축에 달린 것.
- 반곡(反曲) : 뒤로 젖혀진 것.
- 배상화서(杯狀花序) : 암술과 수술이 각각 1개씩으로 된 암꽃과 수꽃이 잔 모양의 화탁 안에 들어 있는 화서.
- 복과(複果) : 둘 이상의 암술이 성숙해서 된 열매.
- 복엽(複葉 : 겹잎) : 2개 이상의 엽신으로 되어 있는 잎.
- 부생식물(腐生植物) : 생물의 사체나 배설물을 양분으로 섭취하여 생활하는 식물.
- 분리과(分離果) : 콩 꼬투리와 비슷하고, 종자가 들어 있는 사이가 잘록하고 익으면 잘록한 중앙에서 갈라진 열매.
- 분열과(分裂果) : 종축 좌우가 2개로 갈라지는 열매.
- 사강웅예(四强雄蕊) : 6개의 수술 중 2개가 다른 것보다 짧고 4개가 긴 것.
- 삭과(蒴果) : 다심피로 구성되어 있으며 2개 이상의 봉선을 따라 터지는 열매.
- 산방화서(繖房花序) : 꽃이 수평으로 한 평면을 이루는 것으로서, 화서 주축에 붙은 꽃자루는 밑의 것이 길고 위로 갈수록 짧아짐. 꽃은 평면 가장자리의 것이 먼저 피고 안의 것이 나중에 핀다.
- 산형화서 : 줄기 끝에서 나온 길이가 거의 같은 꽃자루들이 우산 모양으로 늘어선 화서.
- 삼각형(三角形) : 세모꼴 비슷한 잎의 모양.
- 삼출맥(三出脈) : 주맥이 3개로 발달한 것.
- 상과(桑果) : 육질 또는 목질로 된 화피가 붙어 있고, 자방이 수과 또는 핵과상으로 되어 있는 열매.
- 석류과(石榴果) : 상하로 된 여러 개의 방으로 되어 있고, 종피도 육질인 열매.
- 선린(腺鱗) : 진달래 등의 잎에서 향기를 내는 비늘 조각.

- 선모(腺毛) : 끝이 원형의 선으로 된 털.
- 설상화(舌狀花) : 국화과 식물의 두상화에서 가장자리의 혀 모양의 꽃을 말함.
- 설저(楔底) : 쐐기 모양으로 점점 좁아져 뾰족하게 된 엽저.
- 소수화서(小穗花序) : 대나무의 꽃과 같이 소수(小穗)로 구성되어 있는 화서.
- 수과(瘦果) : 한 열매에 한 개의 씨가 들어 있고 얇은 과피에 싸이며 씨는 과피로부터 떨어져 있음.
- 수상화서(穗狀花序) : 작은꽃자루가 없는 꽃이 화축에 달려 있는 화서.
- 순저(楯底) : 방패처럼 생긴 엽저.
- 수지도(樹脂道) : 송진이 나오는 구멍.
- 시과(翅果) : 지방벽이 늘어나 날개 모양으로 달려 있는 열매.
- 순형화관(脣形花冠) : 위아래 두 개의 꽃잎이 마치 입술처럼 생긴 것.
- 아대생(亞對生) : 한 마디에 한 개씩 달려 있고, 2개씩 서로 가깝게 달려 있는 것.
- 엽서(葉序) : 잎이 줄기와 가지에 달리는 모양.
- 영과(穎果) : 포영으로 싸여 있고, 과피는 육질이며 종피에 붙어 있는 열매.
- 예거치(銳鋸齒) : 뾰족한 톱니 같은 가장자리.
- 예두(銳頭) : 끝이 짧게 뾰족한 잎.
- 오출맥(五出脈) : 주맥이 5개로 발달한 잎맥.
- 왜저(歪底) : 양쪽이 대칭이 되지 않고 이그러진 엽저.
- 요두(凹頭) : 끝이 원형이고, 잎맥 끝이 오목하게 팬 잎 끝.
- 우상맥(羽狀脈) : 깃 모양으로 갈라진 열매.
- 우상복엽(羽狀複葉) : 소엽이 총엽병 좌우로 달려 있는 복엽.
- 우수우상복엽(偶數羽狀複葉) : 소엽의 수가 짝수인 우상복엽.
- 양성화(兩性花) : 암술과 수술이 다 있는 것.
- 완전화(完全花) : 꽃받침 · 꽃잎, · 수술 · 암술의 네 가지 기관을 모두 갖춘 꽃.
- 원추화서(圓錐花序) : 중심의 화관축이 발달되고, 여기에서 가지가 나와 꽃을 다는 것으로, 전체가 원추형인 화서, 꽃은 밑에서 피어 위로 향함.
- 원형(圓形) : 잎의 윤곽이 원형이거나 거의 원형인 것.
- 윤생(輪生 : 돌려나기) : 한 마디에 잎이 3장 이상 달려 있는 것.
- 은두화서(隱頭花序) : 두상화서의 변형으로서 화축 끝이 내부로 오므라져 들어간 화서.
- 은화과(隱花果) : 주머니처럼 생긴 육질의 화탁 안에 많은 수과가 들어 있는 열매.
- 이과(梨果) : 꽃받침이 발달하여 육질로 되고, 심피는 연골질 또는 지질로 되며, 씨가 다수인 열매.
- 이강웅예(二强雄蕊) : 한 꽃에 있어서 4개의 수술 중 2개는 길고 2개는 짧은 것.
- 이저(耳底) : 귀밑처럼 생긴 엽저.

- 장과(漿果) : 육질로 되어 있는 내외벽 안에 많은 종자가 들어 있는 열매.
- 장미과(薔薇果) : 꽃받침이 발달하여 육질통으로 되고, 그 안에 많은 소견자가 들어 있는 열매.
- 장상맥(掌狀脈) : 손바닥을 편 모양으로 발달한 잎맥.
- 장상복엽(掌狀複葉) : 소엽이 총엽병 끝에서 방사상으로 퍼져 있는 복엽.
- 전연(全緣) : 톱니가 없이 밋밋한 잎의 가장 자리.
- 전열(全裂) : 주맥까지 또는 완전히 갈라진 잎 가장자리.
- 중둔거치(中鈍鋸齒) : 겹으로 둔한 톱니가 있는 잎 가장자리.
- 중예거치(中銳鋸齒) : 겹으로 뾰족한 톱니가 있는 잎 가장자리.
- 정제화관(整齊花冠) : 꽃잎의 모양과 크기가 모두 같은 것.
- 종피(種皮) : 종자의 껍질.
- 중성화(中性花) : 암술과 수술이 다 없는 것.
- 집과(集果) : 목련의 열매처럼 여러 열매가 모여서 된 것.
- 총상화서(總狀花序) : 긴 화축에 꽃자루의 길이가 같은 꽃들이 들러붙고 밑에서부터 피어 올라감.
- 추피(皺皮:주름살) : 잎맥이 튀어나와 주른이 진 것.
- 취과(聚果) : 심피 또는 꽃받침이 육질로 되어 있고, 많은 소액과로 구성되어 있는 모양.
- 취산화서(聚散花序) : 화축 끝에 달린 꽃 밑에서 1쌍의 꽃자루가 나와 각각 그 끝에 꽃이 1송이씩 달리고, 그 꽃밑에서 각각 1쌍의 작은 꽃자루가 나와 그 끝에 꽃이 1송이씩 달리는 화서로, 중앙에 있는 꽃이 먼저 핀 다음 주위의 꽃들이 핀다.
- 취합과(聚合果) : 열매가 밀접하게 모여 붙는 것.
- 파상(波狀) : 잎 가장자리가 물결 모양인 것.
- 평두(平頭) : 자른 것처럼 밋밋한 것.
- 핵과(核果) : 다육으로 된 과피를 지닌 열매로서 속에 단단한 내과피가 씨를 둘러싸고 있음.
- 현수과(懸瘦果) : 열매가 중축에서 갈라지며 거꾸로 달리는, 산형과 식물에서 볼 수 있는 열매.
- 협과(莢果) : 콩과 식물에서와 같이 2개의 봉선을 따라서 터지는 열매.
- 호생(互生: 어긋나기) : 한 마디에 잎이 1개씩 달려 있는 것.
- 화관(花冠) : 꽃받침의 안쪽에 있고 꽃잎으로 구성되어 있음.
- 화서(花序) : 화축에 달린 꽃의 배열 상태.

✚참고 문헌

- 강판권, 『나무열전』, 글항아리, 2007
- 국립자연휴양림 완벽 가이드 36, 『사람과 산』, 2010
- 국제원예종묘주식회사, 『뿌리 깊은나무』, 2009
- 고경석·김윤식, 『원색식물도감』, 아카데미 서적, 1989
- 고규홍, 『행복한 나무 여행』, 터치아트, 2007
- 김상식 외 『원색한국수목도감』, 계명사, 1987
- 김옥임·남정칠(글) _ 이원규(사진), 『식물비교도감』, 현암사, 2009
- 김용식 외 5인, 『한국조경수목도감』, 광일문화사, 2000
- 김태욱, 『한국의 수목』, 교학사, 1994
- 김태정, 『한국의 자원식물』, 서울대출판부, 1996
- 김태정, 『한국의 산야초』, 국일미디어, 1994
- 김태정, 『우리 꽃 백 가지』, 현암사, 1990
- 김태정, 『우리나무 백 가지 Ⅰ·Ⅱ·Ⅲ』, 1990
- 권영한, 『재미있는 나무 이야기』, 전원문화사, 2003
- 농촌진흥청, 『우리 꽃 가꾸기』, 2002
- 박영하, 『나무 이야기』, 이비락, 2004
- 박상진, 『역사가 새겨진 나무 이야기』, 2004
- 박수현, 『한국귀화식물원색도감』, 일조각, 2000
- 배기환, 『한국의 약용식물』, 교학사, 2000
- 배종진, 『약초도감』, 더블유출판사, 2009
- 사토우치 아이·김창원 옮김, 『원예도감』, 진선 Books, 2010
- 산림청, 『산림휴양시설안내』, 2008
- 산림조합중앙회, 『이 숲에 가면 살맛난다』, 2010
- 생명의 숲·숲해설 교재편찬팀, 『숲해설아카데미』, 현암사, 2005
- 신동원 외 2인, 『한 권으로 읽는 동의보감』, 들녘, 1999
- 송광섭, 『나무의 부자들, 빠른 거북이』, 2012
- 송창우, 『약초』, 각, 2011
- 이광만, 『조경수』, 이비락
- 이동혁, 『수목원·식물원』, 이비락, 2010
- 이영노, 『한국원색식물도감』, 교학사, 2002
- 이지용, 『우리 곁의 노거수』, 아이컴, 2011
- 이상희, 『꽃으로 보는 한국문화 Ⅰ·Ⅱ·Ⅲ』, 넥서스Books,
- 이창복, 『원색대한식물도감』, 향문사, 2002
- 이우철, 『한국기준식물도감』, 아카데미, 1996

✚ 참고 문헌

- 이유미, 『한국의 야생화』, 다른세상, 2003
- 이유미 외 2인, 『한국의 천연기념물』, 교학사, 1998
- 이유미, 『광릉숲에서 보내는 편지』, 지오북, 2007
- 이유미, 『우리 나무 백가지』, 현암사, 1995
- 야외생물연구회, 임영득 외, 『이야기 식물도감』, 교학사, 2003
- 임경빈, 『나무백과』, 일지사, 1977
- 임경빈, 『나무백과 1~5권』 일지사, 1997
- 임경빈, 『식물편, 천연기념물』, 대원사, 1993
- 안덕균, 『한국의 본초도감』, 교학사, 1998
- 우종영, 『나는 나무처럼 살고 싶다』, 걷는 나무, 2009
- 윤주복, 『나무해설도감』, 진성, 2008
- 윤주복, 『나무 쉽게 찾기』, 진선출판사, 2004
- 진기환 편저, 『중국인의 속담』, 명문당, 2008
- 장기근, 『이야기 고사성어』, 명문당, 2005
- 장은옥·서정근, 『나무』, 수풀미디어, 2009
- 전라북도농업기술원, 『약초의 특성과 이용(비매품)』, 2008
- 전라북도 산림환경연구소, 『대아수목원식물원』, 2005
- 전통의학연구소 편, 『동양의학대사전』, 성보사, 2000
- 정구영, 『진안고원의 약용식물 이야기(비매품)』, 한방크러스트사업단, 2009
- 정구영, 『산야초도감』, 혜성출판사, 2011
- 정구영, 『효소 동의보감』, 글로북스. 2013
- 정영호, 『아름다운 식물 이야기』, 우리글, 2005
- 정헌관, 『나무』, 어문각, 2008
- 정후수, 『화전, 어진 소리』, 2004
- 최영전, 『한국민속식물』, 아카데미서적, 1997
- 한국산지보존협회, 『숲과 나무』, 2006
- 한국꽃예술학회, 『꽃예술사전』, 미진사, 2002
- 한국의 식물원, 『한국식물원수목원협회』, 녹인출판, 2008
- 한국문화상징사전편찬위원회, 『한국문화상징사전 Ⅰ·Ⅱ』, 동아출판사, 1992
- 한의학대사전편찬위원회, 『한의학대사전』, 정담, 2001
- 함양군, 『지리산 약용식물』, 2007

_지은이 정구영

- 1957년 전북 전주 출생
- 원광대학교 신문방송학과 졸업
- 명지대학교 대학원 졸업〈기공운동의학〉
- 수필가 · 칼럼리스트 · 언론인〈편집위원 및 논설위원 역임〉
- 전라매일신문 주필 및 고충처리인 역임
- 한국토종약초나무연구회 회장
- 우리 들꽃연구회 회장
- 힐링자연치유학교 교장
- 약초사관학교 설립 추진 위원장
- 밝은빛 성경식물연구소 소장
- 밝은빛 웃음치유연구소 소장
- 약산 대체의학연구소 소장
- 국제기공총연합회 회장
- 제1회 호국 대상 시상식 기획위원장
- 2013년 자랑스런 자치단체 대상 시상식 행정위원장
- 동아대학교 대체의학 최고전문가 과정 주관〈약산 대체의학 연구소〉
- 원광대학교 자연과학대학 외래 교수 역임
- 서울특별시 농업기술센터 '약초와 효소' 전문 강사
- 서울시 강남구 시니어프라자 '약초와 생활건강' 강사
- 서울시 성동문화원 '약초와 함께 건강한 노후 생활' 강사
- 전국 광역시〈도〉 · 지자체〈시, 군, 구〉, 농업기술센터, 농협, 축협, CEO, 기업체, 협회 약초 외 건강 전문 강사 2,800회 이상

- 방송 : MBC TV, JTBC 종편, 라디오(KBS, MBC, SBS, TBN) 수차례

- 저서 : 『진안 고원의 약용 식물 이야기〈비매품〉』, 『산야초도감』, 『성경 속 식물 이야기』, 『효소동의보감』, 『한국의 효소발효액』, 『효소수첩』, 『몸을 알면 건강이 보인다』, 『웃음과 느림이 답이다』, 『이젠 느림이다』, 『공부가 춤춘다』, 『新정감록』, 『氣경혈학〈공저〉』, 출간 예정 『식물상징세계』, 『힐링동의보감』, 『어린이 식물도감』, 『약초 민간요법』, 『마음산책』, 외 다수

·
·
·

_발행일	2014년 2월 10일 초판 1쇄 인쇄	2014년 2월 25일 초판 1쇄 발행
_글과 사진	정구영	_편집 김영숙	_디자인 김영숙
_펴낸이	박경준	_펴낸곳 글로북스
_주소	서울특별시 마포구 서교동 444-15	_등록 2001년 7월 2일 제 15-522호
_전화	02-332-4337	_팩스 02-3141-4347

※ 저자와 협의하에 인지를 생략합니다.
※ 이 책의 글과 사진, 디자인은 저작권의 보호를 받고 있습니다. 무단 전재를 금합니다.
※ 책값은 표지 뒷면에 있습니다.